Roland Kreutzer

Anatomie Arbeitsbuch

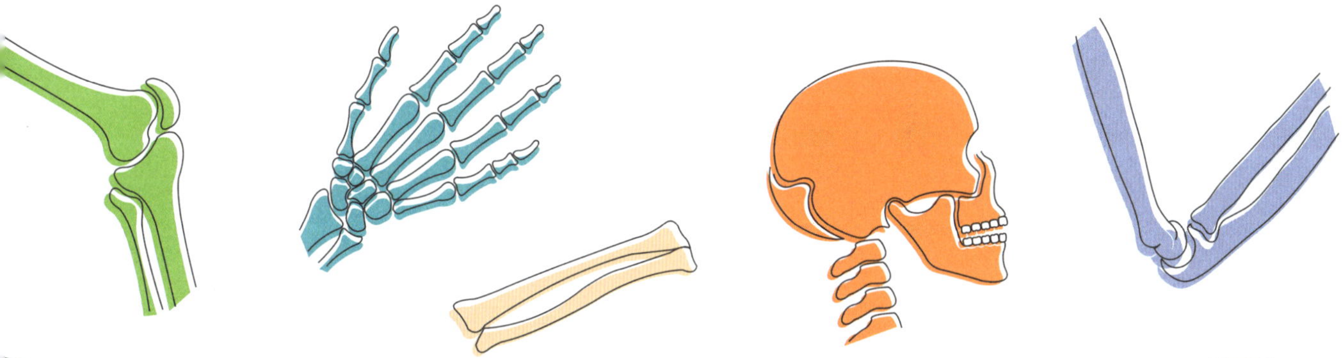

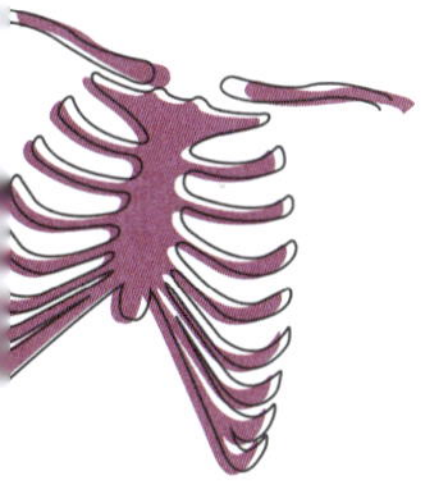

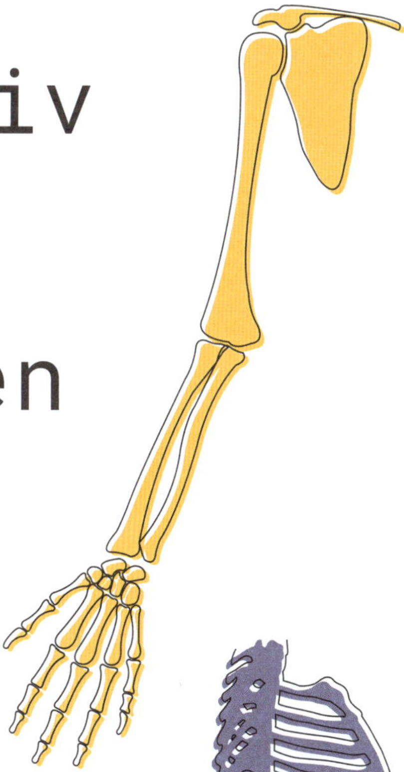

Anatomie aktiv erfahren und verstehen

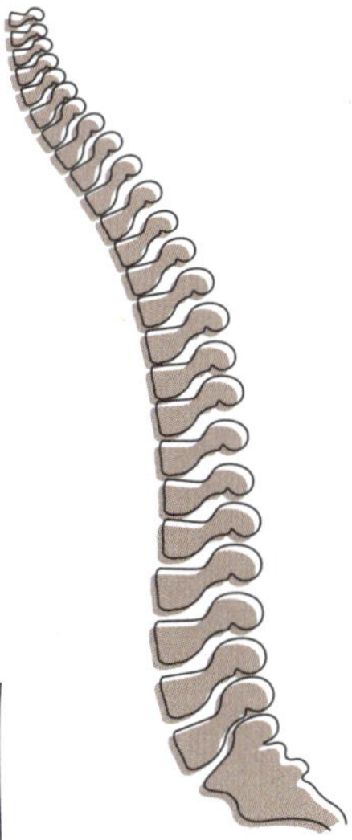

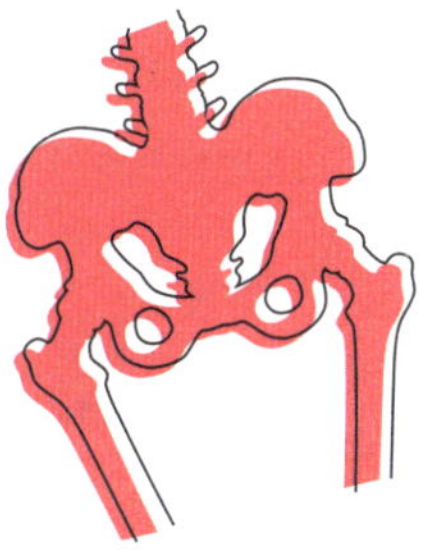

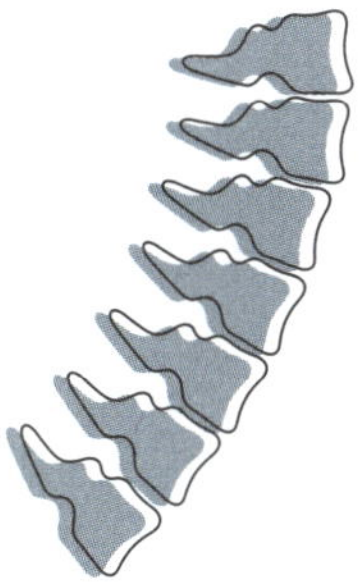

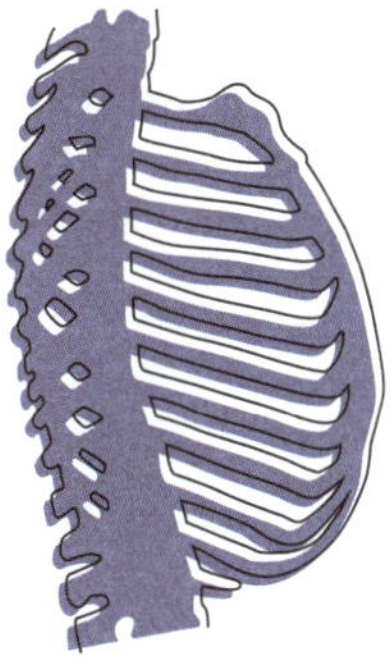

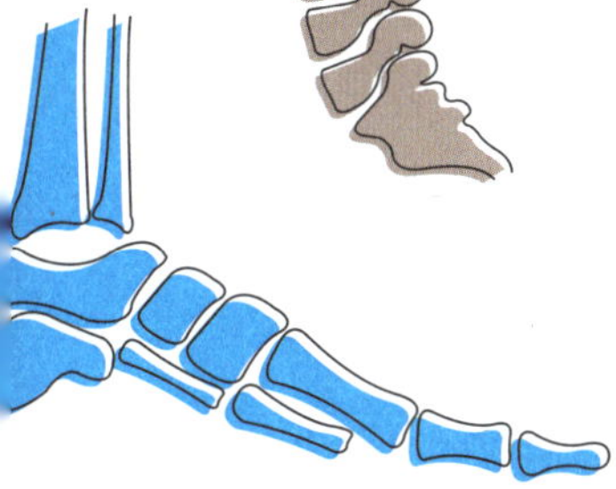

KVM – Der Medizinverlag

Die Deutsche Nationalbibliothek verzeichnet diese Publikation in der Deutschen Nationalbibliografie; detaillierte bibliografische Daten sind im Internet über *http://dnb.d-nb.de* abrufbar.

Anschrift des Verlags:
KVM – Der Medizinverlag
Dr. Kolster Verlags-GmbH
Ifenpfad 2–4, 12107 Berlin

Autorenkontakt:
r.kreutzer@gmx.de

www.kvm-medizinverlag.de

1. Auflage 2024

Lektorat: Renate Mannaa, Berlin
Grafiken: David Kühn, Berlin
Gesamtproduktion: KVM – Der Medizinverlag, Berlin
Druck: GZH d.o.o. (www.gzh.hr), Zagreb
Printed in Croatia

ISBN: 978-3-86867-741-6

Vorwort

In vielen therapeutischen Berufen sind genaue Kenntnisse über die Lokalisation von Muskulatur, Knochen, Gelenken, Bändern, Sehnen, Nerven, Gefäßen etc. bei der Diagnostik und Behandlung von Erkrankungen des Bewegungsapparats unabdingbar.

Die Anatomie des Menschen ist umfangreich und komplex, und es gibt zahlreiche Bücher und Atlanten, die die Strukturen des Bewegungsapparats beschreiben. Meist beinhalten diese eine Darstellung der Einzelstrukturen, ohne auf funktionelle, diagnostische oder therapeutische Zusammenhänge hinzuweisen.

Mein Ziel ist es hingegen, mit diesem Buch Hilfestellung zum Auffinden und Erlernen der wichtigsten anatomischen Strukturen des menschlichen Bewegungsapparats zu geben und diese Kenntnis zugleich in einen funktionellen, topografischen und diagnostischen Kontext zu bringen. Damit ist auch beabsichtigt, für den Benutzer einen praktischen Mehrwert durch die Arbeit mit diesem Buch bereitzustellen.

Jede einzelne Struktur wird anhand von anatomischen Grafiken illustriert, was eine Lokalisation der Strukturen in vivo deutlich erleichtert. Im Weiteren wird zu jeder Struktur eine spezielle Frage gestellt und ein besonderer Handlungsauftrag erteilt. Der Benutzer ist gefragt, aktiv seinen aktuellen Kenntnisstand der Anatomie zu überprüfen und zu vertiefen. Der zweite Teil jedes Kapitels stellt als Lösungsteil das geforderte Wissen bereit, sodass der Lernende seine anatomischen Kenntnisse der einzelnen Körperregionen jederzeit auf Richtigkeit überprüfen kann. Oder aber er nutzt zunächst den Lösungsteil, um diese zu erwerben. Da das Arbeitsbuch einen handlichen Umfang haben sollte, beschränkten wir uns auf die funktionell wichtigsten Strukturen des Bewegungsapparats und der mit ihnen verbundenen Gefäß- und Nervensysteme. Im Falle von divergierenden anatomischen Angaben wurde stets der Amatomieatlas „Prometheus“ (Schünke et al. 2022) als Referenzwerk gewählt.

Ich wünsche allen Lesern – Lernenden, Lehrenden und an der Materie interessierten Menschen –, dass sie Freude an dem Arbeitsbuch-Anatomie haben und darin die erhoffte Unterstützung bei der Vermittlung bzw. beim Erwerb von anatomischen Kenntnissen des Bewegungsapparats finden. Nicht zuletzt freue ich mich auf Ihr Feedback.

Roland Kreutzer
Marburg, im Oktober 2024

Zum Gebrauch dieses Buches

Das Anatomie-Arbeitsbuch ist zugleich Lehr- und Lernmaterial, geeignet zum Selbststudium und ein nützliches Nachschlagewerk. Es lässt den Lesenden die Anatomie des Bewegungsapparats und seines Nerven- und Gefäßsystems konkret „erfahren". Nicht zuletzt erleichtern die grafischen Darstellungen es den Benutzern, die topografische und funktionelle Anatomie zu erlernen und sich einzuprägen.

Im Arbeitsteil sollen die dargestellten Strukturen zuerst benannt und dann unter „Anatomie" ausführlich beschrieben werden. Angaben wie U (Ursprung), A (Ansatz), I (Innervation), F (Funktion) oder V (Verlauf) unterstützen den Lernenden bei der Strukturierung seiner Angaben. Sind keine Hilfen vorhanden, soll die Struktur mit einem Freitext beschrieben werden.

Die anatomischen Strukturen sind nach Körperregionen geordnet und in folgende Untergruppen eingeteilt: Knochen, Bänder und Gelenke, Muskulatur und Sehnen sowie Nerven, Gefäße und Bursen.

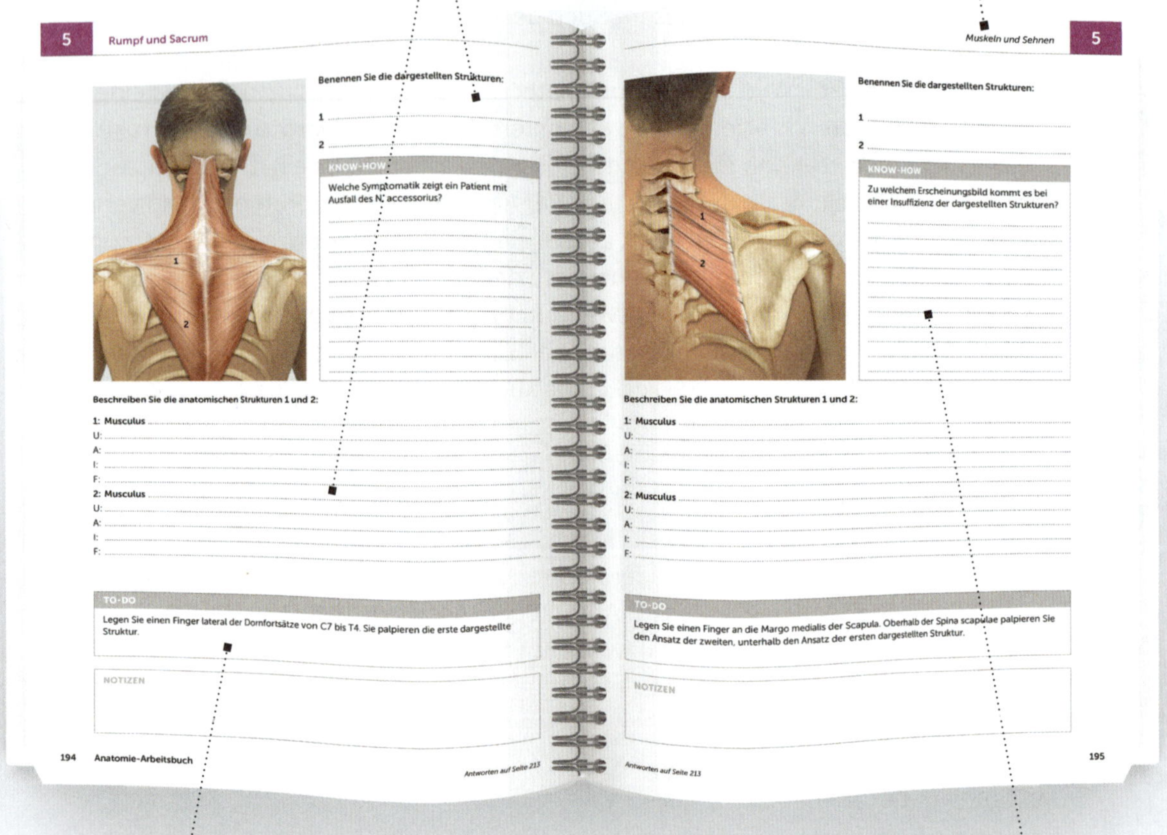

Zur praktischen Umsetzung des Gelernten und taktilen Erfahrung erhält der Lesende unter „To-do" jeweils einen Handlungsauftrag. Beispielsweise sollen die dargestellten Strukturen palpiert und einer Funktionsprüfung unterzogen werden o. Ä.

Unter „Know-how" wird zu jeder Struktur eine Wissensfrage gestellt, die die beschriebene Struktur in die Funktionalität und Diagnostik einbettet.

Im Anschluss an den Arbeitsteil sind in jedem Kapitel alle Auflösungen zu den beschriebenen Strukturen und Aufgaben der jeweiligen Körperregion zu finden. Werden die Strukturen zuerst aus dem Lösungsteil erlernt oder gelehrt, so kann das Wissen später im ersten Teil überprüft und verfestigt werden. Durch die beiden Zugriffsmöglichkeiten auf den Lernstoff ist das Anatomie-Arbeitsbuch bestens geeignet, die wesentlichen anatomischen Kenntnisse über die Strukturen des Bewegungsapparats nachhaltig zu vermitteln.

Inhaltsverzeichnis

Abkürzungen

A	Ansatz
A.	Arteria
Aa.	Arteriae
ACG	Akromioklavikulargelenk
Art.	Articulatio
Artt.	Articulationes
BWS	Brustwirbelsäule
DIP	Distales Interphalangealgelenk
F	Funktion
HWS	Halswirbelsäule
I	Innervation
Lig.	Ligamentum
Ligg.	Ligamenta
LWS	Lendenwirbelsäule
M.	Musculus
Mm.	Musculi
N.	Nervus
Nn.	Nervi
OSG	Oberes Sprunggelenk
PIP	Proximales Interphalangealgelenk
Proc.	Processus
Procc.	Processus (Pl.)
R.	Ramus
Rr.	Rami
SCG	Sternoklavikulargelenk
SIAI	Spina iliaca anterior inferior
SIAS	Spina iliaca anterior superior
SIPI	Spina iliaca posterior inferior
SIPS	Spina iliaca posterior superior
U	Ursprung
USG	Unteres Sprunggelenk
V	Verlauf
V.	Vena
Vv.	Venae
WS	Wirbelsäule

Kapitel 1

Kopf und Halswirbelsäule

Arbeitsteil

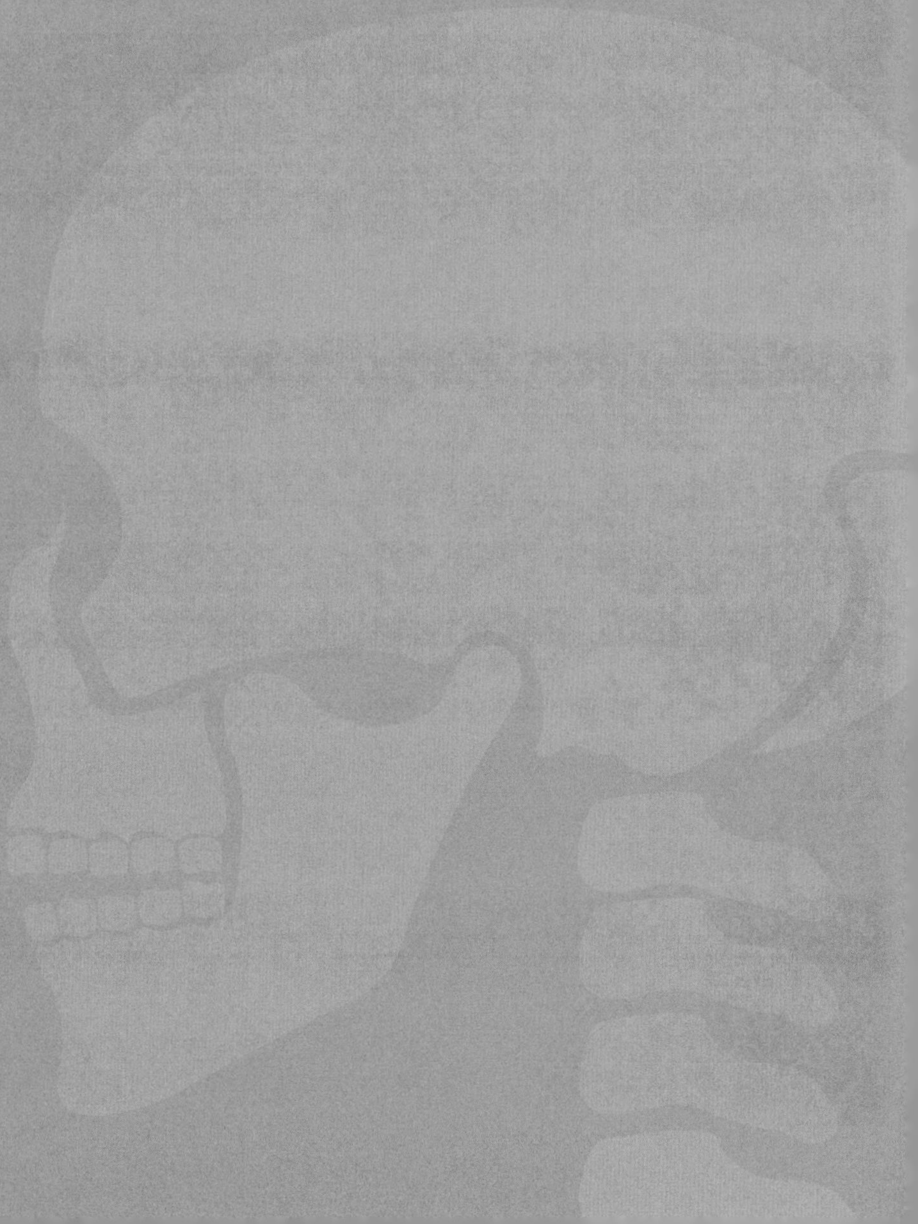

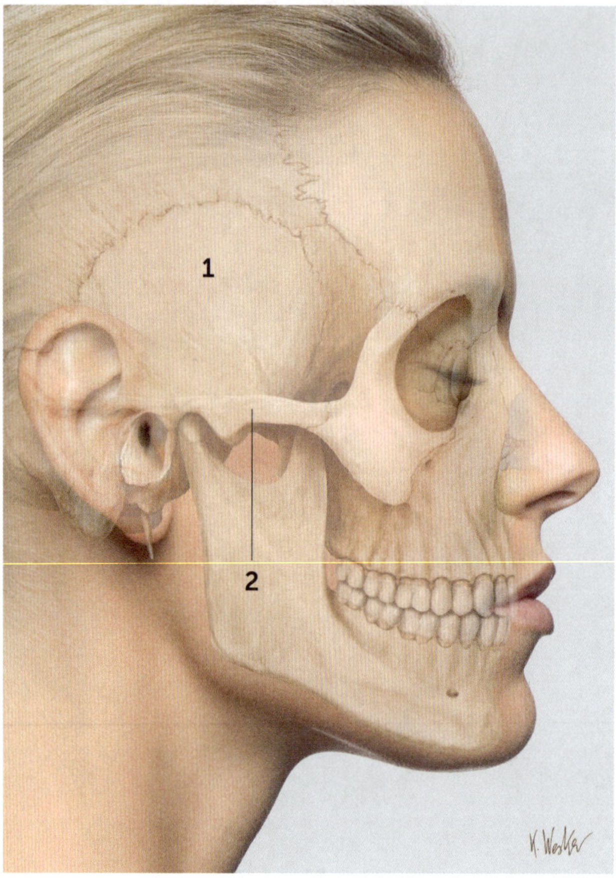

Benennen Sie die dargestellten Strukturen:

1 ....

2 ....

KNOW-HOW

Welche zwei Muskeln nehmen ihren Ursprung an den dargestellten Strukturen?

....

Beschreiben Sie die anatomischen Strukturen 1 und 2:

1: ....

2: ....

TO-DO

Legen Sie Ihre Fingerspitzen auf die erste dargestellte Struktur und beißen Sie die Zähne fest aufeinander. Die Muskelfasern des M. temporalis sind deutlich zu palpieren.

NOTIZEN

Antworten auf Seite 46

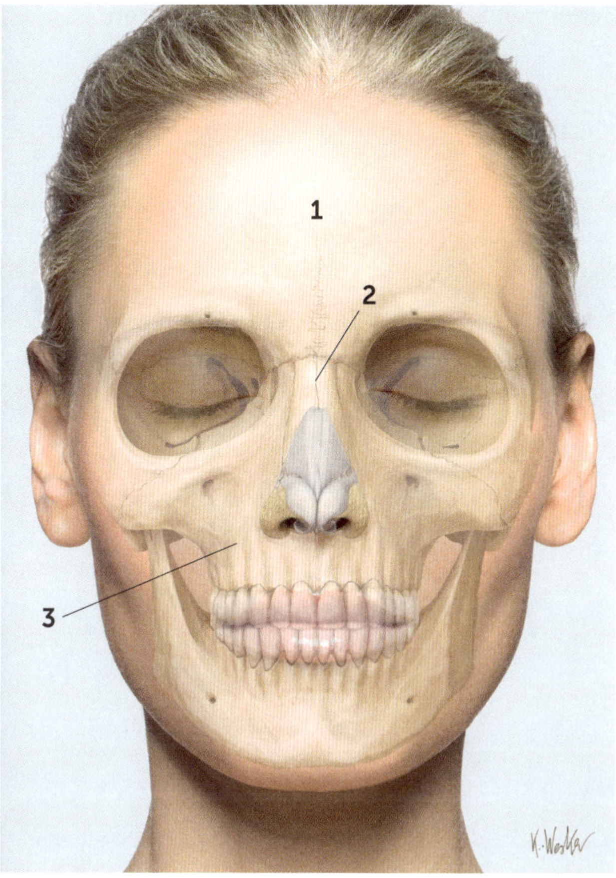

Benennen Sie die dargestellten Strukturen:

1 ....

2 ....

3 ....

KNOW-HOW

Welcher Nervenast tritt im Bereich der dritten dargestellten Struktur aus dem Foramen infraorbitale aus?

....

Beschreiben Sie die anatomischen Strukturen 1–3:

1: ....

2: ....

3: ....

TO-DO

Legen Sie Ihre Finger auf die erste dargestellte Struktur und runzeln Sie die Stirn. Sie palpieren die Muskelfasern des M. occipitofrontalis.

NOTIZEN

Antworten auf Seite 46

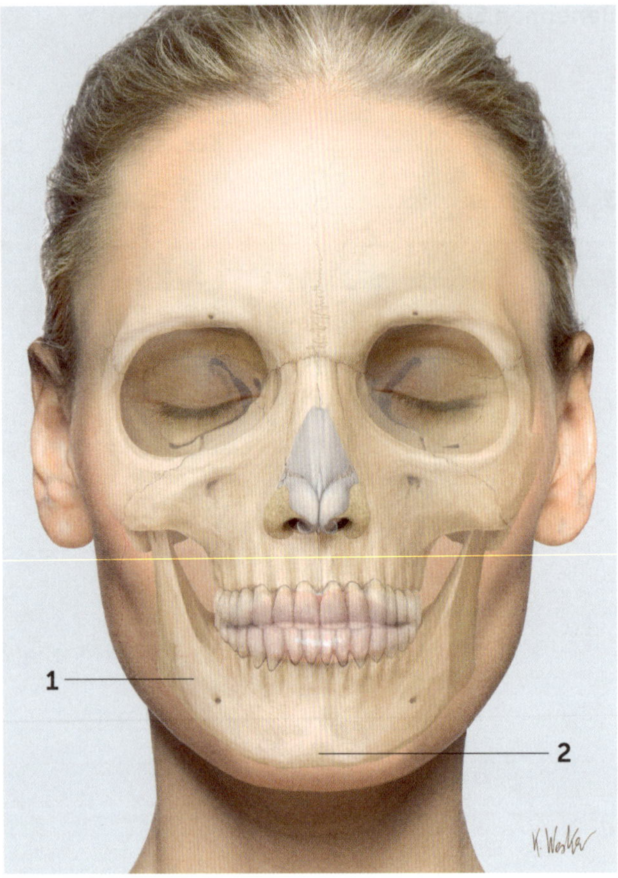

Benennen Sie die dargestellten Strukturen:

1 ....

2 ....

KNOW-HOW

Welcher Nervenast tritt im Bereich der ersten dargestellten Struktur aus dem Foramen mentale aus?

....

Beschreiben Sie die anatomischen Strukturen 1 und 2:

1: ....

2: ....

TO-DO

Legen Sie eine Fingerspitze auf die zweite dargestellte Struktur und ziehen Sie die Unterlippe nach unten. Sie palpieren die Muskelaktivität des M. mentalis.

NOTIZEN

Antworten auf Seite 46

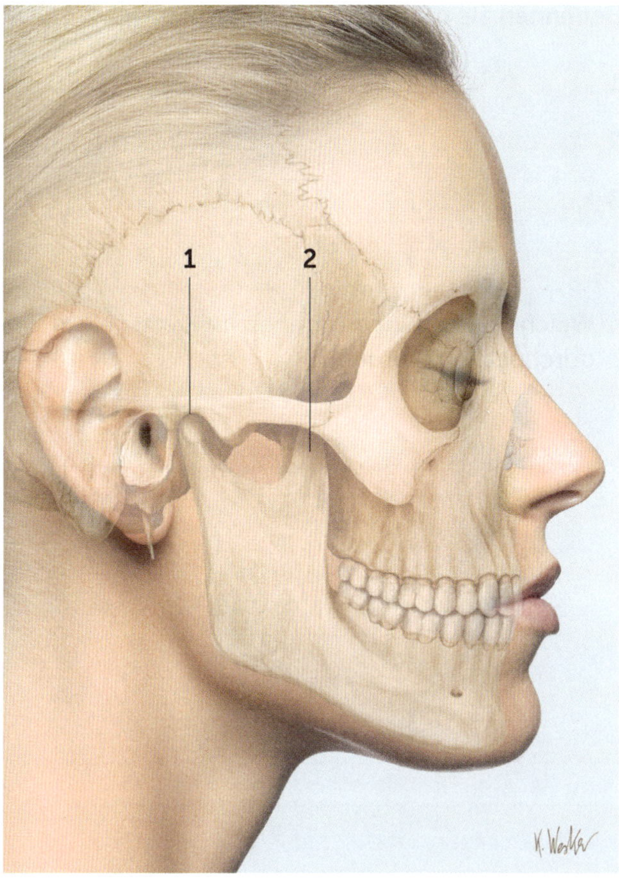

Benennen Sie die dargestellten Strukturen:

1 ....

2 ....

KNOW-HOW

1: Wie kommt es zum „Knacken" im Kiefergelenk?

....

2: Welcher Muskel setzt an der zweiten dargestellten Struktur an?

....

Beschreiben Sie die anatomischen Strukturen 1 und 2:

1: ....

2: ....

TO-DO

Legen Sie Ihre Fingerspitze direkt vor den Gehörgang unterhalb des Arcus zygomaticus an. Nun öffnen Sie den Mund und bewegen Sie den Kiefer seitlich. Die erste dargestellte Struktur ist deutlich zu tasten.

NOTIZEN

Antworten auf Seite 47

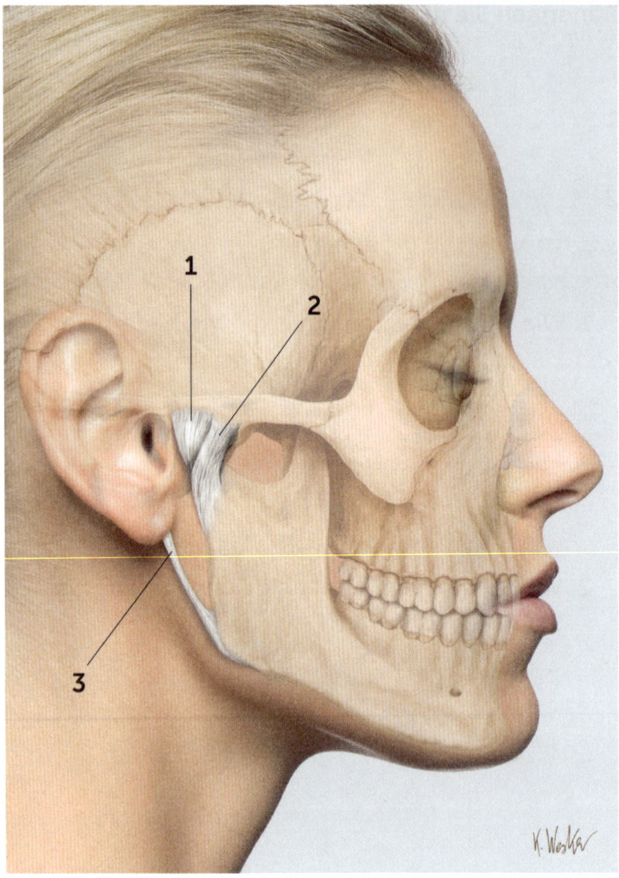

Benennen Sie die dargestellten Strukturen:

1 ....

2 ....

3 ....

KNOW-HOW

Welche Bewegungen können im Kiefergelenk durchgeführt werden?

....

Beschreiben Sie die anatomischen Strukturen 1–3:

1: ....

2: ....

3: ....

TO-DO

Legen Sie Ihre Fingerspitze direkt vor den Gehörgang unterhalb des Arcus zygomaticus an. Nun öffnen Sie den Mund. In horizontaler Richtung können Sie die erste und zweite dargestellte Struktur tasten.

NOTIZEN

Antworten auf Seite 47

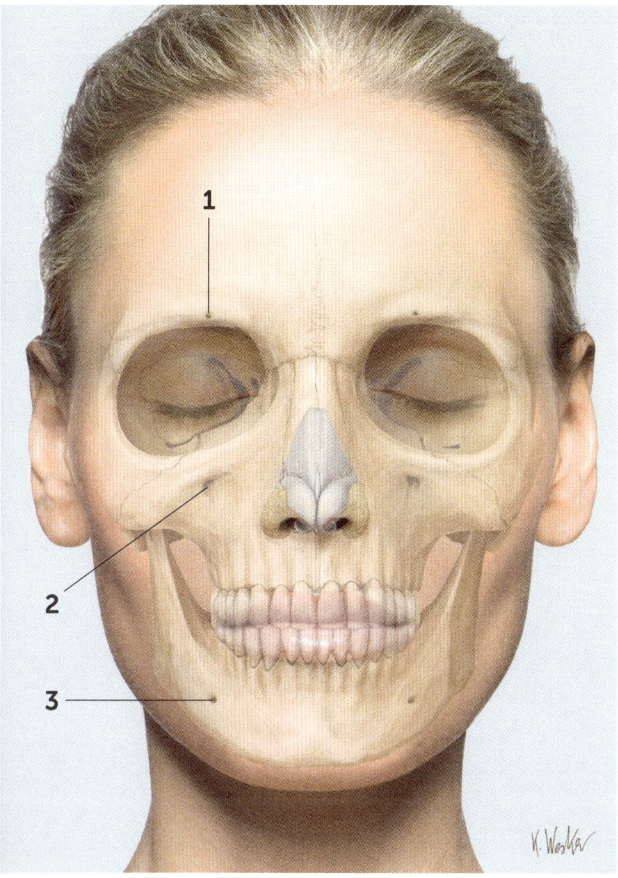

Benennen Sie die dargestellten Strukturen:

1 ....

2 ....

3 ....

KNOW-HOW

Wie heißt der Nerv, dessen Endäste im Bereich der dargestellten Strukturen zu tasten sind?

....

....

....

....

....

....

....

....

....

....

....

Beschreiben Sie die anatomischen Strukturen 1–3:

1: ....

....

....

....

2: ....

....

....

....

3: ....

....

....

....

TO-DO

Tasten Sie vorsichtig die dargestellten Strukturen und testen Sie die Nervenäste auf Druckempfindlichkeiten.

NOTIZEN

Antworten auf Seite 47

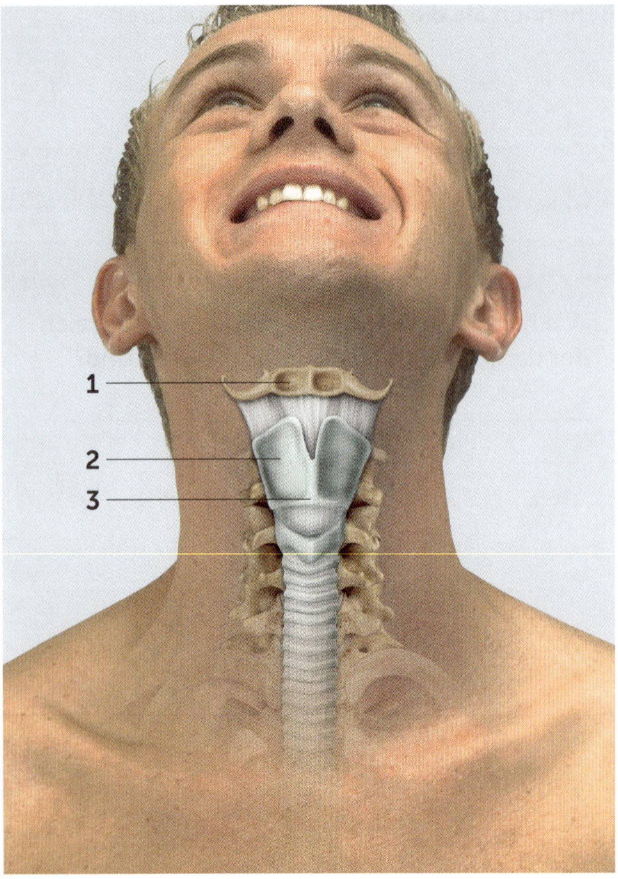

Benennen Sie die dargestellten Strukturen:

1 ....

2 ....

3 ....

KNOW-HOW

Welche Struktur befindet sich direkt unterhalb der zweiten dargestellten Struktur?

....

Beschreiben Sie die anatomischen Strukturen 1–3:

1: ....

2: ....

3: ....

TO-DO

Nehmen Sie die erste dargestellte Struktur zwischen Daumen und Zeigefinger (in der Verlängerung des Mundbodens) und schlucken Sie. In welche Richtung bewegt sich das Zungenbein?

NOTIZEN

Antworten auf Seite 48

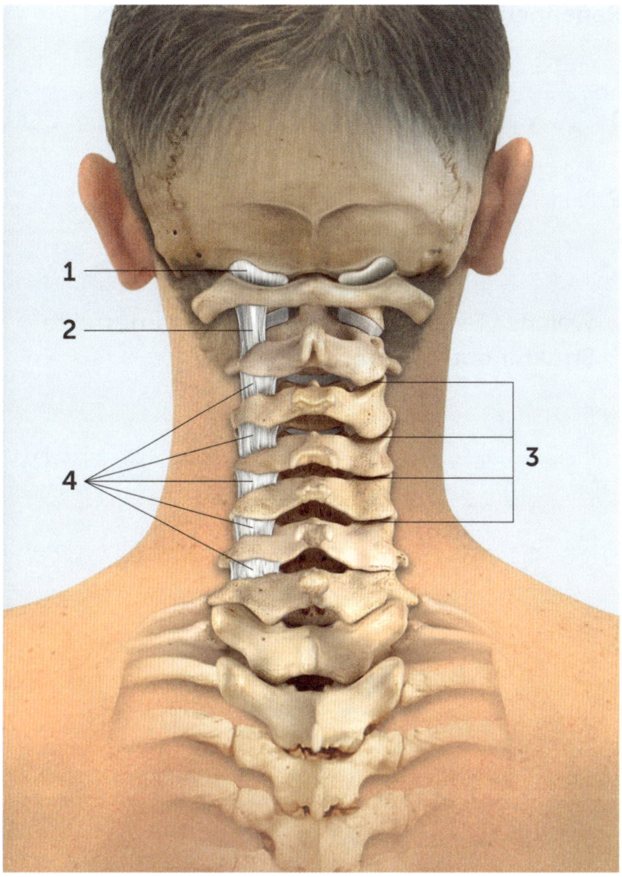

Benennen Sie die dargestellten Strukturen:

1 ....
2 ....
3 ....
4 ....

KNOW-HOW

1: Wieviel Grad Rotation findet in den Gelenken von C1 und C2 statt?

....

2: Welcher Dornfortsatz ist am prominentesten?

....

Beschreiben Sie die anatomischen Strukturen 1–4:

1: ....

2: ....

3: ....

4: ....

TO-DO

Fixieren Sie von dorsal die HWS über die Querfortsätze C3 bis C7 und führen Sie eine bestmögliche Rotation des Kopfes aus.

NOTIZEN

Antworten auf Seite 48

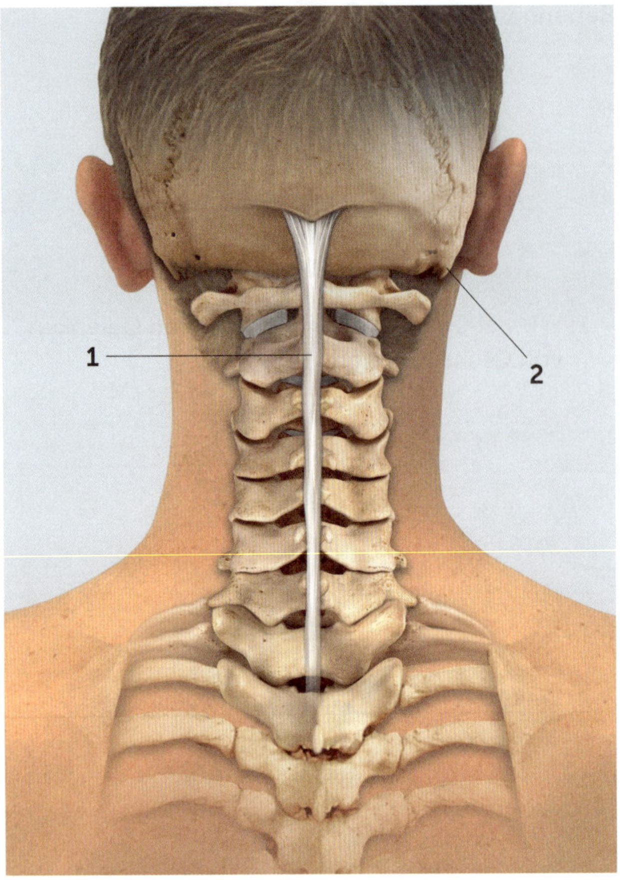

Benennen Sie die dargestellten Strukturen:

1 ....

2 ....

KNOW-HOW

Welcher Test wird über die zweite dargestellte Struktur durchgeführt?

....

Beschreiben Sie die anatomischen Strukturen 1 und 2:

1: ....

2: ....

TO-DO

Flektieren Sie die HWS und palpieren Sie die erste dargestellte Struktur über den Dornfortsätzen.

NOTIZEN

Antworten auf Seite 48

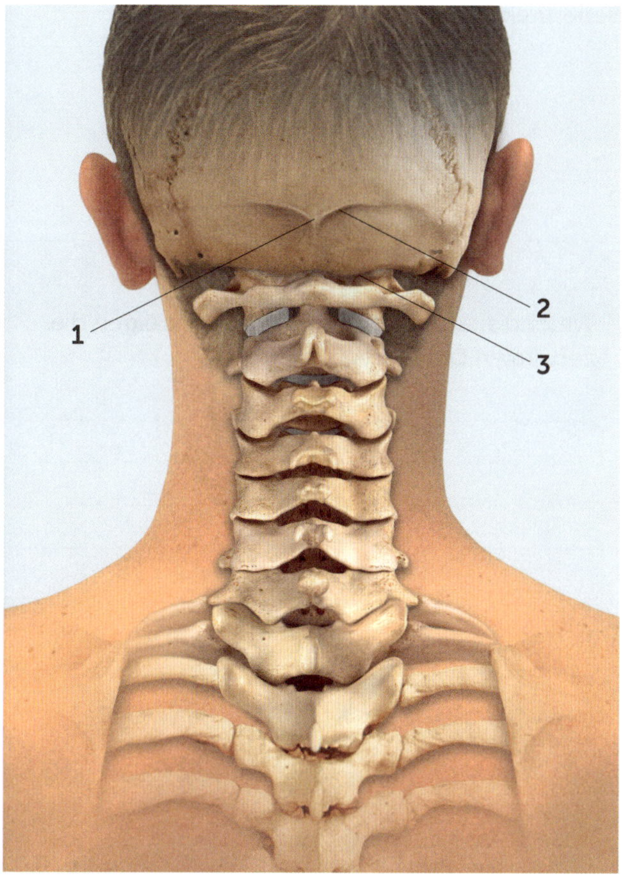

Benennen Sie die dargestellten Strukturen:

1 ....

2 ....

3 ....

KNOW-HOW

Welche Struktur inseriert an der ersten dargestellten Struktur?

....

Beschreiben Sie die anatomischen Strukturen 1–3:

1: ....

2: ....

3: ....

TO-DO

Folgen Sie mit dem Finger bei flektierter HWS dem Lig. nuchae nach kranial und palpieren Sie die erste dargestellte Struktur.

NOTIZEN

Antworten auf Seite 49

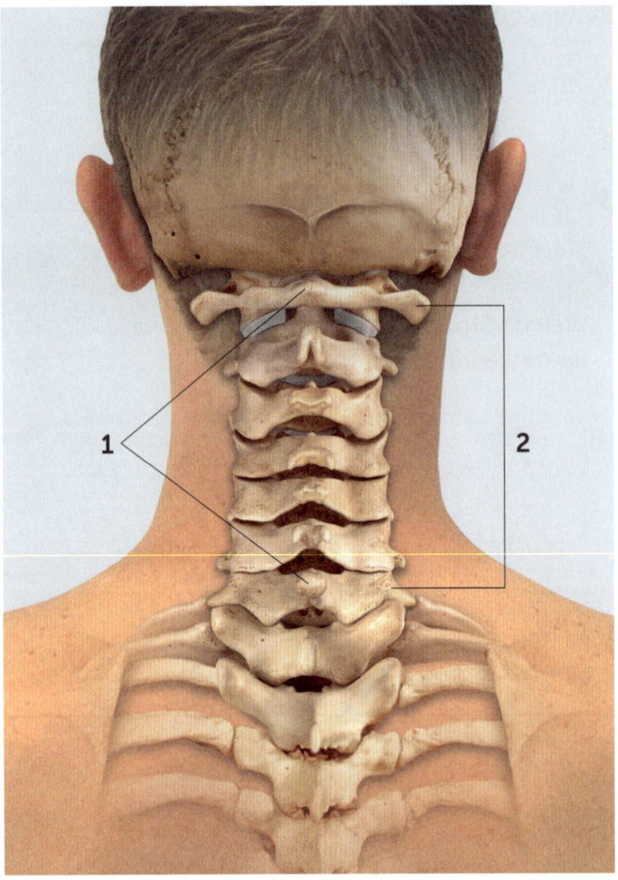

Benennen Sie die dargestellten Strukturen:

1 ....

2 ....

KNOW-HOW

Welche anatomische Besonderheit zeigen die zervikalen Dornfortsätze?

....

Beschreiben Sie die anatomischen Strukturen 1 und 2:

1: ....

2: ....

TO-DO

Palpieren Sie die Dornfortsätze der HWS unter dem Lig. nuchae. C2 und C7 sollten am besten zu tasten sein.

NOTIZEN

Antworten auf Seite 49

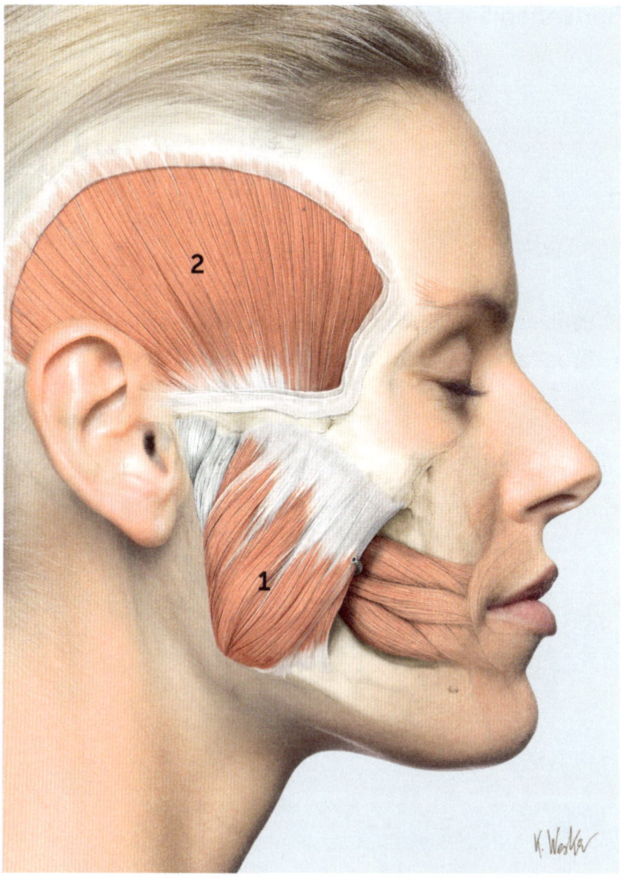

Benennen Sie die dargestellten Strukturen:

1 ....

2 ....

KNOW-HOW

Was sind auslösende Faktoren für den Bruxismus (Zähneknirschen)?

....

Beschreiben Sie die anatomischen Strukturen 1 und 2:

1: Musculus ....
U: ....
A: ....
I: ....
F: ....

2: Musculus ....
U: ....
A: ....
I: ....
F: ....

TO-DO

Legen Sie Ihre Finger auf den hinteren Anteil des Unterkiefers und beißen Sie die Zähne fest aufeinander. Der Muskelbauch der ersten dargestellten Struktur ist deutlich zu palpieren.

NOTIZEN

Antworten auf Seite 49

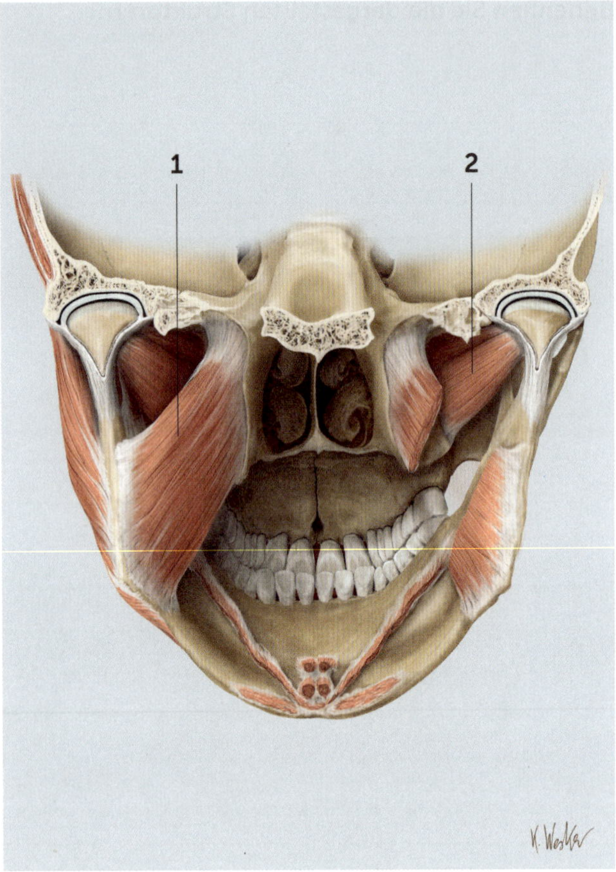

Benennen Sie die dargestellten Strukturen:

1 ....

2 ....

KNOW-HOW

Welche Nebenfunktion haben die beiden Muskeln neben ihrer dynamischen Arbeit?

....

Beschreiben Sie die anatomischen Strukturen 1 und 2:

1: Musculus ....

U: ....

A: ....

I: ....

F: ....

2: Musculus ....

U: ....

A: ....

I: ....

F: ....

TO-DO

Legen Sie einen Finger ca. zwei Querfinger breit unterhalb des Ohrläppchens von innen an den Unterkiefer und palpieren Sie den Ansatz der ersten dargestellten Struktur in der Tiefe.

NOTIZEN

Antworten auf Seite 50

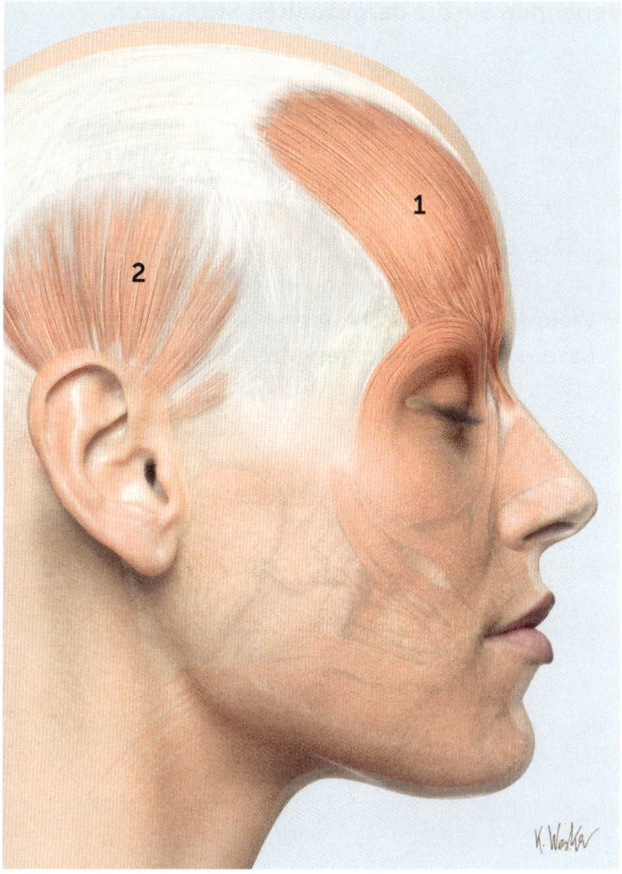

Benennen Sie die dargestellten Strukturen:

1 ....

2 ....

KNOW-HOW

Welcher Gesichtsausdruck resultiert bei einer Aktivität der dargestellten Strukturen?

....

Beschreiben Sie die anatomischen Strukturen 1 und 2:

1: Musculus ....

V: ....

....

I: ....

F: ....

2: Musculus ....

V: ....

....

I: ....

F: ....

TO-DO

Legen Sie Ihre Finger auf die Stirn und ziehen Sie die Augenbrauen hoch. Sie palpieren die Aktivität der ersten dargestellten Struktur.

NOTIZEN

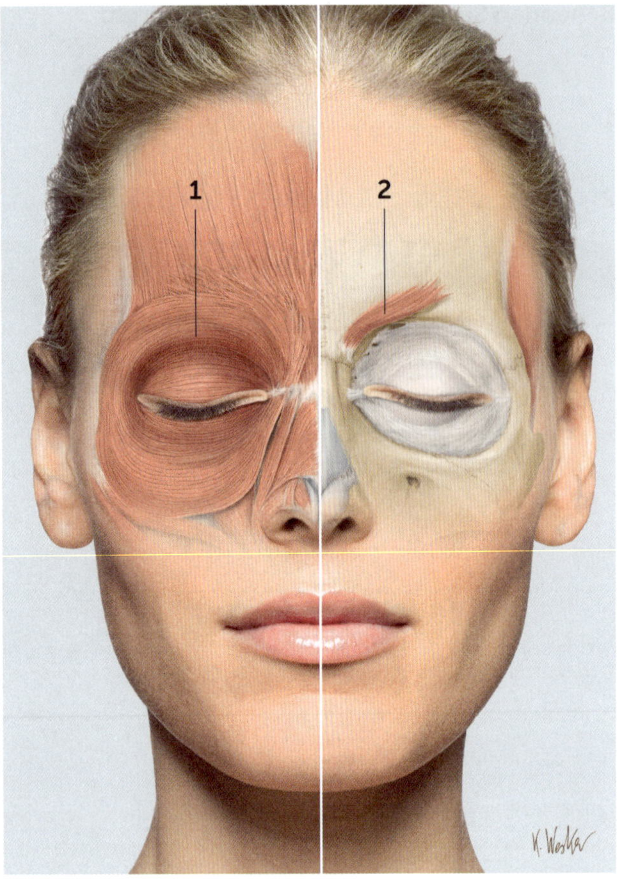

Benennen Sie die dargestellten Strukturen:

1 ....

2 ....

KNOW-HOW

Welche Gefahr droht, wenn bei einer Fazialisparese die dargestellten Muskeln gelähmt sind?

....

Beschreiben Sie die anatomischen Strukturen 1 und 2:

1: Musculus ....
V: ....
....
I: ....
F: ....

2: Musculus ....
V: ....
....
I: ....
F: ....

TO-DO

Schließen Sie ein Auge und legen Sie einen Finger auf das Augenlid. Halten Sie das Auge kraftvoll geschlossen. Sie palpieren die Muskelfasern der ersten dargestellten Struktur, Pars palpebralis.

NOTIZEN

Antworten auf Seite 50

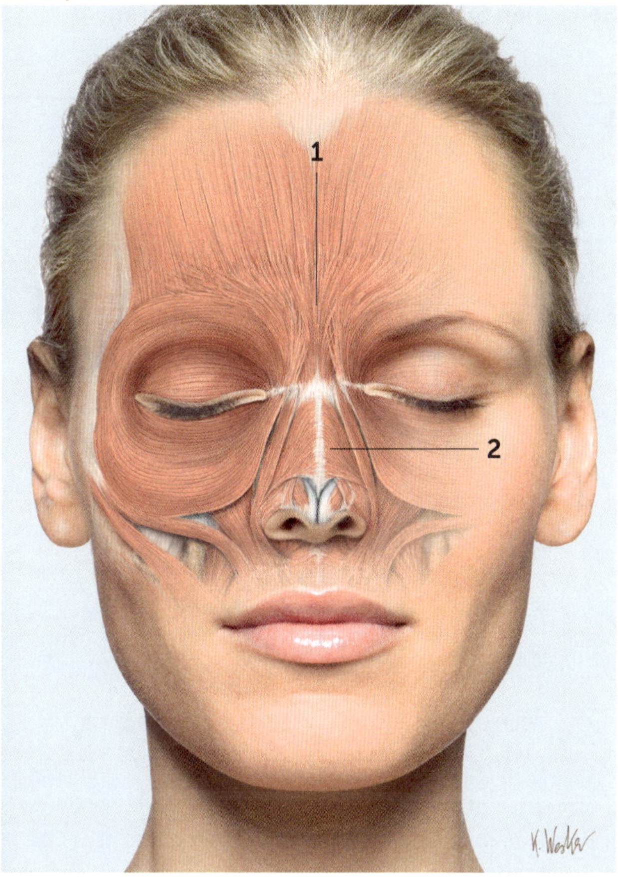

Benennen Sie die dargestellten Strukturen:

1 ....

2 ....

KNOW-HOW

Welcher Gesichtsausdruck resultiert bei einer Aktivität der zweiten dargestellten Struktur?

....

Beschreiben Sie die anatomischen Strukturen 1 und 2:

1: Musculus ....
V: ....
....
I: ....
F: ....
2: Musculus ....
V: ....
....
I: ....
F: ....

TO-DO

Legen Sie einen Finger sanft auf den Nasenflügel und verengen Sie die Nasenlöcher.
Sie palpieren die Aktivität der zweiten dargestellten Struktur.

NOTIZEN

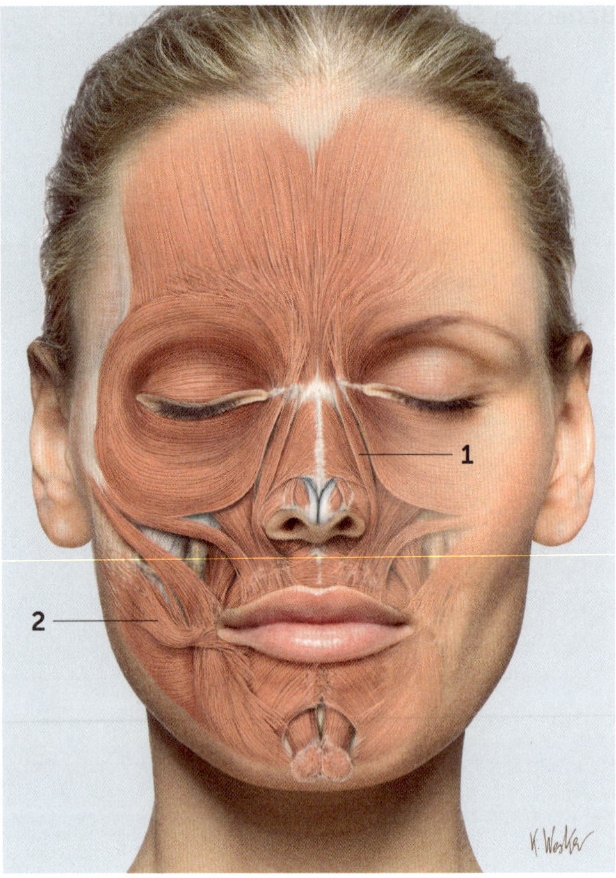

Benennen Sie die dargestellten Strukturen:

1 ....

2 ....

KNOW-HOW

Welcher Gesichtsausdruck resultiert bei einer Aktivität der ersten dargestellten Struktur?

....

....

....

....

....

....

....

....

....

....

....

Beschreiben Sie die anatomischen Strukturen 1 und 2:

1: Musculus ....

V: ....

....

I: ....

F: ....

2: Musculus ....

V: ....

....

I: ....

F: ....

TO-DO

Legen Sie einen Finger sanft auf den Nasenrand an den Übergang zum Oberkiefer.
Rümpfen Sie nun leicht die Nase. Sie palpieren die Aktivität der ersten dargestellten Struktur.

NOTIZEN

Antworten auf Seite 51

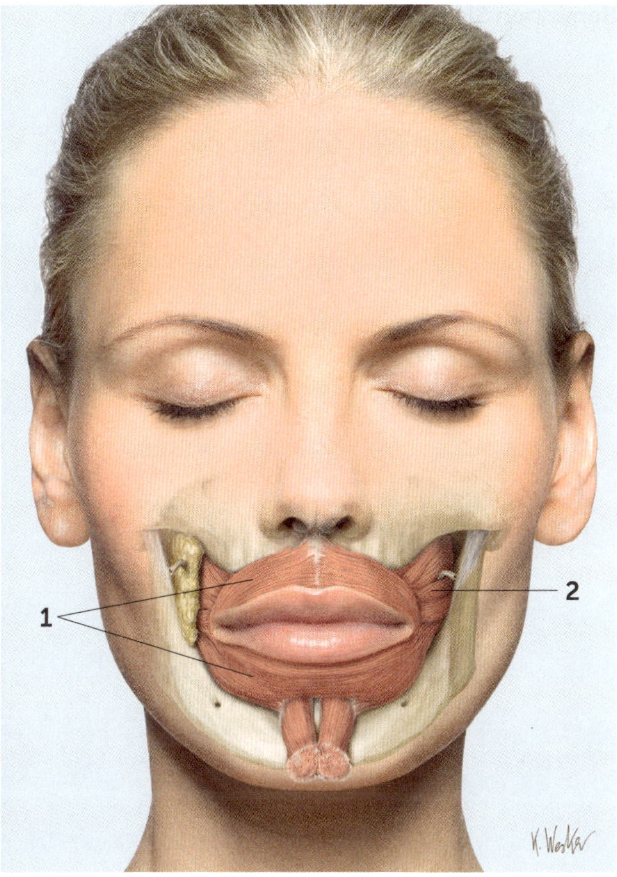

Benennen Sie die dargestellten Strukturen:

1 ....

2 ....

KNOW-HOW

Welche Störungen können bei einer Verletzung oder Parese der ersten dargestellten Struktur auftreten?

....

Beschreiben Sie die anatomischen Strukturen 1 und 2:

1: Musculus ....

V: ....

I: ....

F: ....

2: Musculus ....

V: ....

I: ....

F: ....

TO-DO

Legen Sie eine Fingerspitze an den Mundwinkel und ziehen Sie den Mund breit.
Sie palpieren die Aktivität der zweiten dargestellten Struktur.

NOTIZEN

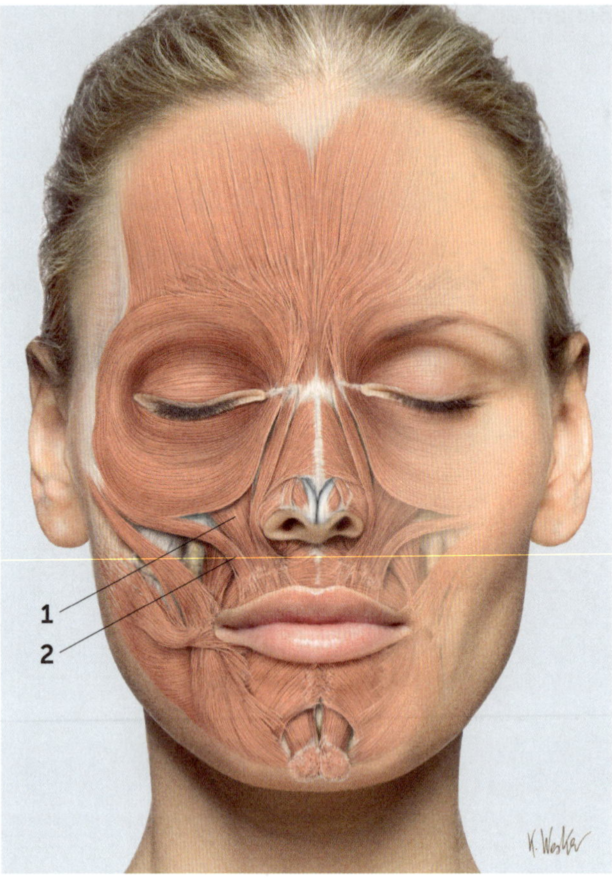

Benennen Sie die dargestellten Strukturen:

1 ....

2 ....

KNOW-HOW

Welcher Gesichtsausdruck resultiert bei einer Aktivität der zweiten dargestellten Struktur?

....

Beschreiben Sie die anatomischen Strukturen 1 und 2:

1: Musculus ....

V: ....

....

I: ....

F: ....

2: Musculus ....

V: ....

....

I: ....

F: ....

TO-DO

Legen Sie eine Fingerspitze zwischen dem Arcus zygomaticus und dem Mundwinkel auf die Wange. Nun lächeln Sie. Sie palpieren die Aktivität der zweiten dargestellten Struktur.

NOTIZEN

Antworten auf Seite 52

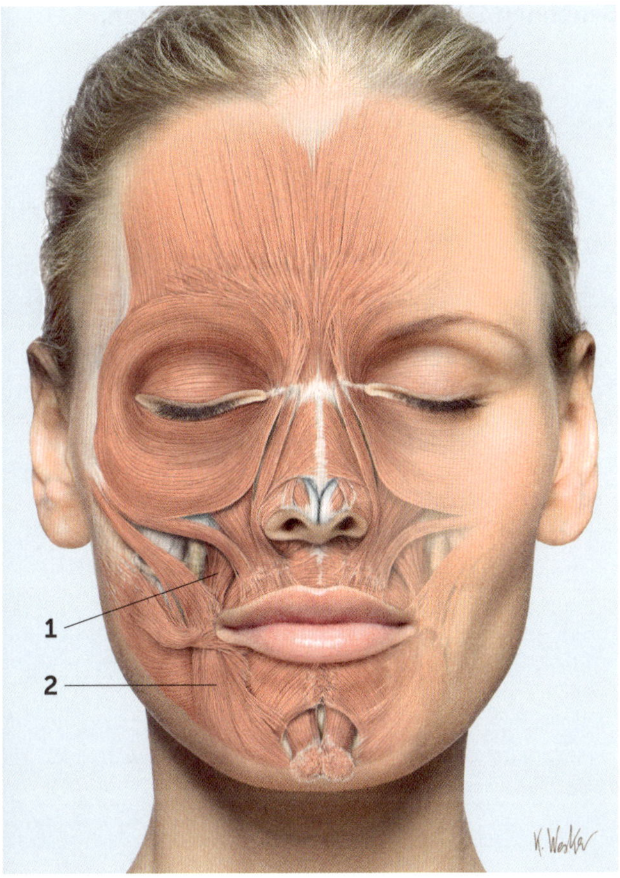

Benennen Sie die dargestellten Strukturen:

1 ....

2 ....

KNOW-HOW

Welcher Gesichtsausdruck resultiert bei einer Aktivität der zweiten dargestellten Struktur?

....

Beschreiben Sie die anatomischen Strukturen 1 und 2:

1: Musculus ....

V: ....

....

I: ....

F: ....

2: Musculus ....

V: ....

....

I: ....

F: ....

TO-DO

Legen Sie eine Fingerspitze ca. einen Querfinger breit unterhalb des Mundwinkels auf die Haut. Nun ziehen Sie die Mundwinkel nach unten. Sie palpieren die Aktivität der zweiten dargestellten Struktur.

NOTIZEN

Antworten auf Seite 52

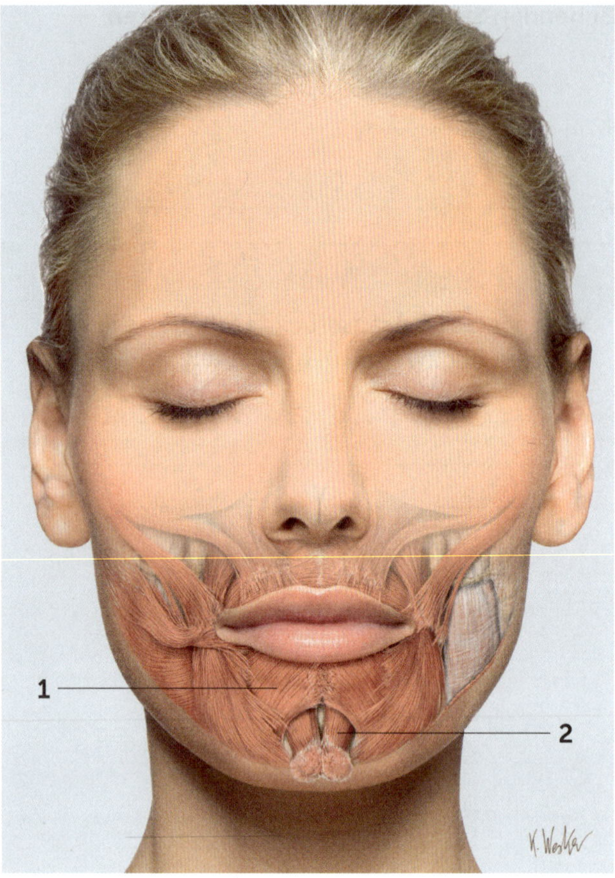

Benennen Sie die dargestellten Strukturen:

1 ....

2 ....

KNOW-HOW

Welcher Gesichtsausdruck resultiert bei einer Aktivität der zweiten dargestellten Struktur?

....

Beschreiben Sie die anatomischen Strukturen 1 und 2:

1: Musculus ....

V: ....

....

I: ....

F: ....

2: Musculus ....

V: ....

....

I: ....

F: ....

TO-DO

Legen Sie eine Fingerspitze zwischen Unterlippe und Kinn auf die Haut. Nun ziehen Sie die Haut im Bereich des Kinns nach oben. Sie palpieren die Aktivität der zweiten dargestellten Struktur.

NOTIZEN

Antworten auf Seite 52

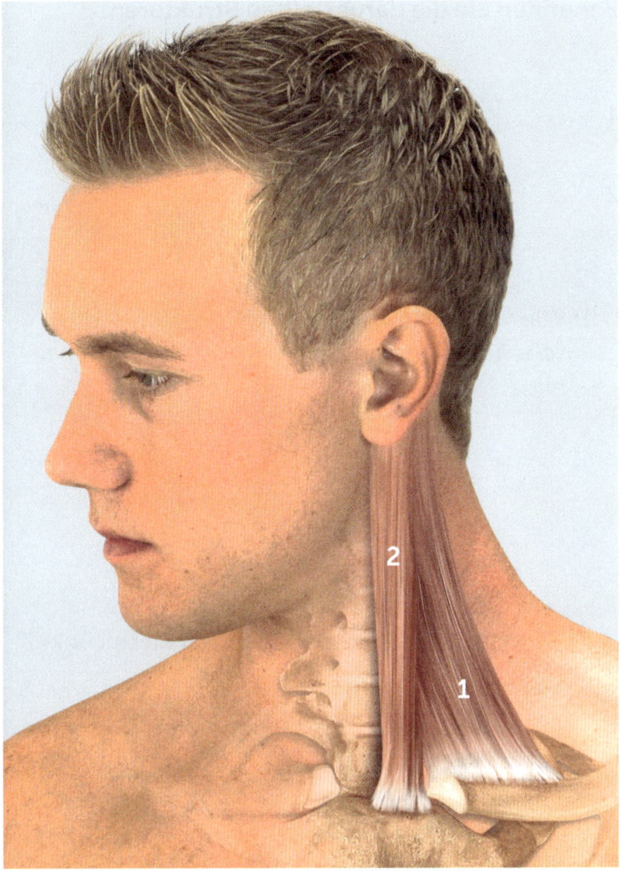

Benennen Sie die dargestellten Strukturen:

1 ....

2 ....

KNOW-HOW

Wie nennt man die Erkrankung, die mit einer Verkürzung der dargestellten Struktur einhergeht?

....

Beschreiben Sie die anatomischen Strukturen 1 und 2:

1: Musculus ....

U: ....

A: ....

I: ....

F: ....

2: Musculus ....

U: ....

A: ....

I: ....

F: ....

TO-DO

Legen Sie Ihre Finger einseitig von kranial auf den medialen Anteil der Clavicula. Drehen Sie den Kopf zur Gegenseite und neigen Sie ihn zur gleichen Seite. Die Muskelfasern der dargestellten Struktur sind deutlich zu palpieren.

NOTIZEN

Antworten auf Seite 53

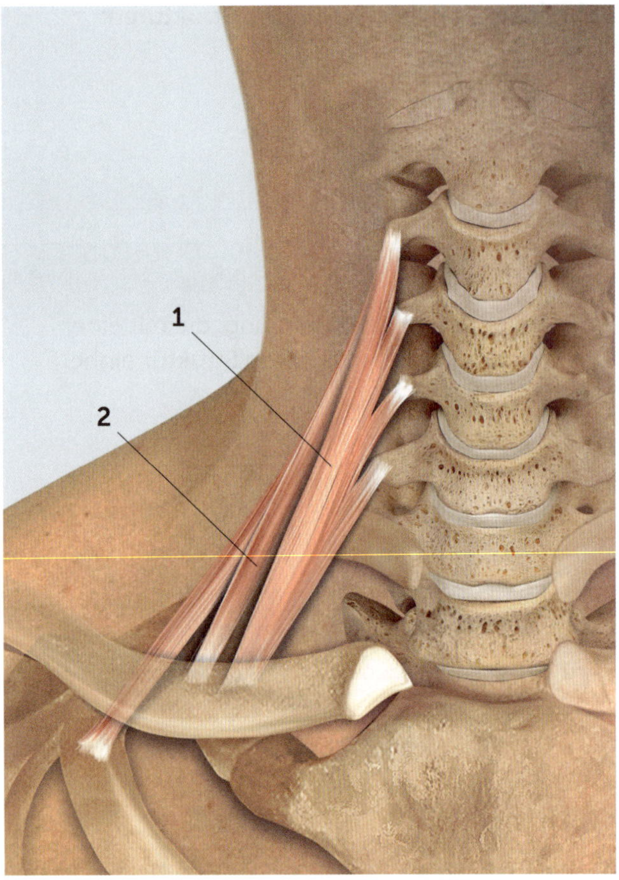

Benennen Sie die dargestellten Strukturen:

1 ....

2 ....

KNOW-HOW

1: Wie wird die Lücke genannt, die sich zwischen den beiden dargestellten Strukturen bildet?

....

....

....

....

2: Welche Strukturen ziehen durch diese Lücke?

....

....

....

....

Beschreiben Sie die anatomischen Strukturen 1 und 2:

1: Musculus ....

U: ....

A: ....

I: ....

F: ....

2: Musculus ....

U: ....

A: ....

I: ....

F: ....

TO-DO

Legen Sie eine Fingerspitze zwischen die beiden dargestellten Strukturen und versuchen Sie, den Puls zu spüren.

NOTIZEN

Antworten auf Seite 53

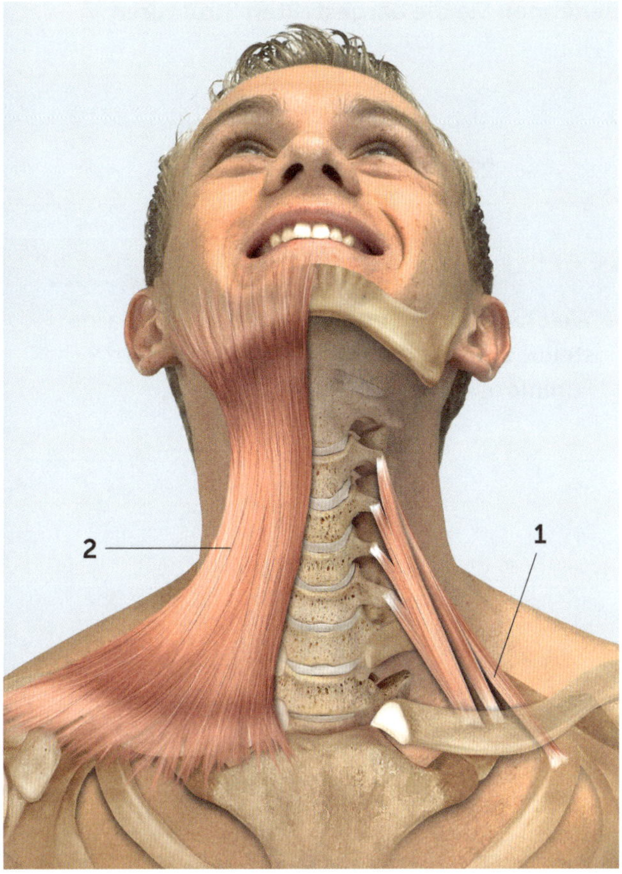

Benennen Sie die dargestellten Strukturen:

1 ....

2 ....

KNOW-HOW

Welche Struktur verläuft zwischen dem Platysma und dem M. sternocleidomastoideus vom Kieferwinkel zur Clavicula?

....

....

....

....

....

....

....

....

....

....

Beschreiben Sie die anatomischen Strukturen 1 und 2:

1: Musculus ....

U: ....

A: ....

I: ....

F: ....

2: Musculus ....

U: ....

A: ....

I: ....

F: ....

TO-DO

Legen Sie Ihre Finger flächig auf den Hals und ziehen Sie die Unterlippe und die Mundwinkel nach unten. Die Muskelstränge der zweiten dargestellten Struktur sind deutlich zu palpieren.

NOTIZEN

Antworten auf Seite 53

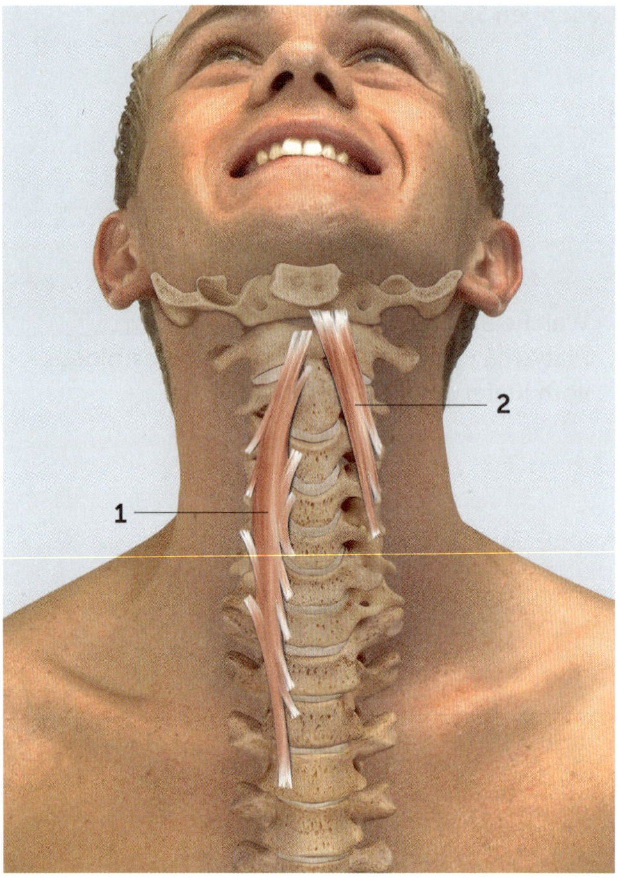

Benennen Sie die dargestellten Strukturen:

1 ....

2 ....

KNOW-HOW

Welche weitere Funktion hat die erste dargestellte Struktur neben ihrer dynamischen Funktion?

....

Beschreiben Sie die anatomischen Strukturen 1 und 2:

1: Musculus ....
U: ....
A: ....
I: ....
F: ....

2: Musculus ....
U: ....
A: ....
I: ....
F: ....

TO-DO

Heben Sie den Kopf aus der Rückenlage leicht an. Neben der hyalen Muskulatur und dem M. sternocleidomastoideus aktivieren Sie die tiefen Muskeln.

NOTIZEN

Antworten auf Seite 54

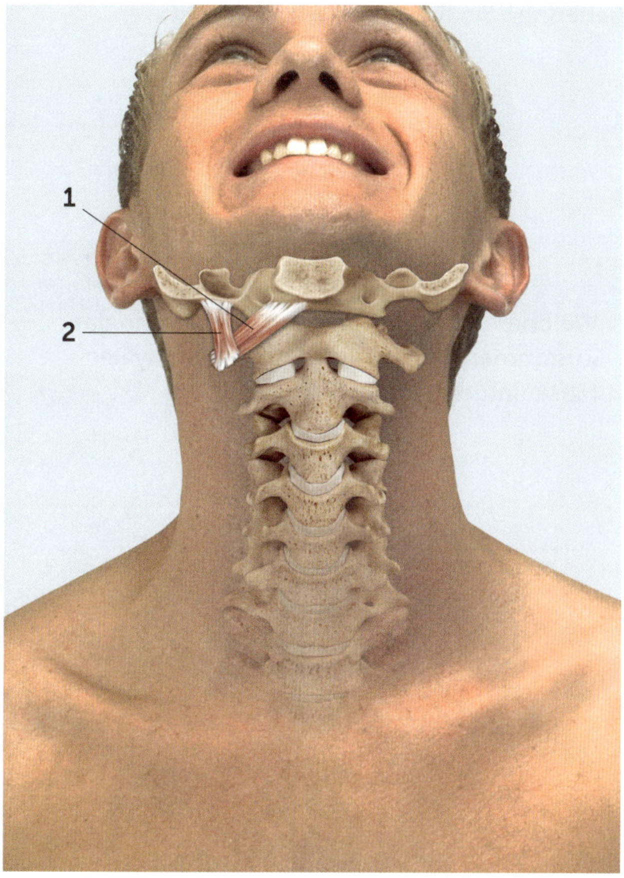

Benennen Sie die dargestellten Strukturen:

1 ....

2 ....

KNOW-HOW

Welche Funktion haben die dargestellten Muskeln neben ihrer dynamischen Aktivität?

....

Beschreiben Sie die anatomischen Strukturen 1 und 2:

1: Musculus ....
U: ....
A: ....
I: ....
F: ....
2: Musculus ....
U: ....
A: ....
I: ....
F: ....

TO-DO

Stellen Sie sich auf einen instabilen Untergrund. Die kurzen und tiefen Muskeln des Kopfes und der HWS werden nun vermehrt aktiviert, um das Gleichgewicht zu unterstützen und den Kopf zu stabilisieren.

NOTIZEN

Antworten auf Seite 54

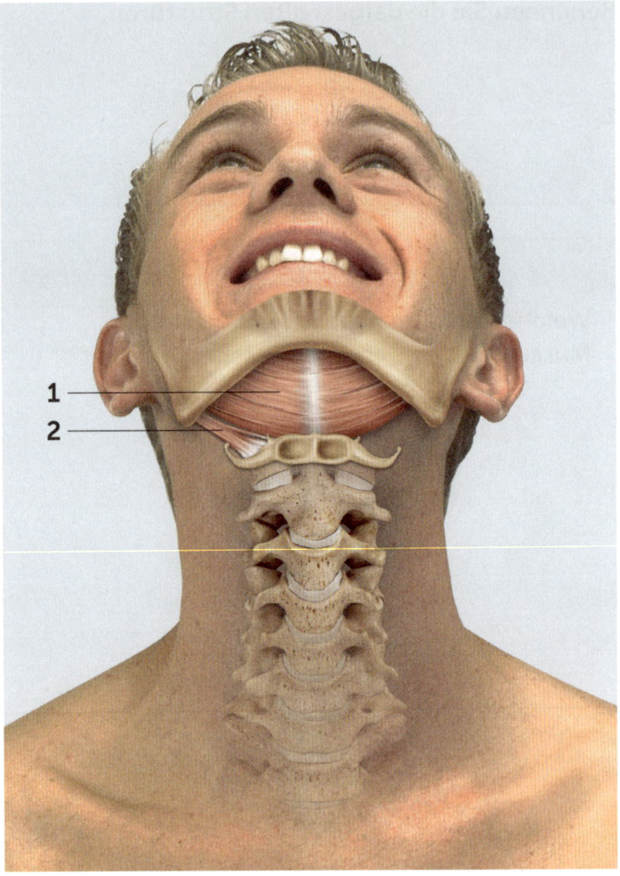

Benennen Sie die dargestellten Strukturen:

1 ....

2 ....

KNOW-HOW

Welches Syndrom kann auftreten, wenn das Zusammenspiel der infra- und suprahyalen Muskulatur gestört ist?

....

Beschreiben Sie die anatomischen Strukturen 1 und 2:

1: Musculus ....

U: ....

A: ....

I: ....

F: ....

2: Musculus ....

U: ....

A: ....

I: ....

F: ....

TO-DO

Legen Sie eine Fingerspitze von kaudal auf den Mundboden. Nun schlucken Sie.
Sie palpieren die Aktivität der dargestellten Strukturen.

NOTIZEN

Antworten auf Seite 54

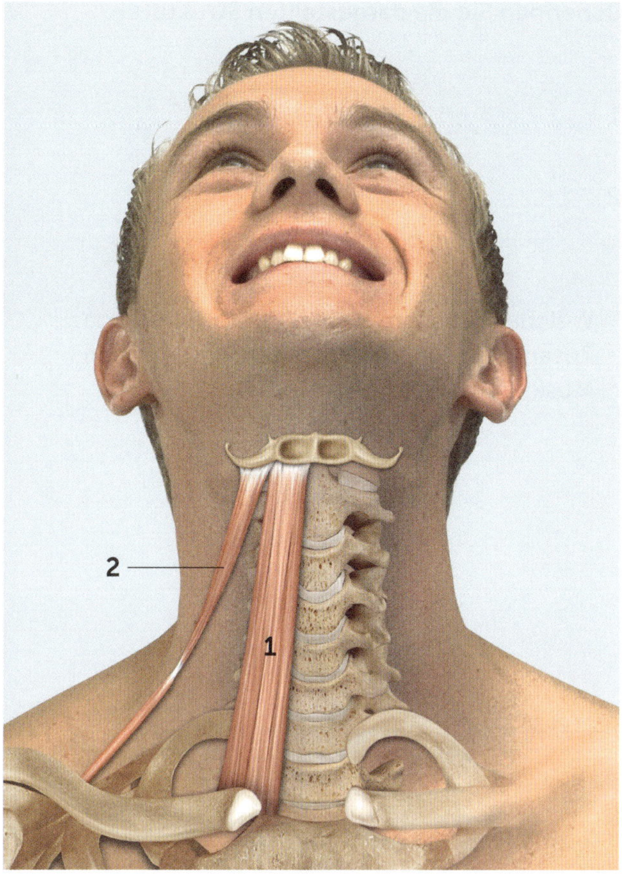

Benennen Sie die dargestellten Strukturen:

1 ....

2 ....

KNOW-HOW

Für welche Struktur arbeitet die zweite dargestellte Muskel als „Entlastungsmuskel"?

....

Beschreiben Sie die anatomischen Strukturen 1 und 2:

1: Musculus ....

U: ....

A: ....

I: ....

F: ....

2: Musculus ....

U: ....

A: ....

I: ....

F: ....

TO-DO

Legen Sie eine Fingerspitze von ventral auf die Luftröhre. Nun schlucken Sie. Sie palpieren die Aktivität der ersten dargestellten Strukturen.

NOTIZEN

Antworten auf Seite 55

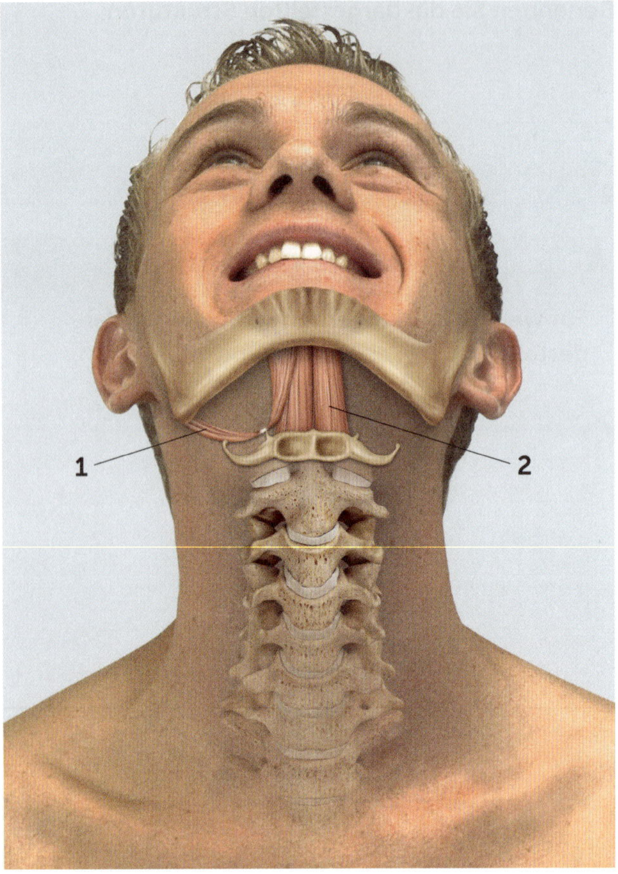

Benennen Sie die dargestellten Strukturen:

1 ....

2 ....

KNOW-HOW

Welches Syndrom kann auftreten, wenn das Zusammenspiel der infra- und suprahyalen Muskulatur gestört ist?

....

Beschreiben Sie die anatomischen Strukturen 1 und 2:

1: Musculus ....
U: ....
A: ....
I: ....
F: ....

2: Musculus ....
U: ....
A: ....
I: ....
F: ....

TO-DO

Legen Sie eine Fingerspitze von kaudal auf den Mundboden. Nun schlucken Sie.
Sie palpieren die Aktivität der dargestellten Strukturen.

NOTIZEN

Antworten auf Seite 55

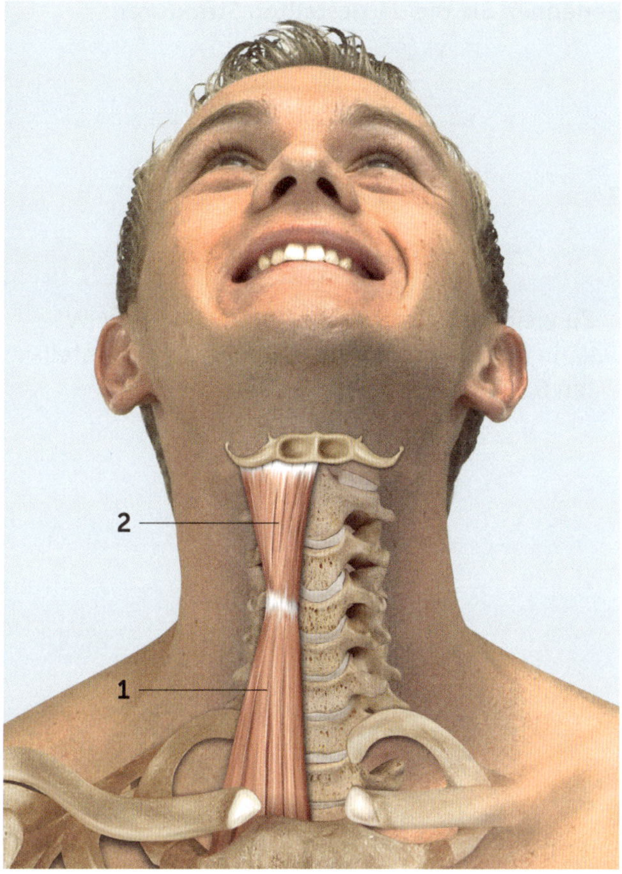

Benennen Sie die dargestellten Strukturen:

1 ....

2 ....

KNOW-HOW

Welche Funktion haben die dargestellten Muskeln neben ihrer dynamischen Aktivität?

....

Beschreiben Sie die anatomischen Strukturen 1 und 2:

1: Musculus ....
U: ....
A: ....
I: ....
F: ....
2: Musculus ....
U: ....
A: ....
I: ....
F: ....

TO-DO

Legen Sie die Finger von ventral flächig auf die Luftröhre. Nun schlucken Sie.
Sie palpieren die Aktivität der dargestellten Strukturen.

NOTIZEN

Antworten auf Seite 55

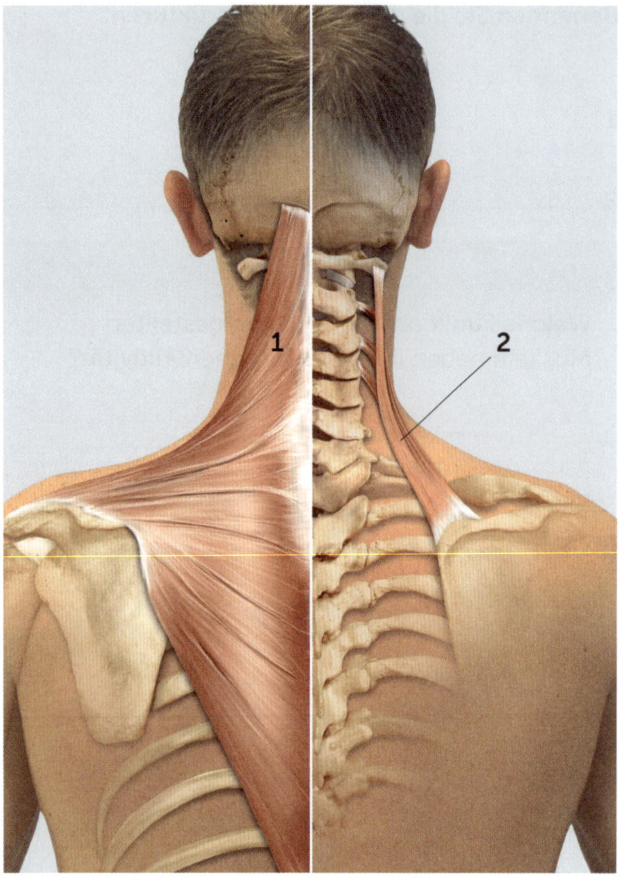

Benennen Sie die dargestellten Strukturen:

1 ....

2 ....

KNOW-HOW

Zu welcher Rotationseinschränkung des HWS kann eine Verspannung der zweiten dargestellten Struktur führen?

....

Beschreiben Sie die anatomischen Strukturen 1 und 2:

1: Musculus ....
U: ....
A: ....
I: ....
F: ....

2: Musculus ....
U: ....
A: ....
I: ....
F: ....

TO-DO

Palpieren Sie den Ansatz der zweiten dargestellten Struktur am Angulus superior der Scapula.

NOTIZEN

Antworten auf Seite 56

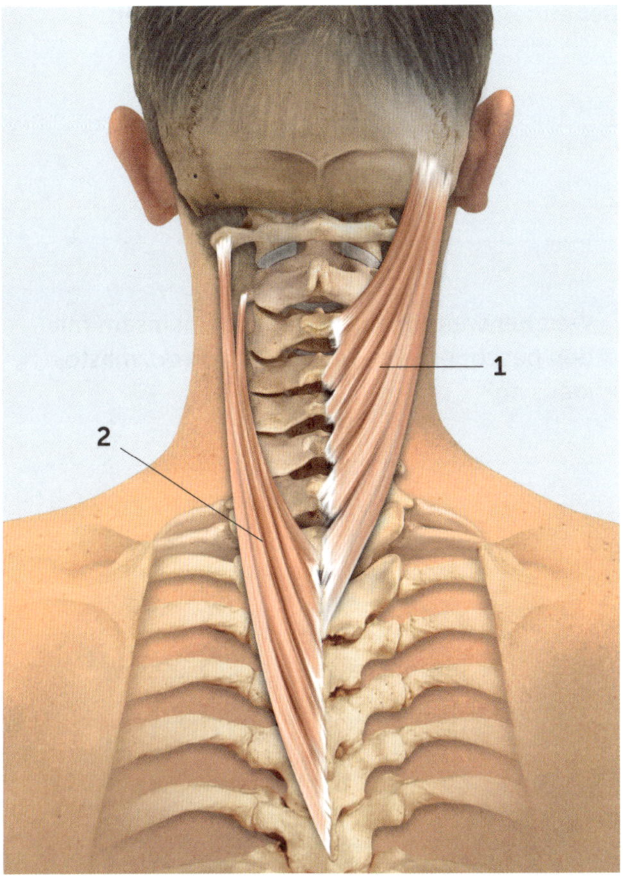

Benennen Sie die dargestellten Strukturen:

1 ....

2 ....

KNOW-HOW

Welche weitere wichtige Funktion führen diese Muskeln neben ihrer dynamischen Aktivität aus?

....

Beschreiben Sie die anatomischen Strukturen 1 und 2:

1: Musculus ....
U: ....
A: ....
I: ....
F: ....
2: Musculus ....
U: ....
A: ....
I: ....
F: ....

TO-DO

Legen Sie einen Finger an das laterale Drittel der Linea nuchalis superior und versuchen Sie die erste dargestellte Struktur unter Anspannung zu palpieren.

NOTIZEN

Antworten auf Seite 56

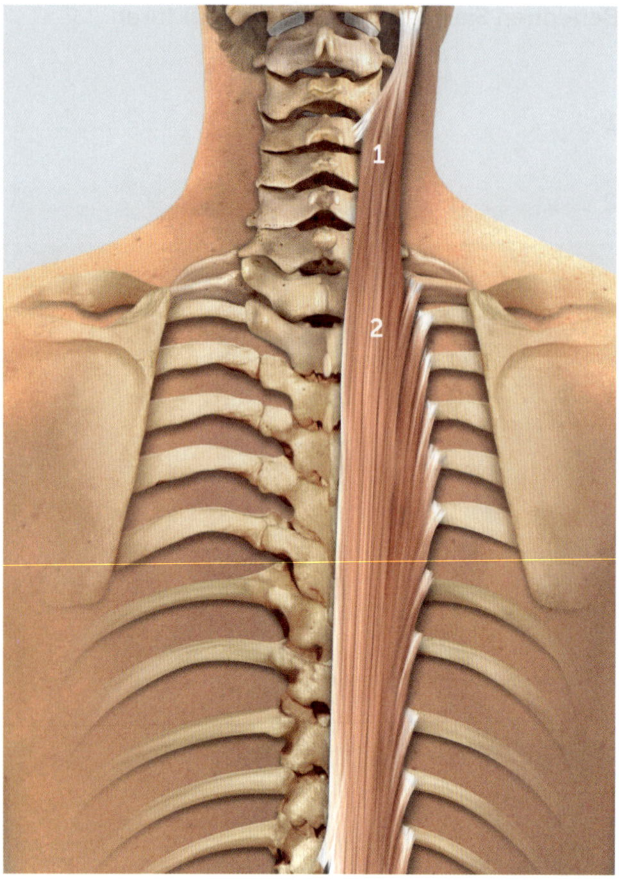

Benennen Sie die dargestellten Strukturen:

1 ....

2 ....

KNOW-HOW

Welcher weitere Muskel setzt gemeinsam mit den beschriebenen Muskeln am Proc. mastoideus an?

....

Beschreiben Sie die anatomischen Strukturen 1 und 2:

1: Musculus ....

U: ....

A: ....

I: ....

F: ....

2: Musculus ....

U: ....

A: ....

I: ....

F: ....

TO-DO

Legen Sie eine Fingerspitze dorsal des Proc. mastoideus an und palpieren Sie die Fasern der ersten dargestellten Struktur.

NOTIZEN

Antworten auf Seite 56

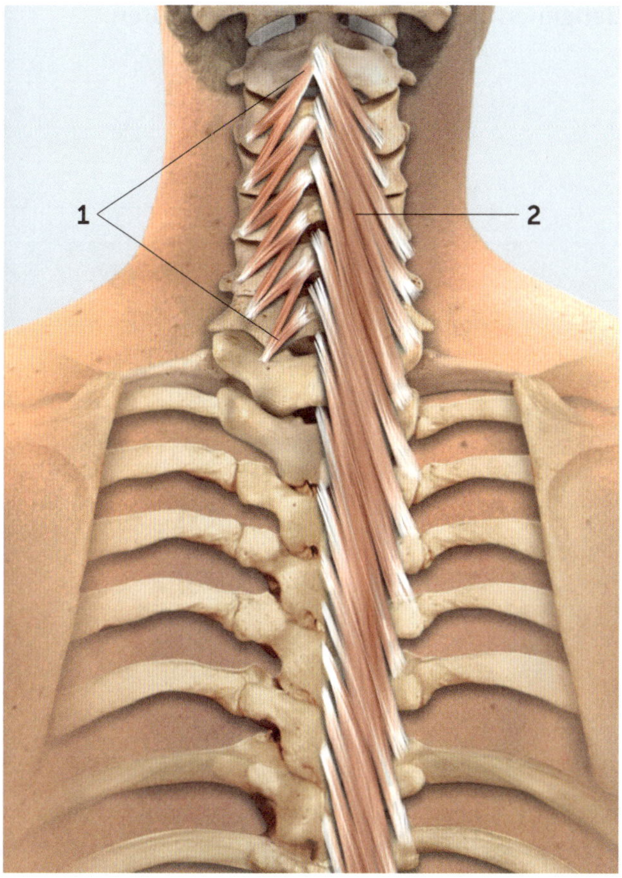

Benennen Sie die dargestellten Strukturen:

1 ....

2 ....

KNOW-HOW

Welche wichtige Funktion übernehmen die tiefen Muskeln der HWS neben ihrer dynamischen Funktion?

....

Beschreiben Sie die anatomischen Strukturen 1 und 2:

1: Musculus ....

U: ....

A: ....

I: ....

F: ....

2: Musculus ....

U: ....

A: ....

I: ....

F: ....

TO-DO

Durchqueren Sie mit einem Finger die langen HWS-Extensoren und versuchen Sie, die tiefen Muskeln am besten zwischen den Querfortsätzen zu palpieren.

NOTIZEN

Antworten auf Seite 57

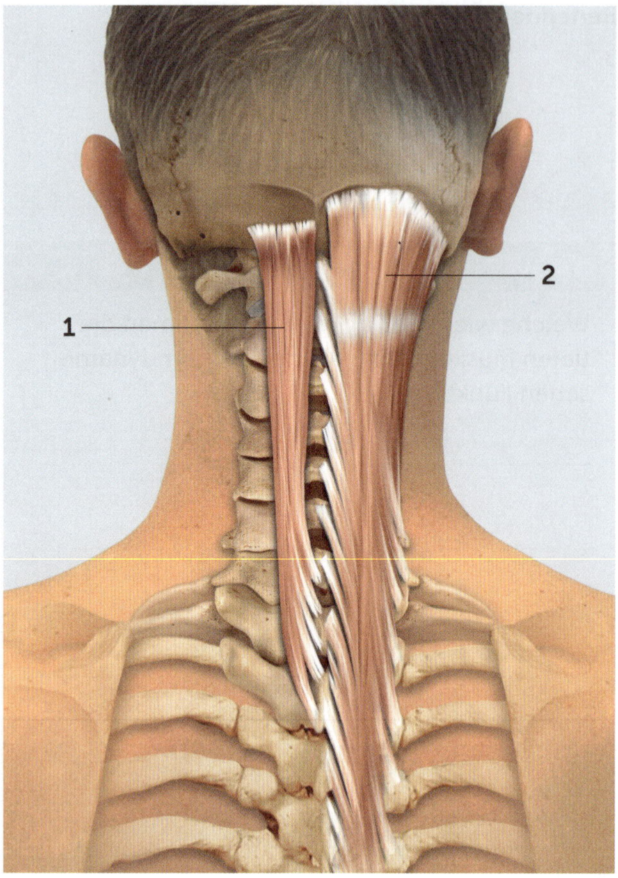

Benennen Sie die dargestellten Strukturen:

1 ....

2 ....

KNOW-HOW

Welcher der aufgeführten Muskeln kann am besten die oberen Kopfgelenke stabilisieren?

....

Beschreiben Sie die anatomischen Strukturen 1 und 2:

1: Musculus ....
U: ....
A: ....
I: ....
F: ....

2: Musculus ....
U: ....
A: ....
I: ....
F: ....

TO-DO

Legen Sie eine Fingerspitze an das Os occipitale zwischen die Lineae nuchalis superior und inferior. Palpieren Sie die zweite dargestellte Struktur unter leichter Kontraktion.

NOTIZEN

Antworten auf Seite 57

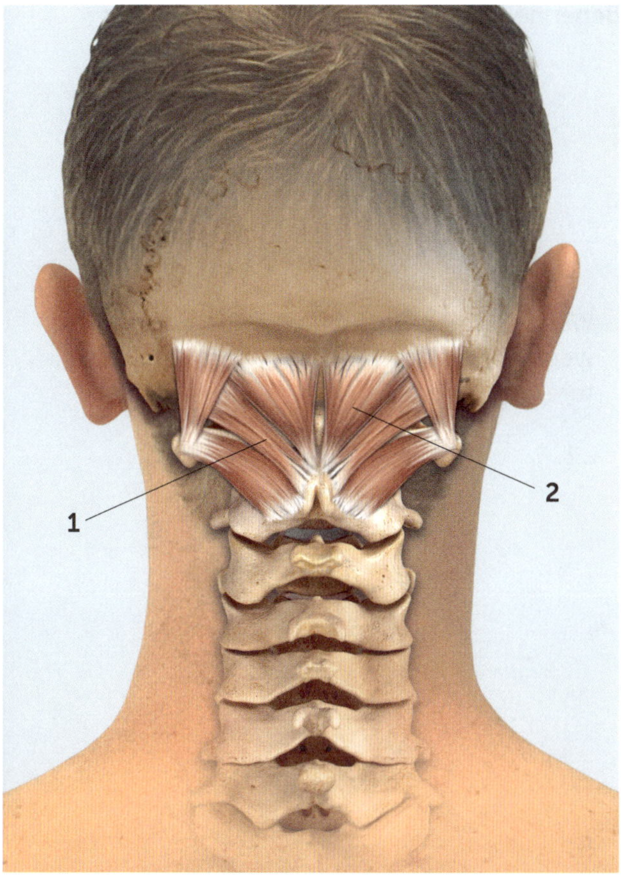

Benennen Sie die dargestellten Strukturen:

1 ....

2 ....

KNOW-HOW

Welche Symptome können auftreten, wenn Verspannungen der dargestellten Strukturen vorliegen?

....

Beschreiben Sie die anatomischen Strukturen 1 und 2:

1: Musculus ....

U: ....

A: ....

I: ....

F: ....

2: Musculus ....

U: ....

A: ....

I: ....

F: ....

TO-DO

Führen Sie eine Inklination der oberen Kopfgelenke aus und geben Sie mit den Fingern Druck auf die beschriebenen Strukturen. Können Sie einen leichten Schwindel oder Kopfschmerzen auslösen?

NOTIZEN

Antworten auf Seite 57

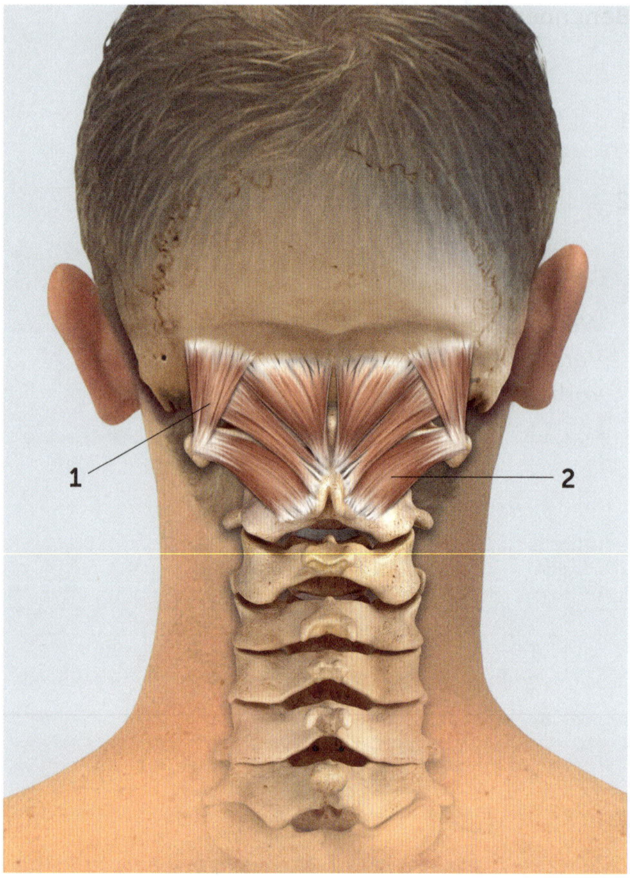

Benennen Sie die dargestellten Strukturen:

1 ....

2 ....

KNOW-HOW

Welche Strukturen können irritiert werden, wenn Verspannungen der dargestellten Strukturen vorliegen?

....

....

....

....

....

....

....

....

....

....

Beschreiben Sie die anatomischen Strukturen 1 und 2:

1: Musculus ....

U: ....

A: ....

I: ....

F: ....

2: Musculus ....

U: ....

A: ....

I: ....

F: ....

TO-DO

Legen Sie einen Finger an den Querfortsatz des Atlas. Hier ist der Ansatz der ersten dargestellten Struktur zu palpieren.

NOTIZEN

Antworten auf Seite 58

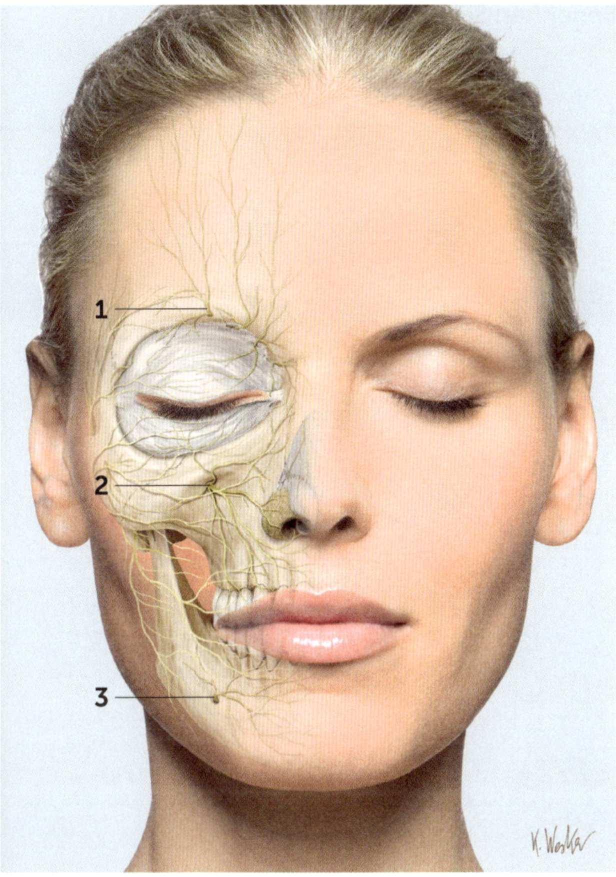

Benennen Sie die dargestellten Strukturen:

1 ....

2 ....

3 ....

KNOW-HOW

Was ist eine „Gesichtsrose"?

....

Beschreiben Sie die anatomischen Strukturen 1–3:

1: ....

2: ....

3: ....

TO-DO

Tasten Sie unter leichtem Druck die einzelnen Nervenäste an ihren Austrittsstellen.

NOTIZEN

Antworten auf Seite 58

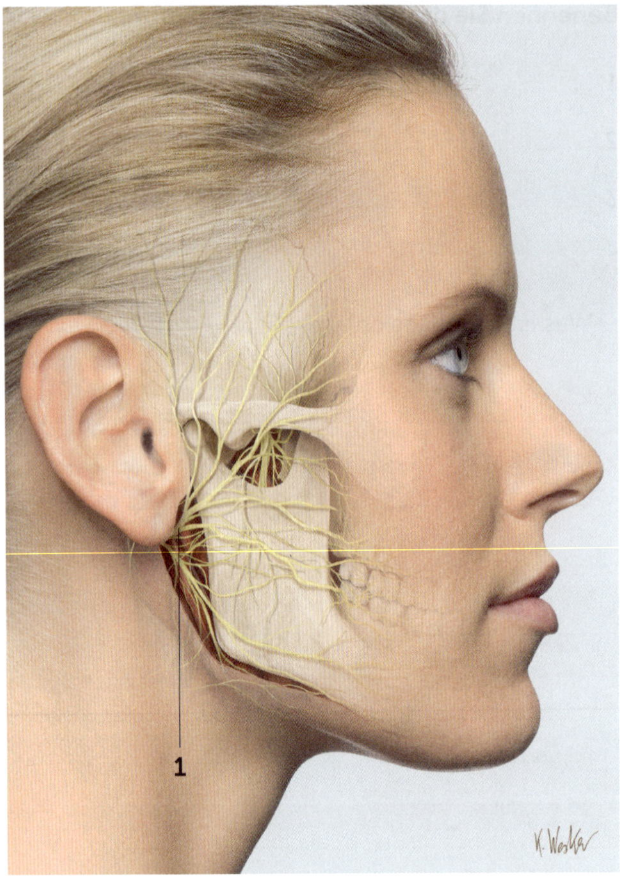

Benennen Sie die dargestellte Struktur:

1 ....

KNOW-HOW

Welche Folgen kann eine Schädigung der dargestellten Struktur haben?

....

Beschreiben Sie die anatomische Struktur:

1: ....

TO-DO

Tasten Sie die dargestellte Struktur ventral des Proc. mastoideus unter sanftem Druck nach ventral gegen die Mandibula.

NOTIZEN

Antworten auf Seite 58

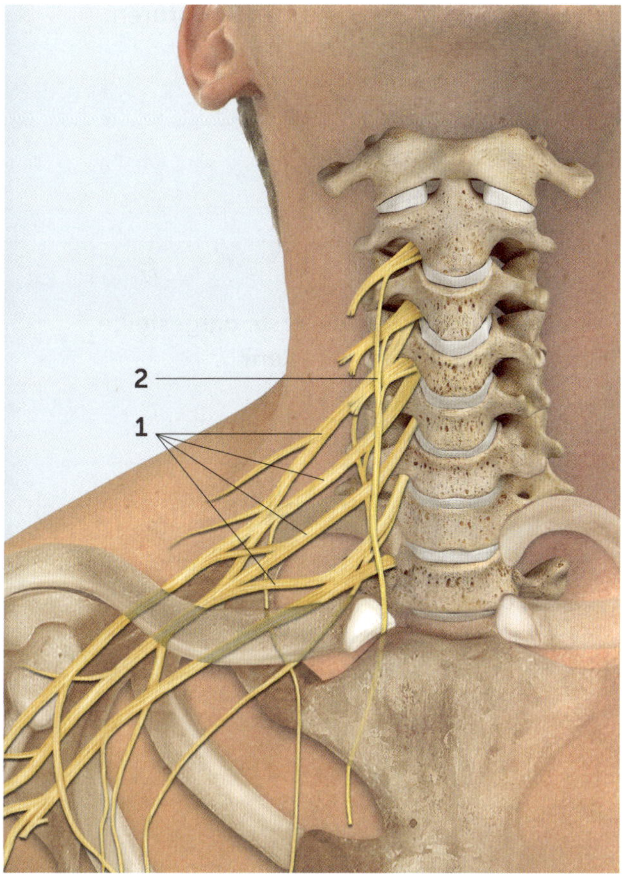

Benennen Sie die dargestellten Strukturen:

1 ....

2 ....

KNOW-HOW

Ab welcher Höhe einer Querschnittslähmung kommt es zum Ausfall der zweiten dargestellten Struktur?

....

Beschreiben Sie die anatomischen Strukturen 1 und 2:

1: ....

2: ....

TO-DO

Legen Sie eine Fingerspitze zwischen die Mm. scaleni anterior und medius. Palpieren Sie die Fasern der ersten dargestellten Struktur.

NOTIZEN

Antworten auf Seite 59

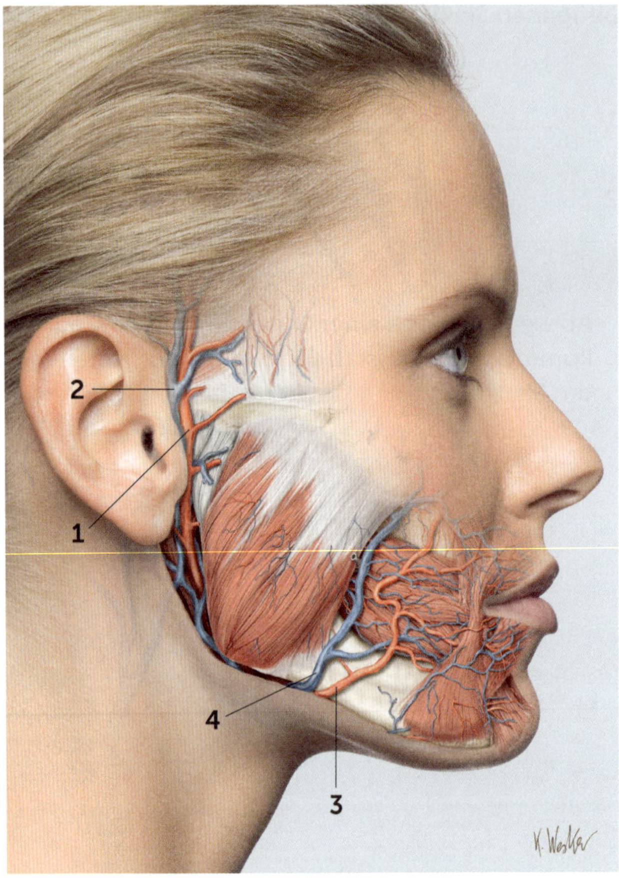

Benennen Sie die dargestellten Strukturen:

1 ....
2 ....
3 ....
4 ....

KNOW-HOW

An welcher Stelle ist die erste dargestellte Struktur am besten zu tasten?

....

Beschreiben Sie die anatomischen Strukturen 1–4:

1+2: ....

3+4: ....

TO-DO

Palpieren Sie die dritte dargestellte Struktur am Unterrand der Mandibula und zwar am Vorderrand des M. masseter.

NOTIZEN

Antworten auf Seite 59

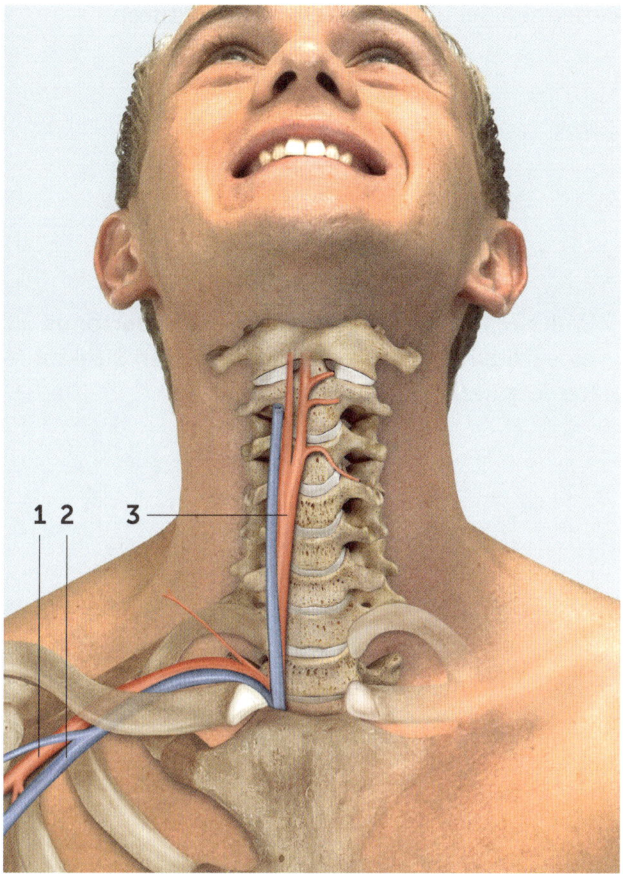

Benennen Sie die dargestellten Strukturen:

1 ....

2 ....

3 ....

KNOW-HOW

Für welche Zwecke wird die zweite dargestellte Struktur im Klinikalltag bevorzugt genutzt?

....

Beschreiben Sie die anatomischen Strukturen 1–3:

1: ....

2: ....

3: ....

TO-DO

Legen Sie eine Fingerspitze in den Bereich der hinteren Skalenuslücke. Palpieren Sie die erste dargestellte Struktur.

NOTIZEN

Antworten auf Seite 59

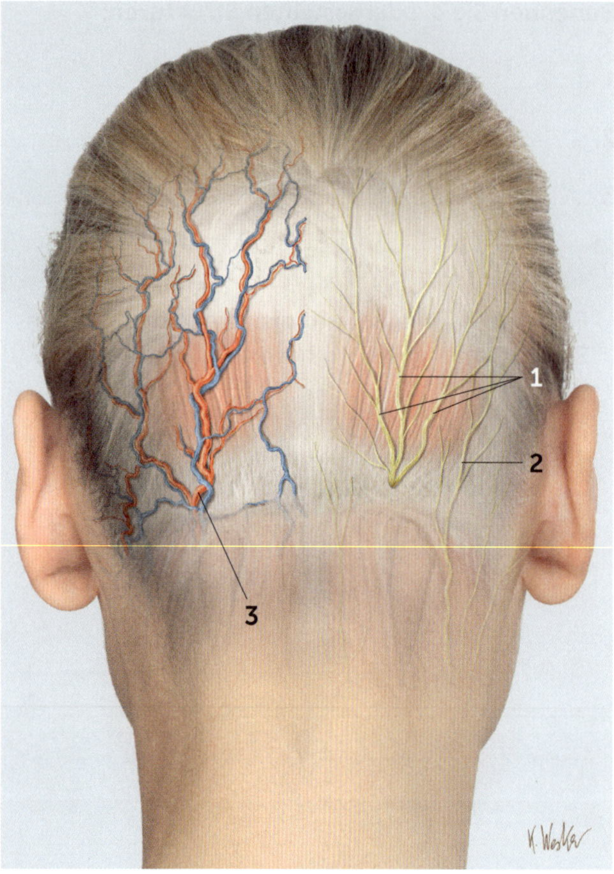

Benennen Sie die dargestellten Strukturen:

1 ....

2 ....

3 ....

KNOW-HOW

Welcher Muskel könnte bei einem Hypertonus eine Irritation der zweiten dargestellten Struktur hervorrufen?

....

Beschreiben Sie die anatomischen Strukturen 1–3:

1: ....

2: ....

3: ....

TO-DO

Palpieren Sie vorsichtig dorsal des M. sternocleidomastoideus die zweite dargestellte Struktur gegen das Hinterhaupt.

NOTIZEN

Antworten auf Seite 60

Lösungsteil

Kopf und Halswirbelsäule

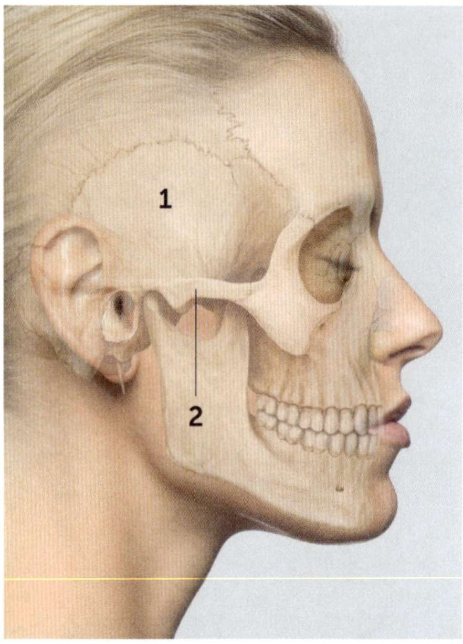

1 **Os temporale (Schläfenbein)**
Das Schläfenbein befindet sich seitlich am Schädel. Begrenzt wird es vom Os occipitale (dorsal), Os parietale (kranial), dem Os sphenoidale (ventral) und von der Mandibula (kaudal). Es bildet die Gelenkpfanne für das Kiefergelenk. Der Proc. mastoideus und der Proc. zygomaticus sind knöcherne Anteile des Os temporale.

2 **Arcus zygomaticus (Jochbeinbogen)**
Der Jochbeinbogen befindet sich als nahezu horizontale Knochenleiste vor dem Gehörgang. Er wird aus der Verbindung des Proc. zygomaticus mit dem Jochbein gebildet.

Know-how: Welche zwei Muskeln nehmen ihren Ursprung an den dargestellten Strukturen?

Antwort: M. masseter und M. temporalis

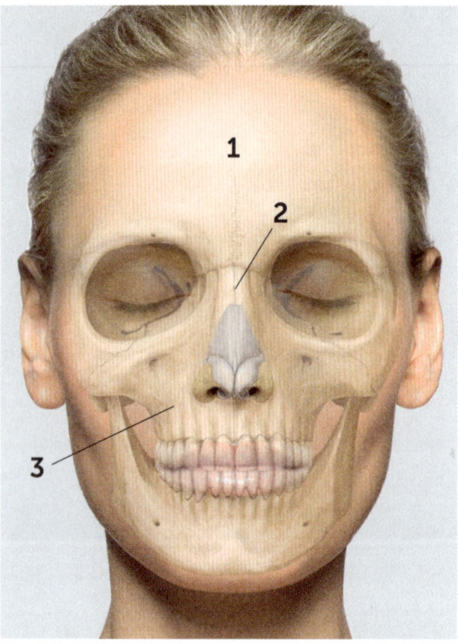

1 **Os frontale (Stirnbein)**
Das Os frontale besteht aus der Squama frontalis, den paarig angelegten Partes orbitales, die das Dach der Augenhöhle bilden sowie der Pars nasalis.

2 **Os nasale (Nasenbein)**
Zwischen den beiden Orbitae grenzt das Stirnbein an die beiden Ossa nasalia und an die Maxilla (Oberkiefer). Der untere Rand des Os nasale schiebt sich über den Knorpel, der vom Nasenseptum zum Nasenrücken reicht.

3 **Maxilla (Oberkieferknochen)**
Die beiden Oberkieferknochen stellen die knöcherne Grundlage des Mittelgesichts dar, ihre Größe und Form sind maßgebend für die Form des Gesichts. Die Maxilla ist am Aufbau und der Form der Nasen- und Augenhöhle sowie des Gaumens beteiligt. Die größte Nasennebenhöhle befindet sich in der Maxilla. Über den Proc. zygomaticus hat die Maxilla Kontakt zum Jochbein. Der Proc. alveolaris trägt die Zahnfächer des Oberkiefers.

Know-how: Welcher Nervenast tritt im Bereich der dritten dargestellten Struktur aus dem Foramen infraorbitale aus?

Antwort: Der zweite Ast des N. trigeminus: N. maxillaris

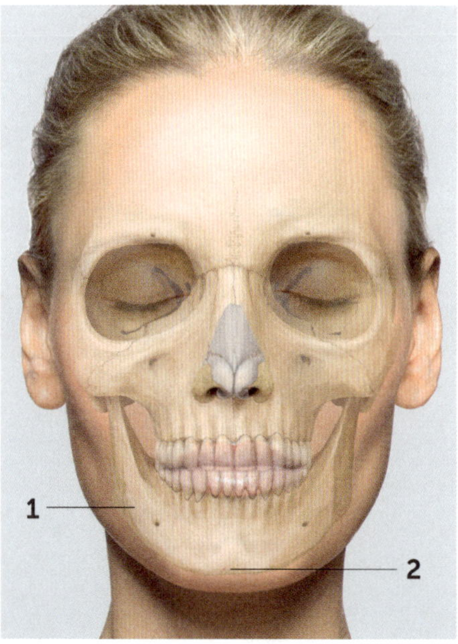

1 **Mandibula (Unterkieferknochen)**
Der Unterkieferknochen steht über die Art. temporomandibularis mit dem Schädel in gelenkiger Verbindung. Er besteht aus dem Corpus mandibulae, dem Angulus und dem R. mandibulae. Ventral am Corpus befindet sich das Tuberculum mentale. Auf Höhe der zweiten Prämolaren befindet sich das Foramen mentale, durch welches der N. mentalis den Unterkiefer verlässt. Am Angulus mandibulae befindet sich die Tuberositas masseterica, die dem M. masseter als Ansatz dient. An der Innenseite des Unterkiefers befindet sich die Linea myelohyoidea, an der die Mundbodenmuskulatur ansetzt.

2 **Tuberculum mentale**
Das Tuberculum mentale ist ein markanter Knochenvorsprung an der Ventralspitze des Unterkiefers.

Know-how: Welcher Nervenast tritt im Bereich der ersten dargestellten Struktur aus dem Foramen mentale aus?

Antwort: Der dritte Ast des N. trigeminus: N. mandibularis

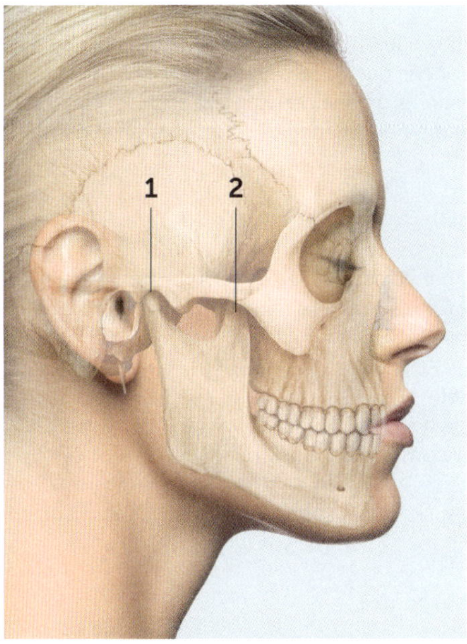

1 **Proc. condylaris/Art. temporomandibularis**
Der Unterkiefer besitzt an seinem kranialen Ende zwei Fortsätze, den Proc. condylaris und den Proc. coronoideus. Der Proc. condylaris trägt das Caput mandibulae. Die Gelenkfläche artikuliert im Kiefergelenk mit dem Os temporale. Zwischen ihnen befindet sich der Discus articularis. Nach ventral ist der Discus mit der Gelenkkapsel und dem M. pterygoideus lateralis verwachsen.

2 **Proc. coronoideus**
Der Proc. coronoideus ist eine dreieckige, flache Knochenplatte und dient als Muskelansatz für den M. temporalis.

Know-how: 1. Wie kommt es zum „Knacken" im Kiefergelenk?
2. Welcher Muskel setzt an der zweiten dargestellten Struktur an?

Antwort: 1. Der Proc. condylaris springt bei der Mundöffnung vom Discus articularis.
2. M. masseter

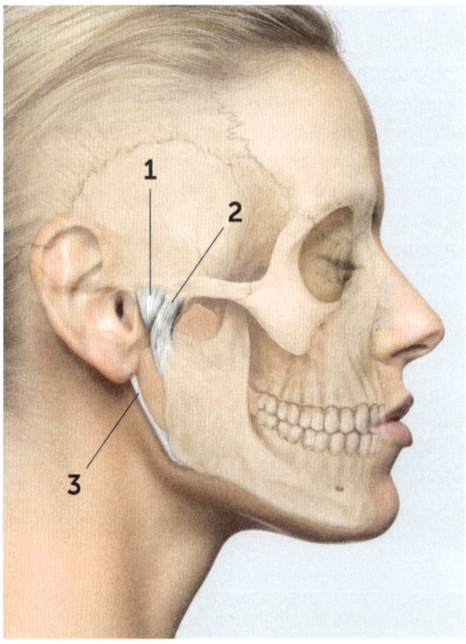

1 **Capsula art. temporomandibularis**
Die Capsula art. temporomandibularis ist dünn und weit, sie wird lateralseitig durch das Lig. laterale verstärkt. Die Kapsel entspringt seitlich am Rand der Gelenkpfanne und erstreckt sich bis zur Fissura petrotympanica. Die Fasern konvergieren trichterförmig in Richtung Caput mandibulae, an dem sie inserieren.

2 **Lig. laterale**
Das Lig. laterale verläuft vom Arcus zygomaticus zur Mandibula und verstärkt die laterale Kapselwand. Es ist an der Führung des Kiefergelenks beteiligt.

3 **Lig. stylomandibulare**
Das Lig. stylomandibulare verläuft vom Proc. styloideus zum dorsalen Rand des Angulus mandibulae und hat eine führende Wirkung auf das Kiefergelenk.

Know-how: Welche Bewegungen können im Kiefergelenk durchgeführt werden?

Antwort: Abduktion und Adduktion, Protrusion und Retrusion, Lateralbewegungen

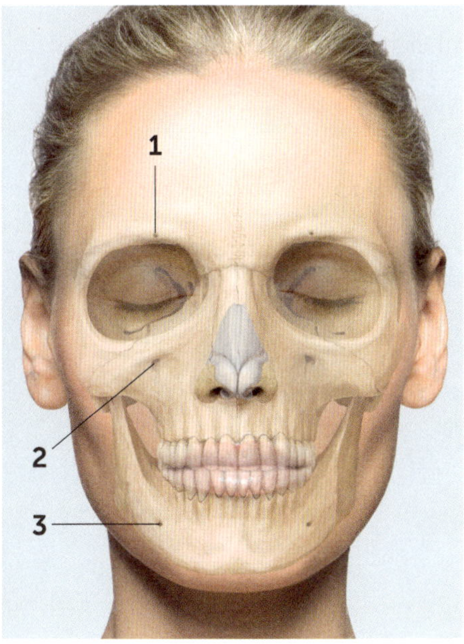

1 **Foramen supraorbitale**
Der Eingang zur Augenhöhle wird nach kranial von der Margo supraorbitalis begrenzt. Das Foramen supraorbitale befindet sich nahe ihres medialen Endes. Durch diese Öffnung verlaufen die A. supraorbitalis und der N. supraorbitalis.

2 **Foramen infraorbitale**
Das Foramen infraorbitale befindet sich oberhalb einer Vertiefung, die sich kranial der Maxilla befindet. Hier treten die A. infraorbitalis und der N. infraorbitalis aus.

3 **Foramen mentale**
Das Foramen mentale befindet sich im Bereich der Mandibula, ca. auf Höhe der zweiten Prämolaren. Durch das Foramen mentale verlassen der N. mentalis und der R. mentalis der A. alveolaris inferior den Unterkiefer.

Know-how: Wie heißt der Nerv, dessen Endäste im Bereich der dargestellten Strukturen zu tasten sind?

Antwort: Vom N. trigeminus

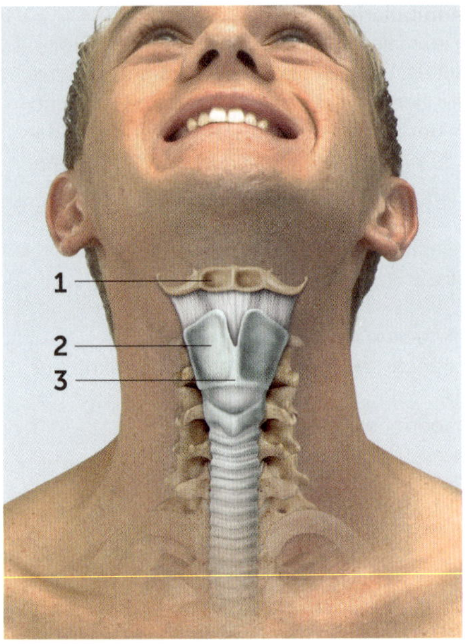

1 Os hyoideum (Zungenbein)
Das Zungenbein ist eine hufeisenförmige Knochenspange und befindet sich in direkter Verlängerung des Mundbodens nach dorsal. Sie ist ausschließlich in Muskulatur eingebettet und hat keinerlei gelenkigen Kontakt zu einem anderen Knochen. Das Os hyoideum bildet die Abgrenzung der suprahyalen zur infrahyalen Muskulatur.

2 Cartilago thyroidea (Schildknorpel)
Der Schildknorpel ist der größte Knorpel des Kehlkopfs und besteht aus zwei Laminae, die ventral zu einem Körper verschmelzen. An den Seitenflächen befinden sich die Lineae obliquae für die Muskelansätze. Am Knorpelkörper befindet sich kranial die Prominentia laryngea.

3 Prominentia laryngea (Adamsapfel)
An der Cartilago thyroidea entwickelt sich beim Mann während der Pubertät eine prominente Verdickung, der Adamsapfel.

Know-how: Welche Struktur befindet sich direkt unterhalb der zweiten dargestellten Struktur?

Antwort: Cartilago cricoidea (Ringknorpel)

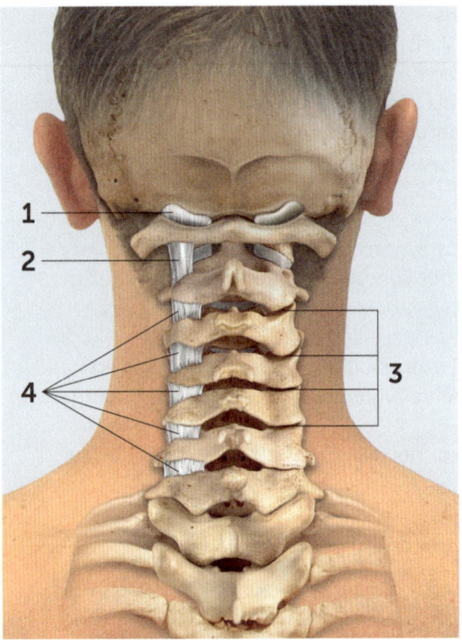

1, 2 Art. atlantooccipitalis (C0/C1), Art. atlantoaxialis (C1/C2) mit Capsulae artt.
Als Kopfgelenke werden die Verbindungen zwischen Os occipitale und Atlas (C0–C1, oberes Kopfgelenk) sowie zwischen Atlas und Axis (C1–C2, unteres Kopfgelenk) bezeichnet. Die Kopfgelenke sind extrem bandgesichert, die Gelenkkapseln sind weit und locker. Sie bilden meniskoide Synovialfalten, die sich in die Gelenkspalten legen, um die Inkongruenz aufzuheben und die Belastbarkeit zu erhöhen.

3, 4 Artt. intervertebrales und Capsulae artt.
Die paarigen Wirbelbogengelenke werden von den Gelenkfortsätzen der Wirbelbögen gebildet. Ihre Gelenkflächen sind, je nach Wirbelsäulenabschnitt, unterschiedlich geneigt und gedreht. Somit bestimmen sie die jeweilige Bewegungsrichtung und das Bewegungsausmaß. Die Gelenkkapseln der Wirbelbogengelenke entspringen an den Rändern der Gelenkflächen und sind häufig mit dem Lig. flavum verwachsen. Sie sind locker und weit.

Know-how: Wieviel Grad Rotation findet in den Gelenken von C1 und C2 statt?

Antwort: 35–40° zu jeder Seite

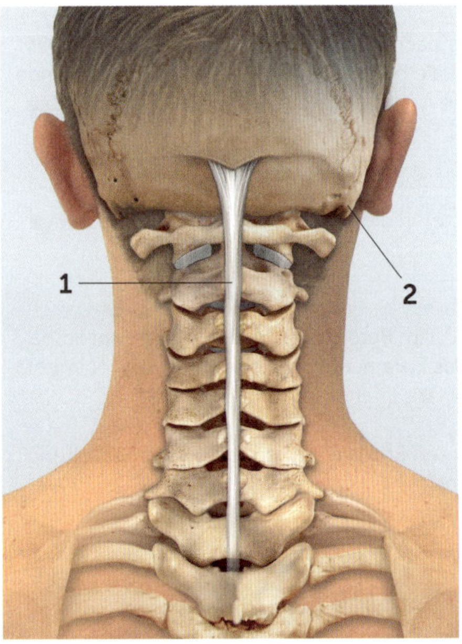

1 Lig. nuchae
Das Lig. nuchae verläuft mittig vom Hinterhaupt (Protuberantia occipitalis externa) zu den Dornfortsätzen der HWS. Es ist eine schmale Sehnenplatte und bildet die dorsale Verbreiterung des Lig. supraspinale.

2 Proc. mastoideus
Der Proc. mastoideus befindet sich dorsolateral am Hinterkopf in der direkten Verlängerung der Linea nuchalis superior. Es ist ein prominente Knochenhöcker, der sich topografisch direkt hinter dem Ohrläppchen befindet. Er dient dem M. sternocleidomastoideus als Ansatzstelle.

Know-how: Welcher Test wird über die zweite dargestellte Struktur durchgeführt?

Antwort: Test der Knochenleitungshörschwelle in der Audiometrie

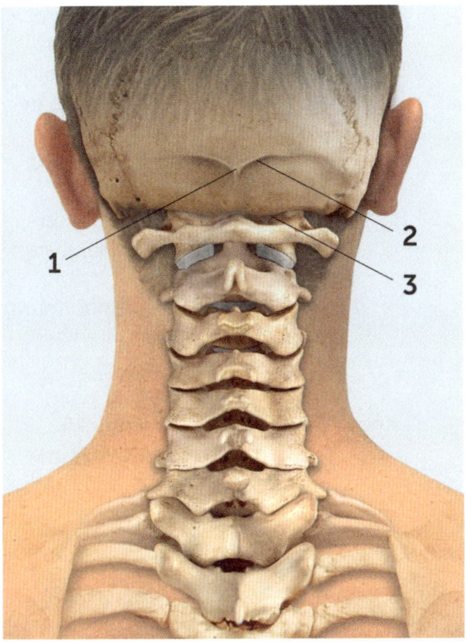

1 **Protuberantia occipitalis externa**
Die Protuberantia occipitalis externa bildet die knöcherne Ansatzstelle für das Lig. nuchae. Sie befindet sich prominent mittig und kaudal am Hinterkopf.

2 **Linea nuchalis superior**
Die Linea nuchalis superior zieht von der Protuberantia occipitalis externa nach lateral und bildet eine knöcherne Querleiste zum muskulären Ansatz.

3 **Linea nuchalis inferior**
Die Linea nuchalis inferior befindet sich ungefähr in der Mitte zwischen der Linea nuchalis superior und dem Foramen magnum. Sie verläuft horizontal am Hinterkopf und bildet die Ansatzstelle der tiefen Nackenmuskulatur.

Know-how: Welche Struktur inseriert an der Protuberantia occipitalis externa?

Antwort: Lig. nuchae

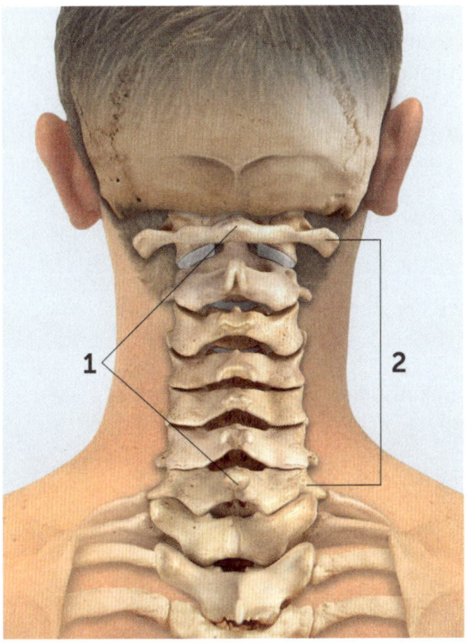

1 **Procc. spinosi der HWS**
Der Atlas besitzt statt eines Dornfortsatzes ein Tuberculum posterius atlantis. Der Axis besitzt einen kräftigen Proc. spinosus. Die Dornfortsätze des 3. bis 6. Halswirbels verlaufen fast horizontal und sind an ihren Enden gespalten. Alle Dornfortsätze der HWS sind kurz und befinden sich auf Höhe des entsprechenden Intervertebralgelenks. Der Dornfortsatz des 7. Halswirbels ist der prominenteste (Vertebra prominens).

2 **Procc. transversi der HWS**
Die Querfortsätze des Atlas sind groß und reichen weit nach lateral. Die Querfortsätze des Axis sind hingegen nur sehr schwach ausgebildet. Die Procc. transversi C3–C7 sind relativ kurz. Ein Querfortsatz besteht aus einer ventralen und dorsalen Spange, die das Foramen transversarium umschließen, durch welches ab dem 6. Halswirbel die A. vertebralis nach kranial zieht. Ab dem 3. Halswirbel weisen die Procc. transversi auf der kranialen Seite eine breite Rinne auf (Sulcus nervus spinalis), durch die der jeweilige Spinalnerv nach lateral zieht.

Know-how: 1: Welche anatomische Besonderheit zeigen die zervikalen Dornfortsätze?
2: Welcher Dornfortsatz ist am prominentesten?

Antwort: 1: Sie sind gegabelt, so kann es zu einer Fehleinschätzung der Rotationsstellung kommen.
2: C7

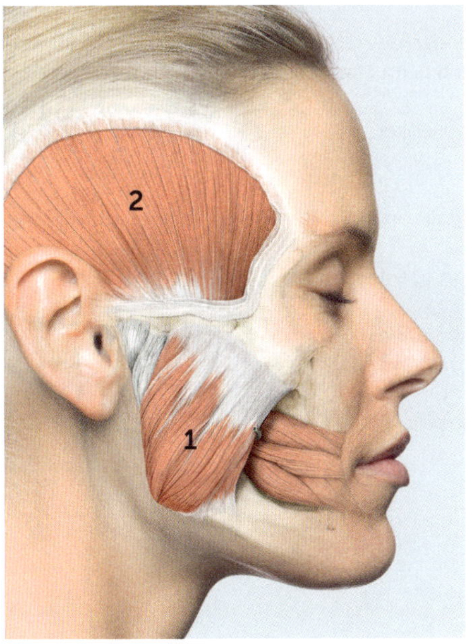

1 **M. masseter**
U: • Pars superficialis: ventrale zwei Drittel des Arcus zygomaticus
• Pars profunda: dorsales Drittel des Arcus zygomaticus
A: Tuberositas masseterica am Angulus mandibulae
I: N. massetericus, Ast des N. mandibularis (3. Ast des N. trigeminus)
F: • hebt den Unterkiefer (Adduktion)
• schiebt den Unterkiefer vor (Protrusion)

2 **M. temporalis**
U: Planum temporale bis zur Linea temporalis inferior und Fascia temporalis
A: Spitze und mediale Seite des Proc. coronoideus mandibulae
I: Nn. temporales profundi, Äste des N. mandibularis (3. Ast des N. trigeminus)
F: • hebt den Unterkiefer (Adduktion)
• zieht den vorgeschobenen Unterkiefer zurück (Retrusion)
• stabilisiert das Caput mandibulae

Know-how: Was sind auslösende Faktoren für den Bruxismus (Zähneknirschen)?

Antwort: psychische Faktoren oder eine Überaktivität des M. temporalis und M. masseter

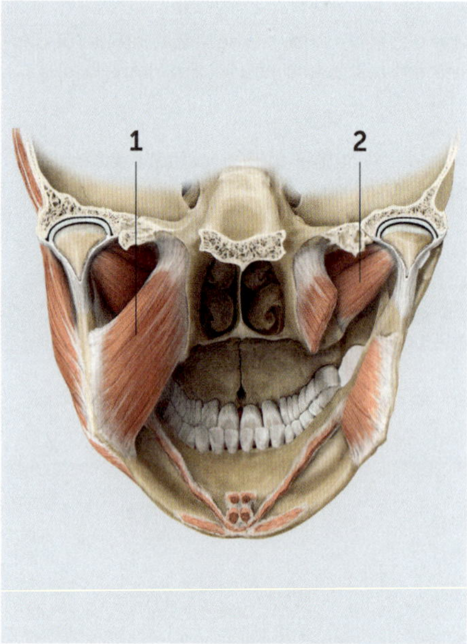

1 M. pterygoideus medialis

U:
- medialer Kopf: Fossa pterygoidea und Lamina lateralis des Proc. pterygoideus
- lateraler Kopf: Außenfläche der Lamina lateralis, Proc. pyramidalis und Tuber maxillae

A: Tuberositas pterygoidea an der medialen Fläche des Angulus mandibulae

I: N. pterygoideus medialis

F:
- einseitig: auf der Balanceseite: verschiebt das Caput mandibulae nach ventral (Mahlbewegung)
- beidseitig: hebt den Unterkiefer (Adduktion)

2 M. pterygoideus lateralis

U:
- Pars inferior: Außenfläche der Lamina lateralis des Proc. pterygoideus
- Pars superior: Facies infratemporalis und Crista infratemporalis der Ala major ossis sphenoidalis

A:
- Pars inferior: Proc. condylaris der Mandibula
- Pars superior: Discus articularis

I: N. pterygoideus lateralis

F:
- einseitig: verschiebt den Unterkiefer zur Gegenseite (Mahlbewegung)
- beidseitig: leitet die Mundöffnung durch Vorschub des Unterkiefers ein (Protrusion)

Know-how: Welche Nebenfunktion haben die beiden Muskeln neben ihrer dynamischen Arbeit?

Antwort: Sie führen und stabilisieren das Kiefergelenk.

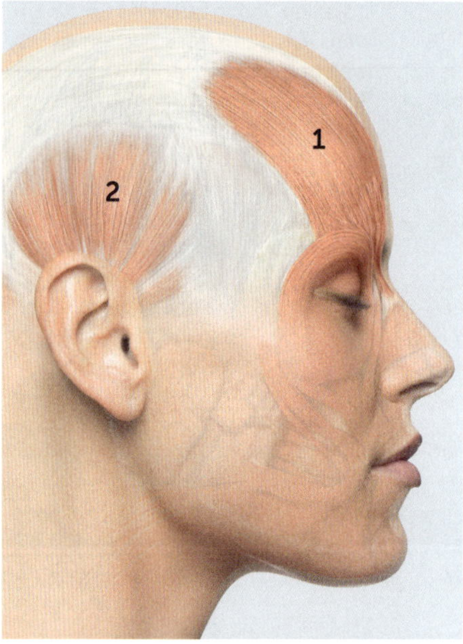

1+2: M. epicranius

V: Der M. epicranius bildet die Muskulatur des Schädeldachs. Seine Anteile entspringen an der Galea aponeurotica. Die Galea aponeurotica ist eine straffe Sehne, die sich über das Schädeldach spannt und locker mit dem Periost und fest mit der Kopfhaut verwachsen ist. Zum M. epicranius zählen:
- der M. occipitofrontalis (1), der in die Haut der Stirn- und Augenbrauenregion einstrahlt
- der M. temporoparietalis (2), der in die seitliche Hautregion des Kopfes oberhalb des Ohres einstrahlt

I: N. facialis

F:
- hebt die Augenbrauen und runzelt die Stirn
- spannt die seitliche Kopfhaut

Know-how: Welcher Gesichtsausdruck resultiert bei einer Aktivität der dargestellten Strukturen?

Antwort: Ausdruck des Erstaunens oder der Freude

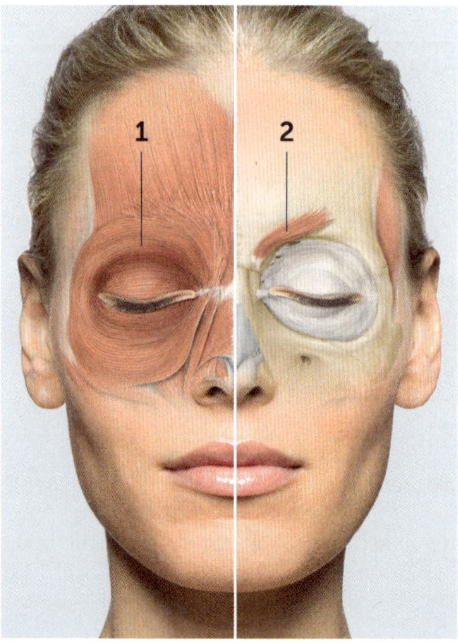

1 M. orbicularis oculi

V: verläuft rund um die Orbita, im Bereich des Oberlids strahlen Fasern zur Augenbraue. Er ist Bestandteil des Augenlids und strahlt in das Lig. palpebrale ein.

I: N. facialis

F: fester Lidschluss und Augenbrauensenker

2 M. corrugator supercilii

V: entspringt an der Margo supraorbitalis und strahlt in die Galea aponeurotica ein

I: N. facialis

F: bildet eine Längsfurche an der Stirn (Denkerstirn)

Know-how: Welche Gefahr droht, wenn bei einer Fazialisparese die dargestellten Muskeln gelähmt sind?

Antwort: Austrocknung des Auges

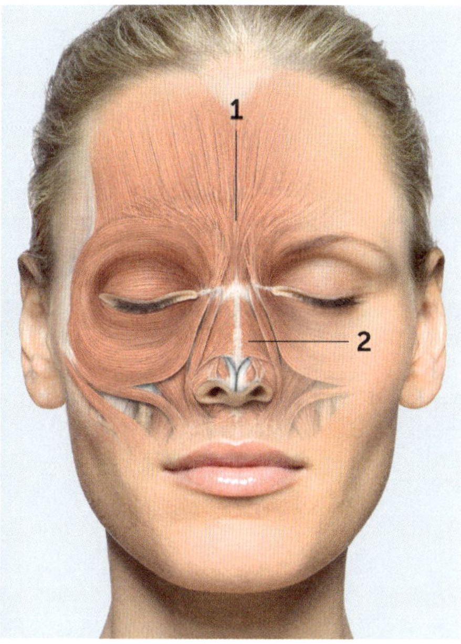

1 M. procerus
V: verläuft zwischen dem Nasenrücken und der Haut im Bereich der Stirn
I: N. facialis
F: runzelt die Nasenwurzel (Querfalte auf der Nasenwurzel)

2 M. nasalis
V: bildet eine dünne Muskelplatte, die sich auf dem Nasenrücken mit dem Muskel der Gegenseite vereinigt
I: N. facialis
F: verengt die Nasenlöcher und zieht die Nasenflügel nach hinten unten (die Nasenspitze sinkt)

Know-how: Welcher Gesichtsausdruck resultiert bei einer Aktivität der zweiten dargestellten Struktur?

Antwort: Ausdruck des Erstaunens

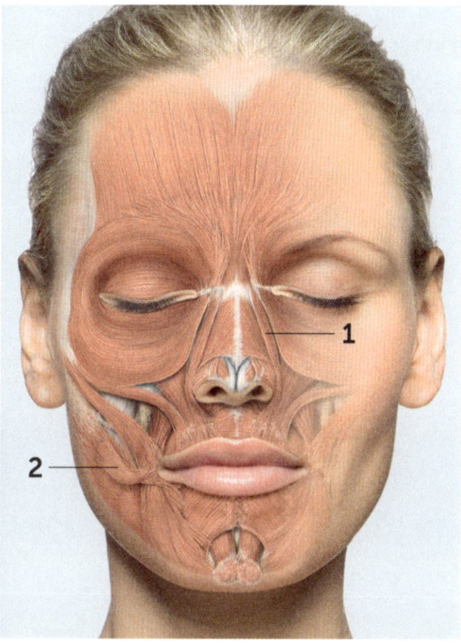

1 M. levator labii superioris alaeque nasi
V: entspringt an der Margo infraorbitalis und strahlt in die Haut der Oberlippe und des Nasenflügels ein
I: N. facialis
F: erweitert die Nasenlöcher, hebt die Nasenspitze

2 M. risorius
V: zieht von den Mundwinkeln nach außen und strahlt in die Wangenhaut ein
I: N. facialis
F: zieht den Mundwinkel nach lateral, kann somit den Mund beim Lachen breit ziehen und das Lachgrübchen in der Wange erzeugen

Know-how: Welcher Gesichtsausdruck resultiert bei einer Aktivität der ersten dargestellten Struktur?

Antwort: Ausdruck der Unzufriedenheit

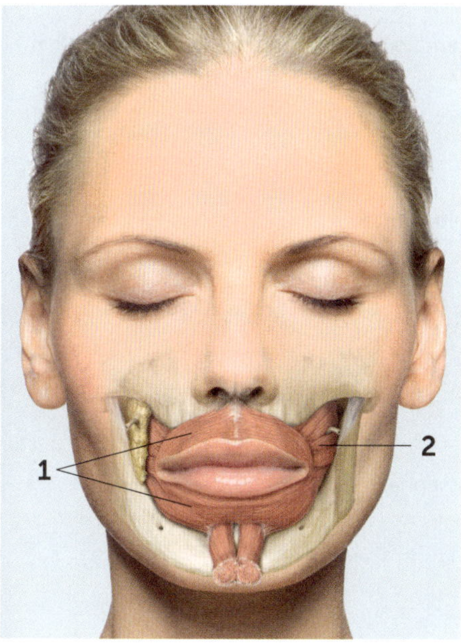

1 M. orbicularis oris
V: besteht aus vier Anteilen, die sich im Bereich der Mundwinkel und in der Mittellinie der Ober- und Unterlippe treffen
I: N. facialis
F:
- zieht die Lippen nach innen gegen die Zähne
- drückt die Lippen aufeinander
- dient als Schließmuskel des Mundes

2 M. buccinator
V: entspringt von der Mandibula und zieht zum lateralen Mundwinkel
I: N. facialis
F: zieht den Mundwinkel nach außen

Know-how: Welche Störungen können bei einer Verletzung oder Parese der ersten dargestellten Struktur auftreten?

Antwort: Sprachstörungen

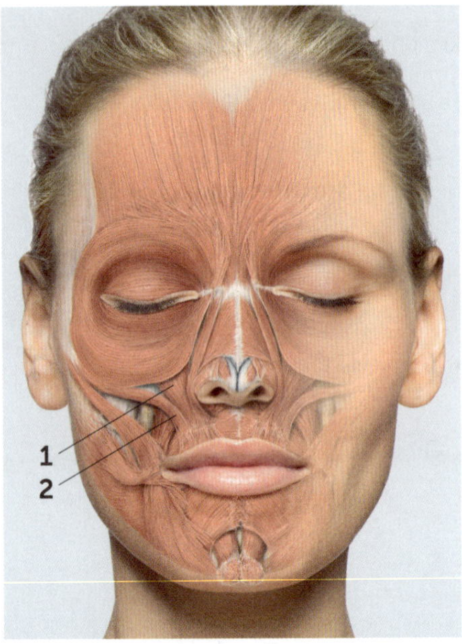

1 M. levator labii superioris
V: entspringt an der Margo infraorbitalis und strahlt in die Haut im Bereich der Oberlippe ein
I: N. facialis
F: hebt die Oberlippe

2 M. zygomaticus major
V: entspringt am Os zygomaticum und zieht zum Mundwinkel, wo er in die Haut einstrahlt
I: N. facialis
F: Lachmuskel, zieht die Mundwinkel nach außen und oben, vertieft die Nasen-Lippen-Furche

Know-how: Welcher Gesichtsausdruck resultiert bei einer Aktivität der zweiten dargestellten Struktur?

Antwort: Ausdruck der Fröhlichkeit

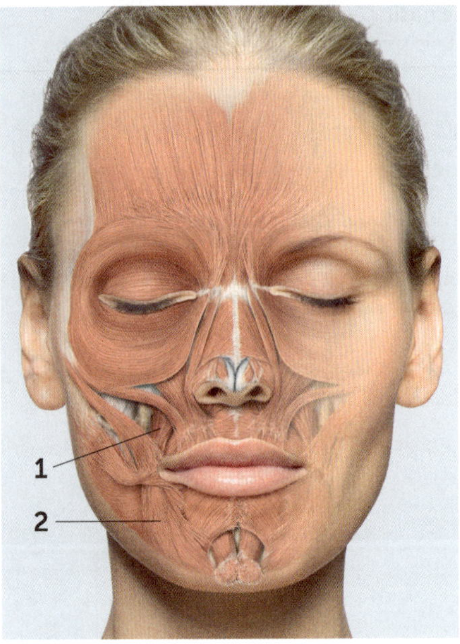

1 M. levator anguli oris
V: entspringt unterhalb des Foramen infraorbitale und strahlt in die Haut im Bereich des Mundwinkels ein
I: N. facialis
F: hebt die Mundwinkel nach kranial und leicht nach lateral

2 M. depressor anguli oris
V: verläuft vom Unterrand der Mandibula zum Mundwinkel
I: N. facialis
F: zieht den Mundwinkel nach unten und ein wenig nach lateral

Know-how: Welcher Gesichtsausdruck resultiert bei einer Aktivität der zweiten dargestellten Struktur?

Antwort: Ausdruck der Trauer

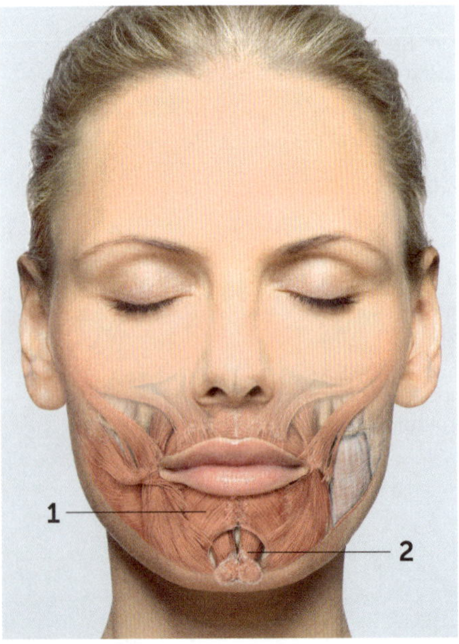

1 M. depressor labii inferioris
V: entspringt von der Mandibula unterhalb des Foramen mentale und strahlt in die Haut der Unterlippe ein
I: N. facialis
F: senkt die Unterlippe nach kaudolateral

2 M. mentalis
V: entspringt an der Alveole des zweiten unteren Schneidezahns und verläuft zur Haut im Bereich des Kinns
I: N. facialis
F: zieht die Kinnhaut nach oben und vergrößert die Furche zwischen Kinn und Lippe

Know-how: Welcher Gesichtsausdruck resultiert bei der Aktivität der zweiten dargestellten Struktur?

Antwort: Ausdruck der Entschlossenheit

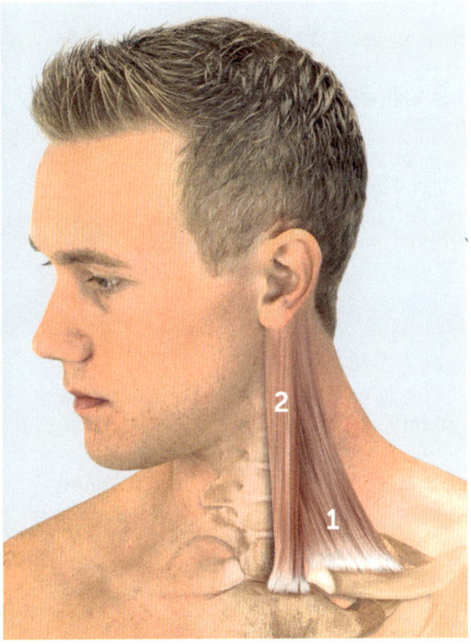

1+2 M. sternocleidomastoideus

U: • Pars clavicularis (1): mediales Drittel der Clavicula
• Pars sternalis (2): Manubrium sterni

A: Proc. mastoideus, lateraler Anteil der Linea nuchalis superior

I: N. accessorius und Plexus cervicalis (C1–C2)

F: • einseitig: Rotation des Kopfes zur Gegenseite und Lateralflexion zur gleichen Seite
• beidseitig: Extension der Kopfgelenke und Flexion der unteren HWS (ventrale Translation des Kopfes)
• bei Punctum fixum am Kopf: Einatemhilfsmuskel

Know-how: Wie nennt man die Erkrankung, die mit einer Verkürzung der dargestellten Strukturen einhergeht?

Antwort: Torticollis

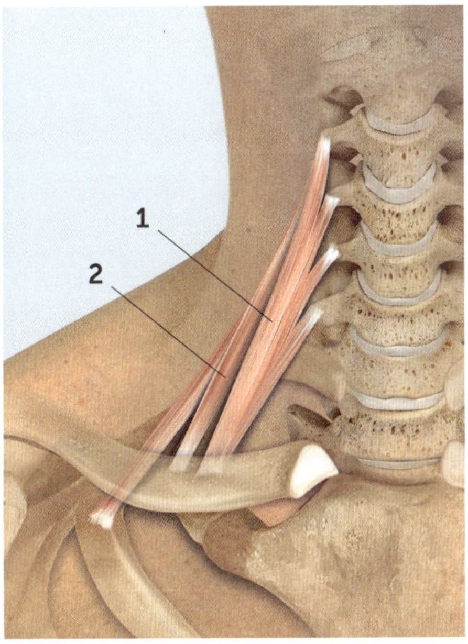

1 M. scalenus anterior

U: Procc. transversi von C3 bis C6

A: Tuberculum musculi scaleni anterioris der 1. Rippe

I: Rr. ventrales der Spinalnerven (C5–C7)

F: • bei Punctum fixum HWS: Heben der 1. Rippe: Inspiration
• bei Punctum fixum Rippe: Lateralflexion der HWS zur gleichen und Rotation zur Gegenseite
• beidseitig: Flexion und Translation der HWS nach ventral

2 M. scalenus medius

U: Procc. transversi von C3 bis C7

A: 1. Rippe

I: Rr. ventrales der Spinalnerven (C4–C8)

F: • bei Punctum fixum HWS: Heben der Rippen: Inspiration
• bei Punctum fixum Rippe: Lateralflexion der HWS zur gleichen Seite

Know-how: 1: Wie wird die Lücke genannt, die sich zwischen den beiden dargestellten Strukturen bildet?
2: Welche Strukturen ziehen durch diese Lücke?

Antwort: 1: hintere Skalenuslücke
2: Plexus brachialis und A. subclavis

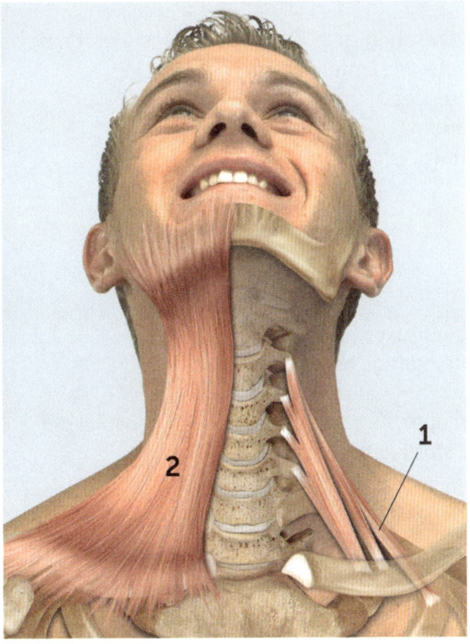

1 M. scalenus posterior

U: Procc. transversi von C5 bis C7

A: 2. Rippe

I: Rr. ventrales der Spinalnerven (C7–C8)

F: • bei Punctum fixum HWS: Heben der Rippen: Inspiration
• bei Punctum fixum Rippe: Lateralflexion der HWS zur gleichen Seite

2 Platysma

U: Basis der Mandibula, Fascia parotidea

A: Haut kaudal der Clavicula und Fascia pectoralis

I: R. colli des N. facialis (VII)

F: • spannt die Haut im Bereich der anterioren Fläche des Halses zwischen dem Unterkiefer und den Schlüsselbeinen
• senkt die Unterlippe und die Mundwinkel

Know-how: Welche Struktur verläuft zwischen dem Platysma und dem M. sternocleidomastoideus vom Kieferwinkel zur Clavicula?

Antwort: V. jugularis externa

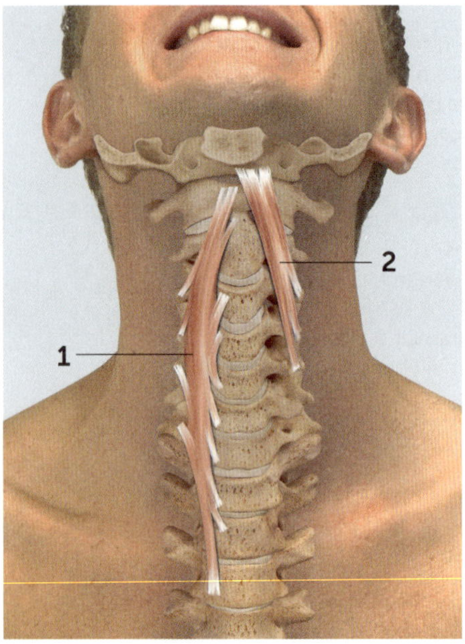

1 M. longus colli
U: Tubercula anteriora der Procc. transversi von C3 bis C5, Ventralseiten der Wirbelkörper von C5 bis T3
A: Tuberculum anterius des Atlas, Vorderseiten der Wirbelkörper von C2 bis C4, Tubercula anteriora von C5 bis C6
I: Rr. anteriores der Spinalnerven (C2–C6)
F: • einseitig: Lateralflexion und Rotation der HWS zur gleichen Seite
• beidseitig: Flexion der HWS

2 M. longus capitis
U: Tubercula anteriora von C3 bis C6
A: Pars basilaris des Os occipitale
I: direkte Äste aus dem Plexus cervicalis (C1–C4)
F: • einseitig: Lateralflexion des Kopfes und der HWS zur gleichen Seite
• beidseitig: Flexion des Kopfes und der HWS

Know-how: Welche Nebenfunktion hat die erste dargestellte Struktur neben ihrer dynamischen Funktion?

Antwort: Der M. longus colli wirkt der lordosierenden Kraft der Nackenextensoren entgegen.

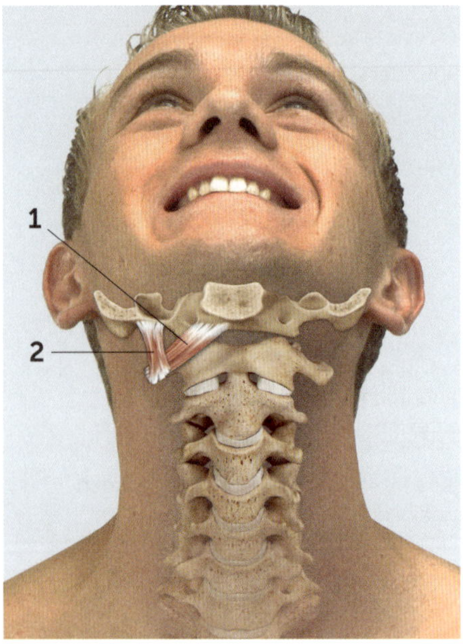

1 M. rectus capitis anterior
U: Proc. transversus des Atlas
A: Pars basilaris des Os occipitale
I: R. ventralis des 1. Zervikalnervs
F: • einseitig: Lateralflexion des Kopfes im Atlantookzipitalgelenk
• beidseitig: Flexion des Kopfes

2 M. rectus capitis lateralis
U: Proc. transversus des Atlas
A: Pars basilaris des Os occipitale, lateral der Kondylen
I: R. ventralis des 1. Zervikalnervs
F: • einseitig: Lateralflexion des Kopfes im Atlantookzipitalgelenk
• beidseitig: Flexion des Kopfes

Know-how: Welche Funktion haben die dargestellten Muskeln neben ihrer dynamischen Aktivität?

Antwort: Stabilisation des Kopfes

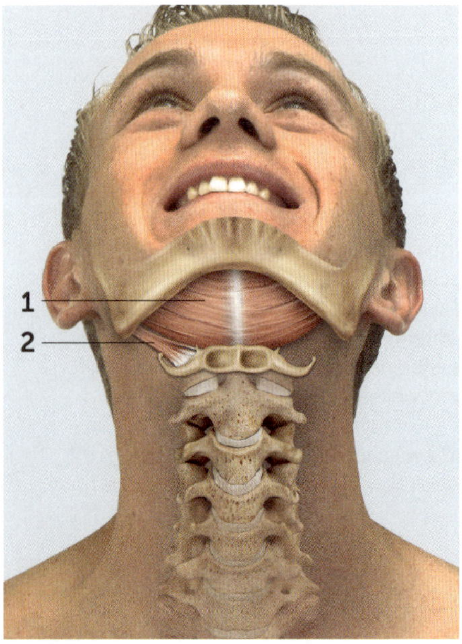

1 M. mylohyoideus
U: Zungenbein und mediane Raphe zwischen dem Zungenbein und Unterkiefer
A: Linea mylohyoidea an der Innenseite des Unterkiefers
I: N. trigeminus (V3): N. mylohyoideus des N. mandibularis
F: • spannt und hebt den Mundboden
• zieht das Zungenbein nach ventral

2 M. stylohyoideus
U: ventrolateral am Zungenbein
A: Proc. styloideus am Os temporale
I: N. facialis
F: • hebt das Zungenbein und damit indirekt den Kehlkopf
• passiver Verschluss des Kehlkopfeingangs beim Schlucken

Know-how: Welches Syndrom kann auftreten, wenn das Zusammenspiel der infra- und suprahyalen Muskulatur gestört ist?

Antwort: Globussyndrom (Globus hystericus)

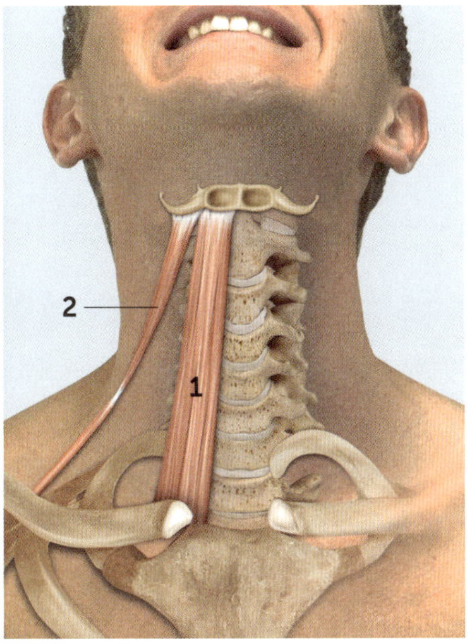

1 M. sternohyoideus
U: Dorsalseite des Manubrium sterni, Sternoklavikulargelenk, sternaler Anteil der Clavicula
A: laterale Innenfläche des Zungenbeins
I: Ansa cervicalis und R. thyrohyoideus (C1–C3)
F: • zieht das Zungenbein abwärts
• Mundöffnung und leichte Flexion der HWS und des Kopfes

2 M. omohyoideus
U: Margo superior der Scapula, medial der Incisura scapulae
A: Innenseite des lateralen Drittels des Zungenbeins (Os hyoideum); eine Zwischensehne teilt ihn in Höhe des 6. Halswirbels in zwei Bäuche
I: Ansa cervicalis und R. thyrohyoideus (C1–C3)
F: • zieht das Zungenbein abwärts und spannt die mittlere Halsfaszie
• Mundöffnung
• leichte Flexion der HWS

Know-how: Für welche Struktur arbeitet die zweite dargestellte Muskel als „Entlastungsmuskel"?

Antwort: Für die V. jugularis interna, er hält sie offen und ermöglicht einen besseren venösen Rückfluss.

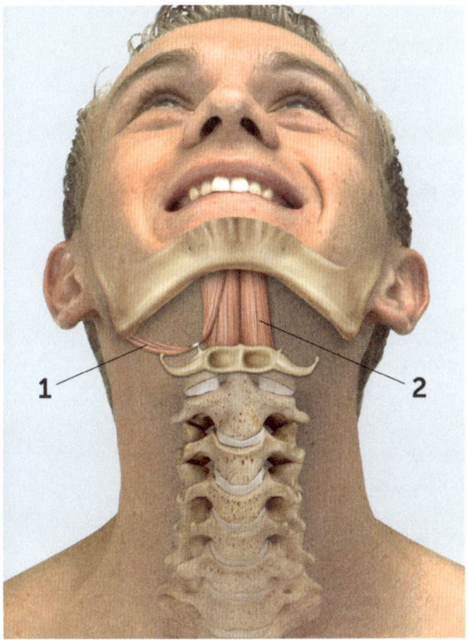

1 M. digastricus
U: Venter anterior: Fossa digastrica des Unterkiefers
Venter posterior: Incisura mastoidea (Innenseite)
A: indirekt mittels einer Bindegewebsschlaufe am lateralen Rand des Zungenbeins
I: • Venter anterior: N. trigeminus (V3): über N. mylohyoideus des N. mandibularis
• Venter posterior: N. facialis
F: • hebt das Zungenbein
• Mundöffnung

2 M. geniohyoideus
U: medialer Anteil des Zungenbeins
A: mediale Innenseite des Unterkiefers
I: Ansa cervicalis
F: • zieht das Zungenbein nach ventral
• Teil einer Muskelschlinge für die Mundöffnung

Know-how: Welches Syndrom kann auftreten, wenn das Zusammenspiel der infra- und suprahyalen Muskulatur gestört ist?

Antwort: Schluckstörung, Veränderung der Stimmlage

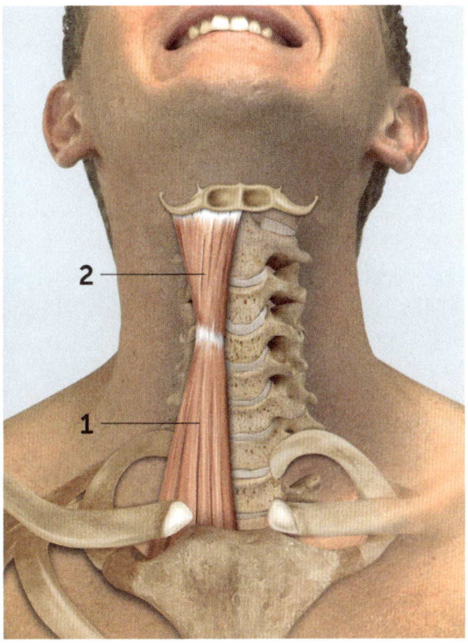

1 M. sternothyroideus
U: dorsal des Manubrium sterni
A: Linea obliqua des Schildknorpels
I: Ansa cervicalis und R. thyrohyoideus (C1–C3)
F: zieht den Kehlkopf abwärts

2 M. thyrohyoideus
U: Schildknorpel, Linea obliqua
A: Cornu majus des Zungenbeins
I: Ansa cervicalis und R. thyrohyoideus (C1–C3)
F: nähert Zungenbein und Schildknorpel an

Know-how: Welche Funktion haben die dargestellten Muskeln neben ihrer dynamischen Aktivität?

Antwort: Stabilisation des Kehlkopfes

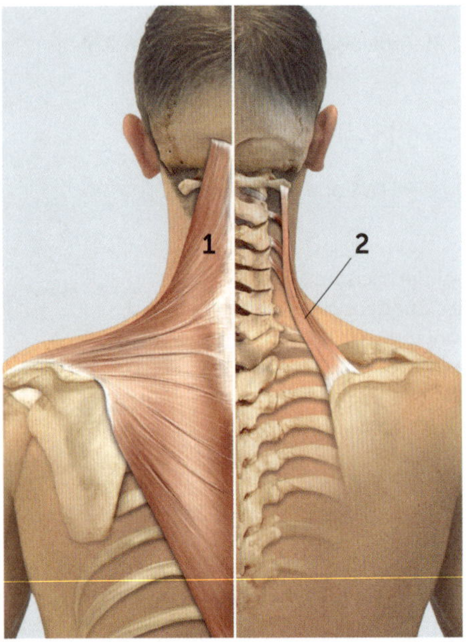

1 M. trapezius, Pars descendens
U: mediales Drittel der Linea nuchalis superior, Protuberantia occipitalis externa, über das Lig. nuchae an den Procc. spinosi aller Halswirbel
A: laterales Drittel der Clavicula
I: N. accessorius, Plexus cervicalis (C2–C4)
F:
- Lateralflexion der HWS zur gleichen und Rotation zur Gegenseite
- beidseitig: Extension der HWS
- Elevation des Schultergürtels
- Positionierung und Stabilisierung der Scapula auf dem Thorax

2 M. levator scapulae
U: Procc. transversi von C1 bis C4
A: Angulus superior scapulae und kranialer Anteil der Margo medialis
I: N. dorsalis scapulae (C3–C5), Rr. ventrales der Spinalnerven (C3–C5)
F:
- Elevation, Innenrotation und Adduktion der Scapula
- Lateralflexion und Rotation der HWS zur gleichen Seite
- beidseitig: Extension der HWS

Know-how: Zu welcher Rotationseinschränkung des HWS kann eine Verspannung der zweiten dargestellten Struktur führen?

Antwort: Zur Einschränkung der Kopfrotation zur Gegenseite

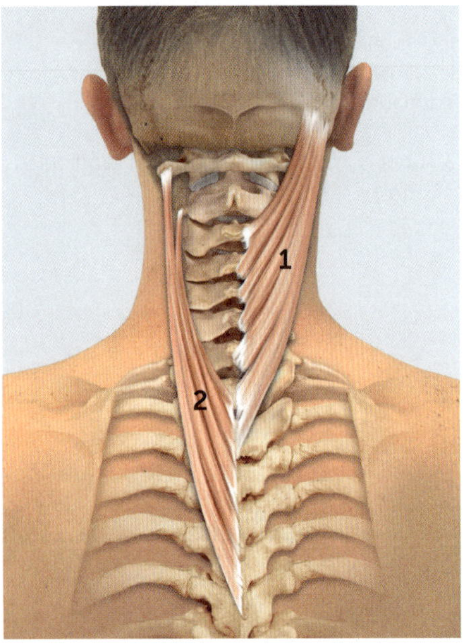

1 M. splenius capitis
U: über das Lig. nuchae an die Procc. spinosi von C3 bis T3
A: laterales Drittel der Linea nuchalis superior und Proc. mastoideus
I: Rr. dorsales der Spinalnerven (C3–C5)
F:
- einseitig: Lateralflexion und Rotation des Kopfes und der HWS zur gleichen Seite
- beidseitig: Reklination der oberen Kopfgelenke und Extension der HWS

2 M. splenius cervicis
U: Procc. spinosi von T3 bis T6
A: Procc. transversi von Atlas und Axis und evtl. C3
I: Rr. dorsales der Spinalnerven (C5–C7)
F:
- einseitig: Lateralflexion und Rotation der HWS zur gleichen Seite
- beidseitig: Extension der HWS

Know-how: Welche weitere wichtige Funktion führen diese Muskeln neben ihrer dynamischen Aktivität aus?

Antwort: Sie stabilisieren die HWS und den Kopf im Lot.

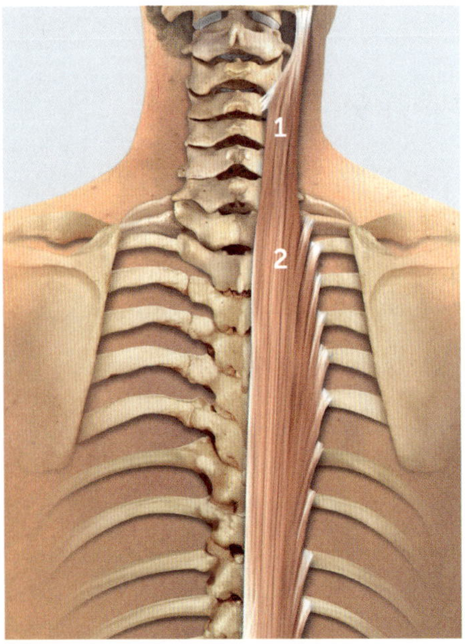

1 M. longissimus capitis
U: Procc. transversi von C3 bis C7 und T1 bis T3
A: Proc. mastoideus (dorsaler Rand)
I: Rr. dorsales der Spinalnerven (C3–T3)
F:
- einseitig: Lateralflexion und Rotation der HWS zur gleichen Seite
- beidseitig: Extension der HWS

2 M. longissimus cervicis
U: Procc. transversi von T1 bis T6
A: Tubercula posteriora (Procc. transversi von C2 bis C5)
I: Rr. dorsales der Spinalnerven (C3–T6)
F:
- einseitig: Lateralflexion und Rotation der HWS zur gleichen Seite
- beidseitig: Extension der HWS

Know-how: Welcher weitere Muskel setzt gemeinsam mit den beschriebenen Muskeln am Proc. mastoideus an?

Antwort: M. sternocleidomastoideus

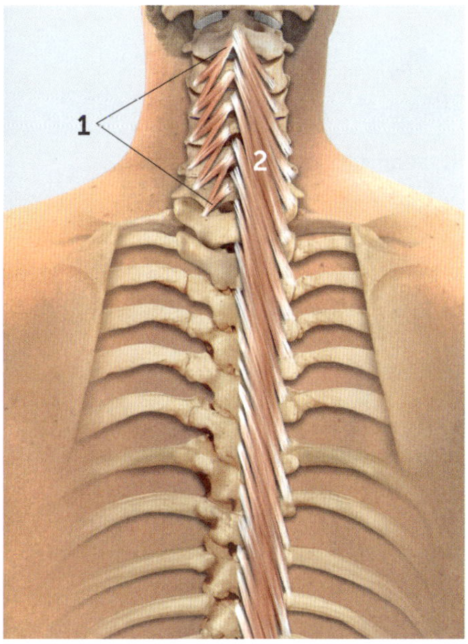

1 Mm. rotatores cervicis breves und longi
U: Procc. articulares inferiores der Halswirbel
A: Procc. spinosi und Arcus vertebrae der Halswirbel
I: Rr. dorsales der Spinalnerven (C1–C8)
F: • beidseitig: Extension der Wirbelsäule
• einseitig: Lateralflexion zur gleichen und leichte Rotation zur Gegenseite

2 M. multifidus cervicis
U: Procc. articulares von C4 bis C7
A: Procc. spinosi von C2 bis C7
I: Rr. dorsales der Spinalnerven (C3–C8)
F: • beidseitig: Extension der Halswirbelsäule
• einseitig: Lateralflexion zur gleichen und leichte Rotation zur Gegenseite

Know-how: Welche wichtige Funktion übernehmen die tiefen Muskeln der HWS neben ihrer dynamischen Funktion?

Antwort: Stabilisation der HWS

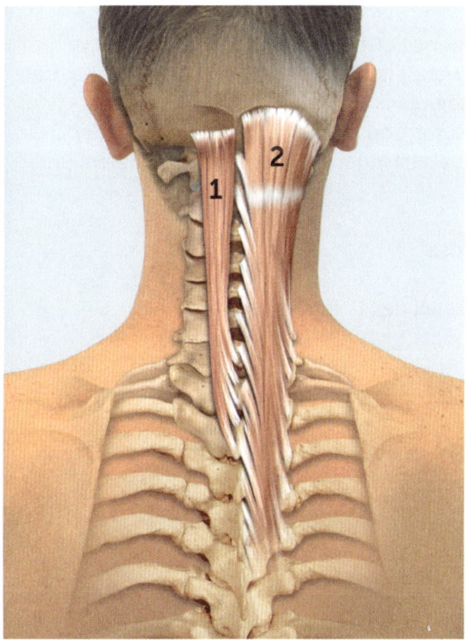

1 M. spinalis capitis
U: Procc. spinosi von C6 bis T3
A: Protuberantia occipitalis externa
I: Rr. dorsales der Spinalnerven C6–T3
F: Reklination des Kopfes
• beidseitig: Extension und Stabilisation der HWS
• einseitig: Lateralflexion zur gleichen Seite

2 M. semispinalis capitis
U: Procc. articulares von C3 bis C7 und Procc. transversi von T1 bis T6
A: Os occipitale zwischen der Linea nuchalis superior und inferior
I: Rr. dorsales der Spinalnerven (C4–C8)
F: • beidseitig: Reklination des Kopfes und Extension der Hals- und Brustwirbelsäule
• einseitig: Lateralflexion zur gleichen Seite und geringe Rotation zur Gegenseite

Know-how: Welcher der aufgeführten Muskeln kann am besten die oberen Kopfgelenke stabilisieren?

Antwort: M. semispinalis capitis

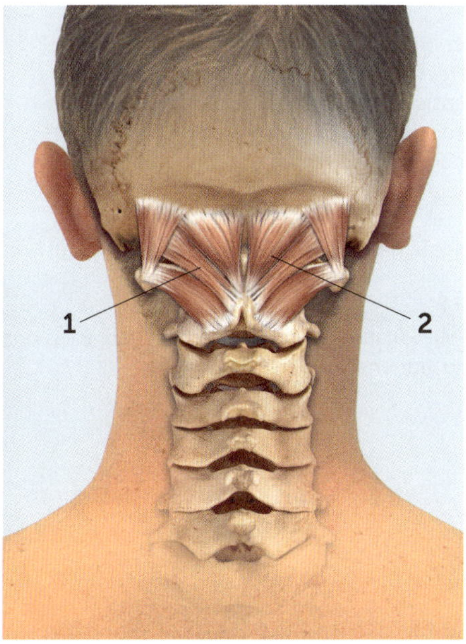

1 M. rectus capitis posterior major
U: Tuberculum posterius des Atlas
A: medialer Bereich der Linea nuchalis inferior
I: N. suboccipitalis (R. dorsalis von C1)
F: • beidseitig: Reklination C0–C1, C1–C2
• einseitig: Rotation zur gleichen Seite

2 M. rectus capitis posterior minor
U: Proc. spinosus des Axis
A: mittleres Drittel der Linea nuchalis inferior
I: N. suboccipitalis (R. dorsalis von C1)
F: • beidseitig: Reklination C0–C1, C1–C2
• einseitig: Rotation zur gleichen Seite

Know-how: Welche Symptome können auftreten, wenn Verspannungen der dargestellten Strukturen vorliegen?

Antwort: Kopfschmerz, Schwindel

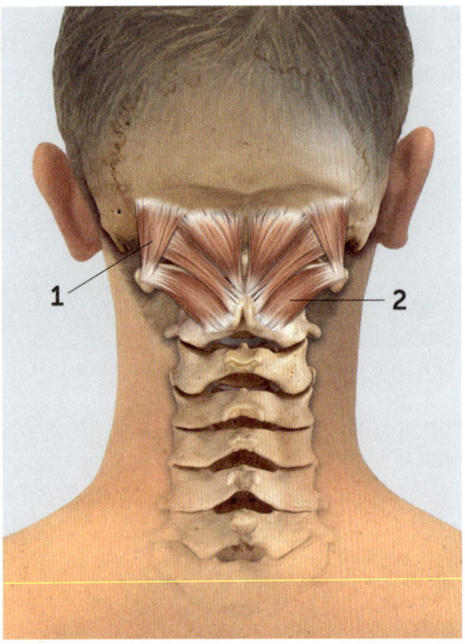

1 M. obliquus capitis superior

U: Proc. transversus des Atlas
A: medialer Bereich der Linea nuchalis inferior
I: N. suboccipitalis (R. dorsalis von C1)
F: • Extension C0–C1
• Lateralflexion zur gleichen und Rotation zur Gegenseite

2 M. obliquus capitis inferior

U: Proc. spinosus des Axis
A: Proc. transversus des Atlas
I: N. suboccipitalis (R. dorsalis von C1)
F: • Extension C1–C2
• Rotation des Kopfes zur gleichen Seite

Know-how: Welche Strukturen können irritiert werden, wenn Verspannungen der dargestellten Strukturen vorliegen?

Antwort: A. vertebralis und N. suboccipitalis

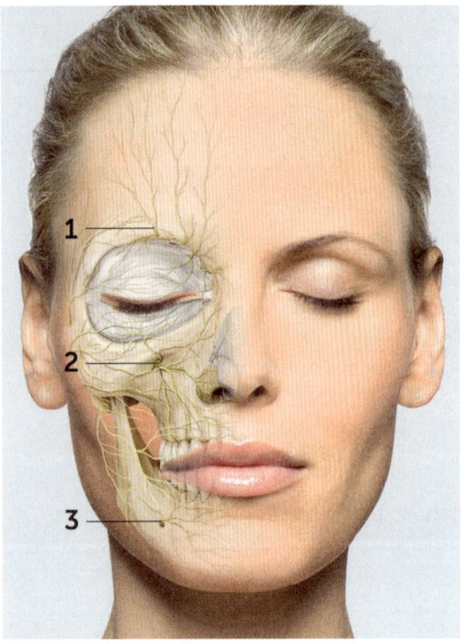

1–3 Hauptäste des N. trigeminus

Der N. trigeminus ist der 5. Hirnnerv. Er ist der größte sensorische Nerv des Kopfes und teilt sich in drei Hauptäste auf, den N. ophthalmicus (1), den N. maxillaris (2) und den N. mandibularis (3). Er innerviert die Gesichts- und Schleimhaut des Nasenrachenraums und die vorderen zwei Drittel der Zunge. Der N. mandibularis versorgt als einziger Ast motorisch die Kiefer- und Mundbodenmuskulatur.

Know-how: Was ist eine „Gesichtsrose"?

Antwort: Zoster ophthalmicus, Befall des 1. Trigeminusastes

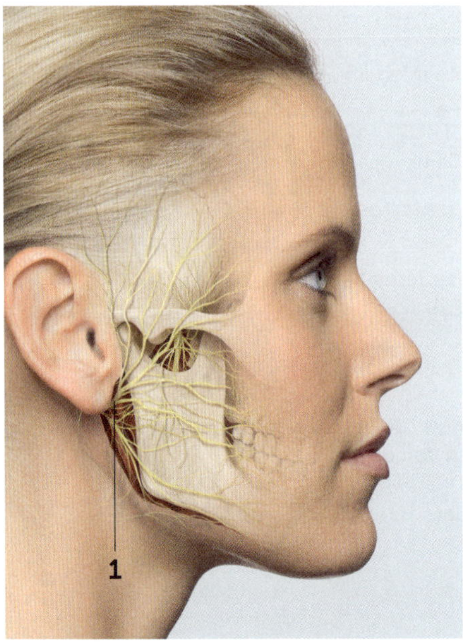

1 N. facialis

Der N. facialis ist der 7. Hirnnerv, er enthält sowohl efferente als auch sensorische Fasern (Geschmack). Er tritt zum größten Teil durch das Foramen stylomastoideum an der Schädelbasis nach außen. Kurz darauf teilt er sich in verschiedene Äste auf, um die mimische Muskulatur zu versorgen. Die Äste des N. facialis treten vor dem Ohr an die Oberfläche und ziehen über die Glandula parotis hinweg.

Know-how: Welche Folgen kann eine Schädigung der dargestellten Struktur haben?

Antwort: Parese der mimischen Muskulatur, Störungen des Geschmackssinns sowie der Speichel- und Tränensekretion

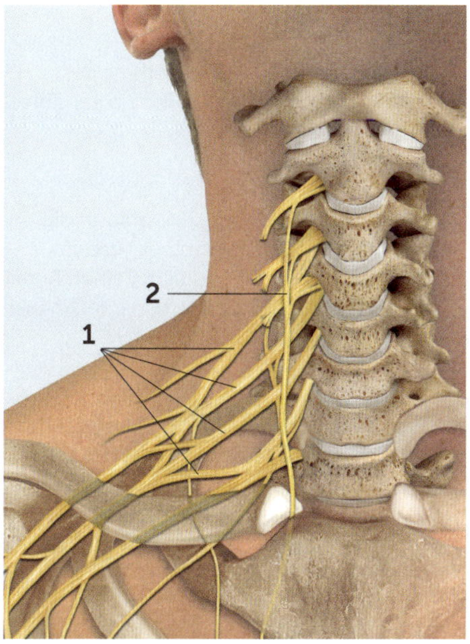

1 **Plexus brachialis**
Der Plexus brachialis bildet sich aus den anterioren Ästen der Nervenwurzeln C5–T1. Die Spinalnerven verlassen die HWS über den jeweiligen Sulcus nervi spinalis. Die Nervenfasern verlaufen durch die Mm. scaleni anterior und medius. Aus dem Plexus brachialis gehen die Nerven für die Versorgung des Arms und der Brust hervor.

2 **N. phrenicus**
Der N. phrenicus (Zwerchfellnerv) erhält seine Nervenfasern aus den Segmenten C3–C5. Er verläuft jeweils an der Vorderseite des M. scalenus anterior nach kaudal und tritt vor der A. subclavia in die obere Thoraxapertur ein und gelangt zum Zwerchfell. Der N. phrenicus versorgt motorisch das Zwerchfell und sensibel die Vorderseite des Perikards.

Know-how: Ab welcher Höhe einer Querschnittslähmung kommt es zum Ausfall der zweiten dargestellten Struktur?

Antwort: C4

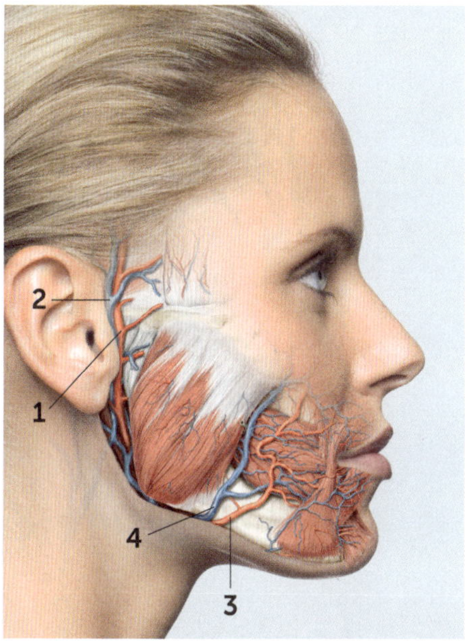

1+2 **A. und V. temporalis**
Unterhalb des Kiefergelenks wird die A. carotis externa nach kranial zur A. temporalis superficialis. Sie verläuft leicht geschlängelt vertikal vor der Ohrmuschel nach kranial und teilt sich in verschiedene Rami, die die äußere Schädelregion versorgen. I. d. R. wird sie von der V. temporalis eng begleitet.

3+4 **A. und V. facialis**
Die A. facialis gabelt sich in etwa auf Höhe des Angulus mandibulae von der A. carotis externa ab. Sie verläuft kurz auf der Innenseite der Mandibula nach ventral und gelangt ventral des M. masseter auf die Außenseite der Mandibula. Sie zieht nach kraniomedial in Richtung Nasenwurzel und gibt verschiedene Äste zur Versorgung der Lippen- und Nasenregion ab. Die V. facialis begleitet die A. facialis weitestgehend.

Know-how: An welcher Stelle ist die erste dargestellte Struktur am besten zu tasten?

Antwort: Ventral des Gehörgangs

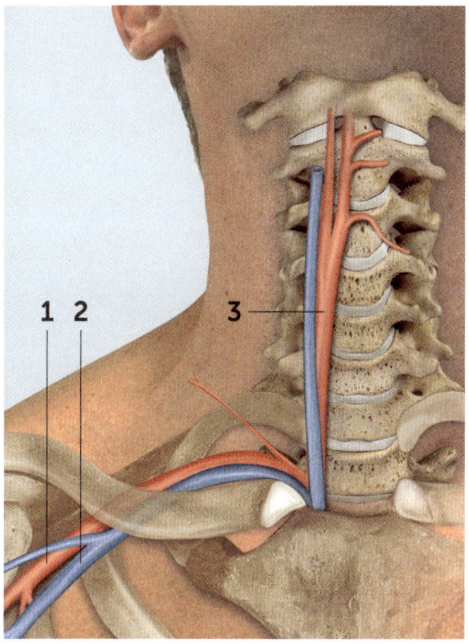

1 **A. subclavia**
Die linke A. subclavia entspringt aus dem Aortenbogen, die rechte A. subclavia hat ihren Ursprung im Truncus brachiocephalicus. Die A. subclavia verläuft durch die hintere Skalenuslücke und zieht unter dem Schlüsselbein nach kaudal. Sie verläuft unter dem M. pectoralis minor zum Unterrand des M. pectoralis major.

2 **V. subclavia**
Die V. subclavia verläuft unter dem M. pectoralis hindurch und zieht zwischen der 1. Rippe und der Clavicula zur Halsregion. Zwischen dem M. scalenus anterior und dem M. sternocleidomastoideus verläuft sie durch die vordere Skalenuslücke zum Venenwinkel.

3 **A. carotis communis**
Die A. carotis communis zweigt aus dem Aortenbogen (linke Seite) und dem Truncus brachiocephalicus (rechte Seite) ab und verläuft beiderseits der Luftröhre und des Kehlkopfes unter dem M. sternocleidomastoideus nach kranial. Auf Höhe des 4. Halswirbels teilt sie sich in die A. carotis interna und A. carotis externa.

Know-how: Für welche Zwecke wird die zweite dargestellte Struktur im Klinikalltag bevorzugt genutzt?

Antwort: Zur Anlage eines zentralvenösen Katheters (ZVK)

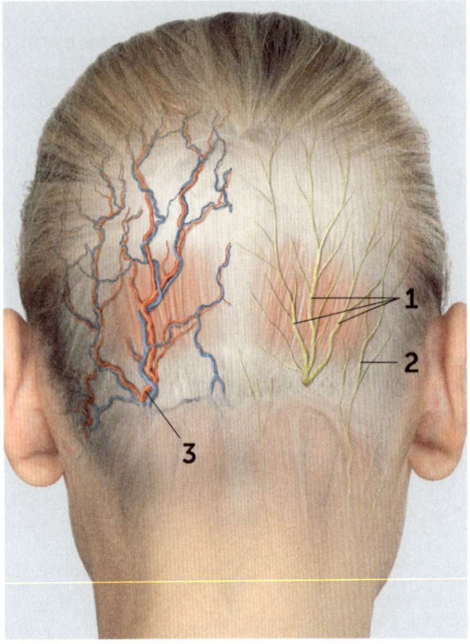

1 **N. occipitalis major**
Der N. occipitalis major ist ein sensibler Nerv (C2), der die Haut am Hinterkopf innerviert. Der Nerv verläuft durch das tiefe Nackendreieck unterhalb des M. obliquus capitis inferior nach dorsal und zieht nach kranial in sein sensibles Innervationsgebiet.

2 **N. occipitalis minor**
Der N. occipitalis minor ist ein sensibler Nervenast (C2–C3). Er versorgt die Haut hinter dem Ohr und am Hinterkopf. Der N. occipitalis minor verläuft hinter dem M. sternocleidomastoideus durch die Faszie und bildet einen Anteil des Punctum nervosum am Hinterrand des Muskels. Er verläuft an der Hinterkante des Schädels nach kranial in sein Versorgungsgebiet.

3 **A. occipitalis**
Die A. occipitalis verläuft durch die Fascia nuchae oberhalb des Sehnenbogens der Ansatzsehnen des M. sternocleidomastoideus und des M. trapezius und wird in der Regel durch die V. occipitalis flankiert.

Know-how: Welcher Muskel könnte bei einem Hypertonus eine Irritation der zweiten dargestellten Struktur hervorrufen?

Antwort: M. sternocleidomastoideus

Kapitel 2

Schulter und Oberarm

Arbeitsteil

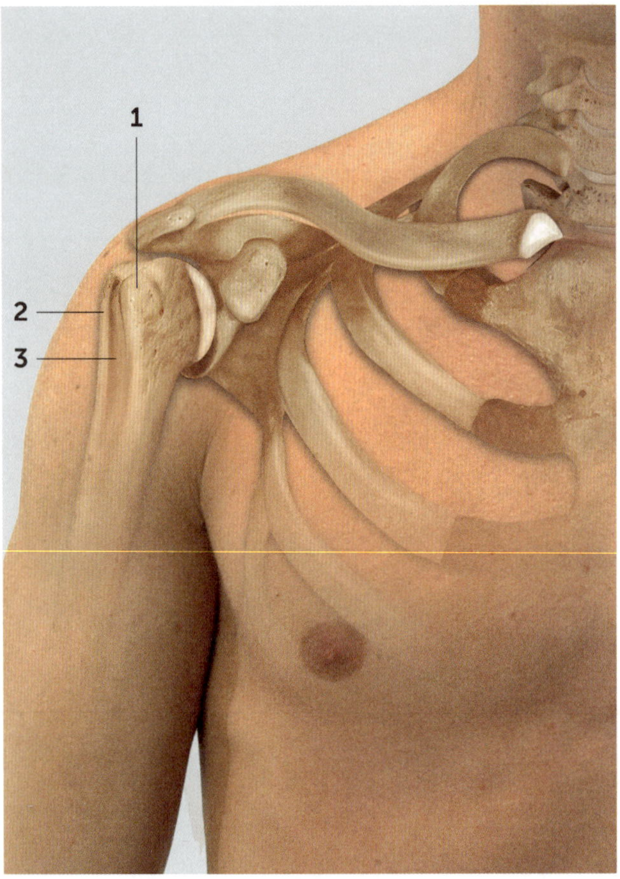

Benennen Sie die dargestellten Strukturen:

1 ....

2 ....

3 ....

KNOW-HOW

Welche Muskeln inserieren an den drei Facetten der zweiten dargestellten Struktur?

....

Beschreiben Sie die anatomischen Strukturen 1–3:

1: ....

2: ....

3: ....

TO-DO

Legen Sie Ihren Finger in die dritte dargestellte Struktur und palpieren Sie die lange Bizepssehne.

NOTIZEN

Antworten auf Seite 90

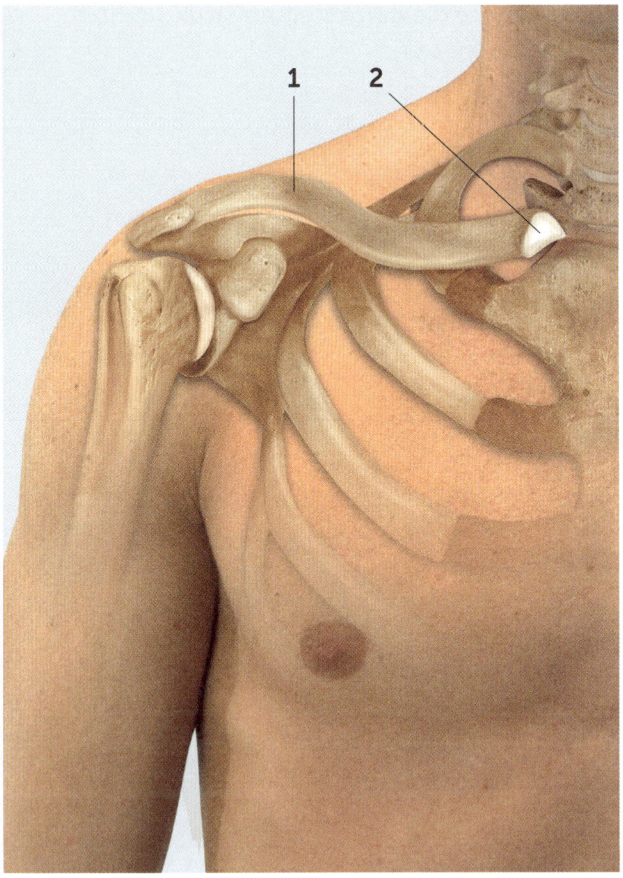

Benennen Sie die dargestellten Strukturen:

1 ....

2 ....

KNOW-HOW

In welchem Alter sind Frakturen der ersten dargestellten Struktur am häufigsten?

....

Beschreiben Sie die anatomischen Strukturen 1 und 2:

1: ....

2: ....

TO-DO

Folgen Sie mit einem Finger der Clavicula nach medial und palpieren Sie das SCG.

NOTIZEN

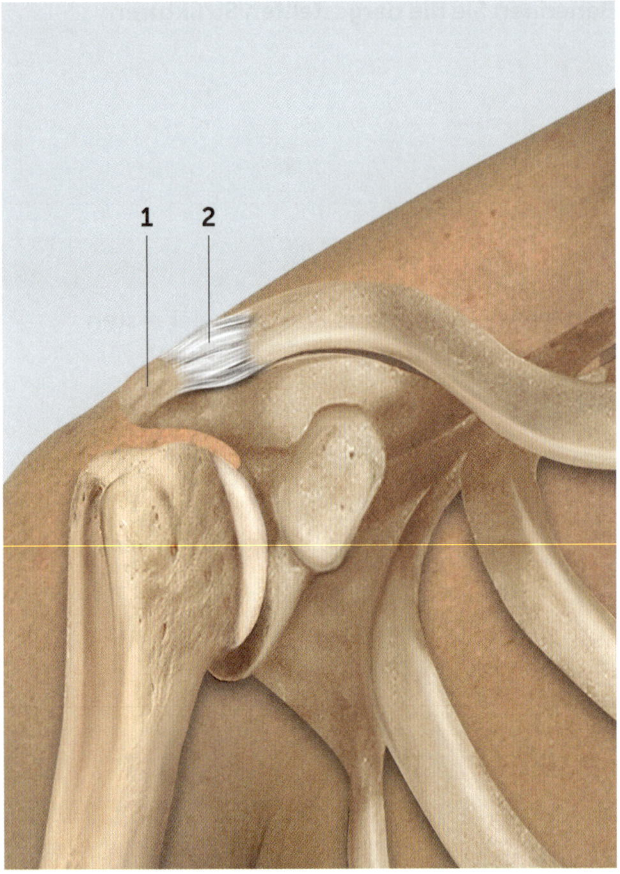

Benennen Sie die dargestellten Strukturen:

1 ....

2 ....

KNOW-HOW

Wie nennt man Verletzungen, bei denen die Ligamente der zweiten dargestellten Struktur mit betroffen sind?

....

Beschreiben Sie die anatomischen Strukturen 1 und 2:

1: ....

2: ....

TO-DO

Legen Sie einen Finger in die Fossa supraspinata und folgen Sie der Fossa nach lateral, an ihrem lateralen Ende palpieren Sie die dorsale Begrenzung des ACG.

NOTIZEN

Antworten auf Seite 90

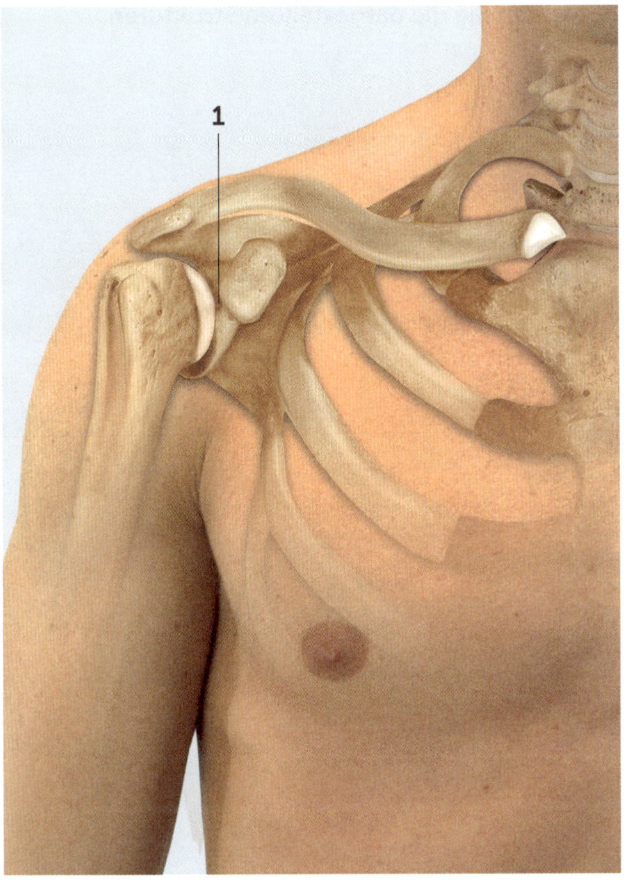

Benennen Sie die dargestellte Struktur:

1 ....

KNOW-HOW

In welche Richtung luxiert der distale Gelenkpartner der dargestellten Struktur am häufigsten?

....

....

....

....

....

....

....

....

....

....

Beschreiben Sie die anatomische Struktur:

....

....

....

....

....

....

....

....

....

....

....

TO-DO

Legen Sie einen Finger von ventral unterhalb des Acromion auf die Haut. Sie palpieren den Humeruskopf durch den M. deltoideus und die Gelenkkapsel hindurch.

NOTIZEN

Antworten auf Seite 91

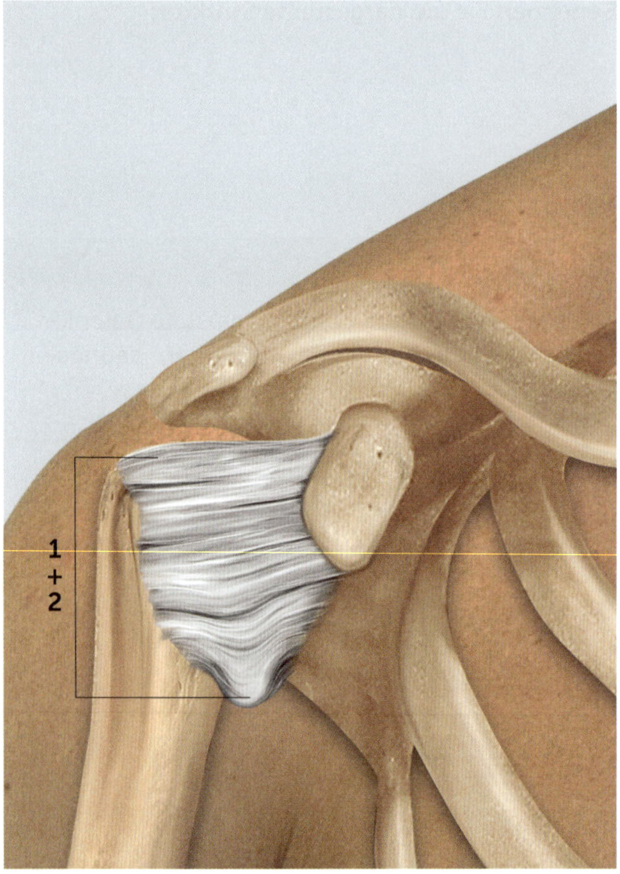

Benennen Sie die dargestellten Strukturen:

1 ....

2 ....

KNOW-HOW

Welcher Test wird durchgeführt, wenn ein Verdacht auf eine ventrale Instabilität der Schulter vorliegt?

....

Beschreiben Sie die anatomischen Strukturen 1 und 2:

1: ....

2: ....

TO-DO

Legen Sie von ventral Ihre Finger unter dem Acromion auf die Haut und versuchen Sie, die zweite dargestellte Struktur zu palpieren.

NOTIZEN

Antworten auf Seite 91

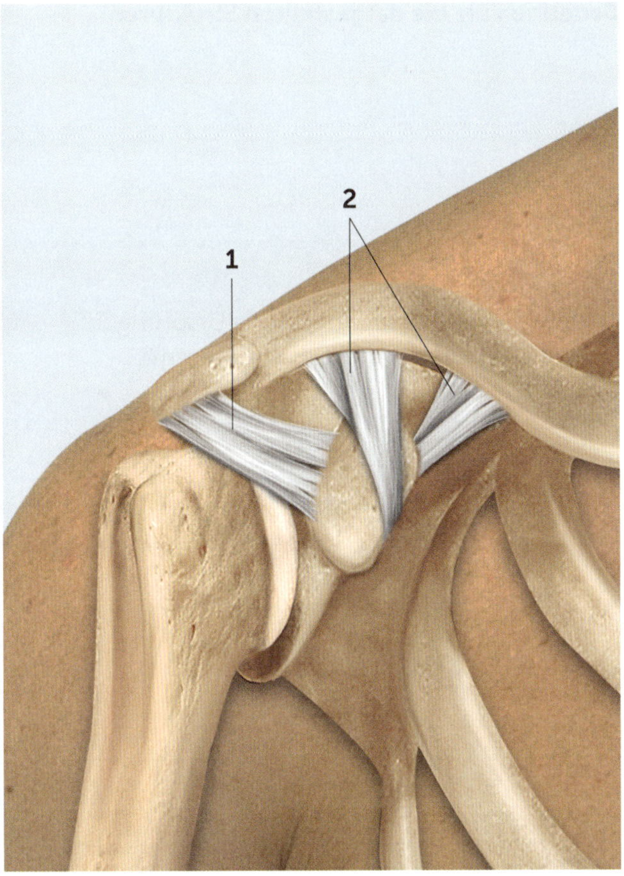

Benennen Sie die dargestellten Strukturen:

1 ....

2 ....

KNOW-HOW

Wie nennt man Verletzungen, bei denen die dargestellten Strukturen rupturiert sind?

....

Beschreiben Sie die anatomischen Strukturen 1 und 2:

1: ....

2: ....

TO-DO

Legen Sie einen Finger zwischen die Clavicula und den Proc. coracoideus und versuchen Sie, die dargestellten Strukturen zu palpieren.

NOTIZEN

Antworten auf Seite 91

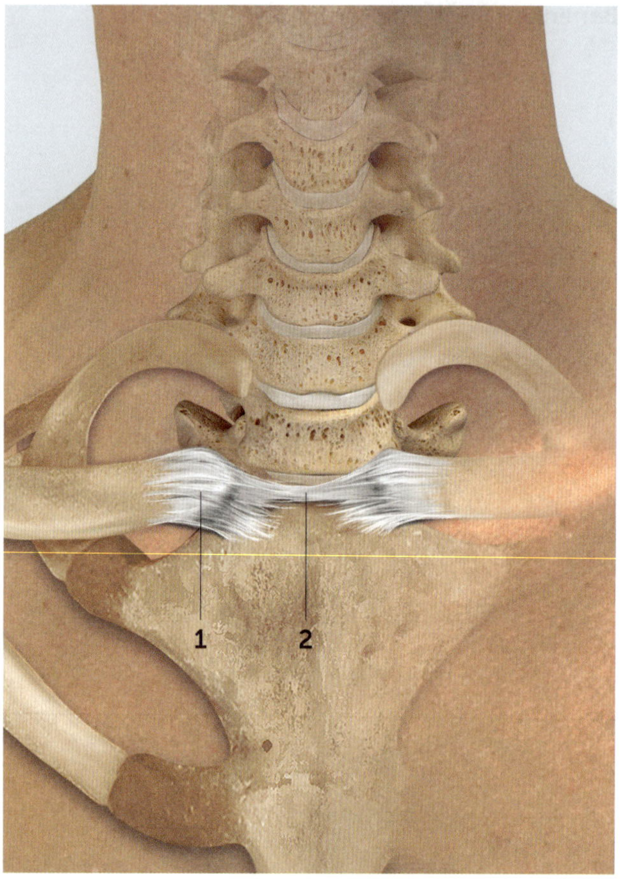

Benennen Sie die dargestellten Strukturen:

1 ....

2 ....

KNOW-HOW

Welcher Muskel nimmt seinen Ursprung im Bereich der dargestellten Strukturen?

....

Beschreiben Sie die anatomischen Strukturen 1 und 2:

1: ....

2: ....

TO-DO

Legen Sie einen Finger in die Fossa jugularis und palpieren Sie die zweite dargestellte Struktur.

NOTIZEN

Antworten auf Seite 92

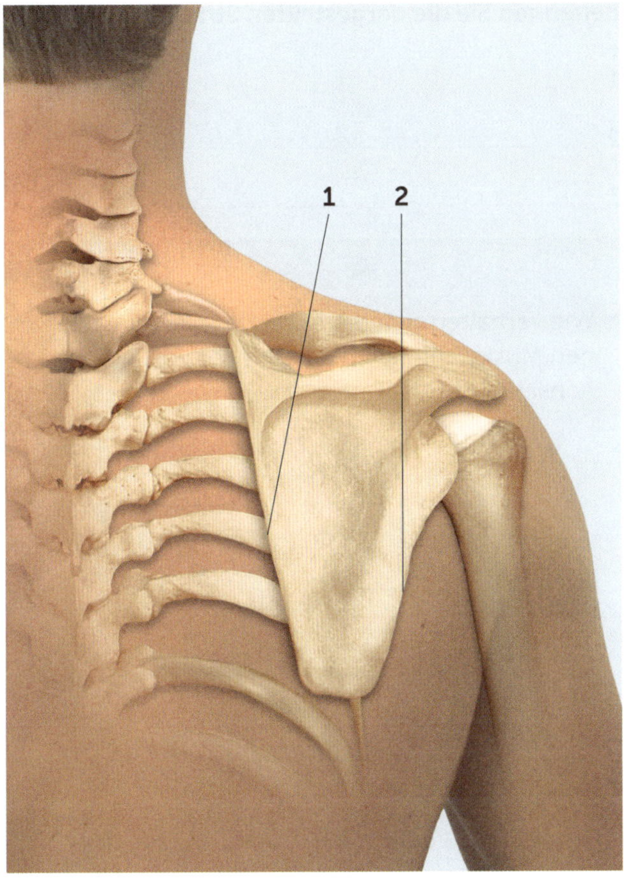

Benennen Sie die dargestellten Strukturen:

1 ....

2 ....

KNOW-HOW

Wie nennt man das Krankheitsbild, bei dem der mediale Rand der dargestellten Struktur vom Thorax absteht?

....

Beschreiben Sie die anatomischen Strukturen 1 und 2:

1: ....

2: ....

TO-DO

Legen Sie einen Finger auf den Angulus superior und palpieren Sie den Ansatz des M. levator scapulae, der oft druckdolent ist.

NOTIZEN

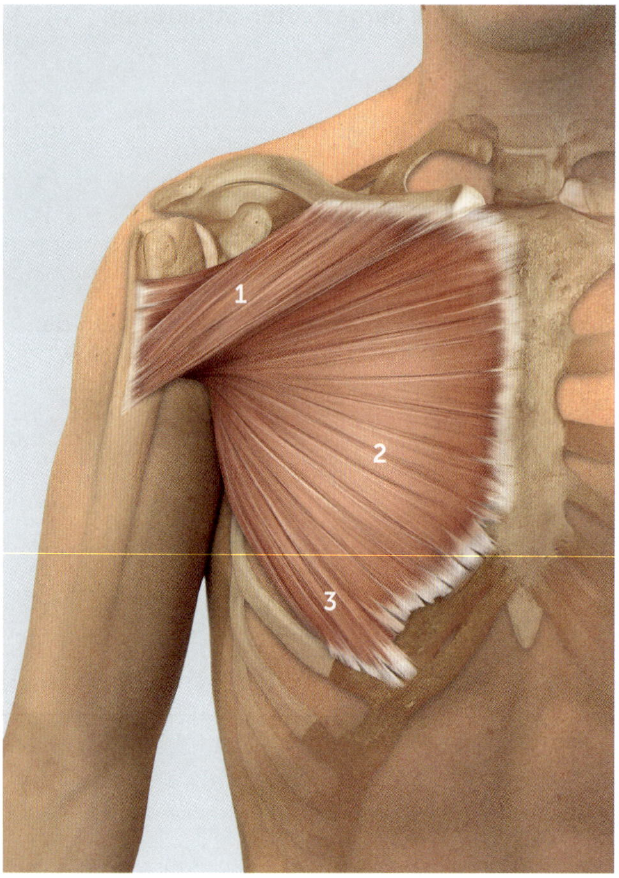

Benennen Sie die dargestellten Strukturen:

1 ....

2 ....

3 ....

KNOW-HOW

Wie verhalten sich die Ansatzfasern der einzelnen Muskelanteile im Bereich der vorderen Achselfalte?

....

Beschreiben Sie die anatomischen Strukturen 1–3:

1: Musculus ....
U: ....
A: ....
I: ....
F: ....
2: Musculus ....
U: ....
A: ....
I: ....
F: ....
3: Musculus ....
U: ....
A: ....
I: ....
F: ....

TO-DO

Palpieren Sie die Pars clavicularis der dargestellten Struktur und führen Sie eine Flexion im Schultergelenk durch. Es ist eine Muskelaktivität in Bereich von ca. 40–80° zu spüren.

NOTIZEN

Antworten auf Seite 92

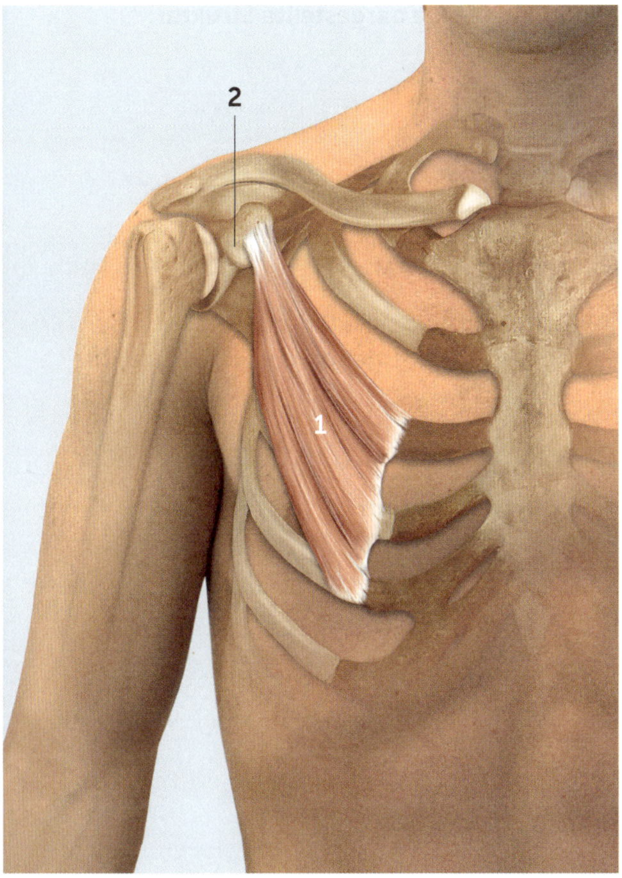

Benennen Sie die dargestellten Strukturen:

1 ....

2 ....

KNOW-HOW

Welche Struktur kann bei einer Verkürzung der ersten dargestellten Struktur irritiert werden?

....

Beschreiben Sie die anatomischen Strukturen 1 und 2:

1: Musculus ....

U: ....

A: ....

I: ....

F: ....

2: ....

TO-DO

Palpieren Sie den Unterrand des Proc. coracoideus. Liegt eine Schmerzhaftigkeit vor, sollte an eine Verkürzung der inserierenden Muskeln gedacht werden.

NOTIZEN

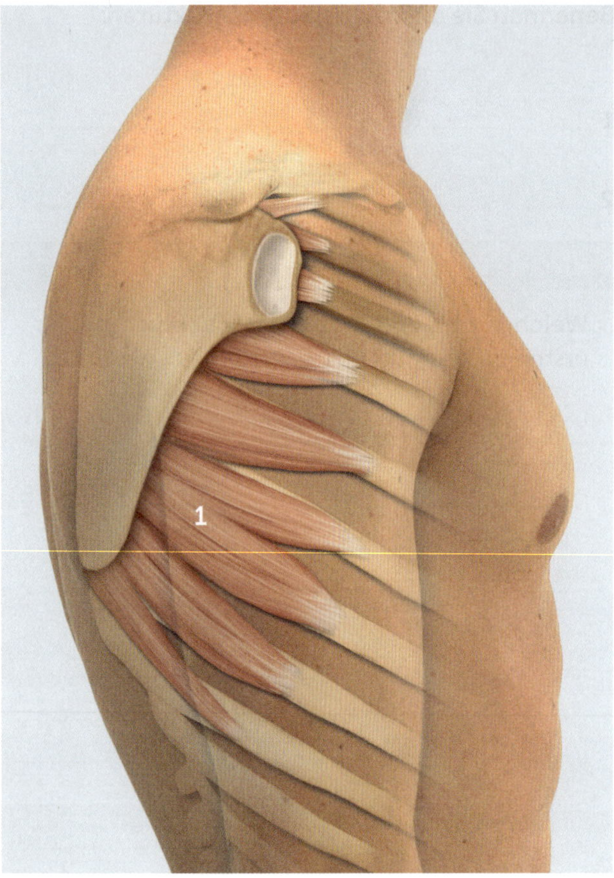

Benennen Sie die dargestellte Struktur:

1 ....

KNOW-HOW

Welcher funktionelle Befund zeigt sich bei einer Insuffizienz der dargestellten Struktur?

....

Beschreiben Sie die anatomische Struktur:

Musculus ....

U: ....

A: ....

I: ....

F: ....

TO-DO

Legen Sie die Finger achselnah lateral auf die oberen Rippen und führen Sie eine Armhebung über die Horizontale aus. Die Aktivität der dargestellten Struktur ist deutlich zu spüren.

NOTIZEN

Antworten auf Seite 93

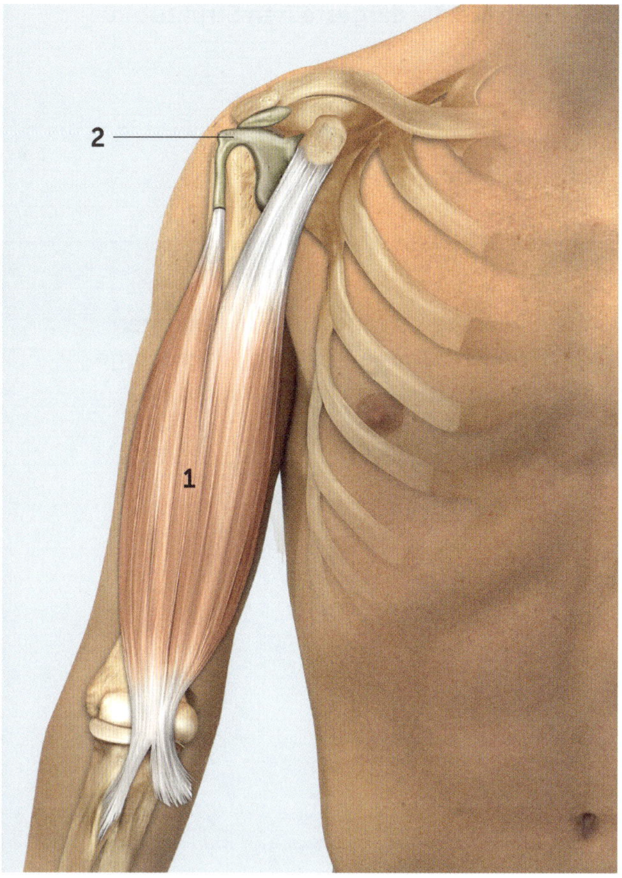

Benennen Sie die dargestellten Strukturen:

1 ....

2 ....

KNOW-HOW

Kann der Ellenbogen bei einer Läsion des N. musculocutaneus noch aktiv flektiert werden?

....

....

....

....

....

....

....

....

....

....

....

Beschreiben Sie die anatomischen Strukturen 1 und 2:

1: Musculus ....

U: ....

A: ....

I: ....

F: ....

2: ....

....

....

....

....

TO-DO

Palpieren Sie den Unterrand des Acromion von lateral. Klopfen Sie mit der Fingerspitze auf diese Stelle. Ist die zweite dargestellte Struktur gereizt, wird dieser Test Schmerzen auslösen.

NOTIZEN

Antworten auf Seite 93

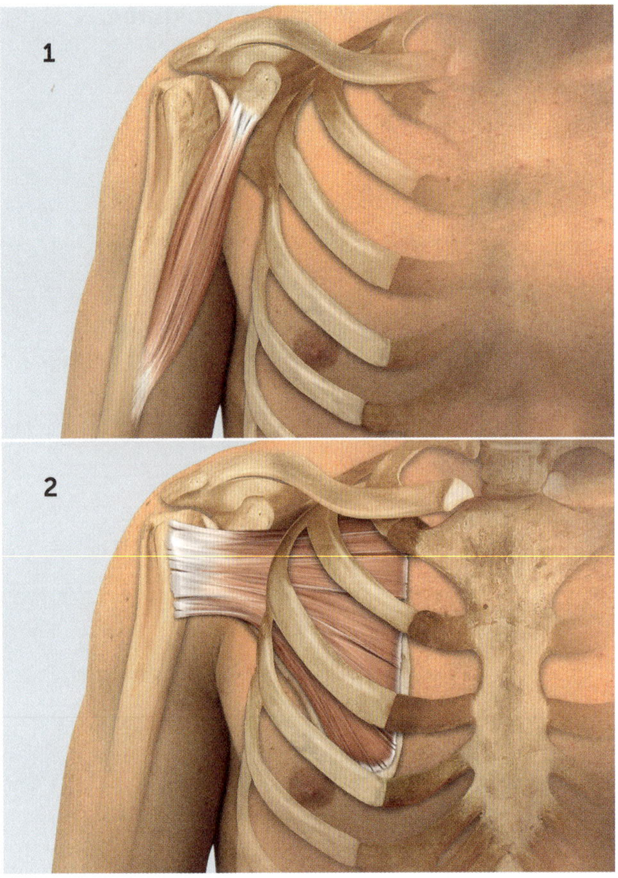

Benennen Sie die dargestellten Strukturen:

1 ....

2 ....

KNOW-HOW

Welche weiteren Muskeln nehmen ihren Ursprung zusammen mit der ersten dargestellten Struktur am Proc. coracoideus?

....

Beschreiben Sie die anatomischen Strukturen 1 und 2:

1: Musculus ....
U: ....
A: ....
I: ....
F: ....

2: Musculus ....
U: ....
A: ....
I: ....
F: ....

TO-DO

Legen Sie, von ventral kommend, Ihren Daumen in die Achselhöhle und palpieren Sie nach dorsal die zweite dargestellte Struktur gegen die Scapula. Diese Struktur ist oft schmerzhaft.

NOTIZEN

Antworten auf Seite 94

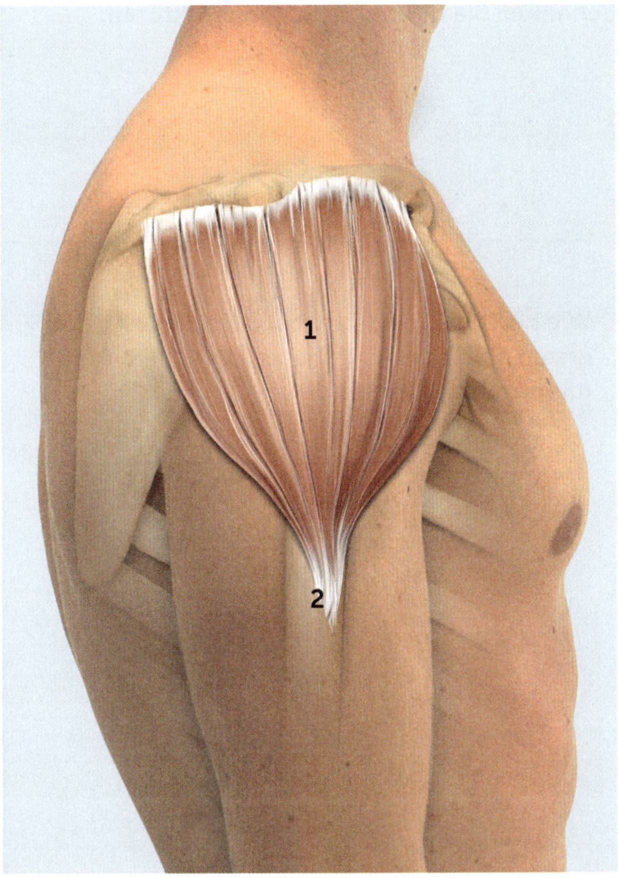

Benennen Sie die dargestellten Strukturen:

1 ....

2 ....

KNOW-HOW

Für welches Rückenmarksegment ist die erste dargestellte Struktur ein Kennmuskel?

....

Beschreiben Sie die anatomischen Strukturen 1 und 2:

1: Musculus ....
U: ....
A: ....
I: ....
F: ....
2: ....

TO-DO

Folgen Sie mit dem Finger der ventralen oder dorsalen Begrenzung der ersten dargestellten Struktur noch distal. Sie gelangen etwa mittig des Oberarms zur zweiten dargestellten Struktur.

NOTIZEN

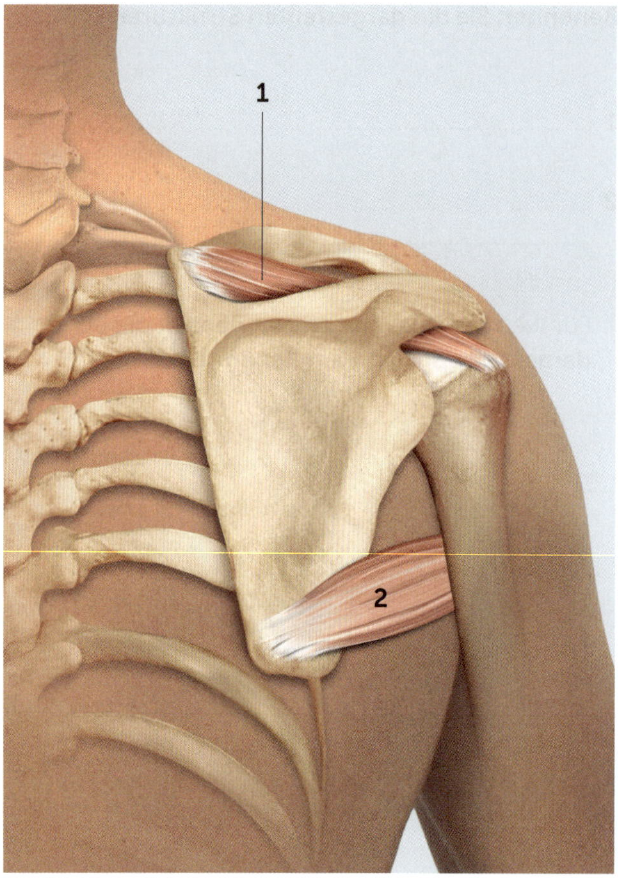

Benennen Sie die dargestellten Strukturen:

1 ....

2 ....

KNOW-HOW

Wie heißt das Syndrom, bei dem die Sehne der ersten dargestellten Struktur unter dem Acromion komprimiert wird?

....

....

....

....

....

....

....

....

....

....

Beschreiben Sie die anatomischen Strukturen 1 und 2:

1: Musculus ....

U: ....

A: ....

I: ....

F: ....

2: Musculus ....

U: ....

A: ....

I: ....

F: ....

TO-DO

Legen Sie Ihre Finger von kraniodorsal auf die Scapula. Durch den M. trapezius hindurch palpieren Sie die erste dargestellte Struktur.

NOTIZEN

Antworten auf Seite 94

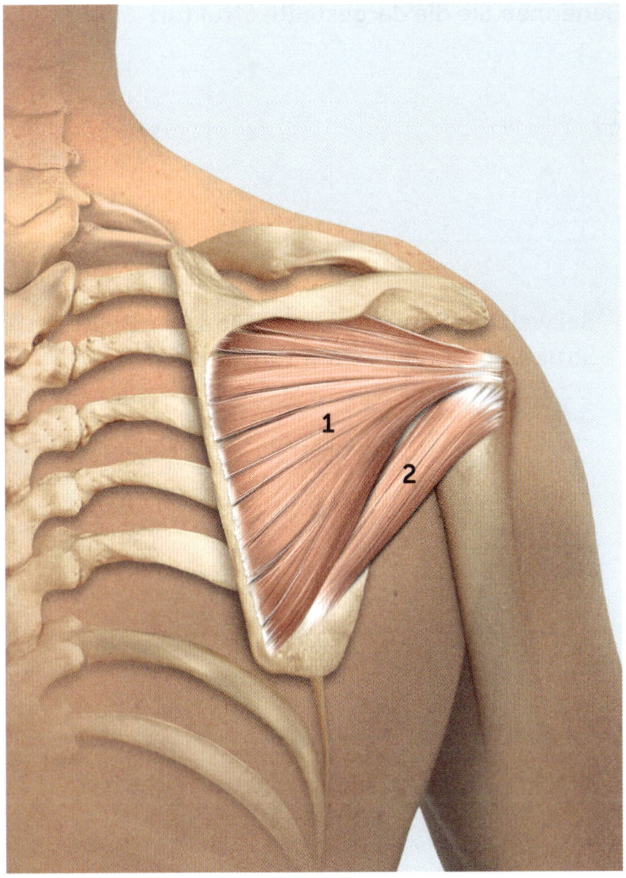

Benennen Sie die dargestellten Strukturen:

1 ....

2 ....

KNOW-HOW

Welcher Muskel inseriert an der gleichen Knochenleiste wie die dargestellten Strukturen?

....

Beschreiben Sie die anatomischen Strukturen 1 und 2:

1: Musculus ....

U: ....

A: ....

I: ....

F: ....

2: Musculus ....

U: ....

A: ....

I: ....

F: ....

TO-DO

Legen Sie einen Finger kaudal der Spina scapulae und führen Sie eine Außenrotation im betreffenden Schultergelenk durch. Sie palpieren die Aktivität der ersten dargestellten Struktur.

NOTIZEN

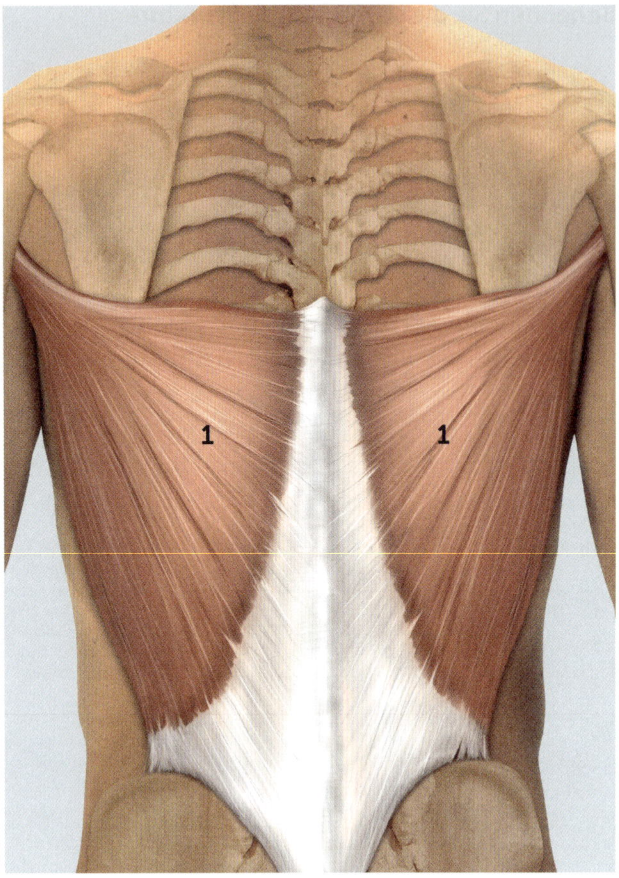

Benennen Sie die dargestellte Struktur:

1 ....

KNOW-HOW

Bei welcher Sportart kommt die dargestellte Struktur besonders stark zum Einsatz?

....

Beschreiben Sie die anatomische Struktur:

Musculus ....
U: ....
A: ....
I: ....
F: ....

TO-DO

Legen Sie einen Finger von ventral an die hintere Achselfalte und führen Sie eine Adduktion im betreffenden Schultergelenk durch. Sie palpieren die Aktivität der dargestellten Struktur.

NOTIZEN

Antworten auf Seite 95

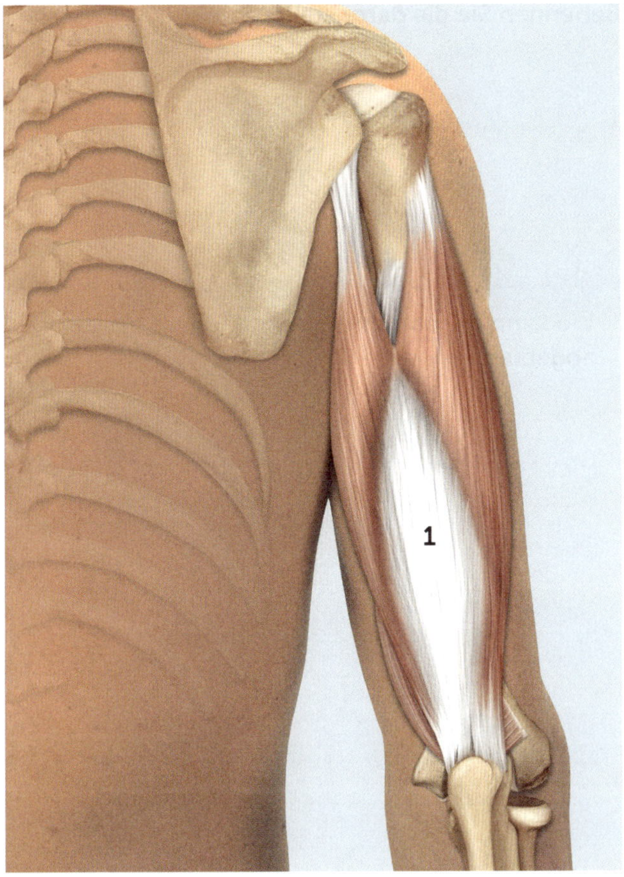

Benennen Sie die dargestellte Struktur:

1 ....

KNOW-HOW

Für welches Segment ist die dargestellte Struktur ein Kennmuskel?

....

Beschreiben Sie die anatomische Struktur:

Musculus ....

U: ....

A: ....

I: ....

F: ....

TO-DO

Legen Sie mehrere Finger an den dorsalen Oberarm und führen Sie eine Ellenbogenextension aus. Sie palpieren die Aktivität der dargestellten Struktur.

NOTIZEN

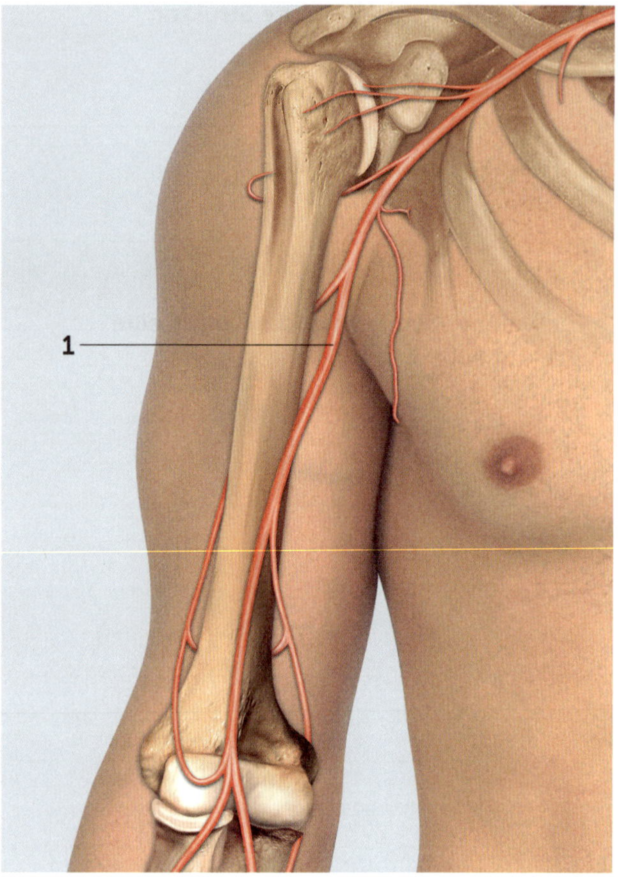

Benennen Sie die dargestellte Struktur:

1 ....

KNOW-HOW

Wo kann die dargestellte Struktur am besten abgebunden werden?

....

Beschreiben Sie die anatomische Struktur:

....

TO-DO

Legen Sie einen Finger in den Sulcus bicipitalis und komprimieren Sie die dargestellte Struktur gegen den Humerus. Der Puls ist deutlich zu tasten.

NOTIZEN

Antworten auf Seite 96

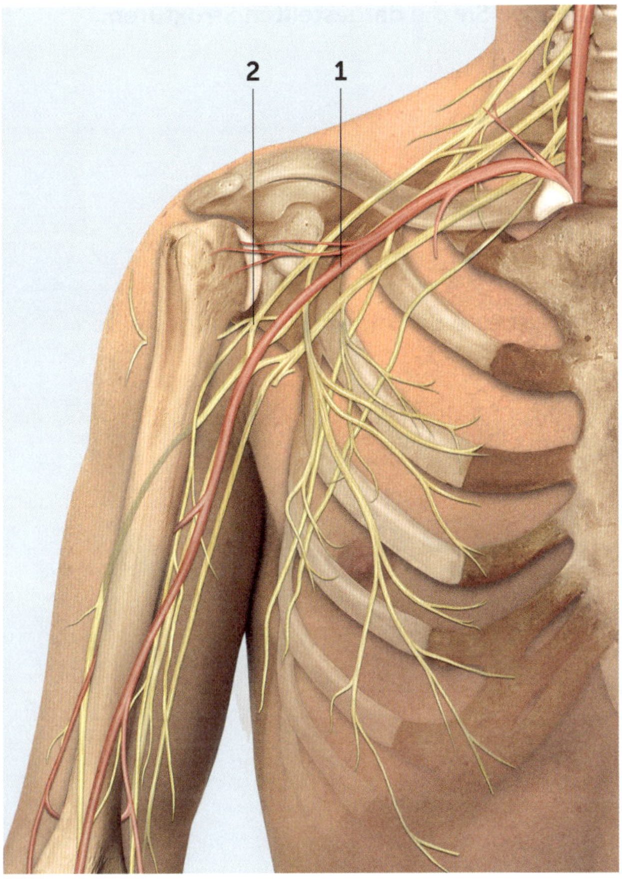

Benennen Sie die dargestellten Strukturen:

1 ....

2 ....

KNOW-HOW

Welches Ereignis kann zu Irritationen der zweiten dargestellten Struktur führen?

....

Beschreiben Sie die anatomischen Strukturen 1 und 2:

1: ....

2: ....

TO-DO

Legen Sie einen Finger in die hintere Skalenuslücke. Sie palpieren die A. subclavia. Folgen Sie ihrem Verlauf und versuchen Sie, die erste dargestellte Struktur durch den M. pectoralis major hindurch zu palpieren. Dies ist i. d. R. nur sehr undeutlich möglich.

NOTIZEN

Antworten auf Seite 96

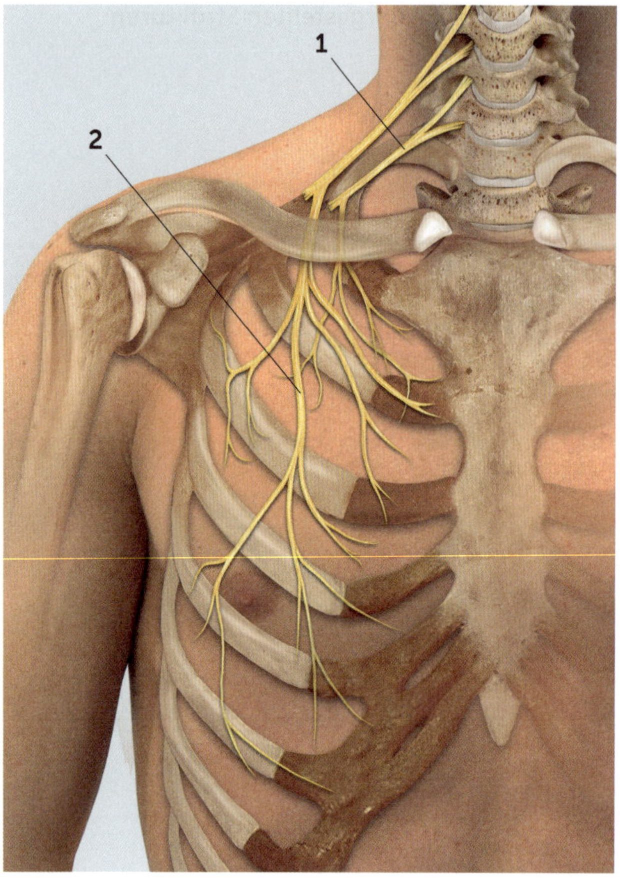

Benennen Sie die dargestellten Strukturen:

1 ....

2 ....

KNOW-HOW

Was ist eine Besonderheit der dargestellten Strukturen?

....

Beschreiben Sie die anatomischen Strukturen 1 und 2:

1: ....

2: ....

TO-DO

Drücken Sie die Hände vor dem Körper kräftig gegeneinander. Bei einer Störung der dargestellten Strukturen resultiert ein deutlicher Reliefunterschied im Bereich des M. pectoralis major.

NOTIZEN

Antworten auf Seite 96

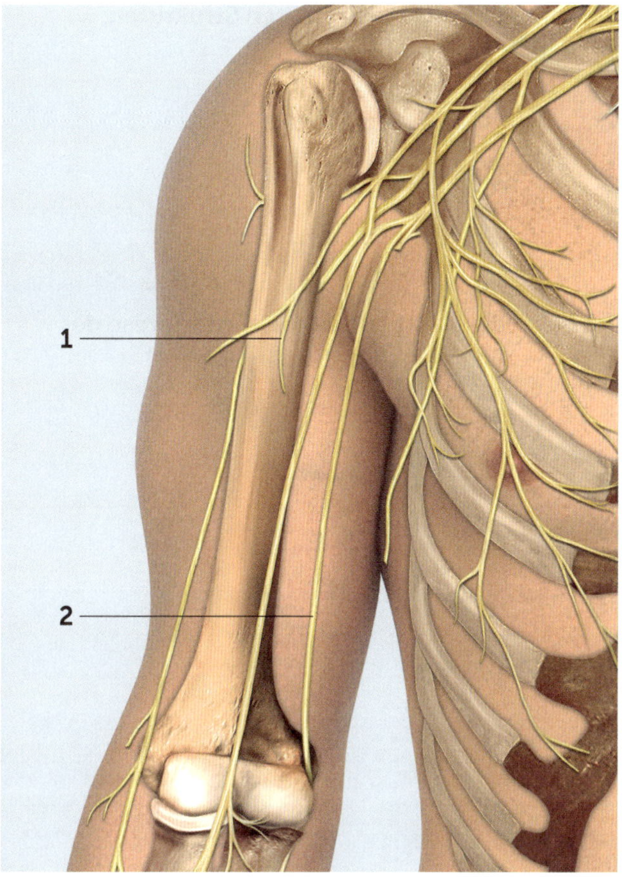

Benennen Sie die dargestellten Strukturen:

1 ....

2 ....

KNOW-HOW

Wie ist die Handstellung bei einer Parese der zweiten dargestellten Struktur?

....

Beschreiben Sie die anatomischen Strukturen 1 und 2:

1: ....

2: ....

TO-DO

Legen Sie Ihren Finger sanft an den Sulcus nervi ulnaris. Hier ist die zweite dargestellte Struktur gut zu tasten.

NOTIZEN

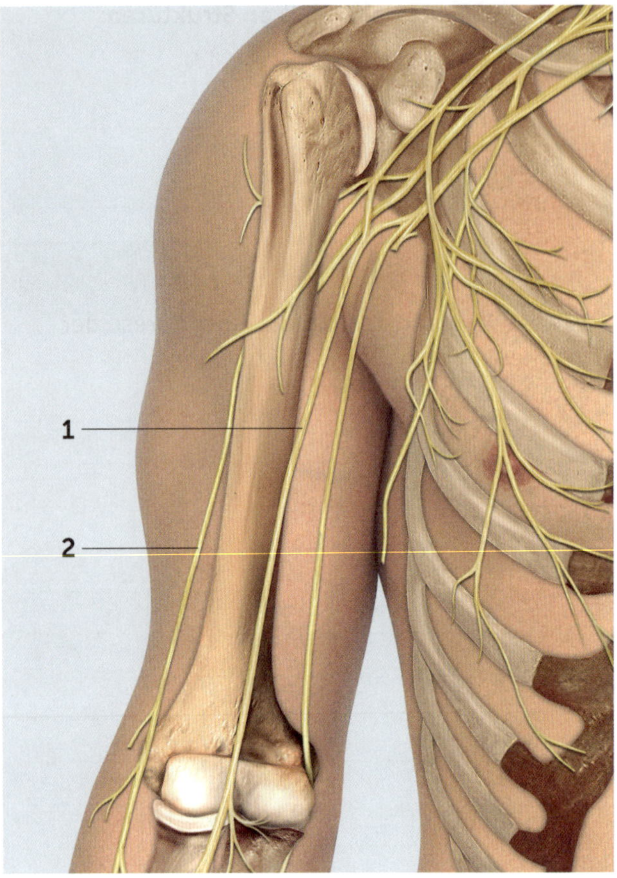

Benennen Sie die dargestellten Strukturen:

1 ....

2 ....

KNOW-HOW

Wie ist die Handstellung bei einer Parese der zweiten dargestellten Struktur?

....

Beschreiben Sie die anatomischen Strukturen 1 und 2:

1: ....

2: ....

TO-DO

Legen Sie Ihren Finger in den Sulcus bicipitalis medialis (proximales Drittel).
Hier ist die erste dargestellte Struktur in der Tiefe zu tasten.

NOTIZEN

Antworten auf Seite 97

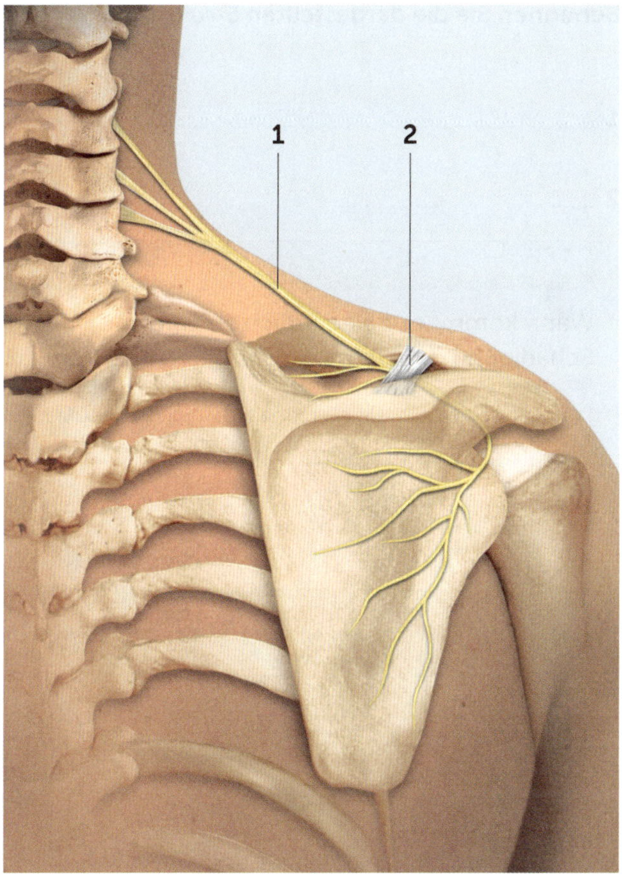

Benennen Sie die dargestellten Strukturen:

1 ....

2 ....

KNOW-HOW

Wie nennt man das Krankheitsbild, bei dem es zur typischen Kompression der ersten dargestellten Struktur kommt?

....

Beschreiben Sie die anatomischen Strukturen 1 und 2:

1: ....

2: ....

TO-DO

Legen Sie einen Finger in die Fossa supraspinata und versuchen Sie, die erste dargestellte Struktur im Bereich der zweiten dargestellten Struktur zu tasten.

NOTIZEN

Antworten auf Seite 97

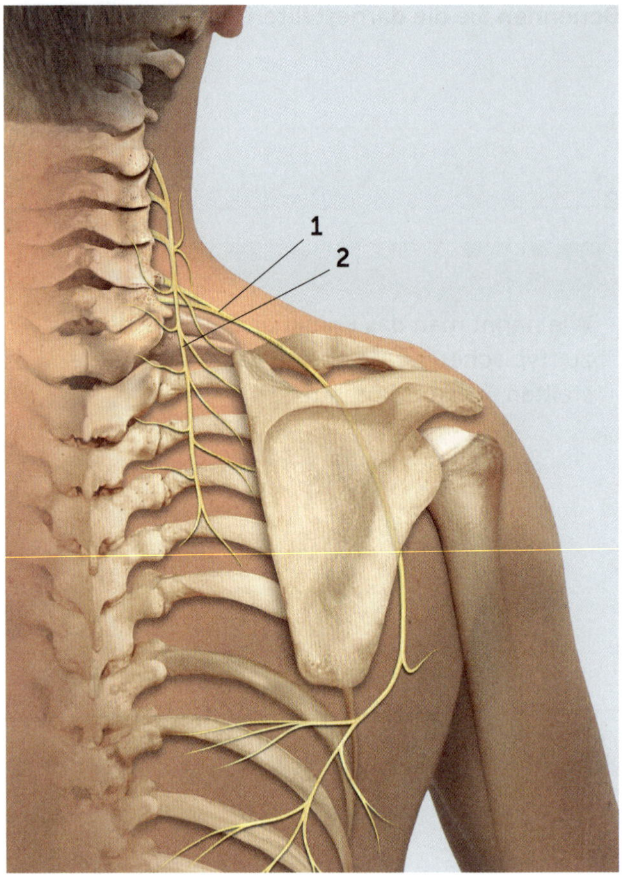

Benennen Sie die dargestellten Strukturen:

1 ....

2 ....

KNOW-HOW

Wann kommt es gelegentlich zu einer Schädigung der ersten dargestellten Struktur?

....

Beschreiben Sie die anatomischen Strukturen 1 und 2:

1: ....

2: ....

TO-DO

Legen Sie einen Finger ventral des M. latissimus in die Achselhöhle. Die erste dargestellte Struktur ist in ihrem senkrechten Verlauf gegen den Thorax zu tasten.

NOTIZEN

Antworten auf Seite 98

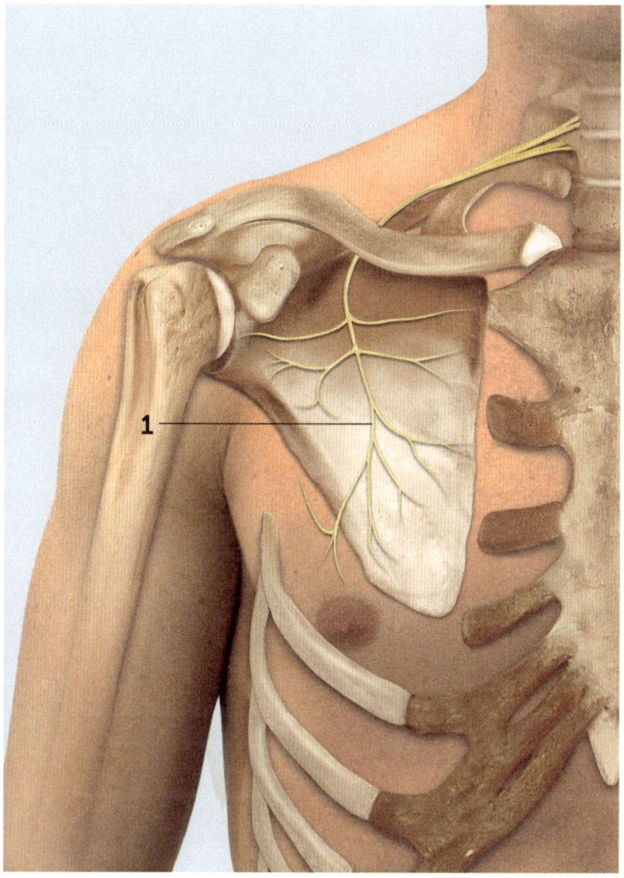

Benennen Sie die dargestellte Struktur:

1 ....

KNOW-HOW

Was resultiert aus einer Schädigung der dargestellten Struktur?

....

....

....

....

....

....

....

....

....

....

....

Beschreiben Sie die anatomische Struktur:

....

....

....

....

....

....

....

....

....

....

....

TO-DO

Tasten Sie, von ventral kommend, tief in die hintere Achselhöhle. Auf der Ventralseite des Schulterblattes ist der Nerv in der Tiefe zu palpieren.

NOTIZEN

Antworten auf Seite 98

Lösungsteil

Schulter und Oberarm

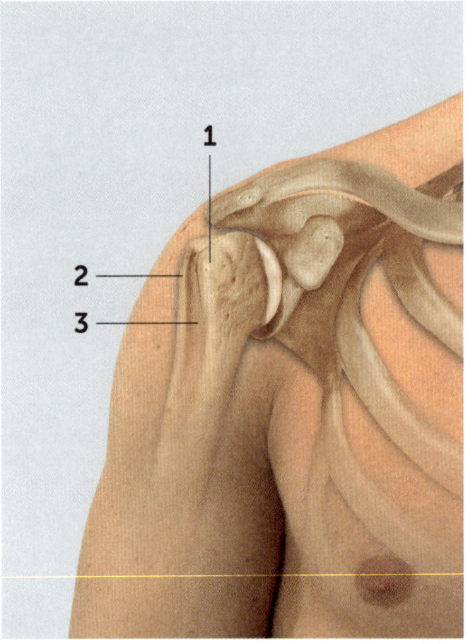

1 **Tuberculum minus**
Das Tuberculum minus befindet sich schultergelenksnah an der Ventralseite des Oberarms. Nach distal geht es in die Crista tuberculi minoris über. Es dient als Ansatz für mehrere Schultergelenksmuskeln.

2 **Tuberculum majus**
Das Tuberculum majus liegt lateral des Tuberculum minus, es liegt proximal und lateral am Oberarm. Nach distal geht es in die Crista tuberculi majoris über. Das Tuberculum majus besitzt drei Facetten, die als Ansatzstellen für Schultergelenksmuskeln dienen.

3 **Sulcus intertubercularis**
Der Sulcus intertubercularis verläuft zwischen den Cristae tuberculi minoris und majoris. Bindegewebige Strukturen überspannen den Sulcus und bilden einen osteofibrösen Kanal für die lange Bizepssehne.

Know-how: Welche Muskeln inserieren an den drei Facetten der zweiten dargestellten Struktur?

Antwort: M. supraspinatus, M. infraspinatus und M. teres minor

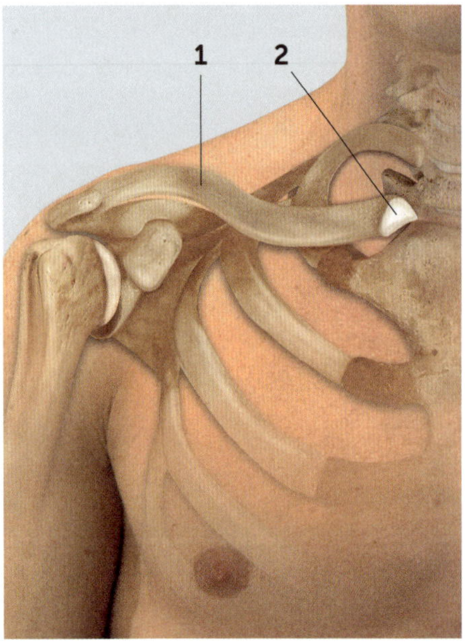

1 **Clavicula**
Die Clavicula ist ein s-förmig gebogener Knochen, der beim Erwachsenen ca. 12–15 cm lang ist. Medial ist er nach ventral konvex, lateral nach ventral konkav. Die Clavicula bildet medial mit dem Sternum das SCG, lateral bildet sie mit der Scapula das ACG.

2 **Art. sternoclavicularis (SCG)**
Das SCG wird von der Clavicula und dem Sternum gebildet. Die Inkongruenz der Gelenkflächen wird durch einen Discus articularis ausgeglichen. Die Gelenkkapsel ist dick, aber relativ schlaff und wird durch Bandstrukturen verstärkt. Funktionell hat das SCG die Funktion eines Kugelgelenks.

Know-how: In welchem Alter sind Frakturen der ersten dargestellten Struktur am häufigsten?

Antwort: 50 % aller Klavikulafrakturen ereignen sich vor dem 7. Lebensjahr.

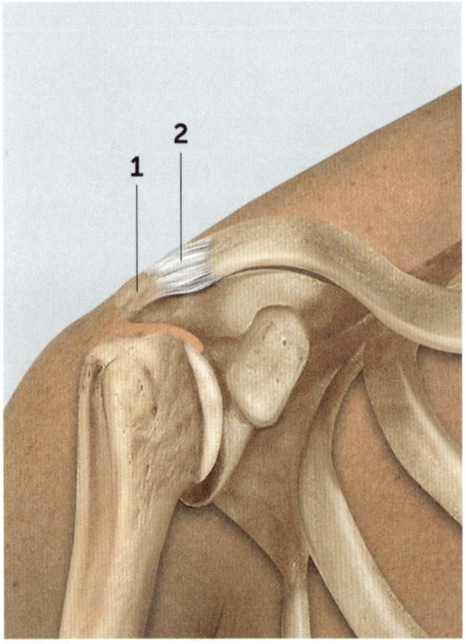

1 **Acromion**
Das ACG setzt sich nach lateral in das Acromion fort. Es bildet den lateralsten knöchernen Punkt des Schultergürtels und formt zusammen mit dem Lig. coracoacromiale und dem Coracoid das Schulterdach.

2 **Art. acromioclavicularis (ACG)**
Das „Schultereckgelenk" ist ein planes Gelenk zwischen Clavicula und Acromion. Es wird durch straffe Bänder stabilisiert und hat nur eine geringe Beweglichkeit. Gelegentlich besitzt das ACG einen Discus articularis und ist dann deutlich besser beweglich.

Know-how: Wie nennt man Verletzungen, bei denen die Ligamente der zweiten dargestellten Struktur mit betroffen sind?

Antwort: Tossy- oder Rockwood-Verletzungen

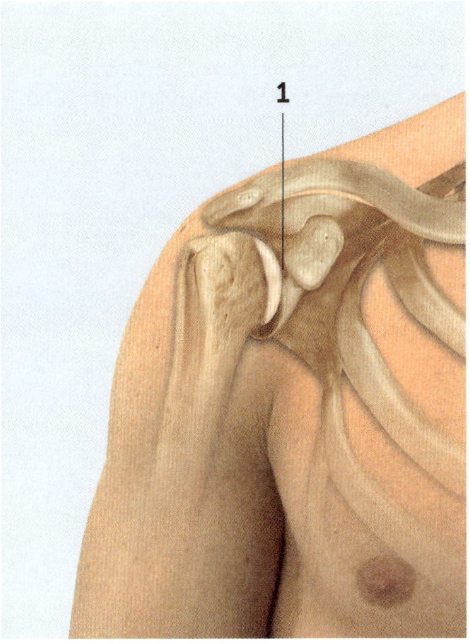

1 **Art. glenohumeralis**
Das Schultergelenk ist ein Kugelgelenk und besitzt 3 Freiheitsgrade. Es setzt sich aus der Gelenkpfanne der Scapula und dem Humeruskopf zusammen. Die Gelenkpfanne ist deutlich kleiner als der Humeruskopf und wird durch das Labrum glenoidale vergrößert. Da relativ wenige Bänder das Schultergelenk umgeben und die Kapsel recht locker ist, muss die benachbarte Muskulatur das Gelenk sichern. Daher spricht man von einem muskelgeführten Gelenk.

Know-how: In welche Richtung luxiert der distale Gelenkpartner der dargestellten Struktur am häufigsten?

Antwort: Nach ventrokaudal

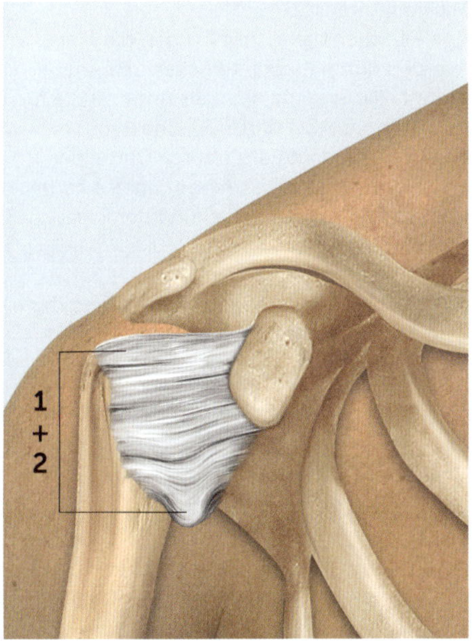

1 **Capsula art. glenohumeralis**
Die Gelenkkapsel des Schultergelenks ist weit und dorsal dünn, da sie nicht von ligamentären Strukturen verstärkt wird. Proximal ist die Kapsel am Labrum glenoidale befestigt. Die Kapselansatzlinie am Humerus befindet sich im Bereich des Collum anatomicum. Die Gelenkkapsel ist schlaff und bildet mediokaudal den Recessus axillaris.

2 **Ligg. glenohumeralia**
Die Capsula art. glenohumeralis wird kranial durch das Lig. coracohumerale und kranioventral durch die Ligg. glenohumeralia verstärkt.

Know-how: Welcher Test wird durchgeführt, wenn ein Verdacht auf eine ventrale Instabilität der Schulter vorliegt?

Antwort: Der Apprehension-Test: Dabei wird der Arm in verschiedene Abduktionsgrade in die Außenrotation gebracht und beurteilt, wie weit sich der Humeruskopf nach ventral verschieben lässt.

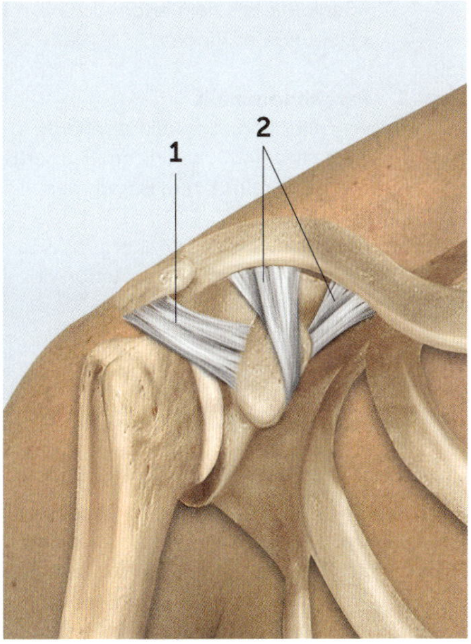

1 **Lig. coracoacromiale**
Das Lig. coracoacromiale verläuft zwischen dem Proc. coracoideus und dem Acromion. Das Band hat keine mechanische Funktion, es bildet zusammen mit dem Acromion und dem Proc. coracoideus das Schulterdach. Unter dem Schulterdach verläuft die Supraspinatussehne.

2 **Lig. coracoclaviculare**
Das Lig. coracoclaviculare erstreckt sich vom Proc. coracoideus zum Unterrand der Clavicula. Das Ligament hat zwei Anteile, das Lig. trapezoideum und das Lig. conoideum. Die Bänder halten die Clavicula am Coracoid und stabilisieren somit das Akromioklavikulargelenk.

Know-how: Wie nennt man Verletzungen, bei denen die dargestellten Strukturen rupturiert sind?

Antwort: Tossy- oder Rockwood-Verletzungen

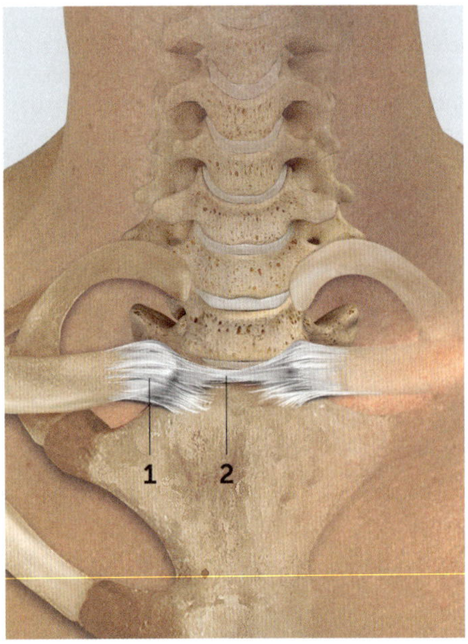

1 **Lig. sternoclaviculare anterius**
Die weite Gelenkkapsel des SCG wird durch das Lig. sternoclaviculare anterius mechanisch in ihrer gelenkstabilisierenden Funktion unterstützt. Das Lig. sternoclaviculare anterius verläuft kranioventral zwischen dem Sternum und der Clavicula.

2 **Lig. interclaviculare**
Das Lig. interclaviculare verläuft kraniomedial des Lig. sternoclaviculare anterius im Bereich der Fossa jugularis und verbindet die medialen Anteile der Claviculae.

Know-how: Welcher Muskel nimmt seinen Ursprung im Bereich der dargestellten Strukturen?

Antwort: M. sternocleidomastoideus

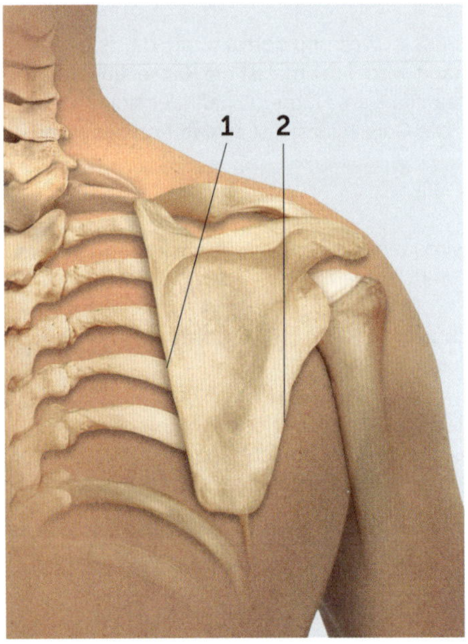

Scapula mit Margo medialis (1) und Margo lateralis (2)
Die Scapula bildet eine flache dreieckige Knochenplatte. Ihre Ränder, die Margines medialis, lateralis und superior, werden durch markante Ecken, die Anguli superior und inferior, voneinander getrennt. Die Scapula dient als Ansatzstelle für die Schultergürtelmuskulatur. Sie besitzt über das ACG und SCG eine knöcherne Verbindung zum Rumpf. Die Spina scapulae verläut vom oberen Drittel der Margo medialis quer über die Scapula und bildet lateral das Acromion. Sie bildet die Grenze zwischen der Fossa supraspinata (M. supraspinatus) und der Fossa infraspinata (M. infraspinatus).

Know-how: Wie nennt man das Krankheitsbild, bei dem der mediale Rand der dargestellten Struktur vom Thorax absteht?

Antwort: Scapula alata

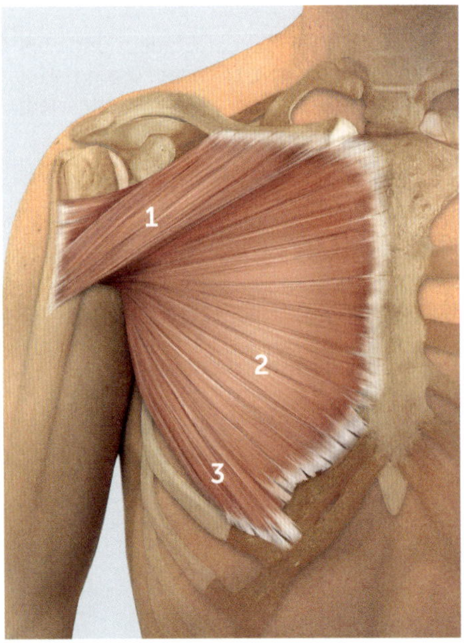

1 **M. pectoralis major, Pars clavicularis**
U: mediale Hälfte der Clavicula (ventral)
A: Crista tuberculi majoris am Humerus
I: Nn. pectorales lateralis und medialis (C5–T1)
F:
- Protraktion des Schultergürtels
- Adduktion und Innenrotation des Arms im Schultergelenk
- Unterstützung der Flexion des Arms im Schultergelenk

2 **Pars sternocostalis**
U: ventrale Fläche des Sternum, 2. bis 7. Rippenknorpel, tiefe Ursprünge vom 3. bis 5. Rippenknorpel
A: Crista tuberculi majoris am Humerus
I: Nn. pectorales lateralis und medialis (C5–T1)
F:
- Protraktion des Schultergürtels
- Adduktion und Innenrotation des Arms im Schultergelenk
- Senkung des flektierten Arms
- Hebung der Rippen

3 **Pars abdominalis**
U: ventrales Blatt der Rektusscheide
A: Crista tuberculi majoris am Humerus
I: Nn. pectorales lateralis und medialis (C5–T1)
F:
- Protraktion des Schultergürtels
- Adduktion und Innenrotation des Arms im Schultergelenk
- Senkung des flektierten Arms
- Hebung der Rippen

Know-how: Wie verhalten sich die Ansatzfasern der einzelnen Muskelanteile im Bereich der vorderen Achselfalte?

Antwort: Sie überkreuzen sich, sodass die Pars abdominalis proximal und die Pars clavicularis distal inseriert.

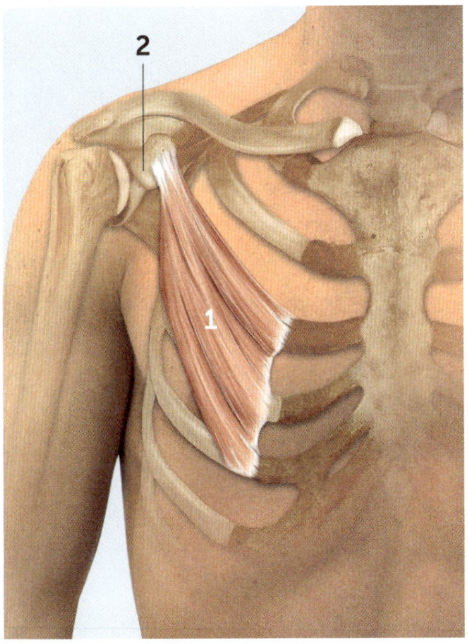

1 **M. pectoralis minor**

U: 3. bis 5. Rippe

A: Proc. coracoideus der Scapula

I: Nn. pectorales medialis und lateralis (C6–C8)

F:
- Protraktion des Schultergürtels
- senkt die Scapula und zieht sie nach medial
- hebt die 3. bis 5. Rippe (Atemhilfsmuskel)

2 **Proc. coracoideus**

Der Proc. coracoideus stellt einen Knochenvorsprung der Scapula dar. Er befindet sich ventrokranial der Gelenkpfanne der Scapula. Zusammen mit dem Acromion und dem Lig. coracoacromiale bildet er das Schulterdach. Er dient als Ansatzstelle für den M. pectoralis minor und als Ursprung des kurzen Bizepskopfes und des M. coracobrachialis.

Know-how: Welche Struktur kann bei einer Verkürzung der ersten dargestellten Struktur irritiert werden?

Antwort: Plexus brachialis

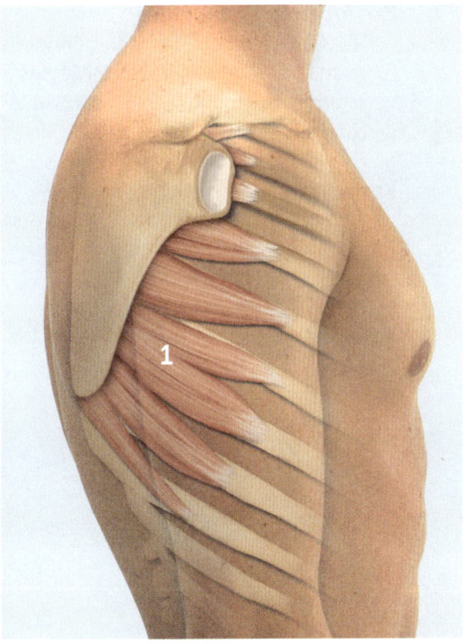

1 **M. serratus anterior**

U: Außenseite der 1. bis 9. Rippe, lateral

A: Angulus superior, Margo medialis und Angulus inferior der Scapula

I: N. thoracicus longus (C5–C7)

F:
- gesamt: zieht die Scapula nach lateral und ventral; bei fixiertem Schultergürtel werden die Rippen gehoben (Atemhilfsmuskel)
- Pars inferior: schwenkt den Angulus inferior nach lateroventral (unterstützt die Armhebung über die Horizontale)

Know-how: Welcher funktionelle Befund zeigt sich bei einer Insuffizienz der dargestellten Struktur?

Antwort: Scapula alata

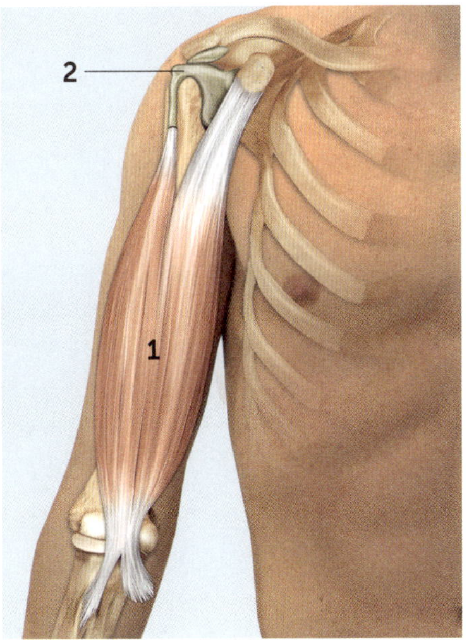

1 **M. biceps brachii, Caput longum und Caput breve**

U:
- Caput longum: Tuberculum supraglenoidale
- Caput breve: Proc. coracoideus scapulae

A: Tuberositas radii und über die Aponeurose des M. biceps brachii an der Faszie des Unterarms

I: N. musculocutaneus (C5–C6)

F:
- Abduktion, Innenrotation (Caput longum) und Anteversion (beide Köpfe) des Arms im Schultergelenk
- Flexion und Supination des Unterarms im Ellenbogengelenk

2 **Bursae subacromialis und subdeltoidea**

Die Bursae subacromialis und subdeltoidea befinden sich unter dem Acromion und unter dem M. deltoideus. Die Bursa subacromialis dient der Sehne des M. supraspinatus als Gleitebene gegen das Acromion. Die Bursa subdeltoidea schützt den M. deltoideus gegen das Tuberculum majus. Somit werden Reibungen zwischen den knöchernen und sehnigen/muskulären Strukturen vermieden.

Know-how: Kann der Ellenbogen bei einer Läsion des N. musculocutaneus noch aktiv flektiert werden?

Antwort: Ja, der M. brachialis (N. radialis) flektiert ihn, allerdings nicht mit Supination des Unterarms.

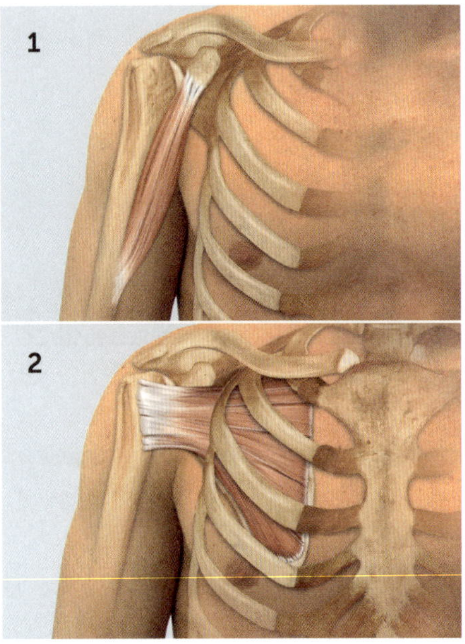

1 **M. coracobrachialis**
U: Proc. coracoideus
A: mediale Fläche des Humerus in Verlängerung der Crista tuberculi minoris
I: N. musculocutaneus (C6–C7)
F: • Anteversion, geringe Adduktion und Innenrotation des Arms im Schultergelenk
• Stabilisation des Humeruskopfes in der Gelenkpfanne

2 **M. subscapularis**
U: Fossa subscapularis der Scapula
A: Tuberculum minus am Humerus
I: N. subscapularis (C5–C6)
F: Innenrotation des Arms im Schultergelenk

Know-how: Welche weiteren Muskeln nehmen ihren Ursprung zusammen mit der ersten dargestellten Struktur am Proc. coracoideus?

Antwort: M. biceps, Caput breve, M. pectoralis minor

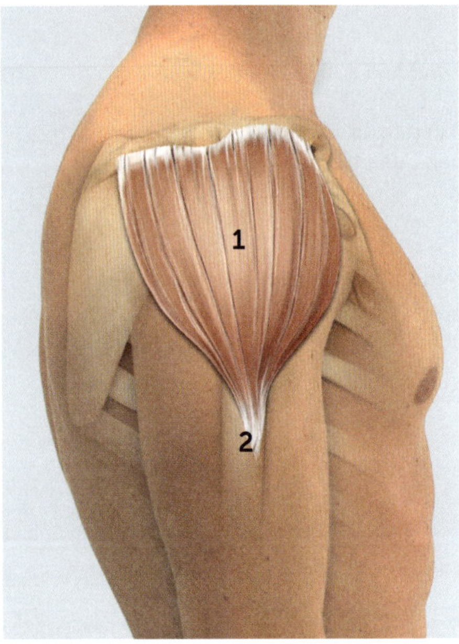

1 **M. deltoideus, Pars clavicularis**
U: laterales Drittel der Clavicula
F: Adduktion, Innenrotation und Anteversion des Arms im Schultergelenk

Pars acromialis
U: Acromion
F: Abduktion des Arms im Schultergelenk

Pars spinalis
U: Spina scapulae
F: Adduktion, Außenrotation und Retroversion des Arms im Schultergelenk
A alle Anteile: Tuberositas deltoidea am Humerus
I alle Anteile: N. axillaris (C5–C6)

2 **Tuberositas deltoidea**
Die Tuberositas deltoidea befindet sich lateral, etwas in der Mitte des Humerus. Sie dient als Ansatzstelle für den M. deltoideus.

Know-how: Für welches Rückenmarksegment ist die erste dargestellte Struktur ein Kennmuskel?

Antwort: C5

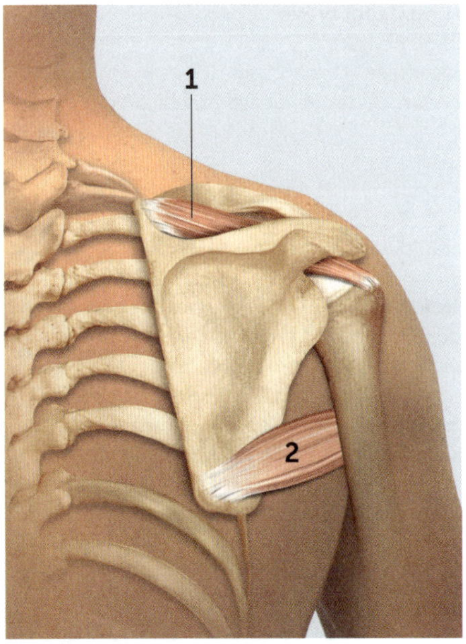

1 **M. supraspinatus**
U: Fossa supraspinata der Scapula
A: obere Facette des Tuberculum majus am Humerus
I: N. suprascapularis (C4–C6)
F: Abduktion des Arms im Schultergelenk

2 **M. teres major**
U: Angulus inferior und unteres Drittel der Margo lateralis der Scapula
A: Crista tuberculi minoris am Humerus
I: N. thoracodorsalis (C6–C8)
F: • Retroversion des Arms im Schultergelenk
• Adduktion des Arms im Schultergelenk
• Innenrotation des Arms im Schultergelenk

Know-how: Wie heißt das Syndrom, bei dem die Sehne der ersten dargestellten Struktur unter dem Acromion komprimiert wird?

Antwort: Impingement-Syndrom

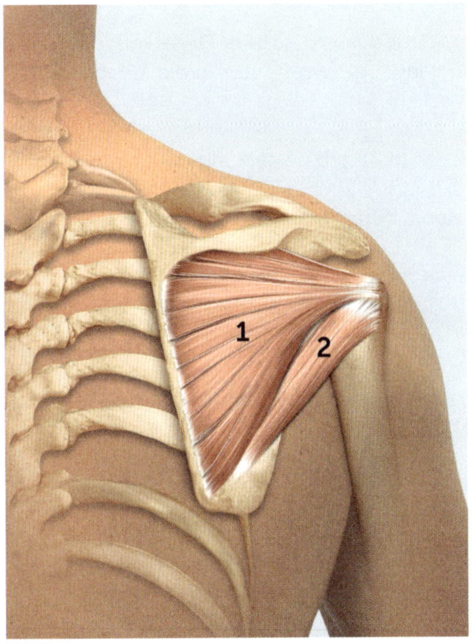

1 M. infraspinatus
U: Fossa infraspinata der Scapula
A: von dorsal an der mittleren Facette des Tuberculum majus am Humerus
I: N. subscapularis (C4–C6)
F. Außenrotation des Arms im Schultergelenk

2 M. teres minor
U: mittleres Drittel der Margo lateralis der Scapula
A: von dorsal an der unteren Facette des Tuberculum majus am Humerus
I: N. axillaris (C5–C6)
F: • Außenrotation des Arms im Schultergelenk
• Adduktion des Arms im Schultergelenk

Know-how: Welcher Muskel inseriert an der gleichen Knochenleiste wie die dargestellten Strukturen?

Antwort: M. supraspinatus am Tuberculum majus humeri

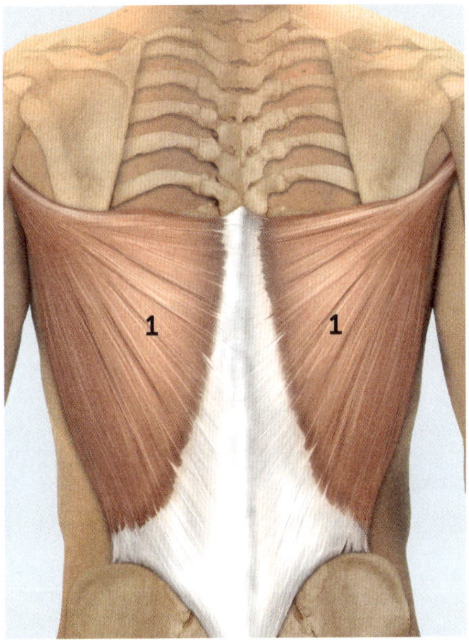

1 M. latissimus dorsi
U: • Pars vertebralis: Procc. spinosi von T7 bis T12; über die Fascia thoracolumbalis von den Procc. spinosi der LWS und vom Os sacrum
• Pars iliaca: dorsales Drittel der Crista iliaca
• Pars costalis: 9. bis 12. Rippe
A: Crista tuberculi minoris am Humerus
I: N. thoracodorsalis (C6–C8)
F: • Innenrotation, Adduktion und Retroversion des Arms im Schultergelenk
• Atemhilfsmuskel und „Hustenmuskel"

Know-how: Bei welcher Sportart kommt die dargestellte Struktur besonders stark zum Einsatz?

Antwort: Beim Klettern: Der Rumpf wird durch die Arme nach oben gezogen.

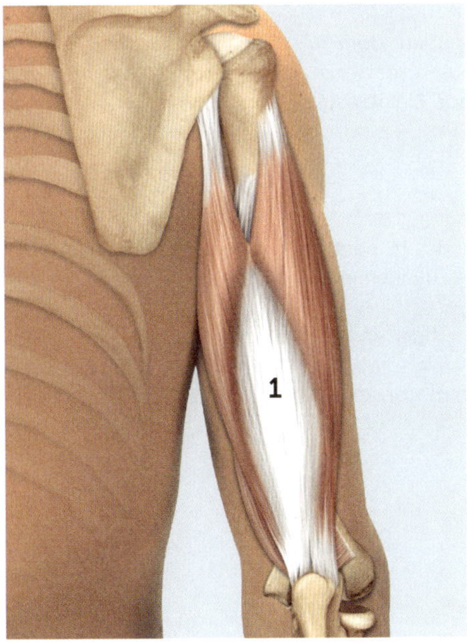

1 M. triceps brachii
U: • Caput longum: Tuberculum infraglenoidale
• Caput mediale: dorsaler Humerus, distal des Sulcus nervi radialis, Septum intermusculare
• Caput laterale: dorsaler Humerus, proximal des Sulcus nervi radialis, Septum intermusculare
A: Olecranon
I: N. radialis (C6–C8)
F: • Extension des Arms im Ellenbogengelenk
• Retroversion des Arms im Schultergelenk
• Adduktion des Arms im Schultergelenk (Caput longum)

Know-how: Für welches Segment ist die dargestellte Struktur ein Kennmuskel?

Antwort: C7

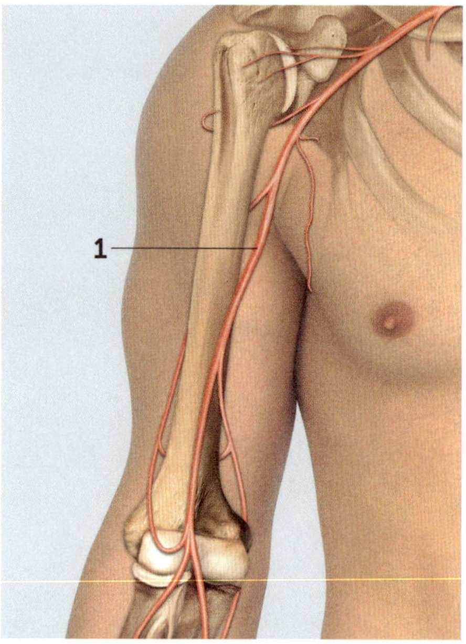

1 A. brachialis
Die A. brachialis ist die direkte Fortsetzung der A. axillaris. Diese verläuft durch den Sulcus bicipitalis medialis zur Ellenbeuge, wo sie sich in die A. radialis und die A. ulnaris teilt.

Know-how: Wo kann die dargestellte Struktur am besten abgebunden werden?

Antwort: im Bereich des proximalen Oberarms

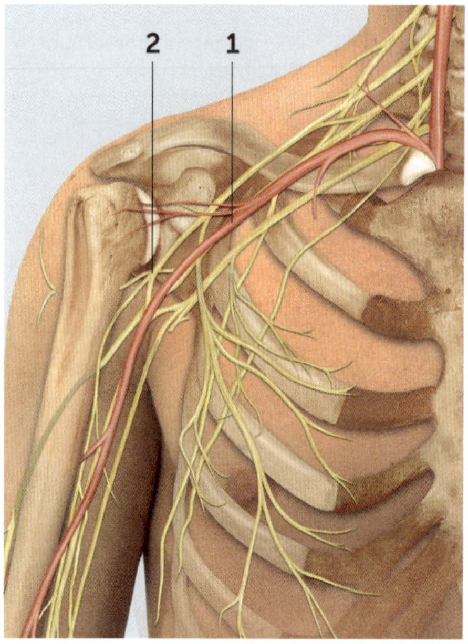

1 A. axillaris
Die A. axillaris entspringt auf Höhe der 1. Rippe aus der A. subclavia und setzt sich in die A. brachialis fort. Sie unterkreuzt den M. pectoralis minor, verläuft unter dem M. coracobrachialis durch die Achselhöhle und zieht zum Oberarm.

2 N. axillaris (C5–C6)
Der N. axillaris geht aus dem Plexus brachialis hervor. Er verläuft nahe des Kapselansatzes des Schultergelenks durch die laterale Achsellücke und um das Collum chirurgicum des Humerus. Er gibt Hautäste zur seitlichen Schulterregion und zur dorsolateralen Seite des Oberarms ab. Die motorischen Fasern verlaufen zum M. deltoideus und M. teres minor.

Know-how: Welches Ereignis kann zu Irritationen der zweiten dargestellten Struktur führen?

Antwort: Schulterluxation oder proximale Humerusfraktur

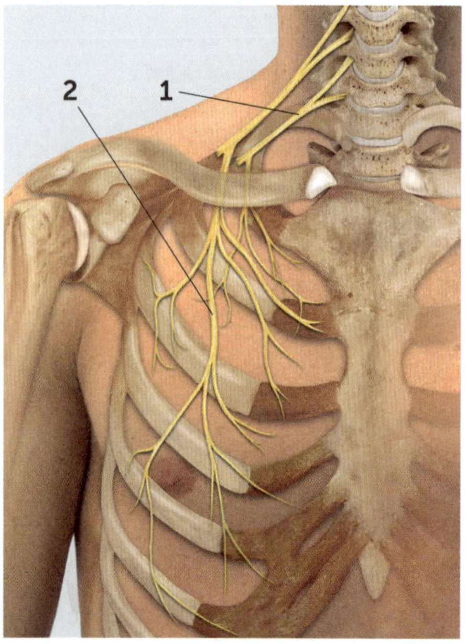

1 N. pectoralis medialis (C8–T1)
Der N. pectoralis medialis entspringt aus dem Fasciculus medialis des Plexus brachialis. Die Nervenfasern verlaufen vor der A. axillaris nach kaudal und innervieren den M. pectoralis minor. Einige Äste gelangen auch zum M. pectoralis major.

2 N. pectoralis lateralis (C5–C7)
Der N. pectoralis lateralis entspringt aus dem Fasciculus lateralis des Plexus brachialis. Er verläuft dorsomedial des M. pectoralis minor und verzweigt sich im M. pectoralis major, um diesen zu innervieren.

Know-how: Was ist eine Besonderheit der dargestellten Strukturen?

Antwort: Es handelt sich um rein motorische Nerven.

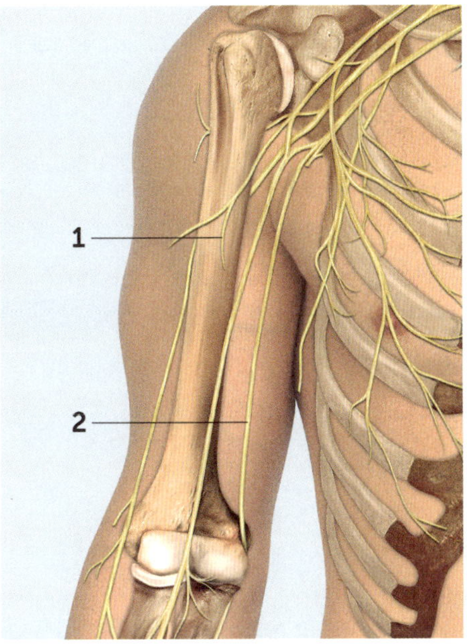

1 **N. musculocutaneus (C5–C7)**
Der N. musculocutaneus entspringt aus dem Plexus brachialis. Er durchbohrt den M. coracobrachialis im mittleren Drittel und zieht zwischen dem M. biceps brachii und dem M. brachialis nach distal bis zur Ellenbeuge. Motorisch innerviert er die Flexoren des Oberarms, sensibel die Haut an der Radialseite des Unterarms.

2 **N. ulnaris (C7–T1), Schulter-Oberarm-Region**
Der N. ulnaris entspringt dem Plexus brachialis. Der Nerv verläuft, nachdem er die Achsel verlassen hat, durch den Sulcus bicipitalis medialis. Er zieht in der Mitte des Oberarms durch das Septum intermusculare mediale, gelangt auf die Streckerseite und verläuft zum Ellenbogengelenk. Auf der medialen Seite verläuft er durch den Sulcus nervi ulnaris und gelangt zum Unterarm in sein Innervationsgebiet.

Know-how: Wie ist die Handstellung bei einer Parese der zweiten dargestellten Struktur?

Antwort: Krallenhand

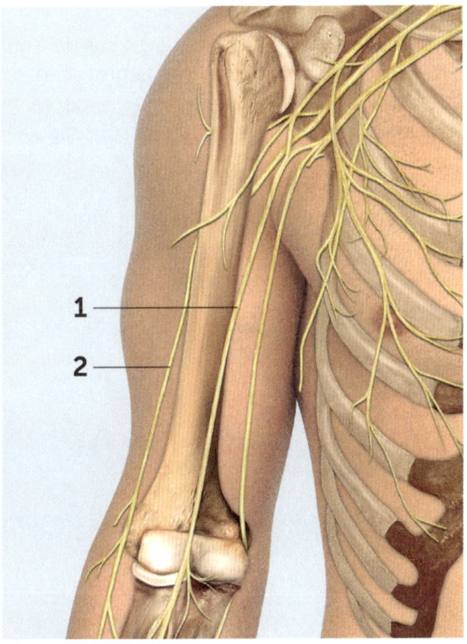

1 **N. medianus (C6–T1), Schulter-Oberarm-Region**
Der N. medianus besitzt Fasern aus dem Fasciculus lateralis und medialis des Plexus brachialis. Distal der Medianusgabel verläuft der N. medianus im Sulcus bicipitalis medialis oberhalb der A. brachialis zur Ellenbeuge und zum Unterarm in sein Innervationsgebiet.

2 **N. radialis (C6–T1), Schulter-Oberarm-Region**
Der N. radialis bildet die direkte Fortsetzung des Fasciculus posterior des Plexus brachialis. Er verläuft durch die Achselhöhle und zieht an die Dorsalseite des Humerus. Motorisch innerviert er die Extensoren des Oberarms und sensibel die Haut an der Streckseite des Arms. Der Nerv verläuft spiralig im Sulcus nervi radialis um den Humerus. Etwa 10 cm proximal des Epicondylus lateralis zieht der N. radialis zwischen dem M. brachioradialis und dem M. brachialis nach distal in die Ellenbogenbeuge, wo er sich weiter aufteilt.

Know-how: Wie ist die Handstellung bei einer Parese der zweiten dargestellten Struktur?

Antwort: Fallhand

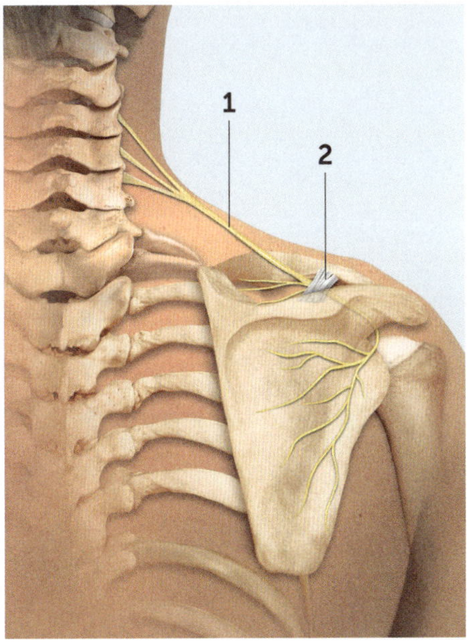

1 **N. suprascapularis (C4–C6)**
Der N. suprascapularis läuft am seitlichen Rand des Plexus brachialis lateralwärts zur Incisura scapulae. Zusammen mit der A. suprascapularis verläuft er durch die Incisura scapulae, durchquert die Fossa supraspinata und gelangt zu den Mm. supraspinatus und infraspinatus.

2 **Lig. transversum scapulae superius**
Das Lig. transversum scapulae superius spannt sich zwischen dem Hinterrand des Proc. coracoideus und der Margo superior der Scapula aus. Aufgrund seines Verlaufs übt das Ligament keine mechanische Funktion aus.

Know-how: Wie nennt man das Krankheitsbild, bei dem es zur typischen Kompression der ersten dargestellten Struktur kommt?

Antwort: Incisura-Scapulae-Syndrom (z. B. bei Verknöcherung des Lig. transversum scapulae superius)

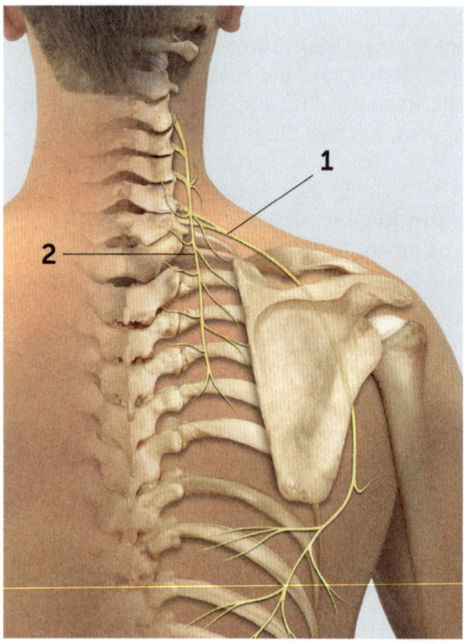

1 **N. thoracodorsalis (C6–C8)**
Der N. thoracodorsalis zieht zwischen der dorsalen Wand der Axilla und der Rumpfwand zusammen mit den Gefäßen zum M. latissimus dorsi.

2 **N. dorsalis scapulae (C3–C5)**
Der N. dorsalis scapulae zieht zum M. levator scapulae und verläuft unter ihm zum Angulus superior und zu den Mm. rhomboidei. Er innerviert den M. levator scapulae und die Mm. rhomboidei.

Know-how: Wann kommt es gelegentlich zu einer Schädigung der ersten dargestellten Struktur?

Antwort: Bei einer Ausräumung der Lymphknoten in der Achselhöhle (Mamma-CA)

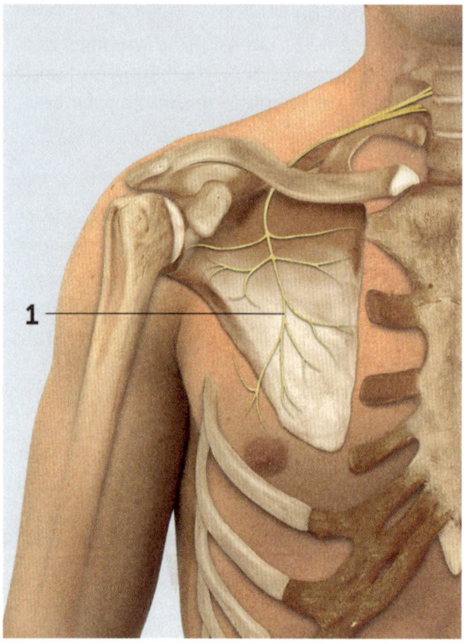

1 **N. subscapularis (C5–C7)**
Der N. subscapularis entspringt aus dem Plexus brachialis, der sich aus dessen Fasciculus posterior isoliert. Seine Nervenwurzeln liegen in den Segmenten C5–C7. Der Nerv verläuft direkt unter das Schulterblatt, wo er sich in mehrere Endäste aufteilt. Der N. subscapularis innerviert motorisch den M. subscapularis und zum Teil den M. teres major.

Know-how: Was resultiert bei einer Schädigung der dargestellten Struktur?

Antwort: Bei einer Schädigung des N. subscapularis kommt es zu einer Außenrotationsstellung im Schultergelenk.

Kapitel 3

Ellenbogen und Unterarm

Arbeitsteil

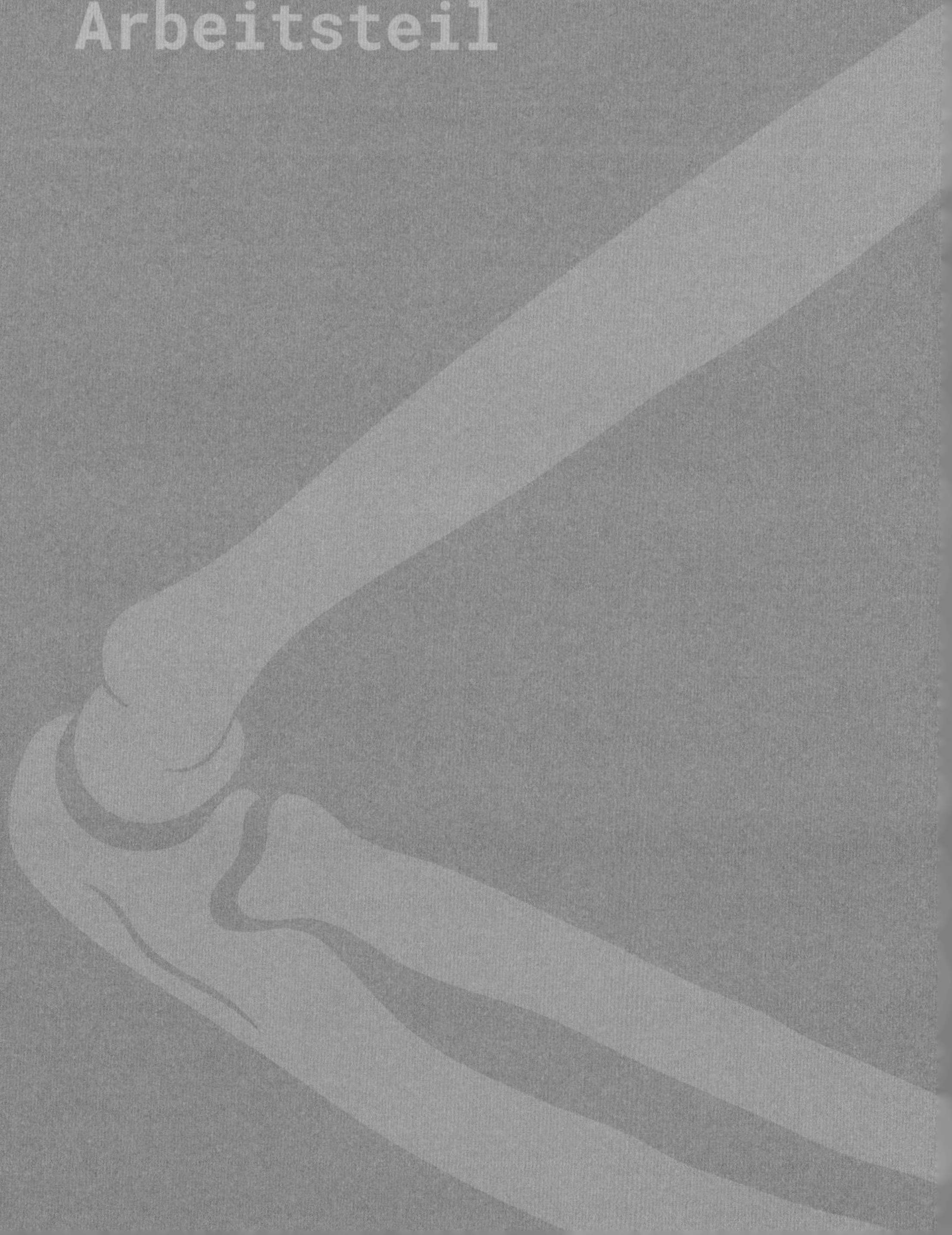

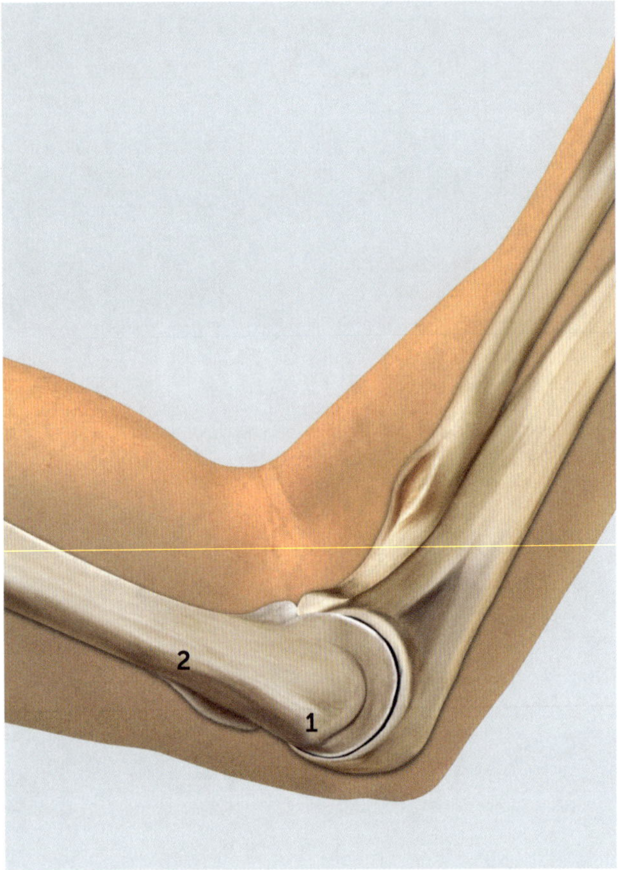

Benennen Sie die dargestellten Strukturen:

1 ....

2 ....

KNOW-HOW

Welche sensible Struktur befindet sich dorsal der ersten dargestellten Struktur?

....

Beschreiben Sie die anatomischen Strukturen 1 und 2:

1: ....

2: ....

TO-DO

Legen Sie einen Finger leicht distal der ersten dargestellten Struktur auf den Unterarm und ballen Sie eine Faust. Die Kontraktion der Handgelenks- und Fingerflexoren ist deutlich zu tasten.

NOTIZEN

Antworten auf Seite 124

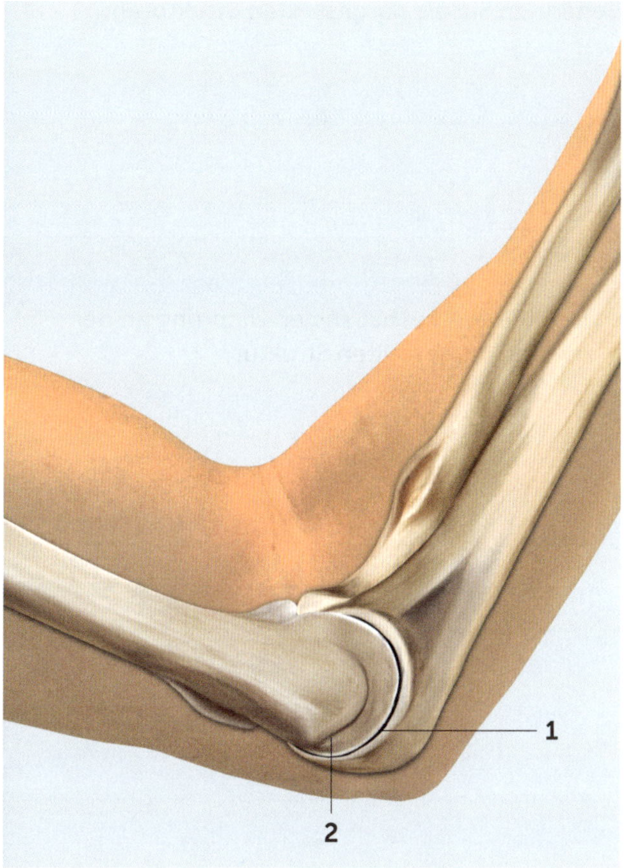

Benennen Sie die dargestellten Strukturen:

1 ....

2 ....

KNOW-HOW

Was ist darunter zu verstehen, wenn man sich den „Musikantenknochen" stößt?

....

Beschreiben Sie die anatomischen Strukturen 1 und 2:

1: ....

2: ....

TO-DO

Legen Sie einen Finger leicht dorsal des Epicondylus medialis in die knöcherne Rinne. Sie palpieren die zweite dargestellte Struktur.

NOTIZEN

Antworten auf Seite 124

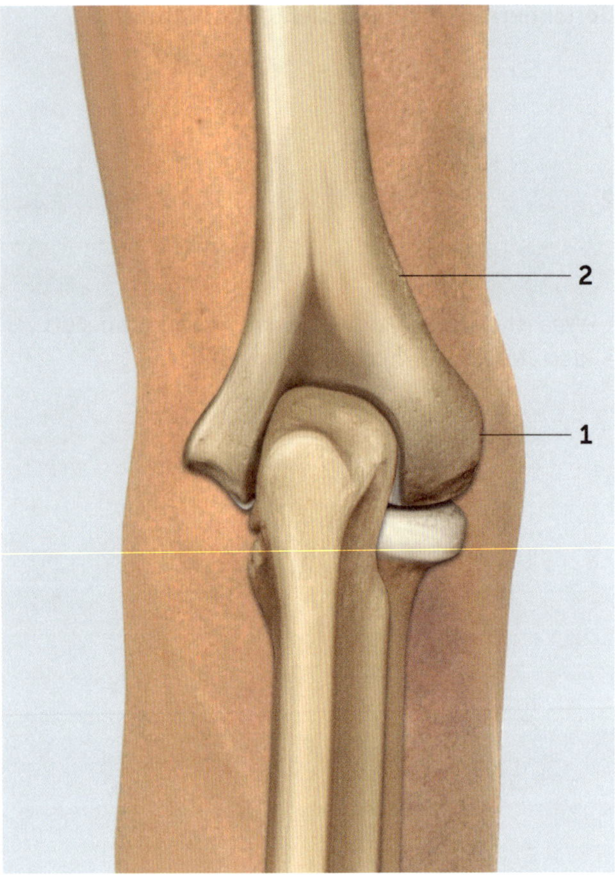

Benennen Sie die dargestellten Strukturen:

1 ....

2 ....

KNOW-HOW

Welcher Muskel hat seinen Ursprung an der zweiten dargestellten Struktur?

....

Beschreiben Sie die anatomischen Strukturen 1 und 2:

1: ....

2: ....

TO-DO

Legen Sie einen Finger leicht distal der ersten dargestellten Struktur auf den Unterarm und ballen Sie die Faust. Die Kontraktion der Handgelenksextensoren ist deutlich zu tasten.

NOTIZEN

Antworten auf Seite 124

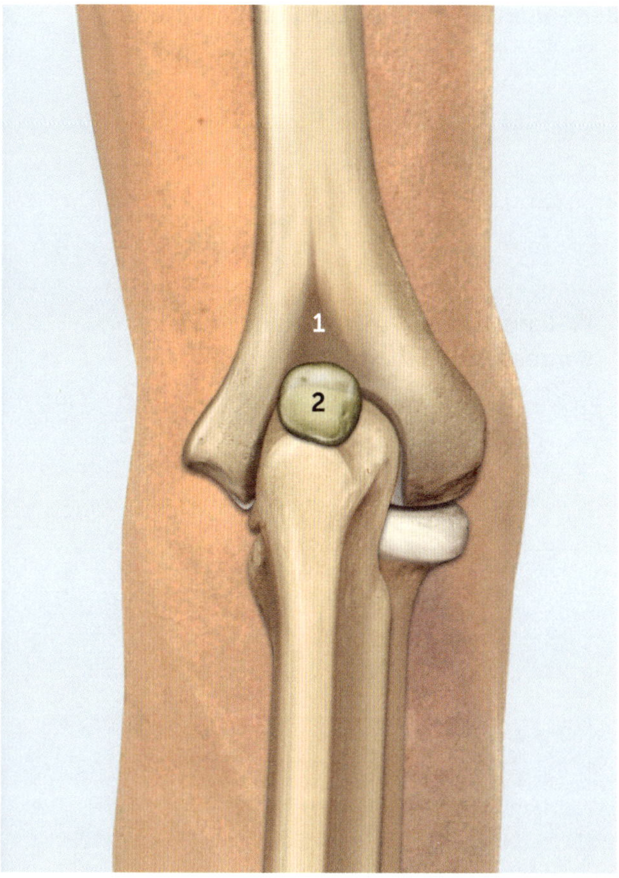

Benennen Sie die dargestellten Strukturen:

1 ....

2 ....

KNOW-HOW

Zu welcher Pathologie kann es im Bereich der zweiten dargestellten Struktur kommen?

....

Beschreiben Sie die anatomischen Strukturen 1 und 2:

1: ....

2: ....

TO-DO

Legen Sie bei flektiertem Ellenbogen einen Finger leicht proximal des Olecranon an. Die Vertiefung der ersten dargestellten Struktur ist deutlich zu tasten.

NOTIZEN

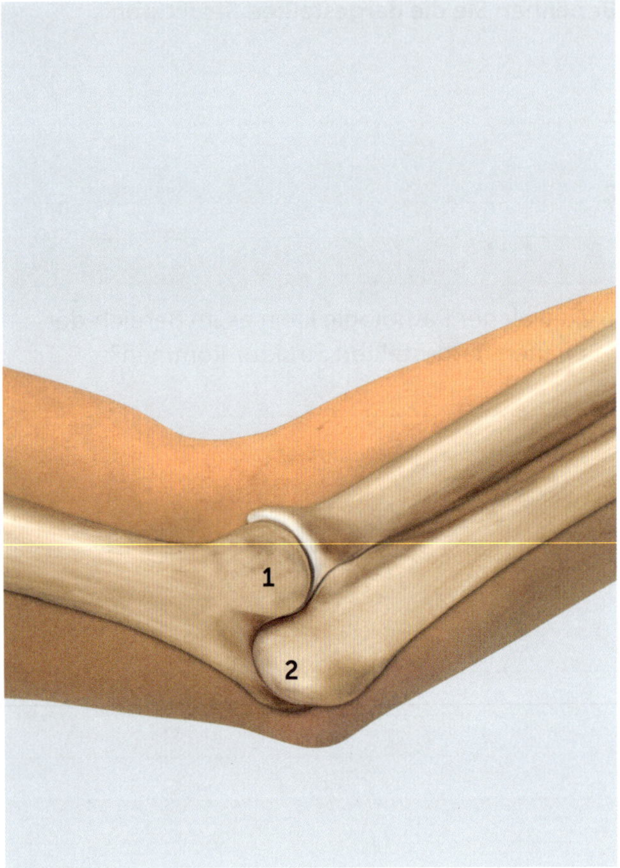

Benennen Sie die dargestellten Strukturen:

1 ....

2 ....

KNOW-HOW

Welche Muskeln setzen an der zweiten dargestellten Struktur an?

....

Beschreiben Sie die anatomischen Strukturen 1 und 2:

1: ....

2: ....

TO-DO

Legen Sie einen Finger leicht proximal der zweiten dargestellten Struktur an und strecken Sie den Ellenbogen. Die Ansatzsehne des M. triceps brachii ist deutlich zu tasten.

NOTIZEN

Antworten auf Seite 125

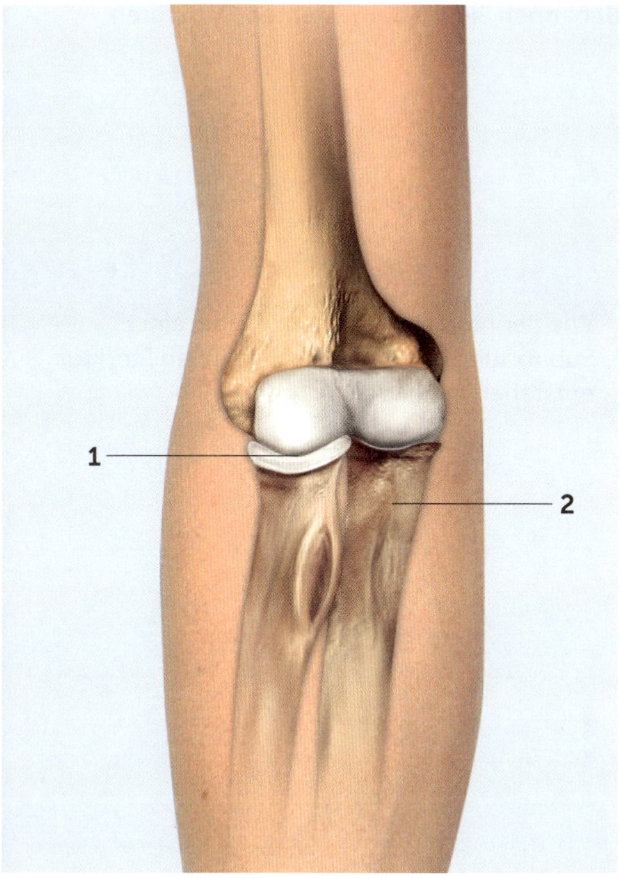

Benennen Sie die dargestellten Strukturen:

1 ....

2 ....

KNOW-HOW

Worauf weisen „Klickgeräusche" im Gelenkspalt hin?

....

Beschreiben Sie die anatomischen Strukturen 1 und 2:

1: ....

2: ....

TO-DO

Legen Sie einen Finger von lateral leicht proximal des Caput radii in den Gelenkspalt. Sie palpieren die erste dargestellte Struktur.

NOTIZEN

Antworten auf Seite 125

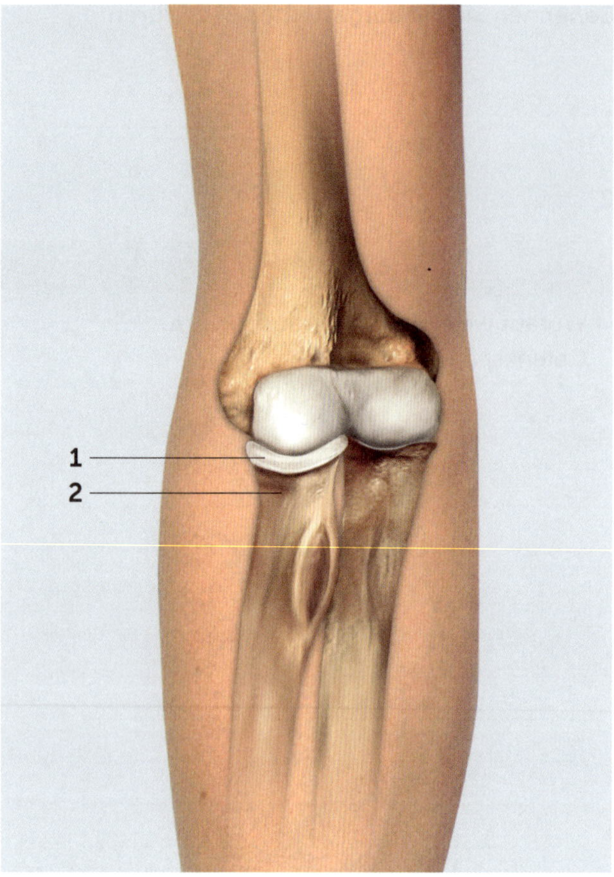

Benennen Sie die dargestellten Strukturen:

1 ....

2 ....

KNOW-HOW

Wie nennt man die Läsion, die bei einer Subluxation der ersten dargestellten Struktur entstehen kann?

....

Beschreiben Sie die anatomischen Strukturen 1 und 2:

1: ....

2: ....

TO-DO

Legen Sie einen Finger leicht auf die erste dargestellte Struktur. Sie palpieren das Lig. anulare direkt unter der Haut.

NOTIZEN

Antworten auf Seite 126

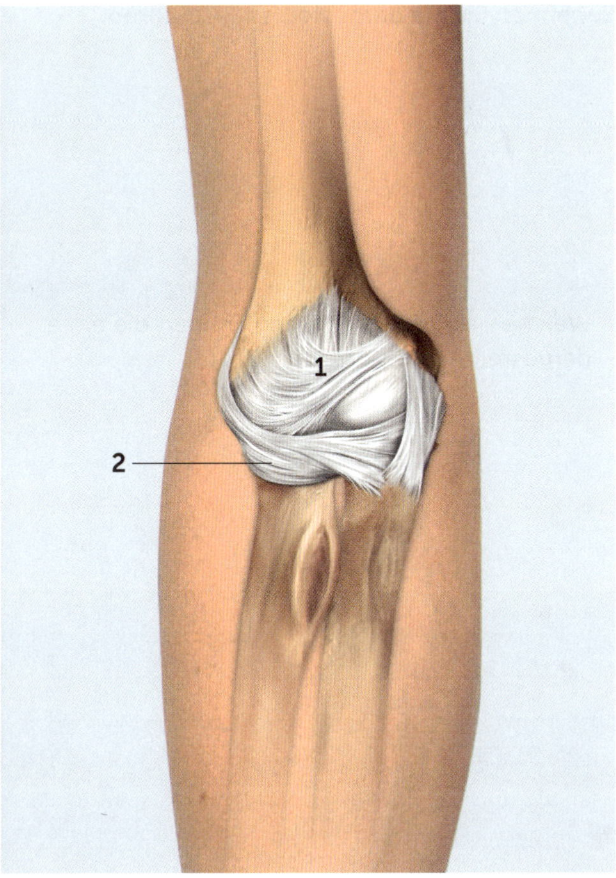

Benennen Sie die dargestellten Strukturen:

1 ....

2 ....

KNOW-HOW

Welche Gelenke werden von der ersten dargestellten Struktur umgeben?

....

....

....

....

....

....

....

....

....

....

....

Beschreiben Sie die anatomischen Strukturen 1 und 2:

1: ....

....

....

....

....

2: ....

....

....

....

....

TO-DO

Legen Sie zwei Finger medial und lateral der Ansatzsehne des M. triceps brachii auf den dorsalen Ellenbogen. Sie palpieren die erste dargestellte Struktur gegen den Humerus.

NOTIZEN

Antworten auf Seite 126

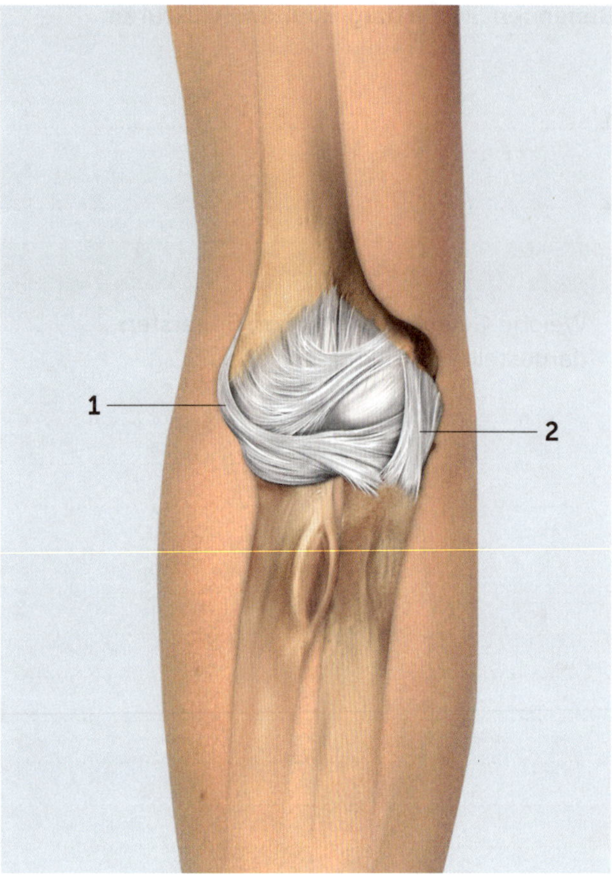

Benennen Sie die dargestellten Strukturen:

1 ....

2 ....

KNOW-HOW

Welche Bewegungsrichtung limitiert die erste dargestellte Struktur?

....

Beschreiben Sie die anatomischen Strukturen 1 und 2:

1: ....

2: ....

TO-DO

Legen Sie einen Finger zwischen den Epicondylus lateralis und das Caput radii. Die erste dargestellte Struktur ist quer zu ihrem Verlauf gut zu tasten.

NOTIZEN

Antworten auf Seite 126

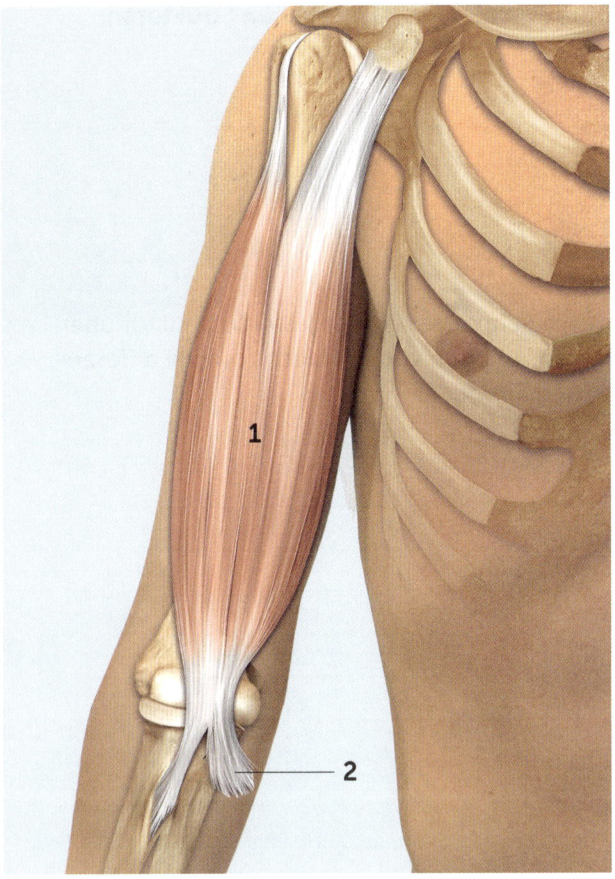

Benennen Sie die dargestellten Strukturen:

1 ....

2 ....

KNOW-HOW

Für welches Segment ist die erste dargestellte Struktur ein Kennmuskel?

....

....

....

....

....

....

....

....

....

....

....

Beschreiben Sie die anatomischen Strukturen 1 und 2:

1: Musculus ....

U: ....

A: ....

I: ....

F: ....

2: ....

....

....

....

....

TO-DO

Legen Sie die Hand flächig von ventral auf den Oberarm und führen Sie eine kräftige Supination des Unterarms durch. Sie palpieren die Aktivität der ersten dargestellten Struktur.

NOTIZEN

Antworten auf Seite 127

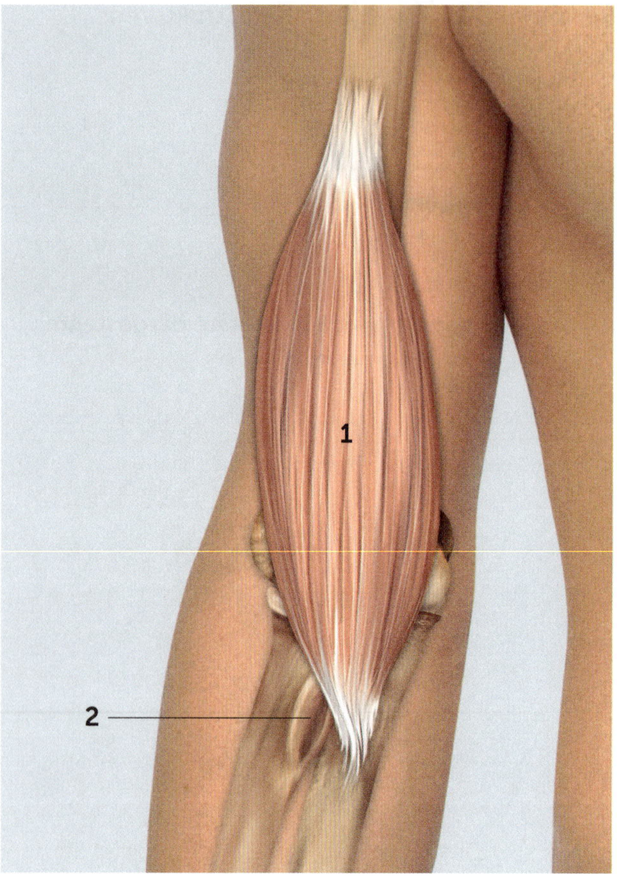

Benennen Sie die dargestellten Strukturen:

1 ....

2 ....

KNOW-HOW

Wie kann die erste dargestellte Struktur über ihre Funktion vom M. biceps brachii differenziert werden?

....

Beschreiben Sie die anatomischen Strukturen 1 und 2:

1: Musculus ....

U: ....

A: ....

I: ....

F: ....

2: ....

TO-DO

Legen Sie einen Finger dorsal des M. biceps brachii und ventral des Humerus an den Oberarm und führen Sie eine Ellenbogenflexion durch. Sie palpieren die Aktivität der ersten dargestellten Struktur.

NOTIZEN

Antworten auf Seite 127

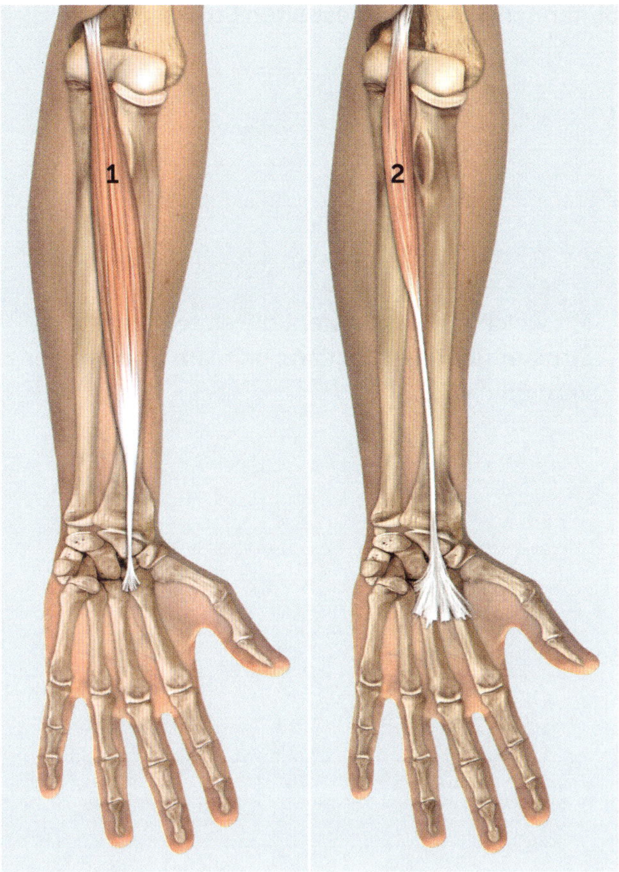

Benennen Sie die dargestellten Strukturen:

1 ....

2 ....

KNOW-HOW

Wie nennt man die Erkrankung, bei der es zu einer Schrumpfung der Palmaraponeurose kommt?

....

....

....

....

....

....

....

....

....

....

Beschreiben Sie die anatomischen Strukturen 1 und 2:

1: Musculus ....

U: ....

A: ....

I: ....

F: ....

2: Musculus ....

U: ....

A: ....

I: ....

F: ....

TO-DO

Führen Sie eine Volarflexion mit radialer Abduktion im Handgelenk durch. Radial neben der Sehne der ersten dargestellten Struktur ist der Puls der A. radialis zu palpieren.

NOTIZEN

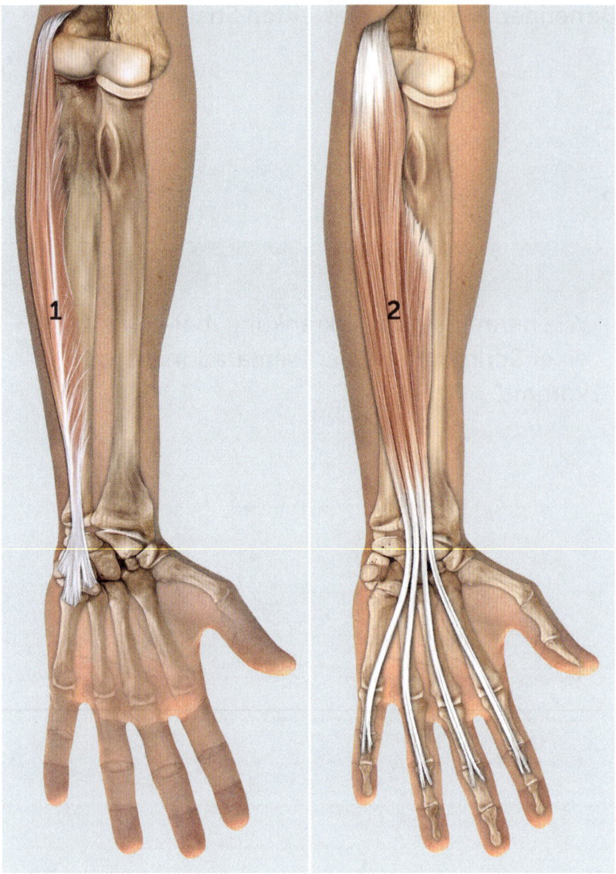

Benennen Sie die dargestellten Strukturen:

1 ....

2 ....

KNOW-HOW

Mit welchem Muskel steht die erste dargestellte Struktur über das Lig. carpi palmare in indirekter Verbindung?

....

Beschreiben Sie die anatomischen Strukturen 1 und 2:

1: Musculus ....
U: ....
A: ....
I: ....
F: ....

2: Musculus ....
U: ....
A: ....
I: ....
F: ....

TO-DO

Führen Sie eine Volarflexion mit ulnarer Abduktion im Handgelenk durch. Die Sehne der ersten dargestellten Struktur ist deutlich im Berech des Os pisiforme zu palpieren.

NOTIZEN

Antworten auf Seite 128

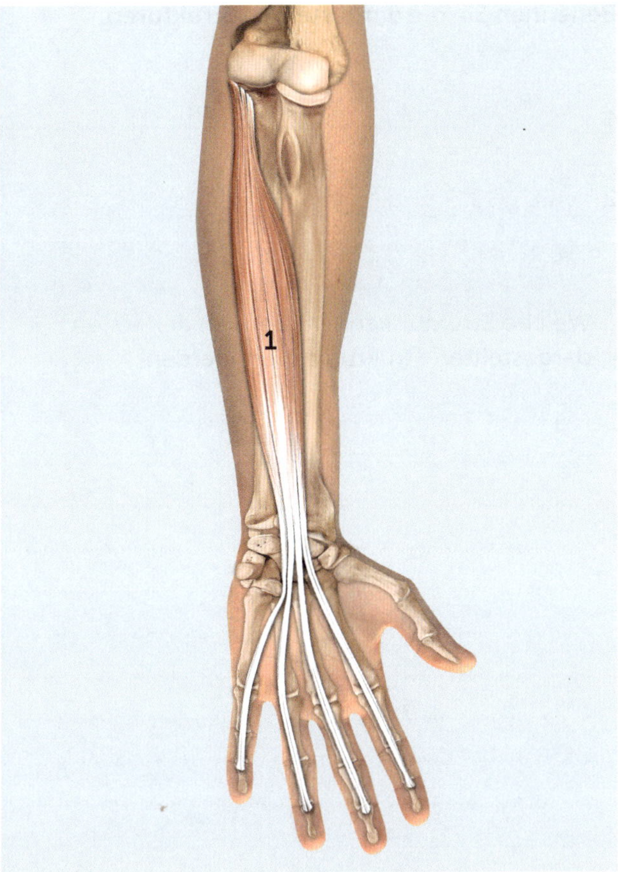

Benennen Sie die dargestellte Struktur:

1 ....

KNOW-HOW

Warum wird die dargestellte Struktur auch M. perforans genannt?

....

....

....

....

....

....

....

....

....

....

....

Beschreiben Sie die anatomische Struktur:

Musculus ....

U: ....

....

A: ....

....

I: ....

....

F: ....

....

TO-DO

Legen Sie mehrere Finger von volar mittig an die Ulna und schließen Sie die Hand zur Faust.
Die Aktivität der dargestellten Struktur ist in der Tiefe zu tasten.

NOTIZEN

Antworten auf Seite 128

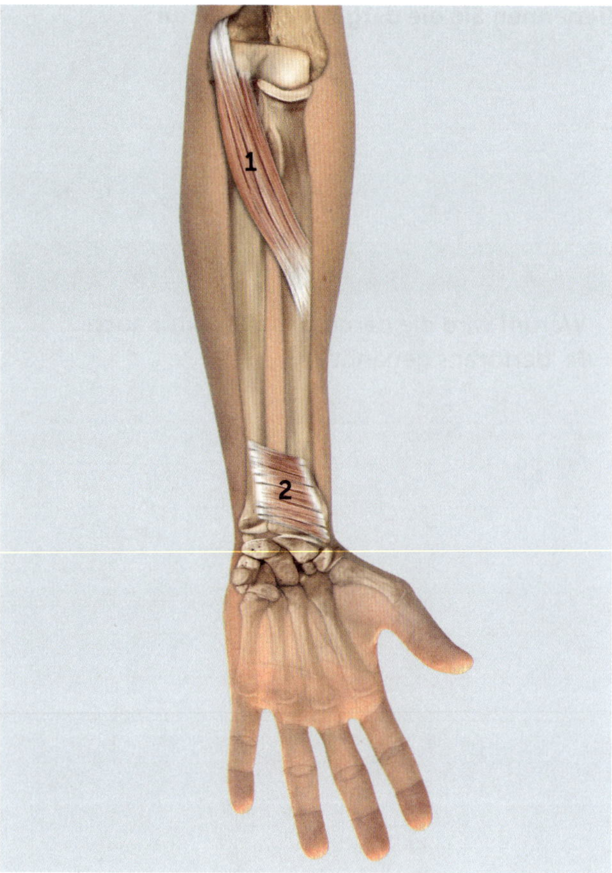

Benennen Sie die dargestellten Strukturen:

1 ....

2 ....

KNOW-HOW

Welche Struktur kann im Bereich der ersten dargestellten Struktur irritiert werden?

....

....

....

....

....

....

....

....

....

....

....

Beschreiben Sie die anatomischen Strukturen 1 und 2:

1: Musculus ....

U: ....

A: ....

I: ....

F: ....

2: Musculus ....

U: ....

A: ....

I: ....

F: ....

TO-DO

Legen Sie einen Finger von volar an die radiale Begrenzung des „Flexorenpakets" am Unterarm und führen Sie eine Pronation des Unterarms durch. Sie palpieren die Aktivität der ersten dargestellten Struktur.

NOTIZEN

Antworten auf Seite 128

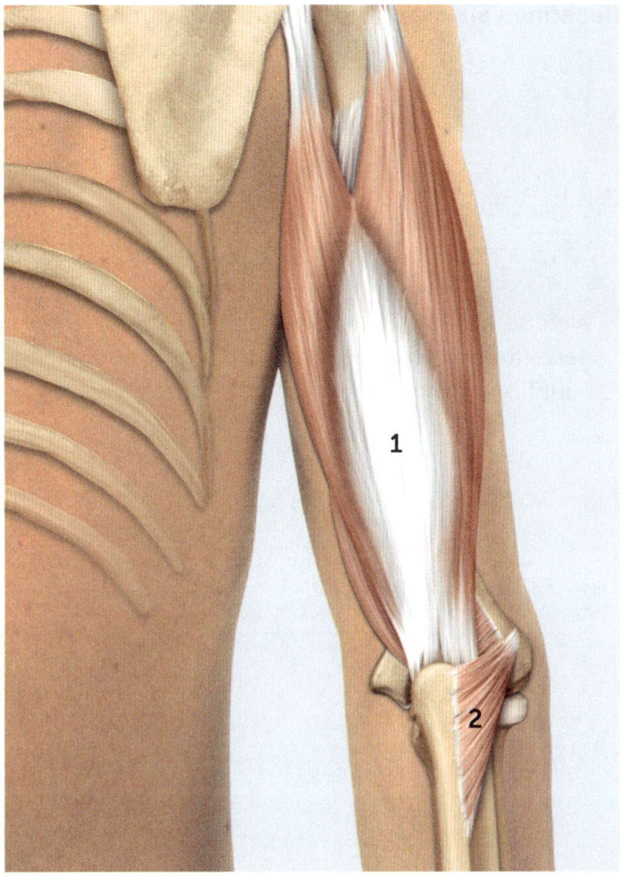

Benennen Sie die dargestellten Strukturen:

1 ....

2 ....

KNOW-HOW

Für welches Segment ist die erste dargestellte Struktur ein Kennmuskel?

....

Beschreiben Sie die anatomischen Strukturen 1 und 2:

1: Musculus ....
U: ....
A: ....
I: ....
F: ....
2: Musculus ....
U: ....
A: ....
I: ....
F: ....

TO-DO

Legen Sie eine Hand flächig von dorsal an den Oberarm und führen Sie eine Ellenbogenextension durch. Die Aktivität der ersten dargestellten Struktur ist deutlich zu tasten.

NOTIZEN

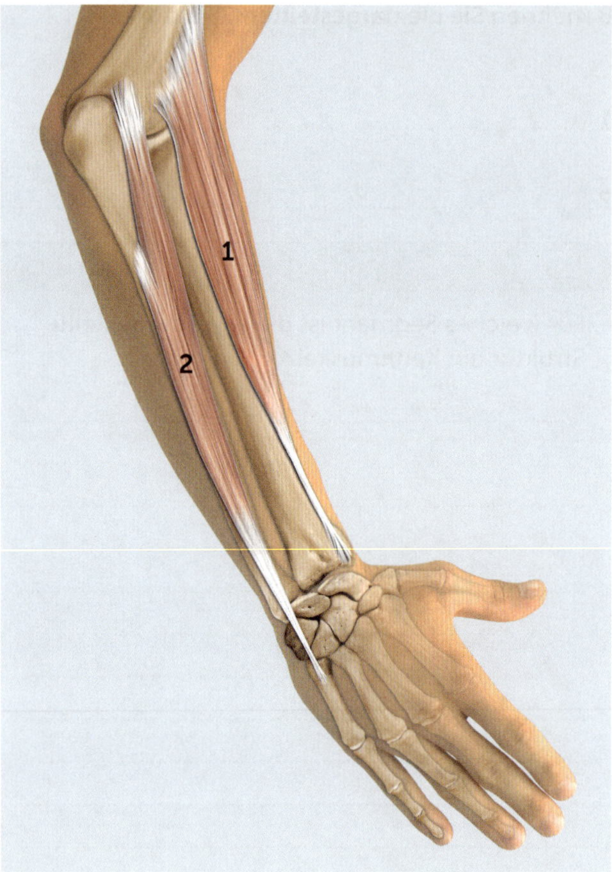

Benennen Sie die dargestellten Strukturen:

1 ……………………………………………………

2 ……………………………………………………

KNOW-HOW

Welche weitere Funktion übt die erste dargestellte Struktur neben ihrer dynamischen Funktion aus?

……………………………………………………

Beschreiben Sie die anatomischen Strukturen 1 und 2:

1: Musculus ……………………………………………………
U: ……………………………………………………
A: ……………………………………………………
I: ……………………………………………………
F: ……………………………………………………

2: Musculus ……………………………………………………
U: ……………………………………………………
A: ……………………………………………………
I: ……………………………………………………
F: ……………………………………………………

TO-DO

Legen Sie einen Finger lateral in die Ellenbogenbeuge und führen Sie eine Ellenbogenflexion durch. Lateral der Ansatzsehne des M. biceps brachii ist die erste dargestellte Struktur deutlich zu tasten.

NOTIZEN

Antworten auf Seite 129

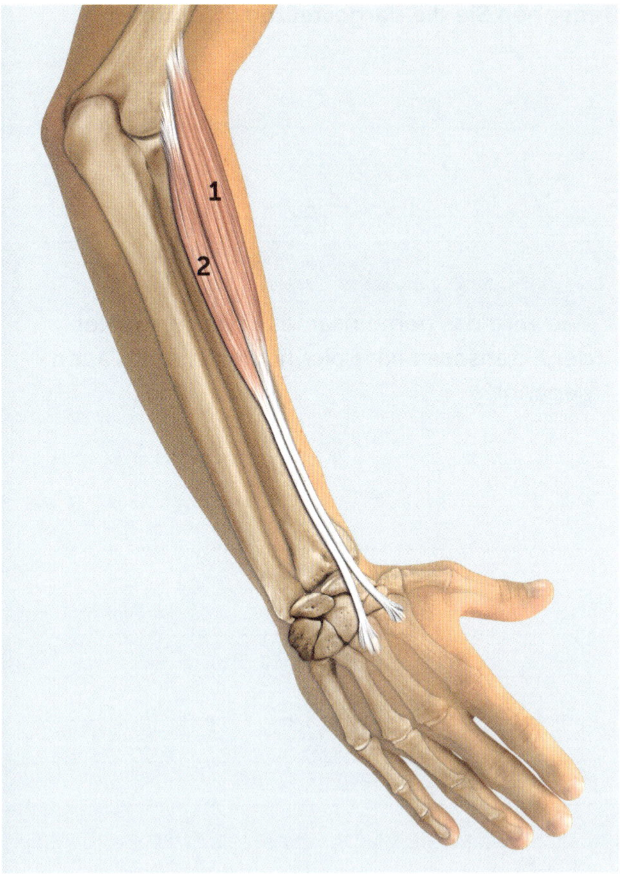

Benennen Sie die dargestellten Strukturen:

1 ....

2 ....

KNOW-HOW

Bei welchem Krankheitsbild ist die erste dargestellte Struktur häufig betroffen?

....

Beschreiben Sie die anatomischen Strukturen 1 und 2:

1: Musculus ....
U: ....
A: ....
I: ....
F: ....
2: Musculus ....
U: ....
A: ....
I: ....
F: ....

TO-DO

Legen Sie einen Finger leicht distal des Epicondylus lateralis auf den Unterarm und führen Sie eine Dorsalextension des Handgelenks durch. Sie palpieren die Aktivität der ersten dargestellten Struktur.

NOTIZEN

Antworten auf Seite 129

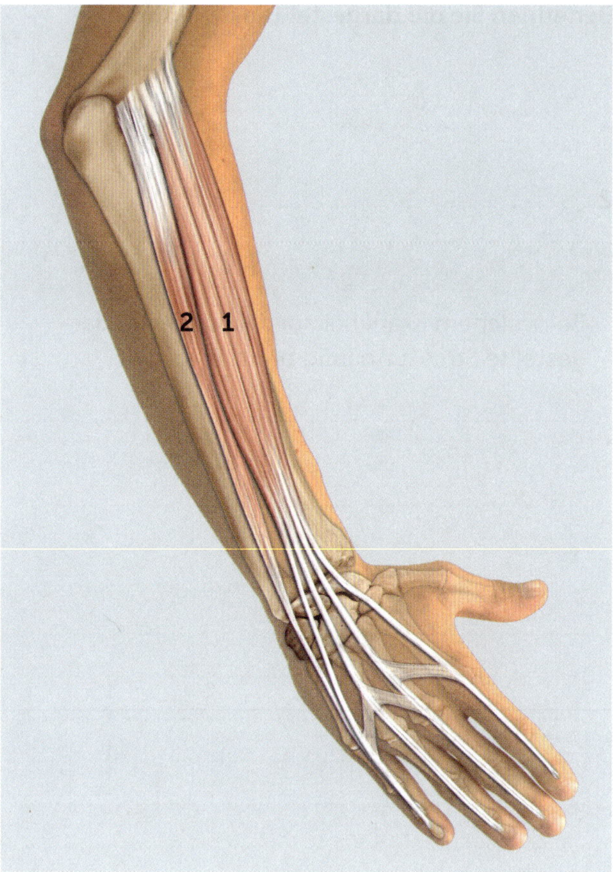

Benennen Sie die dargestellten Strukturen:

1 ....

2 ....

KNOW-HOW

Wie wird das gemeinsame Ursprungsgebiet der Extensoren am Epicondylus lateralis auch genannt?

....

Beschreiben Sie die anatomischen Strukturen 1 und 2:

1: Musculus ....
U: ....
A: ....
I: ....
F: ....
2: Musculus ....
U: ....
A: ....
I: ....
F: ....

TO-DO

Legen Sie Ihre Finger von dorsal auf den Unterarm und führen Sie Fingerbewegungen wie beim „Klavierspielen“ durch. Die Aktivität der dargestellten Strukturen ist deutlich zu tasten.

NOTIZEN

Antworten auf Seite 130

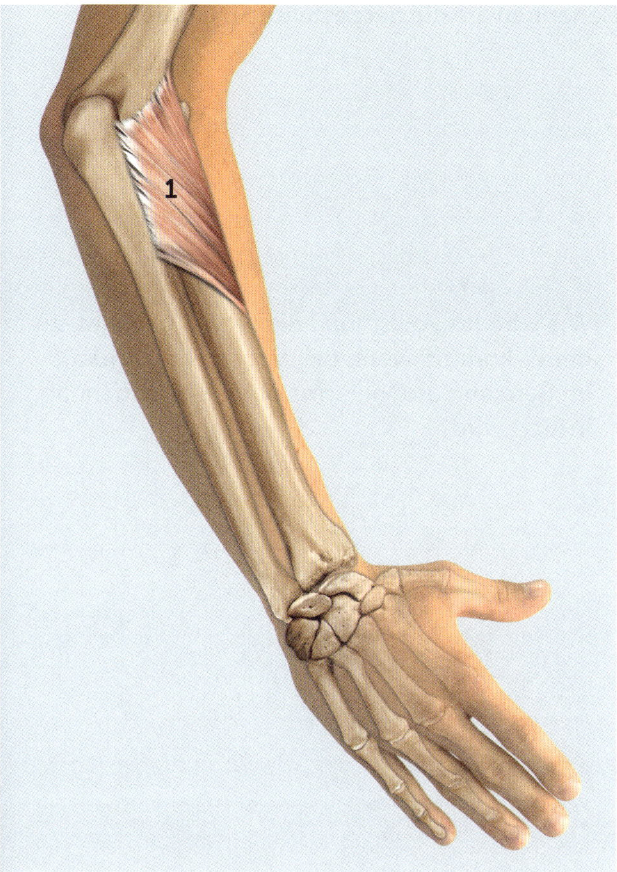

Benennen Sie die dargestellte Struktur:

1 ....

KNOW-HOW

Welche Struktur kann durch eine Kontraktur oder Verletzung der ersten dargestellten Struktur irritiert werden?

....

....

....

....

....

....

....

....

....

....

Beschreiben Sie die anatomische Struktur:

Musculus ....

U: ....

....

A: ....

....

I: ....

....

F: ....

....

TO-DO

Legen Sie einen Finger lateral des Olecranon und unterhalb des Epicondylus lateralis humeri.
Sie palpieren die dargestellte Struktur in der Tiefe.

NOTIZEN

Antworten auf Seite 130

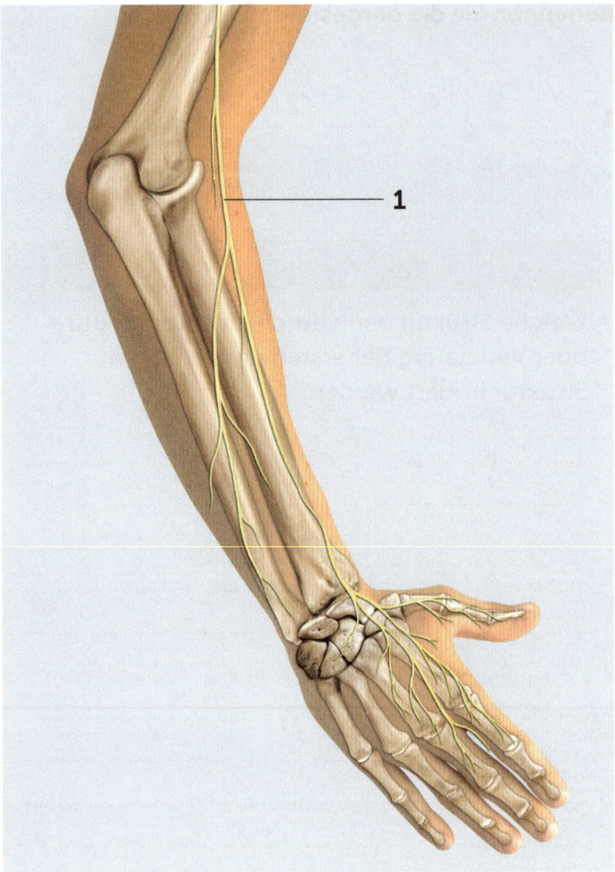

Benennen Sie die dargestellte Struktur:

1 ....

KNOW-HOW

Wie wird im Volksmund die Läsion genannt, zu der es kommt, wenn die dargestellte Struktur im Bereich des Oberarms oder ellenbogennah irritiert wird?

....

....

....

....

....

....

....

....

....

Beschreiben Sie die anatomische Struktur:

....

....

....

....

....

....

....

....

....

TO-DO

Legen Sie einen Finger auf den distalen Radius im Bereich des ersten und zweiten Sehnenfachs. Hier ist die dargestellte Struktur wie eine Spaghetti zu tasten.

NOTIZEN

Antworten auf Seite 130

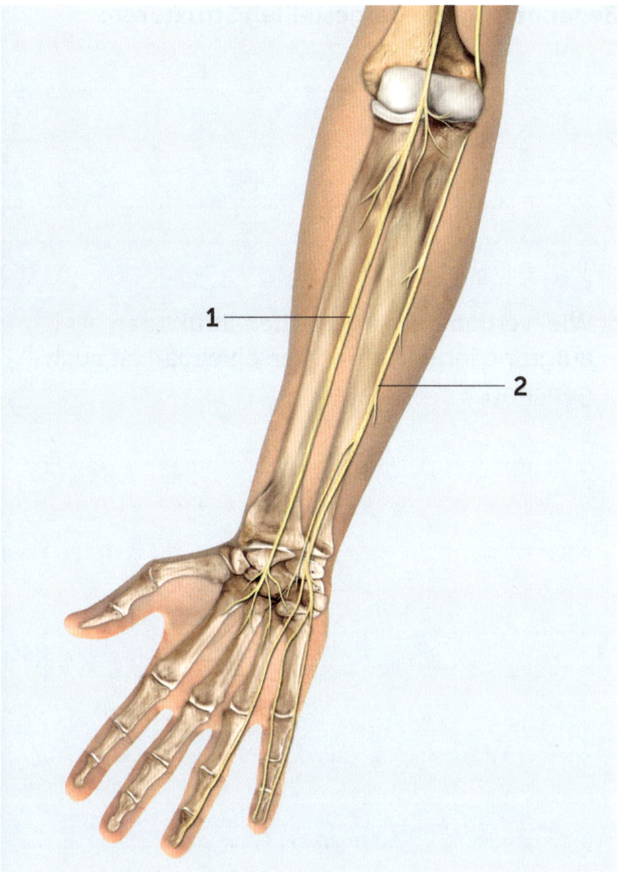

Benennen Sie die dargestellten Strukturen:

1 ....

2 ....

KNOW-HOW

Durch eine Verspannung welcher Muskulatur kann es zu Irritationen der ersten dargestellten Struktur kommen?

....

....

....

....

....

....

....

....

....

....

Beschreiben Sie die anatomischen Strukturen 1 und 2:

1: ....

....

....

....

....

2: ....

....

....

....

....

TO-DO

Legen Sie einen Finger radial der Sehne des M. palmaris longus von volar handgelenksnah auf den distalen Unterarm. Hier ist die erste dargestellte Struktur am günstigsten zu tasten.

NOTIZEN

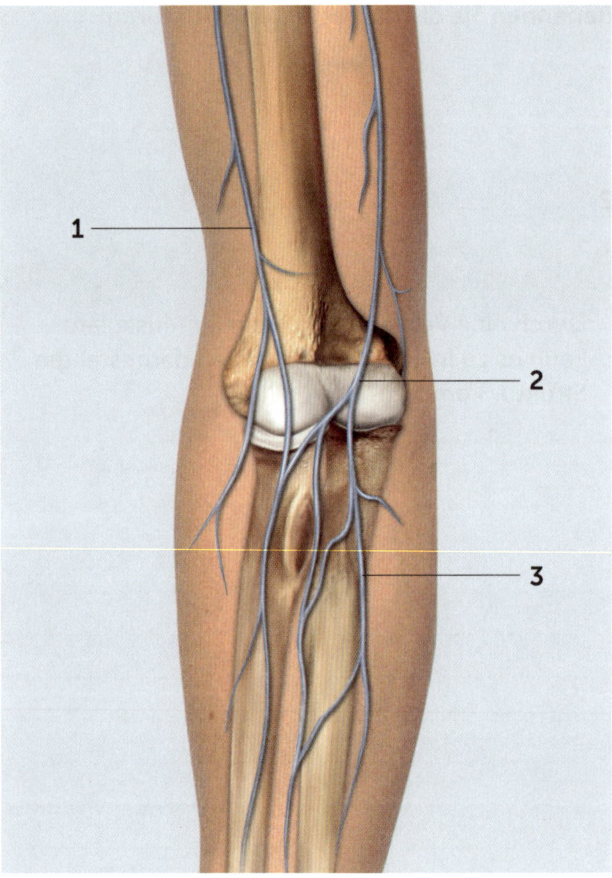

Benennen Sie die dargestellten Strukturen:

1 ....

2 ....

3 ....

KNOW-HOW

Wie werden die dargestellten Strukturen aufgrund ihrer leichten Verschiebbarkeit auch genannt?

....

Beschreiben Sie die anatomischen Strukturen 1–3:

1: ....

2: ....

3: ....

TO-DO

Legen Sie einen Finger ulnar der Bizepssehne auf den Unterarm. Hier ist die zweite dargestellte Struktur deutlich zu tasten.

NOTIZEN

Antworten auf Seite 131

Lösungsteil

Ellenbogen und Unterarm

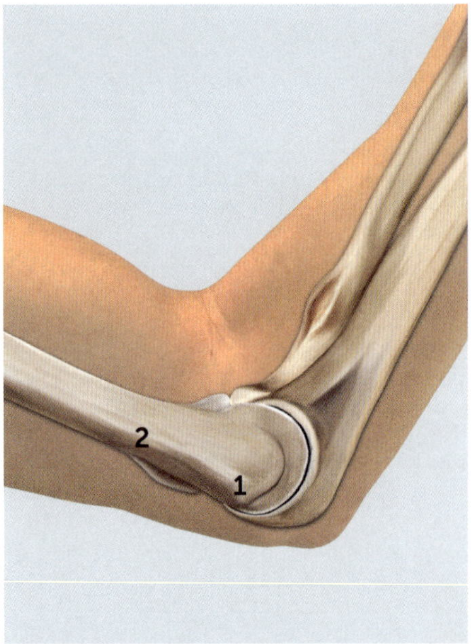

1 **Epicondylus medialis humeri**
Der Epicondylus medialis ist eine sehr prominente Knochenerhöhung distal auf der medialen Seite des Humerus. Er ist ausgeprägter als der Epicondylus lateralis und bildet das Dach des Sulcus n. ulnaris. Der Epicondylus medialis ist das Ursprungsgebiet mehrerer Unterarmmuskeln.

2 **Crista supracondylaris medialis**
Die Crista supracondylaris medialis setzt sich vom Epicondylus medialis nach kranial fort und bildet den Übergang zur Margo medialis.

Know-how: Welche sensible Struktur befindet sich dorsal der ersten dargestellten Struktur?

Antwort: N. ulnaris

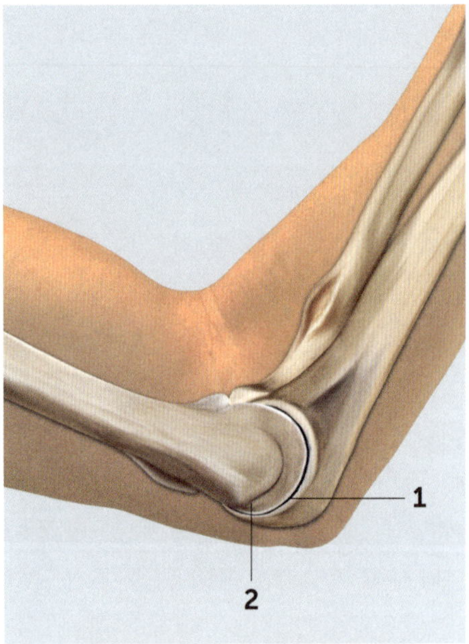

1 **Art. humeroulnaris**
Die Art. humeroulnaris ist neben der Art. humeroradialis und der Art. radioulnaris proximalis ein Gelenkanteil des Ellenbogengelenks. Die drei Gelenke besitzen eine gemeinsame Gelenkkapsel. Die Art. humeroulnaris ist ein Scharniergelenk, es wird von der Trochlea humeri gebildet, die mit der Incisura trochlearis der Ulna artikuliert.

2 **Sulcus nervi ulnaris**
Der Sulcus n. ulnaris befindet sich medial des Olecranon und kaudal des Epicondylus medialis humeri. Er dient dem N. ulnaris als Rinne um den medialen Ellenbogen.

Know-how: Was ist darunter zu verstehen, wenn man sich den „Musikantenknochen" stößt?

Antwort: Irritation des N. ulnaris im Sulcus n. ulnaris

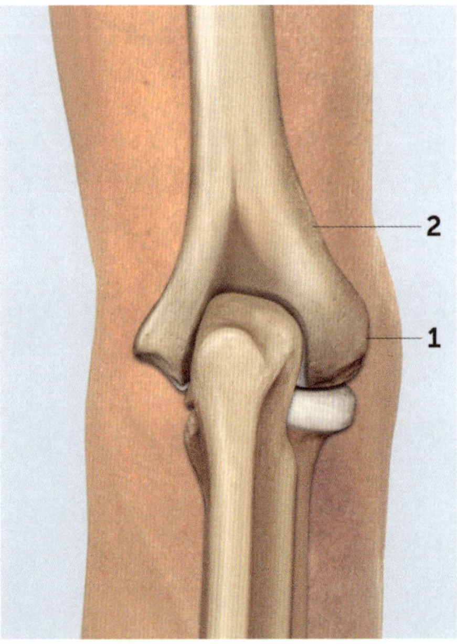

1 **Epicondylus lateralis humeri**
Der Epicondylus lateralis humeri befindet sich distal des Humerus auf der lateralen Seite. Er ist nicht so prominent wie der Epicondylus medialis und bildet das Ursprungsgebiet für Anteile der Extensoren des Unterarms und für das Lig. collaterale laterale.

2 **Crista supracondylaris lateralis**
Die Crista supracondylaris lateralis setzt sich nach kranial vom Epicondylus lateralis fort und bildet somit den Übergang zur Margo lateralis.

Know-how: Welcher Muskel hat seinen Ursprung an der zweiten dargestellten Struktur?

Antwort: M. brachioradialis

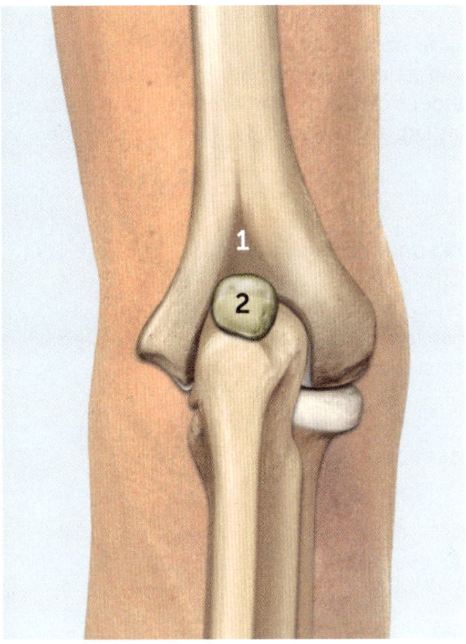

1 **Fossa olecrani**
Die Fossa olacrani befindet sich dorsal am distalen Humerus. Sie liegt proximal der Trochlea humeri und bildet eine knöcherne Vertiefung, die bei Extension des Ellenbogens das Olecranon aufnimmt.

2 **Bursa olecrani**
Die Bursa olecrani befindet sich im Bereich der Ansatzsehne des M. triceps brachii. Sie polstert die Sehne gegen das darunterliegende Gewebe.

Know-how: Zu welcher Pathologie kann es im Bereich der zweiten dargestellten Struktur kommen?

Antwort: Bursitis olecrani

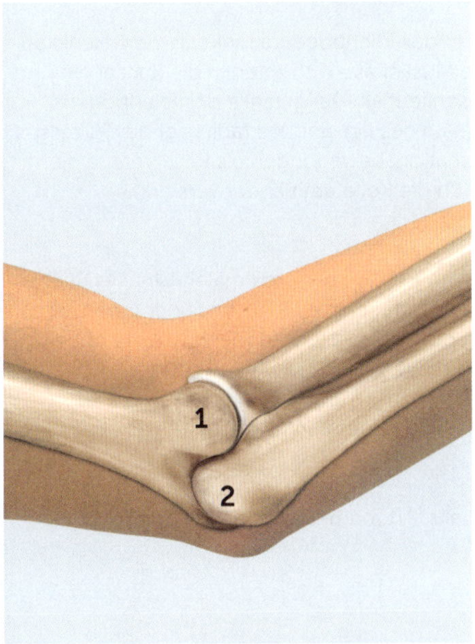

1 **Capitulum humeri**
Das Capitulum humeri befindet sich lateral am distalen Humerus und bildet eine kugelförmige Gelenkfläche. Es bildet mit dem Caput humeri die Art. humeroradialis.

2 **Olecranon**
Das Olecranon liegt als prominenter Knochenvorsprung am proximalen Ende der Ulna. Es ist die Ansatzstelle für die Sehne des M. triceps brachii und den M. anconeus. Bei maximaler Extension des Ellenbogengelenks wandert das Olecranon in der Fossa olecrani.

Know-how: Welche Muskeln setzen an der zweiten dargestellten Struktur an?

Antwort: M. triceps brachii

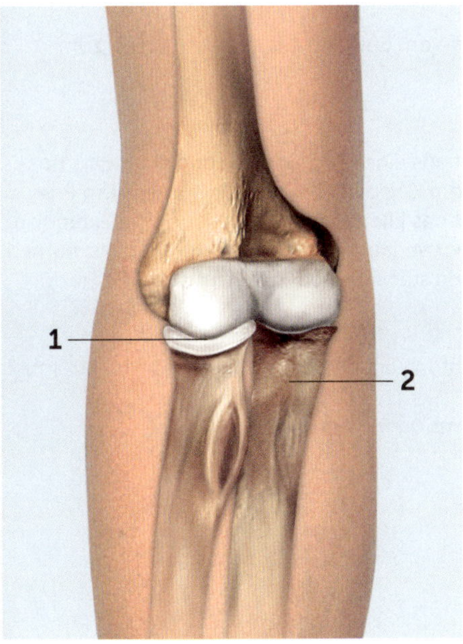

1 **Art. humeroradialis**
Die Art. humeroradialis wird vom Capitulum humeri und der Fovea articularis capitis radii gebildet, sie befindet sich radial am Ellenbogen. Anatomisch gesehen entspricht sie einem Kugelgelenk, wird aber in ihrer Bewegungsfreiheit von den kapsuloligamentären Strukturen und den Nebengelenken in ihrer Funktion limitiert.

2 **Proc. coronoideus ulnae**
Der Proc. coronoideus ulnae begrenzt die Incisura trochlearis nach ventral und dient als Ursprungsgebiet für den M. flexor digitorum superficialis und den M. pronator teres.

Know-how: Worauf weisen „Klickgeräusche" im Gelenkspalt hin?

Antwort: Auf einen freien Gelenkkörper

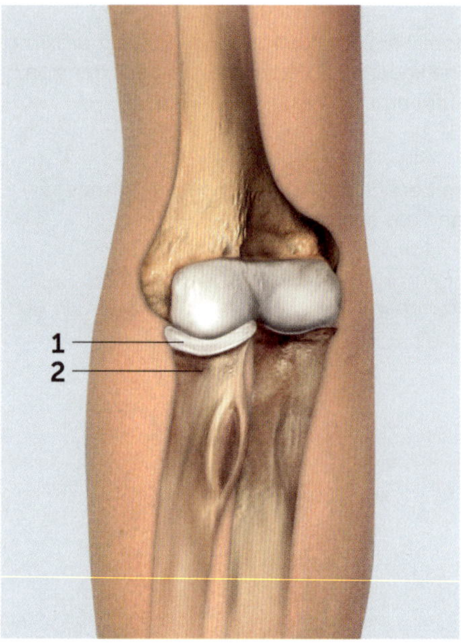

1 **Caput radii**
Das Caput radii befindet sich proximal am Radius. Den proximalsten Anteil bildet die Fovea articularis, die den distalen Anteil der Art. humeroradialis bildet. Seitlich am Caput radii befindet sich die Circumferentia articularis, sie bildet die Art. radioulnaris. Über das Lig. anulare wird das Caput radii an der Ulna fixiert.

2 **Collum radii**
Das Collum radii befindet sich direkt unterhalb des Caput radii und verbindet das Caput mit dem Corpus radii.

Know-how: Wie nennt man die Läsion, die bei einer Subluxation der ersten dargestellten Struktur entstehen kann?

Antwort: Nurse disease oder Chaissaignac-Läsion

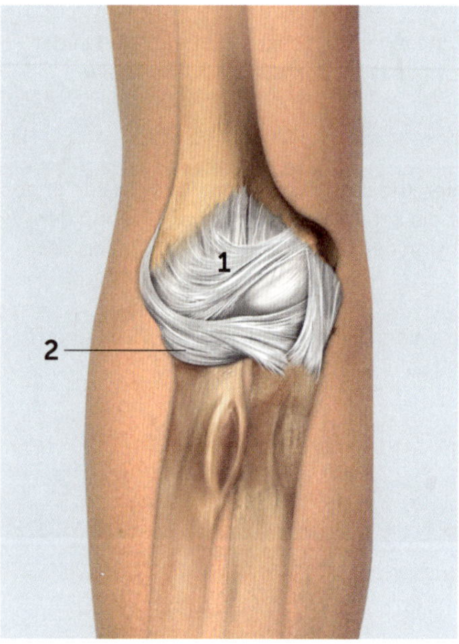

1 **Capsula art. cubiti**
Aufgrund der großen Beweglichkeit des Ellenbogengelenks ist die Gelenkkapsel schlaff und weit. Verschiedene Muskelfasern strahlen in die Kapsel ein und straffen sie. Die Gelenkkapsel umschließt alle Teilgelenke des Ellenbogens, nicht aber die Epikondylen. Unterhalb des Lig. anulare radii liegt der Recessus sacciformis, der bei Pro- und Supinationsbewegungen als Reservefalte dient. Die Gelenkkapsel wird seitlich durch die Kollateralbänder verstärkt.

2 **Lig. anulare radii**
Das Lig. anulare radii befindet sich im Bereich der proximalen Ulna, es umschließt den Radiuskopf und presst ihn gegen die Ulna. An seiner Innenseite befindet sich eine Knorpelschicht, die als Gleitlager für den Radiuskopf bei Pro- und Supinationsbewegungen dient.

Know-how: Welche Gelenke werden von der ersten dargestellten Struktur umgeben?

Antwort: Art. radioulnaris proximalis, Art. humeroradialis und Art. humeroulnaris

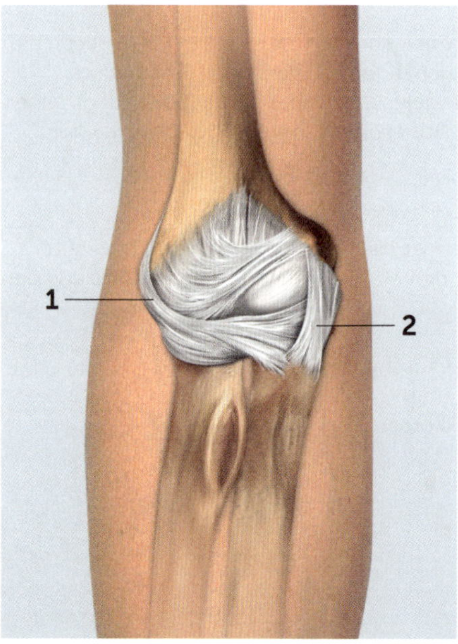

1 **Lig. collaterale radiale**
Das Lig. collaterale radiale verläuft vom Epicondylus lateralis humeri zum Lig. anulare und zur Ulna.

2 **Lig. collaterale ulnare**
Das Lig. collaterale ulnare besteht aus einer Pars anterior und einer Pars posterior. Die Pars anterior verläuft vom Epicondylus medialis humeri zum Proc. coronoideus ulnae und stabilisiert das Ellenbogengelenk gegen die Extension und Valgusstress. Die Pars posterior verläuft vom Epicondylus medialis humeri zum Seitenrand des Olecranon und stabilisiert das Gelenk gegen die Flexion und den Valgusstress.

Know-how: Welche Bewegungsrichtung limitiert die erste dargestellte Struktur?

Antwort: Adduktion des Unterarms oder „Varusstress“

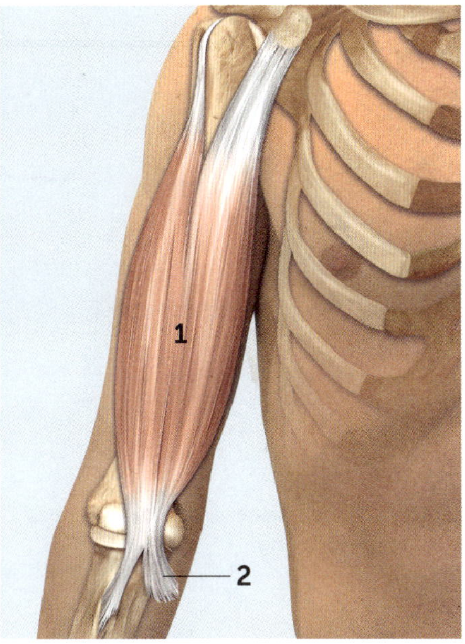

1 **M. biceps brachii**
U: • Caput longum: Tuberculum supraglenoidale
• Caput breve: Proc. coracoideus scapulae
A: Tuberositas radii und über die Aponeurose des M. biceps brachii an der Faszie des Unterarms
I: N. musculocutaneus (C5–C6)
F: • Abduktion, Innenrotation (Caput longum) und Anteversion (beide Köpfe) des Arms im Schultergelenk
• Flexion und Supination des Unterarms im Ellenbogengelenk

2 **Lacertus fibrosus**
Über den Lacertus fibrosus inseriert ein Anteil des M. biceps brachii an der Unterarmfaszie.

Know-how: Für welches Segment ist die erste dargestellte Struktur ein Kennmuskel?

Antwort: C6

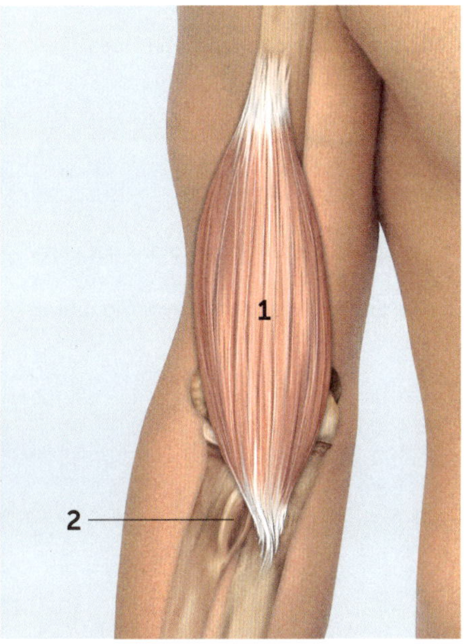

1 **M. brachialis**
U: distale Vorderfläche des Humerus, Septa intermuscularia laterale und mediale
A: Tuberositas ulnae und Proc. coronoideus ulnae
I: N. musculocutaneus (C5–C7) und N. radialis (C5–C6)
F: Ellenbogenflexion

2 **Tuberositas radii**
Die Tuberositas radii befindet sich proximal am Radius im Bereich zwischen dem Collum und dem Corpus radii. Die Tuberositas zeigt nach volar-medial und dient dem M. biceps brachii als Ansatzstelle.

Know-how: Wie kann die erste dargestellte Struktur über ihre Funktion vom M. biceps brachii differenziert werden?

Antwort: Indem eine Ellenbogenflexion mit Pronation durchgeführt wird. Der M. biceps brachii ist ein Supinator, er ist in Pronation entspannter.

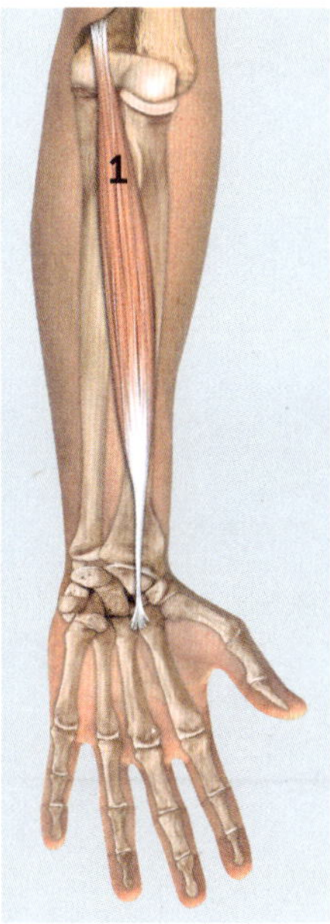

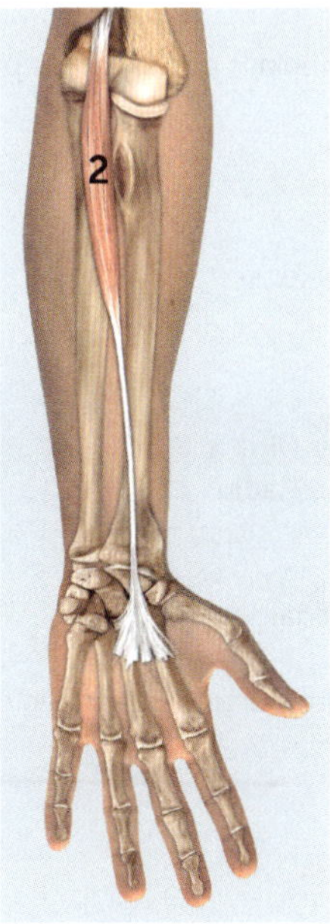

1 **M. flexor carpi radialis**
U: Epicondylus medialis am Humerus
A: Palmarfläche der Basis des Os metacarpi II
I: N. medianus (C6–C8)
F: Palmarflexion und Radialabduktion des Handgelenks

2 **M. palmaris longus**
U: Epicondylus medialis am Humerus
A: Palmaraponeurose der Hand
I: N. medianus (C8–T1)
F: • Palmarflexion des Handgelenks
• Spannen der Palmaraponeurose

Know-how: Wie nennt man die Erkrankung, bei der es zu einer Schrumpfung der Palmaraponeurose kommt?

Antwort: Dupuytrensche Kontraktur (Morbus Dupuytren)

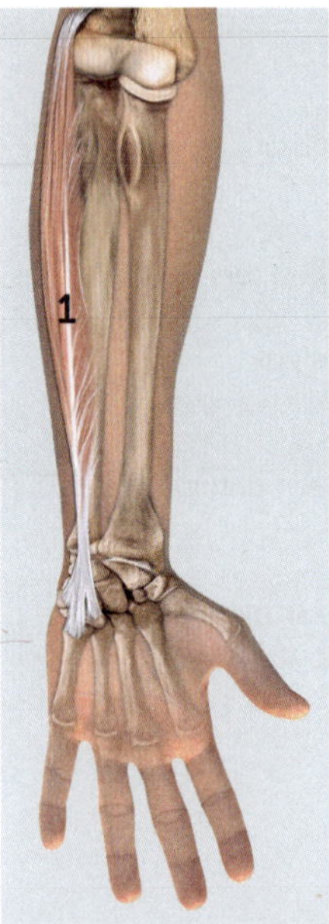

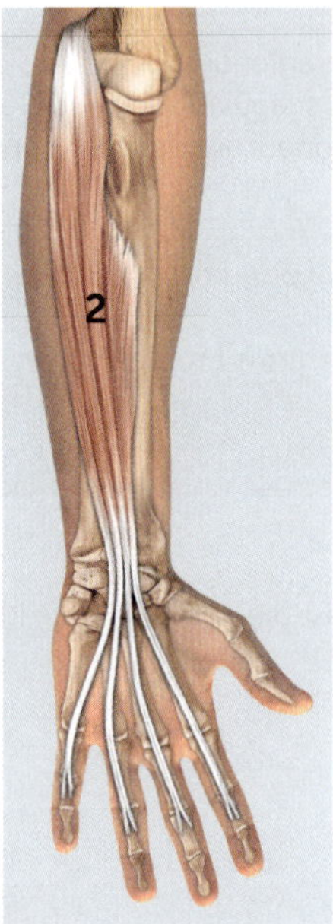

1 M. flexor carpi ulnaris

U: • Caput humerale: Epicondylus medialis am Humerus
• Caput ulnare: Olecranon

A: Hamulus ossis hamati, Basis des Os metacarpi V

I: N. ulnaris (C7–T1)

F: Palmarflexion und Ulnarabduktion des Handgelenks

2 M. flexor digitorum superficialis

U: • Caput humerale: Epicondylus medialis am Humerus
• Caput ulnare: Proc. coronoideus der Ulna
• Caput radiale: palmare Fläche des Radius, distal der Tuberositas radii

A: seitlich in der Mitte der Mittelphalangen von D II bis D V

I: N. medianus (C7–T1)

F: • geringe Ellenbogenflexion
• Flexion des Handgelenks
• Flexion der Grund- und Mittelgelenke von D II bis D V

Know-how: Mit welchem Muskel steht die erste dargestellte Struktur über das Lig. carpi palmare in indirekter Verbindung?

Antwort: M. abductor digiti minimi

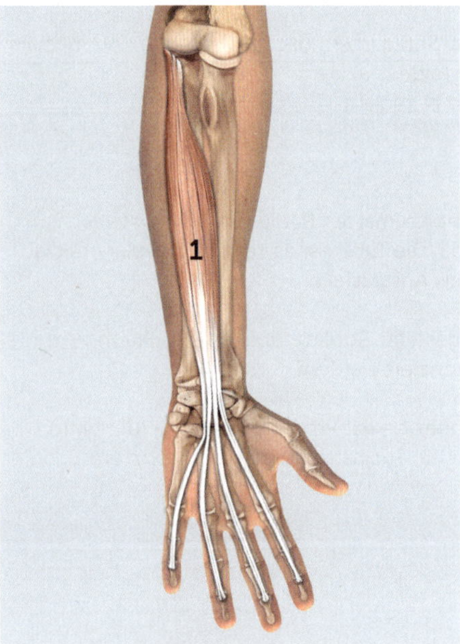

1 M. flexor digitorum profundus

U: proximale zwei Drittel der Palmarseite der Ulna, Membrana interossea

A: Palmarseite der Endphalangen von D II bis D V

I: N. medianus (D II und D III, C7–T1)
N. ulnaris (D IV und D V, C7–T1)

F: • Flexion des Handgelenks
• Flexion der Grund-, Mittel- und Endgelenke von D II bis D V

Know-how: Warum wird die dargestellte Struktur auch M. perforans genannt?

Antwort: Die Sehnen durchbohren die Endsehnen des M. flexor digitorum superficialis.

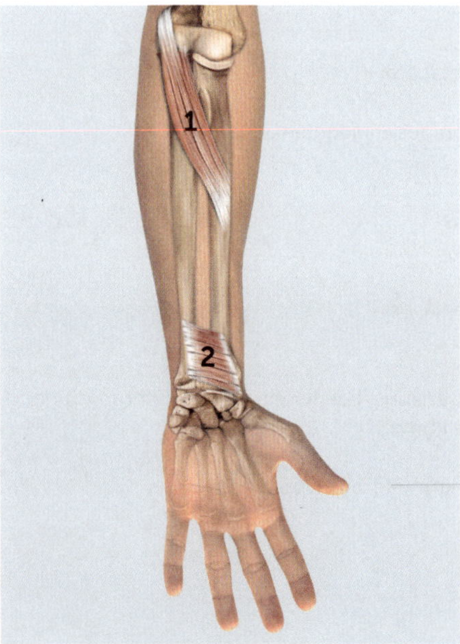

1 M. pronator teres

U: • Caput humerale: Epicondylus medialis am Humerus und Septum intermusculare brachii mediale
• Caput ulnare: Proc. coronoideus

A: Tuberositas pronatoria am Radius

I: N. medianus (C6–C7)

F: • leichte Flexion des Ellenbogengelenks
• Pronation des Unterarms

2 M. pronator quadratus

U: distales Viertel der Palmarseite der Ulna

A: distales Viertel der Palmarseite des Radius

I: N. medianus (C8–T1)

F: • Pronation des Unterarms
• Stabilisation des distalen Radioulnargelenks

Know-how: Welche Struktur kann im Bereich der ersten dargestellten Struktur irritiert werden?

Antwort: N. medianus

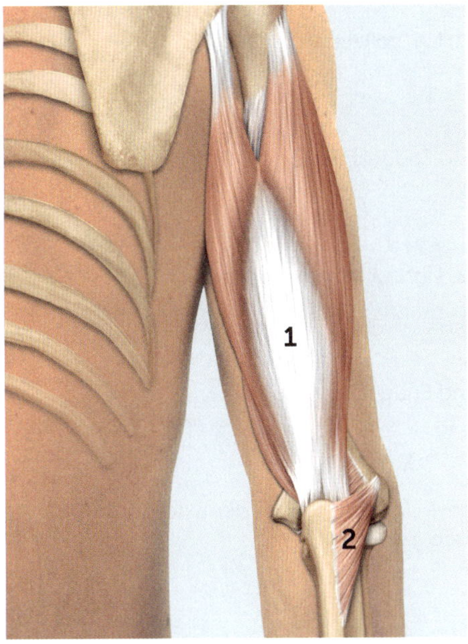

1 M. triceps brachii
U: • Caput longum: Tuberculum infraglenoidale
• Caput mediale: dorsaler Humerus, distal des Sulcus n. radialis, Septum intermusculare
• Caput laterale: dorsaler Humerus, proximal des Sulcus n. radialis, Septum intermusculare
A: Olecranon
I: N. radialis (C6–C8)
F: • Extension des Arms im Ellenbogengelenk
• Retroversion des Arms im Schultergelenk
• Adduktion des Arms im Schultergelenk (Caput longum)

2 M. anconeus
U: Epicondylus lateralis des Humerus, Lig. collaterale radiale und von der Gelenkkapsel
A: radiale Seite des Olecranon
I: N. radialis (C6–C8)
F: • Ellenbogenextension
• Kapselspannung

Know-how: Für welches Segment ist die erste dargestellte Struktur ein Kennmuskel?

Antwort: C7

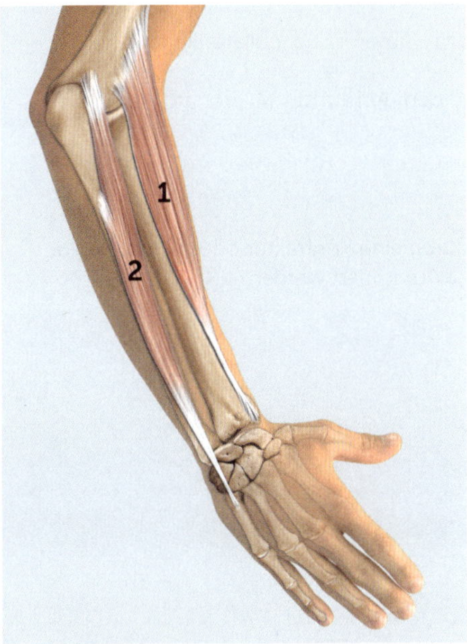

1 M. brachioradialis
U: Crista supracondylaris lateralis am Humerus und Septum intermusculare laterale
A: radiale Seite des Proc. styloideus radii
I: N. radialis (C5–C7)
F: • Ellenbogenflexion
• Pro- und Supination des Unterarms bis zur Mittelstellung

2 M. extensor carpi ulnaris
U: • Caput humerale: Epicondylus lateralis am Humerus
• Caput ulnare: Dorsalseite der Ulna
A: dorsale Basis des Os metacarpi V
I: N. radialis (C6–C8)
F: Dorsalextension und Ulnarabduktion des Handgelenks

Know-how: Welche weitere Funktion übt die erste dargestellte Struktur neben ihrer dynamischen Funktion aus?

Antwort: Der M. brachioradialis komprimiert den Radius gegen den Humerus und verhindert somit eine Luxation des Radiusköpfchens.

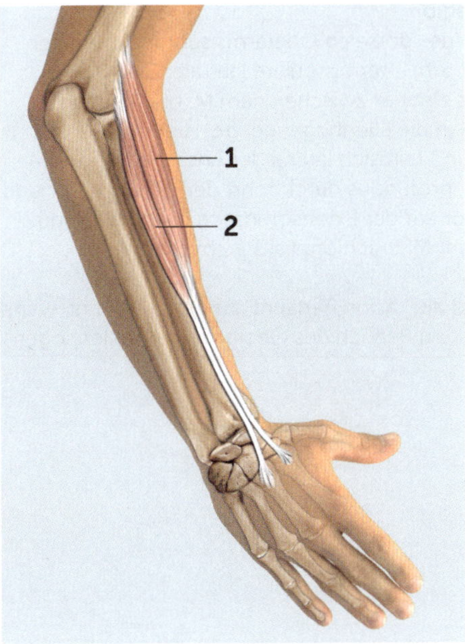

1 M. extensor carpi radialis longus
U: Crista supracondylaris lateralis am Humerus
A: dorsale Seite der Basis des Os metacarpi II
I: N. radialis (C5–C7)
F: • schwache Flexion des Ellenbogengelenks
• Dorsalextension und Radialabduktion des Handgelenks

2 M. extensor carpi radialis brevis
U: Epicondylus lateralis am Humerus
A: Os metacarpi III
I: N. radialis (C5–C7)
F: • schwache Flexion des Ellenbogengelenks
• Dorsalextension und Radialabduktion des Handgelenks

Know-how: Bei welchem Krankheitsbild ist die erste dargestellte Struktur häufig betroffen?

Antwort: Epicondylitis lateralis (Tennisellenbogen)

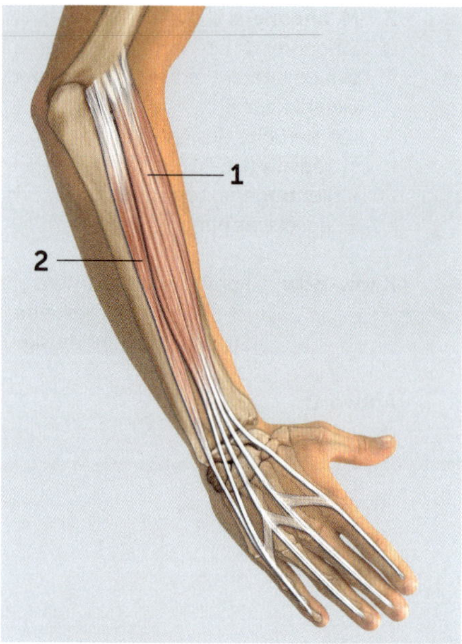

1 M. extensor digitorum
U: Epicondylus lateralis am Humerus, Lig. collaterale radiale
A: Dorsalaponeurose von D II bis D V
I: N. radialis (C6–C8)
F:
- Dorsalextension des Handgelenks
- Extension der Grund-, Mittel- und Endgelenke D II bis D V
- Abduktion der Finger D II bis D V

2 M. extensor digiti minimi
U: Epicondylus lateralis am Humerus, Lig. collaterale radiale
A: Dorsalaponeurose von D V
I: N. radialis (C6–C8)
F:
- Dorsalextension des Handgelenks
- Extension des Grund-, Mittel- und Endgelenks von D V
- Abduktion von D V
- Ulnarabduktion des Handgelenks

Know-how: Wie wird das gemeinsame Ursprungsgebiet der Extensoren am Epicondylus lateralis auch genannt?

Antwort: Caput commune

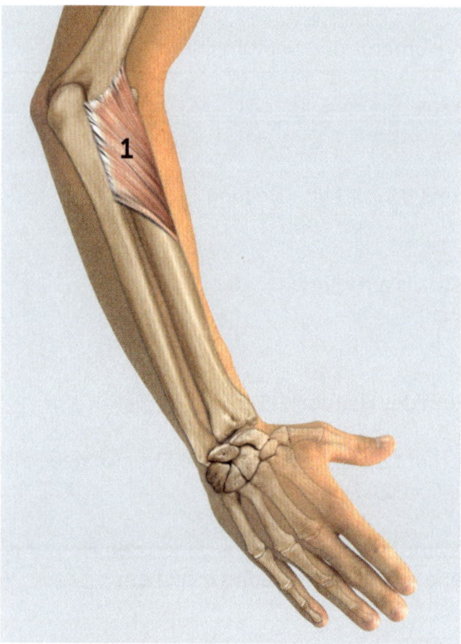

1 M. supinator
U: Olecranon, Epicondylus lateralis am Humerus, Lig. collaterale radiale, Lig. anulare radii
A: zwischen der Tuberositas radii und dem Ansatz des M. pronator teres am Radius
I: N. radialis (C5–C7)
F: Supination des Unterarms

Know-how: Welche Struktur kann durch eine Kontraktur oder Verletzung der ersten dargestellten Struktur irritiert werden?

Antwort: N. radialis

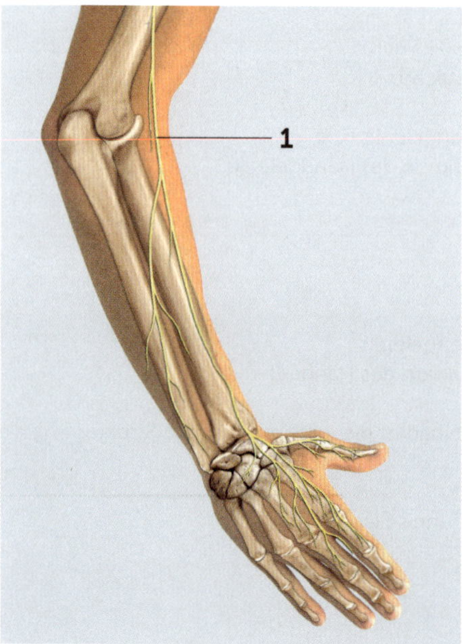

1 N. radialis (C6–T1), Ellenbogenregion
Der N. radialis verläuft im Bereich des dorsalen Oberarms schraubig um den Humerus und durchbohrt das Septum intermusculare laterale. Ca. 10 cm proximal des Epicondylus lateralis zieht er zwischen dem M. brachioradialis und dem M. brachialis nach distal in die Ellenbogenbeuge. Hier verläuft er ventral des Epicondylus lateralis und teilt sich lateral der Ansatzsehne des M. brachialis in seine Äste auf. Der R. profundus durchbohrt den M. supinator und verläuft als N. interosseus posterior auf der Extensorenseite bis zum Handgelenk. Der R. superficialis verläuft am M. brachioradialis Richtung Hand.

Know-how: Wie wird im Volksmund die Läsion genannt, zu der es kommt, wenn die dargestellte Struktur im Bereich des Oberarms oder ellenbogennah irritiert wird?

Antwort: Parkbankläsion

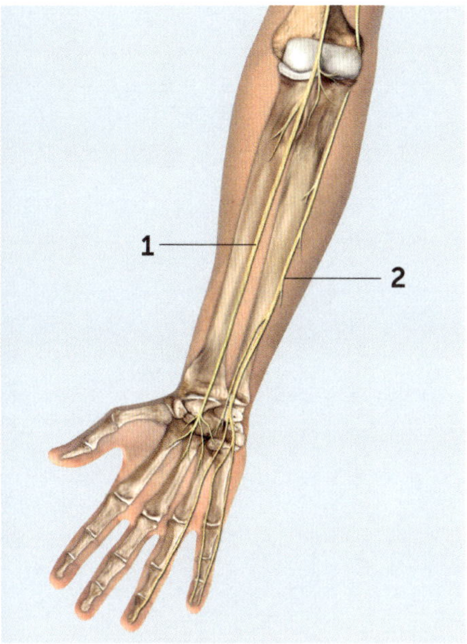

1 **N. medianus (C6–T1), Ellenbogenregion**
Der N. medianus verläuft im Sulcus bicipitalis medialis oberhalb der A. brachialis zur Ellenbeuge, durchläuft diese und zieht durch die beiden Köpfe des M. pronator teres nach distal. Er verläuft auf dem M. flexor digitorum profundus zum Karpaltunnel.

2 **N. ulnaris (C8–T1), Ellenbogenregion**
Der N. ulnaris verläuft auf der medialen Seite des Ellenbogengelenks durch den Sulcus nervi ulnaris und zieht zwischen den beiden Köpfen des M. flexor carpi ulnaris nach distal.

Know-how: Durch eine Verspannung welcher Muskulatur kann es zu Irritationen der ersten dargestellten Struktur kommen?

Antwort: M. pronator teres

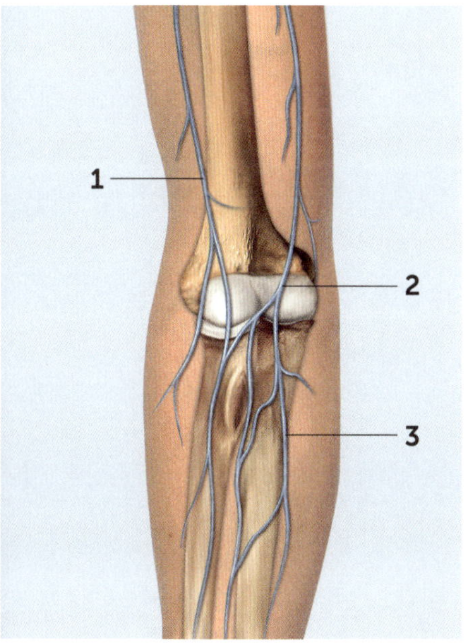

1 **V. basilica**
Im Bereich der Ellenbeuge verläuft die oberflächliche V. basilica ventromedial am Unterarm, überquert den Lacertus fibrosus und gelangt medial des M. biceps brachii in den Sulcus bicipitalis medialis. Hier verläuft sie nach kranial und gelangt zum Hiatus basilicus.

2 **V. mediana cubiti**
Die V. mediana cubiti befindet sich genau in der Ellenbeuge. Sie verläuft von laterokaudal nach mediokranial und verbindet die V. cephalica mit der V. basilica.

3 **V. cephalica**
Die V. cephalica verläuft ventrolateral am Unterarm. Sie liegt von ventral dem M. brachioradialis auf und verläuft entlang des Ansatzes des M. biceps brachii nach kranial. Am Oberarm verläuft sie lateral des M. biceps brachii, zieht zwischen dem M. deltoideus und dem M. pectoralis major nach proximal und mündet im Trigonum clavipectorale.

Know-how: Wie werden die dargestellten Strukturen aufgrund ihrer leichten Verschiebbarkeit auch genannt?

Antwort: Rollvenen

Kapitel 4

Hand und Finger

Arbeitsteil

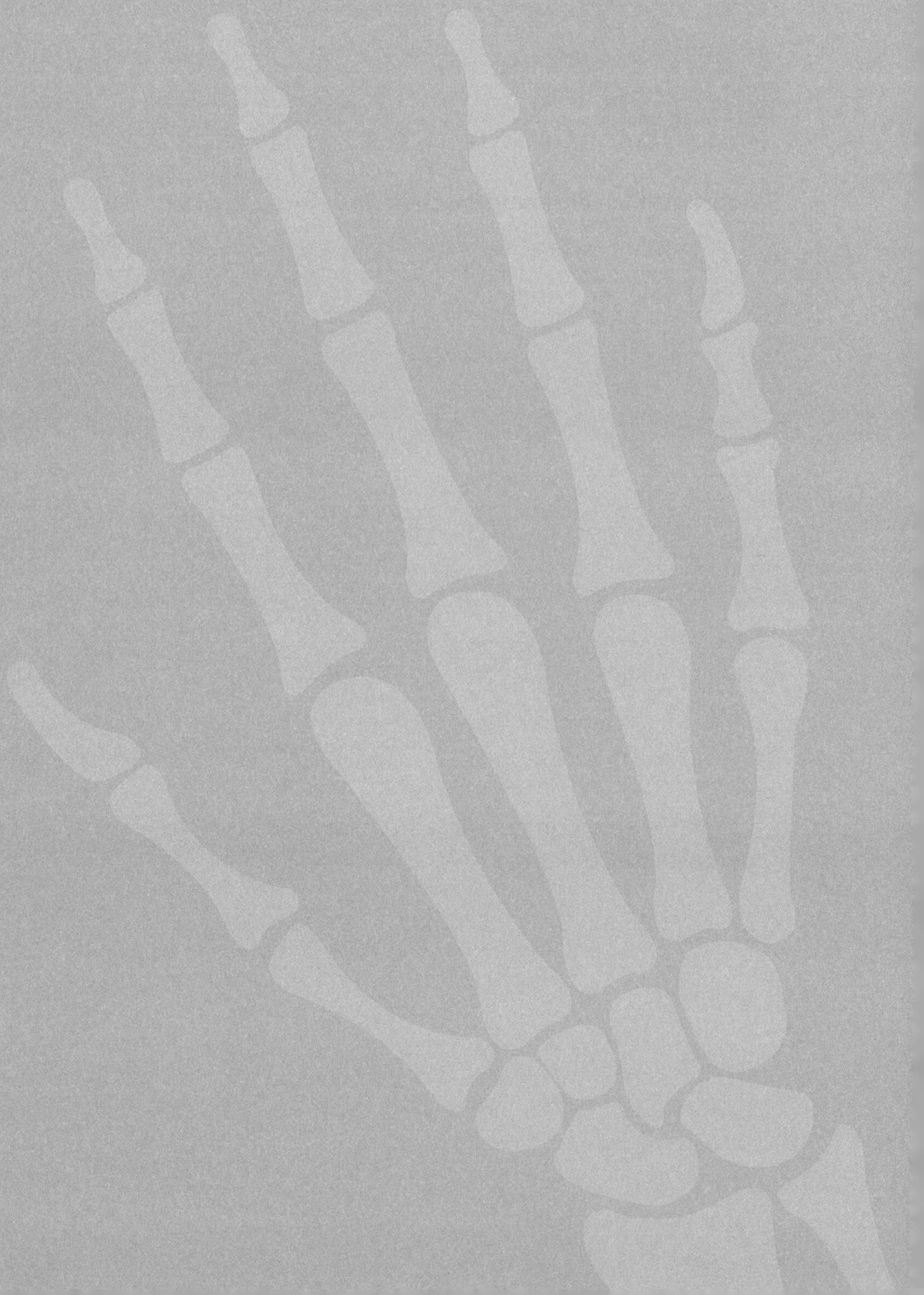

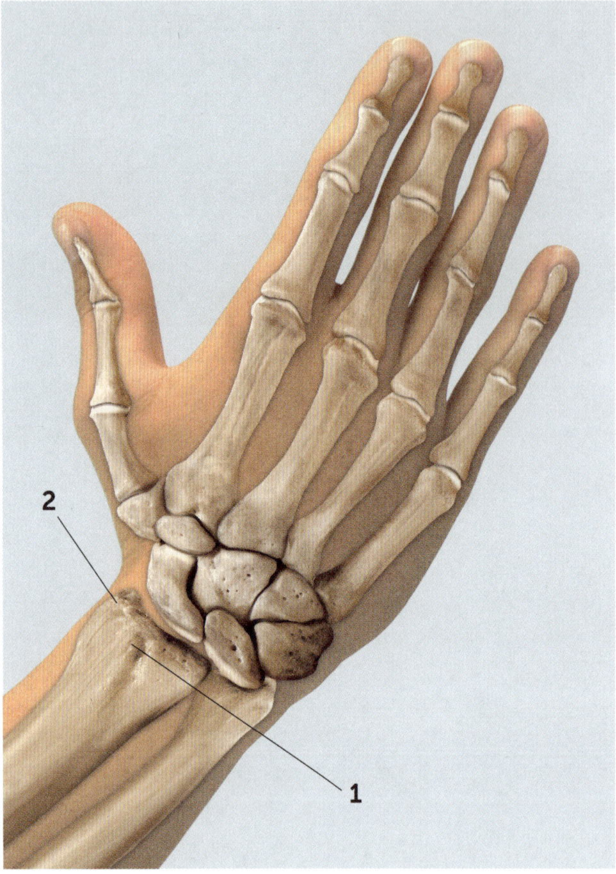

Benennen Sie die dargestellten Strukturen:

1 ....

2 ....

KNOW-HOW

Welche Sehnen verlaufen radial der ersten dargestellten Struktur?

....

Beschreiben Sie die anatomischen Strukturen 1 und 2:

1: ....

2: ....

TO-DO

Legen Sie einen Finger radial an das distale Ende des Radius. Sie palpieren die zweite dargestellte Struktur.

NOTIZEN

Antworten auf Seite 162

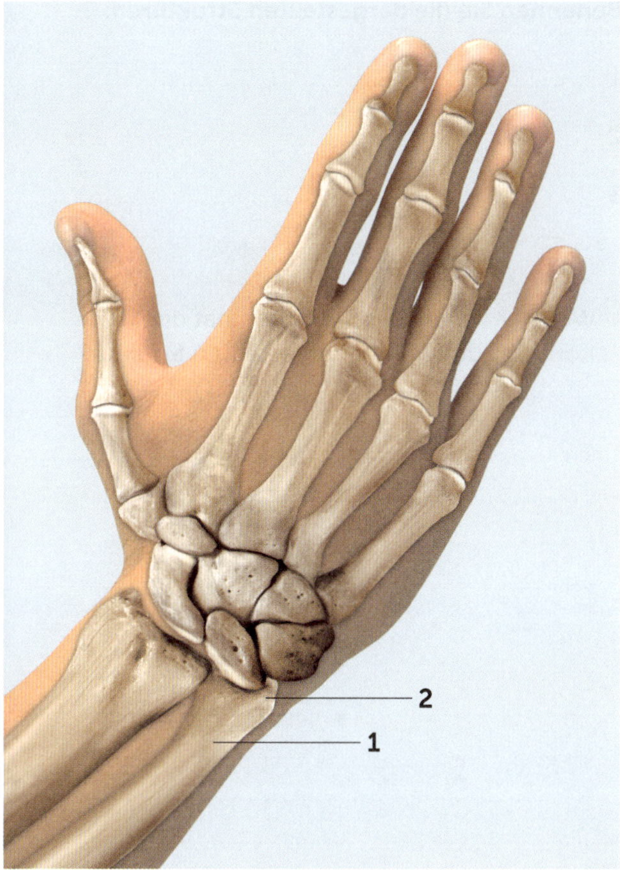

Benennen Sie die dargestellten Strukturen:

1 ....

2 ....

KNOW-HOW

Für welche Messung ist die zweite dargestellte Struktur ein Referenzpunkt?

....

Beschreiben Sie die anatomischen Strukturen 1 und 2:

1: ....

2: ....

TO-DO

Legen Sie einen Finger an das distale Ende der Ulna. Sie palpieren die zweite dargestellte Struktur.

NOTIZEN

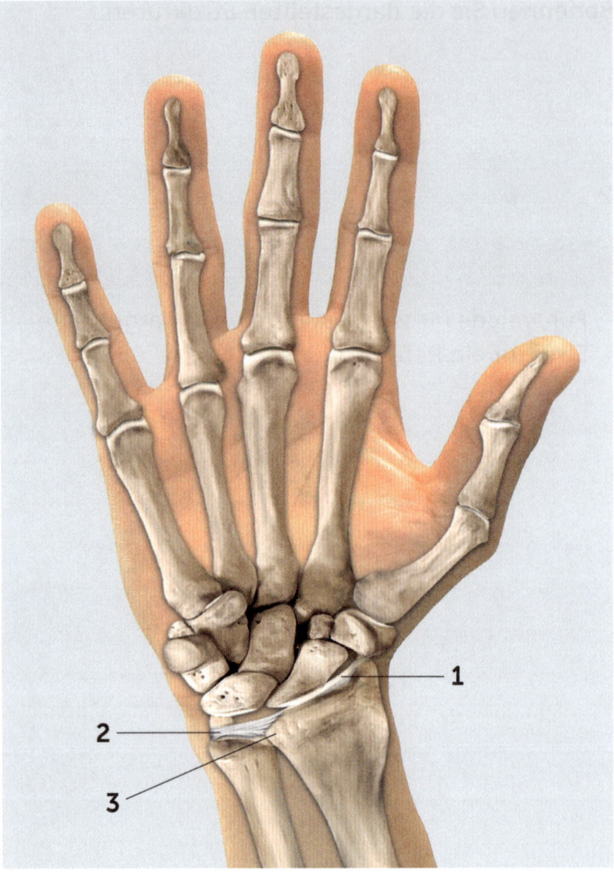

Benennen Sie die dargestellten Strukturen:

1 ....

2 ....

3 ....

KNOW-HOW

Welcher Handwurzelknochen hat direkten Kontakt zur zweiten dargestellten Struktur?

....

Beschreiben Sie die anatomischen Strukturen 1–3:

1: ....

2: ....

3: ....

TO-DO

Legen Sie einen Finger an das distale Ende des Radius und bewegen Sie leicht das Handgelenk. Sie palpieren die erste dargestellte Struktur.

NOTIZEN

Antworten auf Seite 162

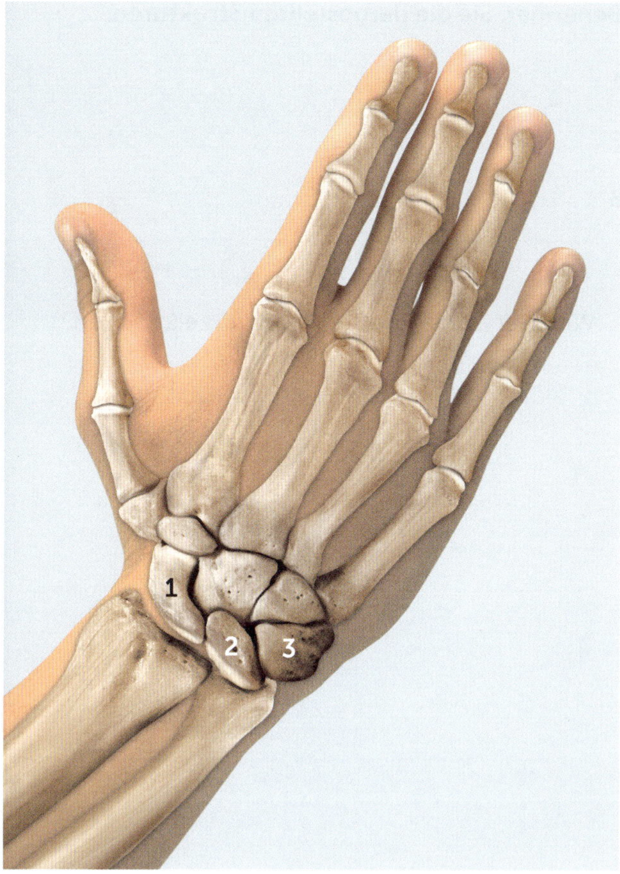

Benennen Sie die dargestellten Strukturen:

1 ....

2 ....

3 ....

KNOW-HOW

Welcher weitere Knochen gehört anatomisch mit zur proximalen Handwurzelreihe?

....

Beschreiben Sie die anatomischen Strukturen 1–3:

1: ....

2: ....

3: ....

TO-DO

Folgen Sie mit einem Finger dem Os metacarpi III nach proximal. Sie gelangen zuerst auf das Os capitatum, proximoulnar palpieren Sie die zweite dargestellte Struktur.

NOTIZEN

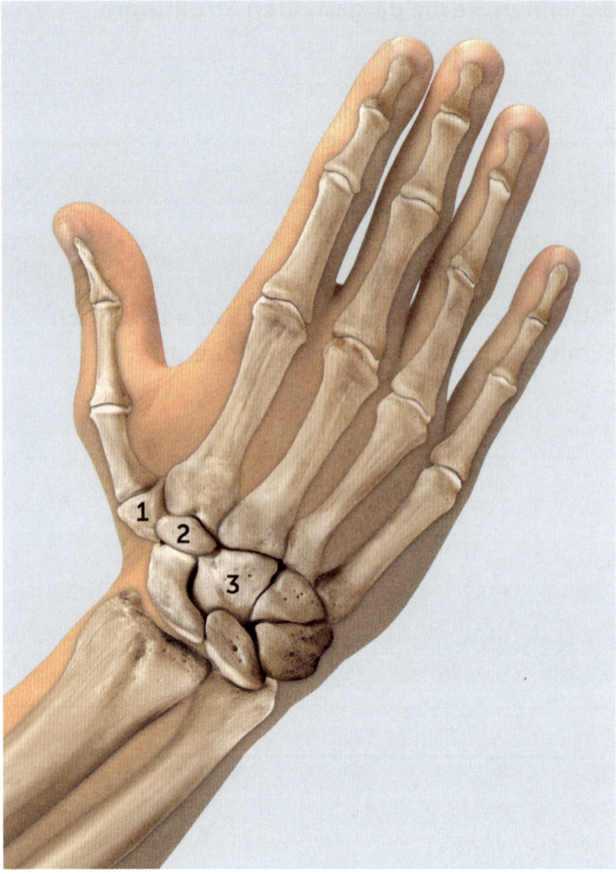

Benennen Sie die dargestellten Strukturen:

1 ……………………………………………

2 ……………………………………………

3 ……………………………………………

KNOW-HOW

Welcher ist der größte Handwurzelknochen?

……………………………………………

Beschreiben Sie die anatomischen Strukturen 1–3:

1: ……………………………………………

2: ……………………………………………

3: ……………………………………………

TO-DO

Folgen Sie mit einem Finger dem Os metacarpi III nach proximal. Hier palpieren Sie die dritte dargestellte Struktur.

NOTIZEN

Antworten auf Seite 163

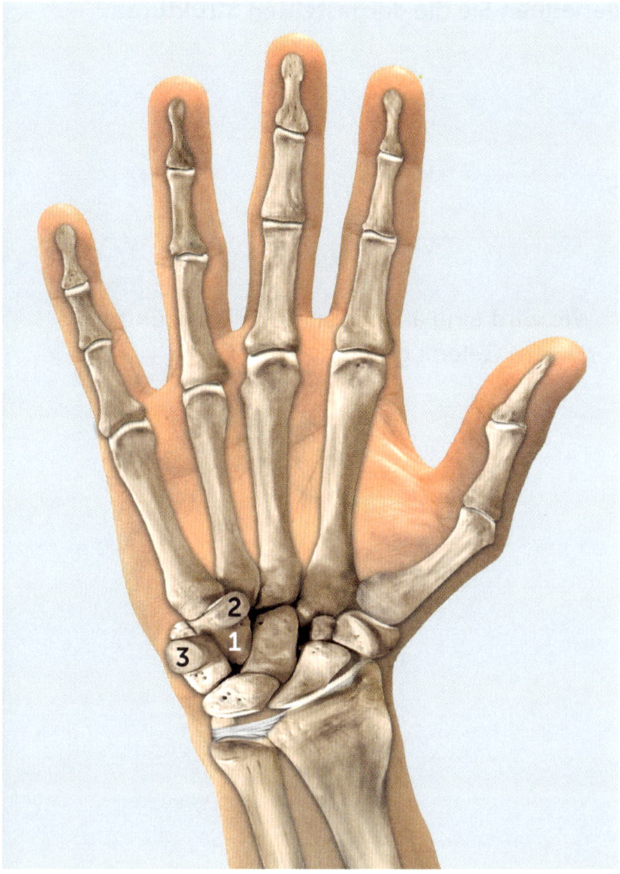

Benennen Sie die dargestellten Strukturen:

1 ....

2 ....

3 ....

KNOW-HOW

Welcher Nerv befindet sich in der Nähe der dritten dargestellten Struktur?

....

Beschreiben Sie die anatomischen Strukturen 1–3:

1: ....

2: ....

3: ....

TO-DO

Legen Sie einen Finger von volar ulnarseitig in die Beugefalte des Handgelenks.
Sie palpieren die dritte dargestellte Struktur.

NOTIZEN

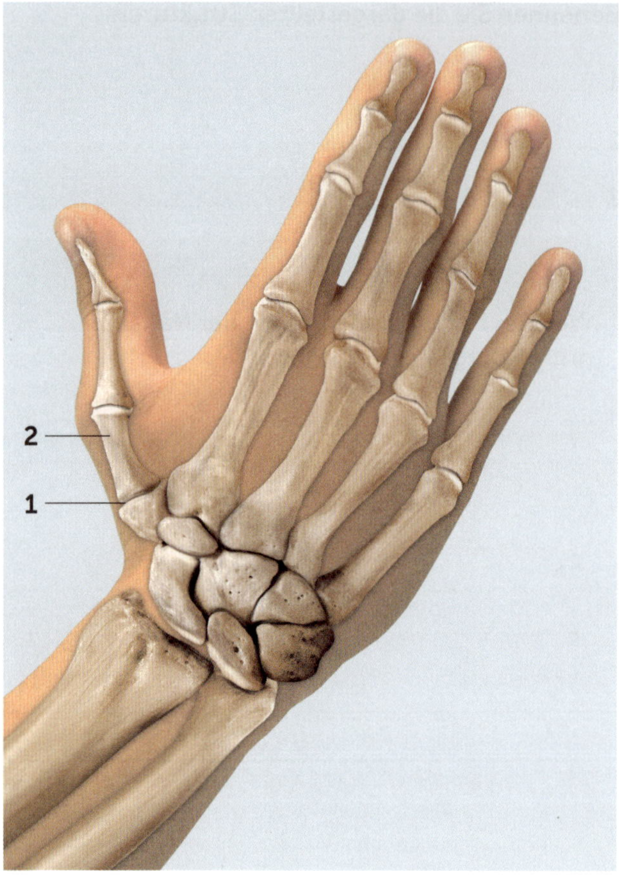

Benennen Sie die dargestellten Strukturen:

1 ....

2 ....

KNOW-HOW

Wie wird eine arthrotische Veränderung in diesem Gelenk genannt?

....

Beschreiben Sie die anatomischen Strukturen 1 und 2:

1: ....

2: ....

TO-DO

Legen Sie einen Finger in die Tabatière. Sie palpieren in der Tiefe die erste dargestellte Struktur.

NOTIZEN

Antworten auf Seite 164

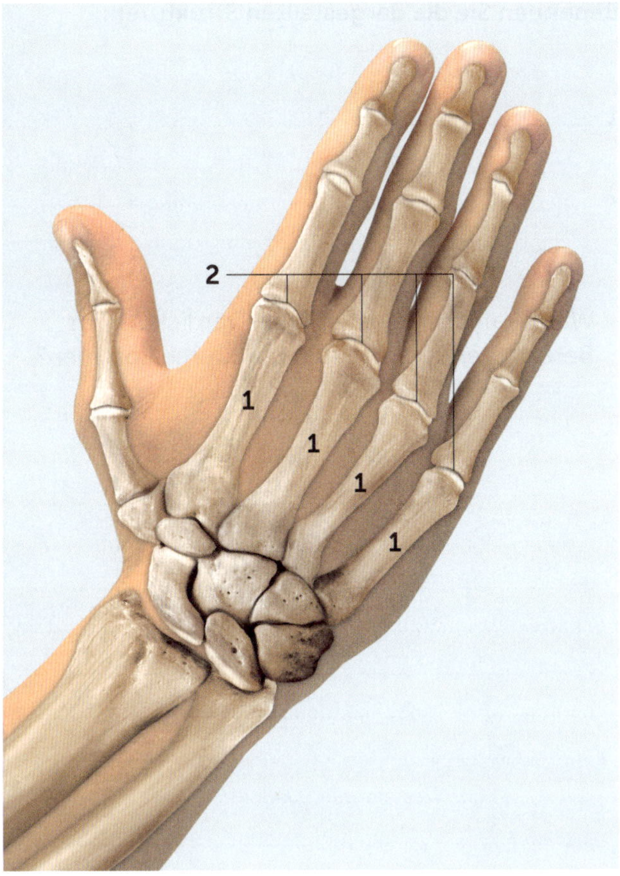

Benennen Sie die dargestellten Strukturen:

1 ....

2 ....

KNOW-HOW

Wie wird typischerweise eine Verletzung der ersten dargestellten Struktur (M V) verursacht?

....

Beschreiben Sie die anatomischen Strukturen 1 und 2:

1: ....

2: ....

TO-DO

Legen Sie einen Finger von dorsal auf einen „Knöchel". Wandern Sie leicht nach distal und palpieren Sie die zweite dargestellte Struktur.

NOTIZEN

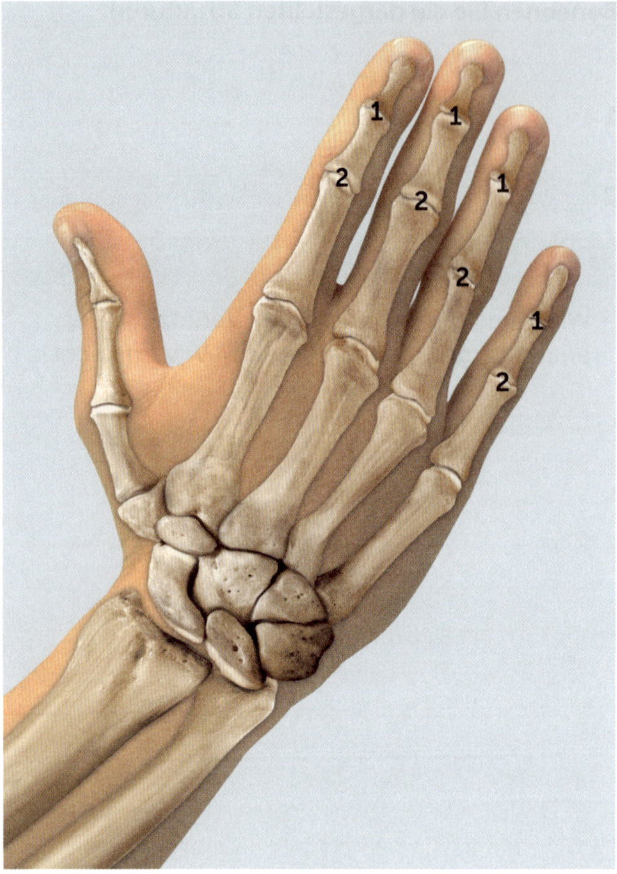

Benennen Sie die dargestellten Strukturen:

1 ....

2 ....

KNOW-HOW

Wann kann es zu einer Kapselverdickung im Bereich der dargestellten Strukturen kommen?

....

Beschreiben Sie die anatomischen Strukturen 1 und 2:

1: ....

2: ....

TO-DO

Umgreifen Sie mit Daumen und Zeigefinger das Mittelgelenk eines Fingers. Wenn eine Flexion des Fingers durchgeführt wird, ist der proximale Gelenkpartner der zweiten dargestellten Struktur deutlich zu tasten.

NOTIZEN

Antworten auf Seite 164

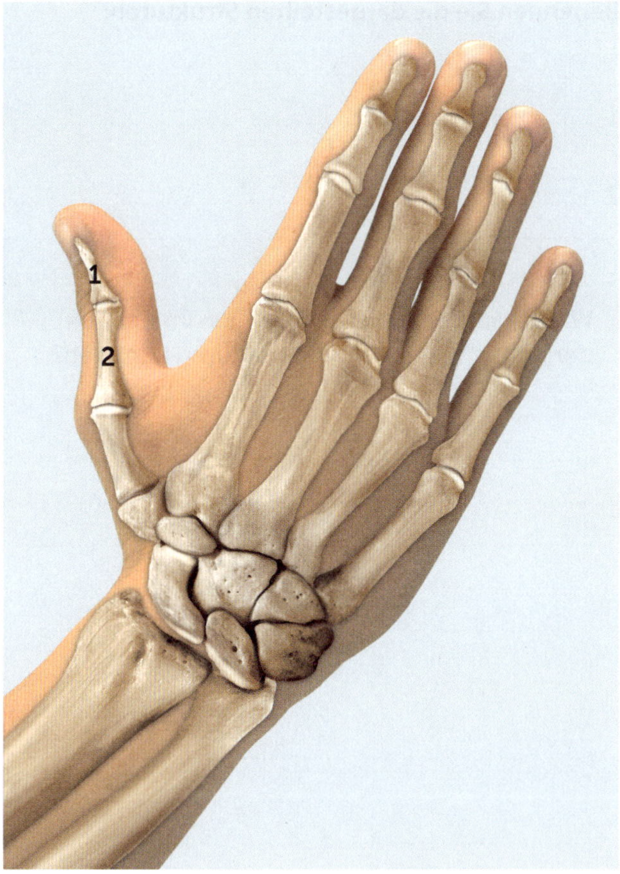

Benennen Sie die dargestellten Strukturen:

1 ....

2 ....

KNOW-HOW

Welche Verletzung tritt häufig im Bereich des Grundgelenks auf?

....

Beschreiben Sie die anatomischen Strukturen 1 und 2:

1: ....

2: ....

TO-DO

Umgreifen Sie mit Daumen und Zeigefinger das Endgelenk des Daumens. Wenn eine Flexion des Daumens durchgeführt wird, ist das Caput der zweiten dargestellten Struktur deutlich zu tasten.

NOTIZEN

Antworten auf Seite 165

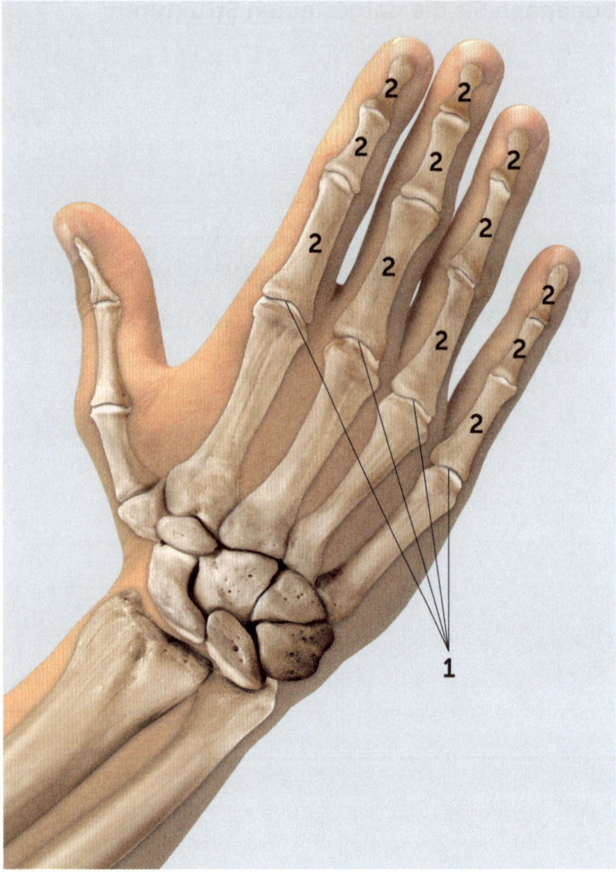

Benennen Sie die dargestellten Strukturen:

1 ....

2 ....

KNOW-HOW

Wann kann es zu Veränderungen im Bereich der ersten dargestellten Strukturen kommen?

....

....

....

....

....

....

....

....

....

....

....

Beschreiben Sie die anatomischen Strukturen 1 und 2:

1: ....

....

....

....

....

2: ....

....

....

....

....

TO-DO

Ballen Sie die Hand zur Faust. Die ersten dargestellten Strukturen treten deutlich unter der Haut hervor.

NOTIZEN

Antworten auf Seite 165

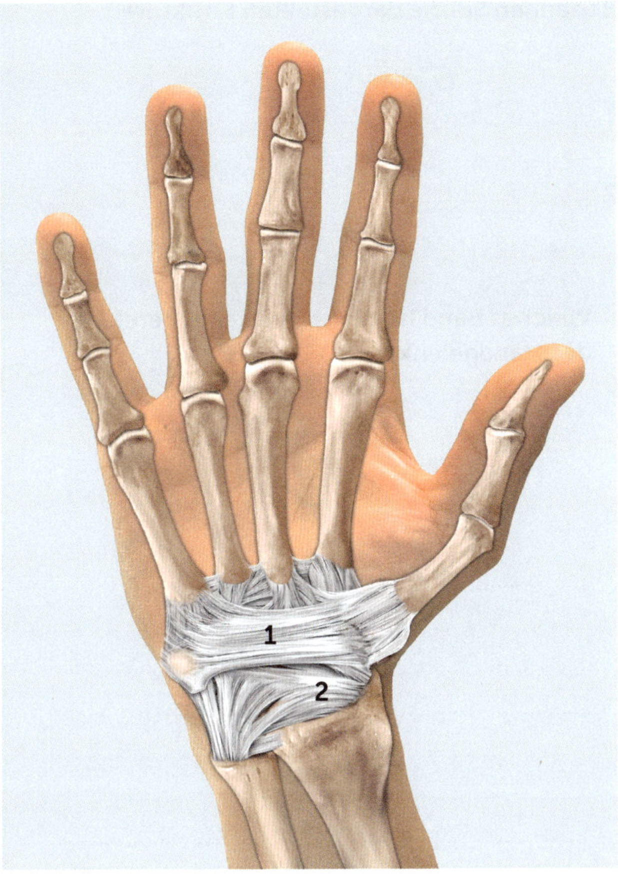

Benennen Sie die dargestellten Strukturen:

1 ....

2 ....

KNOW-HOW

Bei welchem Syndrom wird die erste dargestellte Struktur operativ durchtrennt?

....

Beschreiben Sie die anatomischen Strukturen 1 und 2:

1: ....

2: ....

TO-DO

Legen Sie einen Finger ulnar oder radial der Sehne des M. palmaris longus von volar auf das Handgelenk. In der Tiefe palpieren Sie die erste dargestellte Struktur.

NOTIZEN

Antworten auf Seite 165

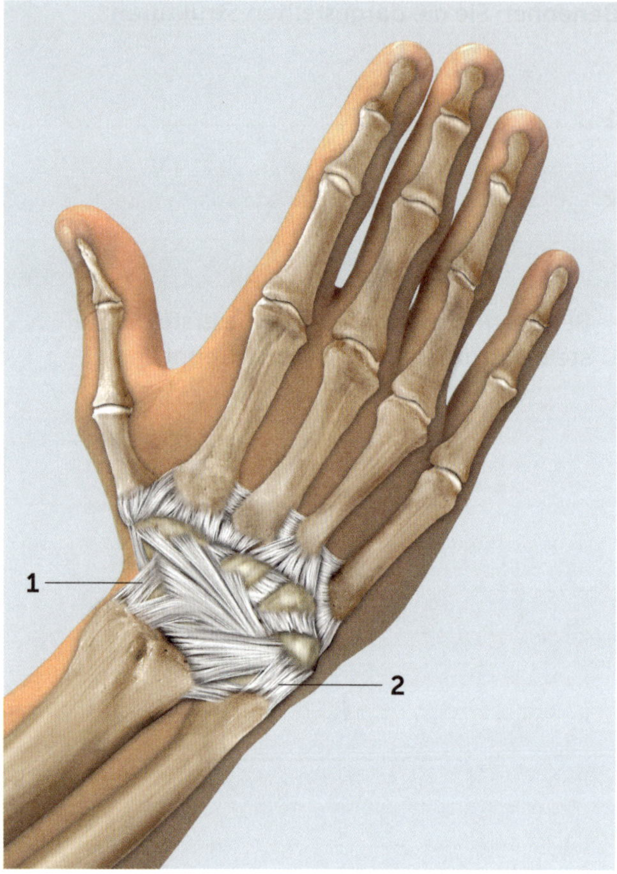

Benennen Sie die dargestellten Strukturen:

1 ....

2 ....

KNOW-HOW

Welches Band ist das kräftigste im Bereich des Handgelenks?

....

Beschreiben Sie die anatomischen Strukturen 1 und 2:

1: ....

2: ....

TO-DO

Legen Sie einen Finger von radial an den distalen Radius. Zwischen ihm und der proximalen Handwurzel ist die erste dargestellte Struktur zu palpieren.

NOTIZEN

Antworten auf Seite 166

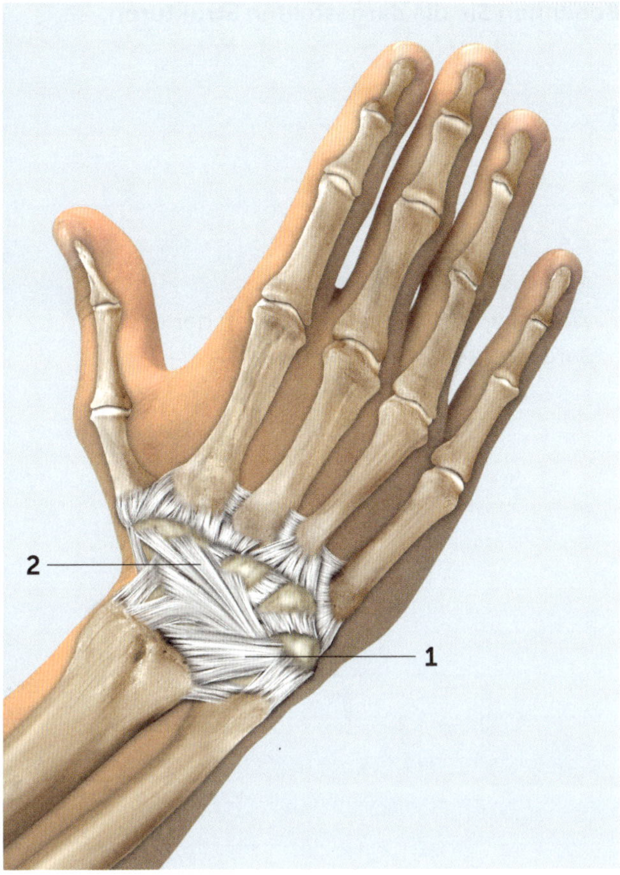

Benennen Sie die dargestellten Strukturen:

1 ....

2 ....

KNOW-HOW

Welche anatomische Struktur überdeckt die dargestellten Bänder?

....

Beschreiben Sie die anatomischen Strukturen 1 und 2:

1: ....

2: ....

TO-DO

Legen Sie einen Finger von dorsal an die distale Ulna. Zwischen ihr und den proximalen Handwurzelknochen sind die dargestellten Strukturen zu palpieren.

NOTIZEN

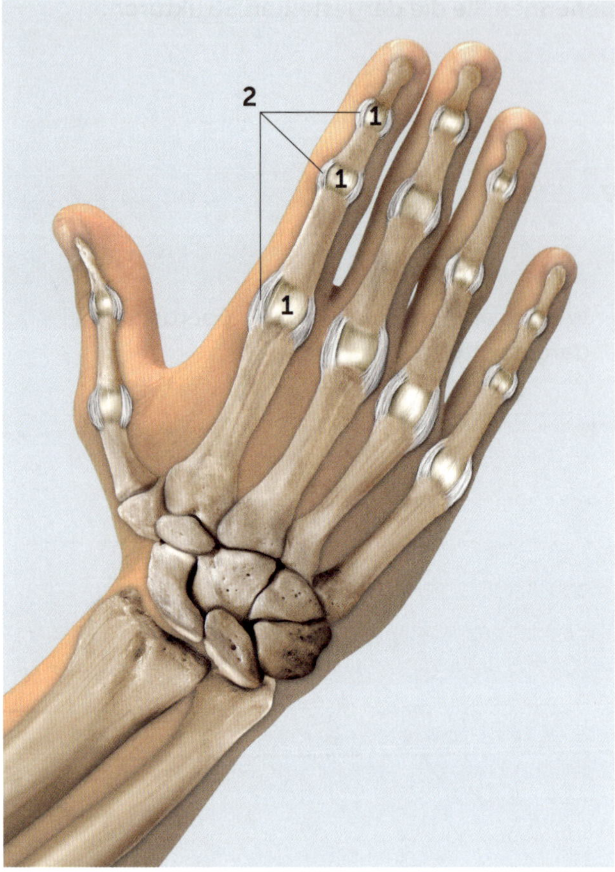

Benennen Sie die dargestellten Strukturen:

1 ....

2 ....

KNOW-HOW

Wann kann es zu Verdickungen der ersten dargestellten Strukturen kommen?

....

Beschreiben Sie die anatomischen Strukturen 1 und 2:

1: ....

2: ....

TO-DO

Legen Sie Daumen und Zeigefinger seitlich an das Mittelgelenk eines Fingers an. Die zweiten dargestellten Strukturen sind quer zu ihrem Verlauf zu palpieren.

NOTIZEN

Antworten auf Seite 166

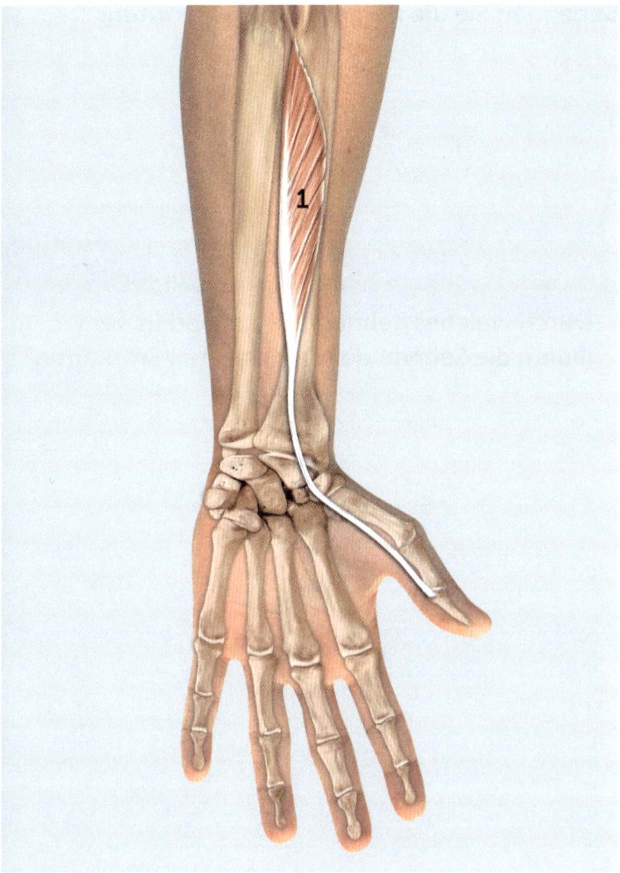

Benennen Sie die dargestellte Struktur:

1 ....

KNOW-HOW

Durch welchen Tunnel verläuft die Sehne der dargestellten Struktur?

....

....

....

....

....

....

....

....

....

....

....

Beschreiben Sie die anatomische Struktur:

1: Musculus ....

U: ....

....

A: ....

....

I: ....

....

F: ....

....

TO-DO

Legen Sie einen Finger ulnar der Sehne des M. flexor carpi radialis an.
Hier palpieren Sie die Sehne der dargestellten Struktur.

NOTIZEN

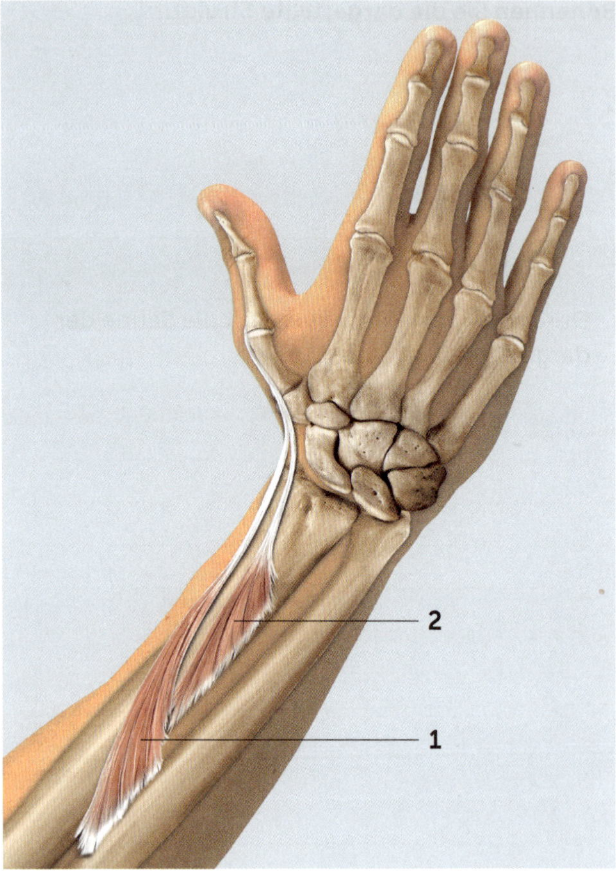

Benennen Sie die dargestellten Strukturen:

1 ....

2 ....

KNOW-HOW

Durch welches Sehnenfach am Radius verlaufen die Sehnen der dargestellten Strukturen?

....

Beschreiben Sie die anatomischen Strukturen 1 und 2:

1: Musculus ....

U: ....

A: ....

I: ....

F: ....

2: Musculus ....

U: ....

A: ....

I: ....

F: ....

TO-DO

Legen Sie einen Finger in die Tabatière. Die Sehnen der dargestellten Strukturen bilden die radiale Begrenzung der Tabatière.

NOTIZEN

Antworten auf Seite 167

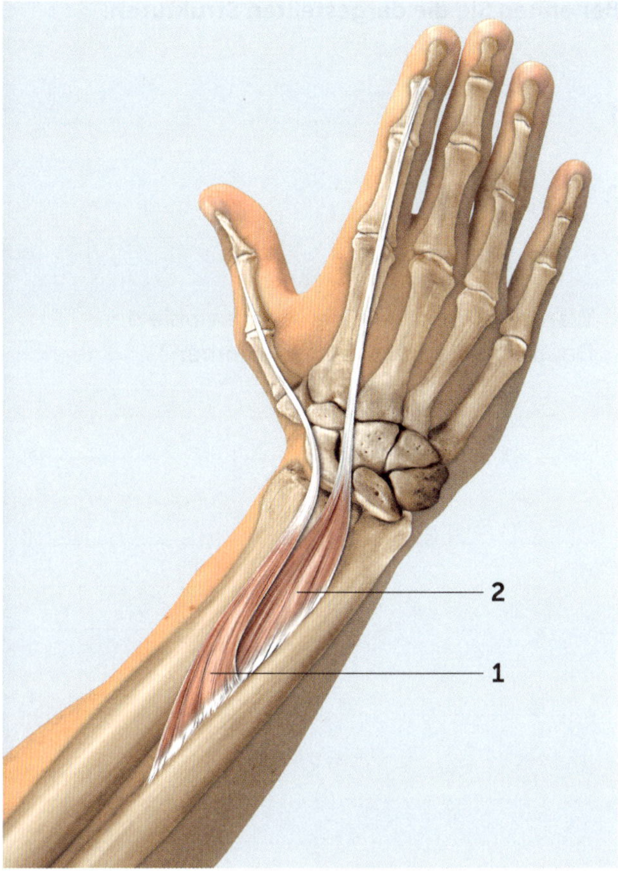

Benennen Sie die dargestellten Strukturen:

1 ....

2 ....

KNOW-HOW

Durch welches Sehnenfach am Radius verläuft die Sehne der ersten dargestellten Struktur?

....

Beschreiben Sie die anatomischen Strukturen 1 und 2:

1: Musculus ....
U: ....
A: ....
I: ....
F: ....
2: Musculus ....
U: ....
A: ....
I: ....
F: ....

TO-DO

Legen Sie einen Finger in die Tabatière. Die Sehne der ersten dargestellten Struktur bildet die ulnare Begrenzung der Tabatière.

NOTIZEN

Antworten auf Seite 167

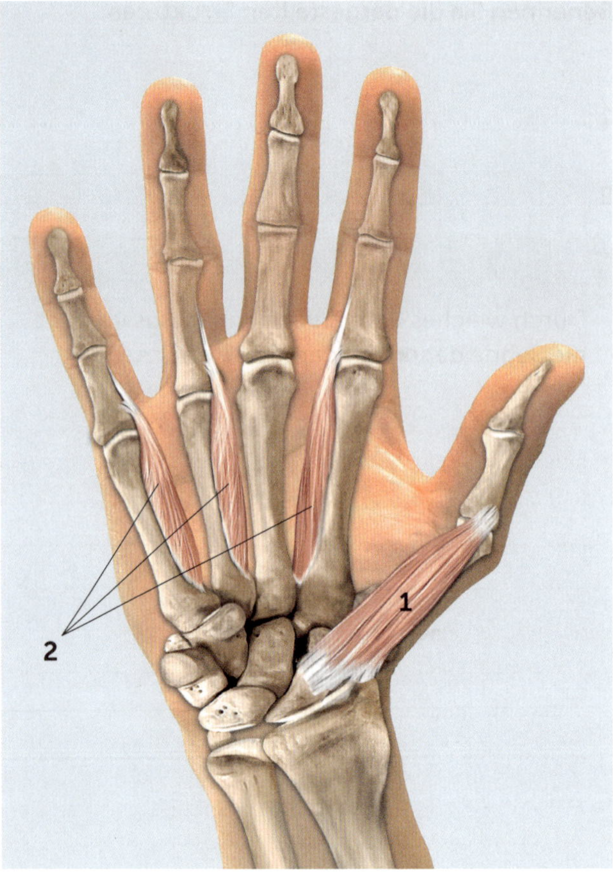

Benennen Sie die dargestellten Strukturen:

1 ....

2 ....

KNOW-HOW

Warum kann es zu einer Hypotrophie der Daumenballenmuskulatur kommen?

....

Beschreiben Sie die anatomischen Strukturen 1 und 2:

1: Musculus ....
U: ....
A: ....
I: ....
F: ....

2: Musculus ....
U: ....
A: ....
I: ....
F: ....

TO-DO

Legen Sie einen Finger von radiovolar an das Os metacarpi I und führen Sie eine Abspreizung des Daumens durch. Die Kontraktion der ersten dargestellten Struktur ist deutlich zu tasten.

NOTIZEN

Antworten auf Seite 168

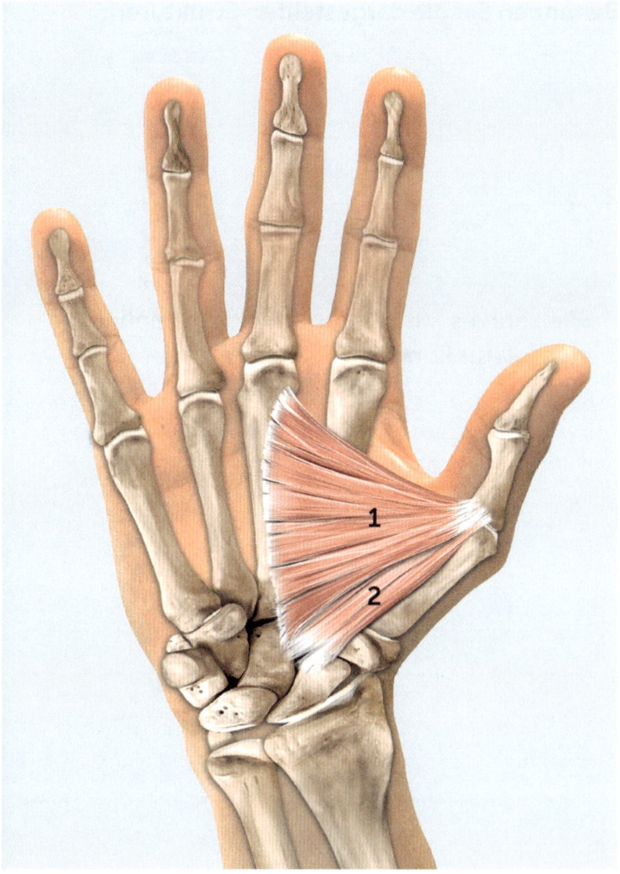

Benennen Sie die dargestellten Strukturen:

1 ....

2 ....

KNOW-HOW

Durch welche Tätigkeit kann es zu Insertionstendopathien im Bereich der Daumenballenmuskulatur kommen?

....

Beschreiben Sie die anatomischen Strukturen 1 und 2:

1: Musculus ....
U: ....
A: ....
I: ....
F: ....

2: Musculus ....
U: ....
A: ....
I: ....
F: ....

TO-DO

Umgreifen Sie weit proximal mit Daumen und Zeigefinger die Daumenballenmuskulatur zwischen den Ossa metacarpalia I und II und üben Sie einen leichten Druck aus. Die erste dargestellte Struktur ist oft sehr druckdolent.

NOTIZEN

Antworten auf Seite 168

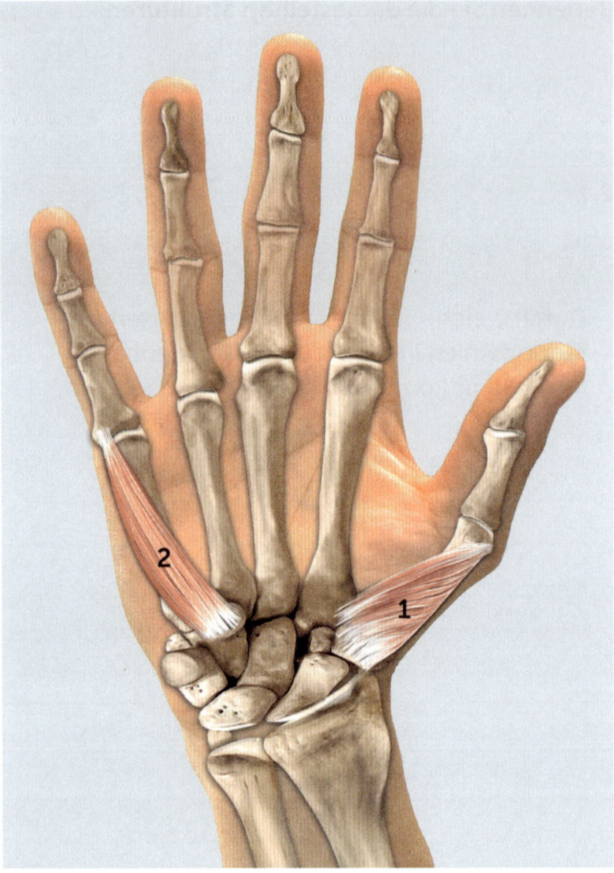

Benennen Sie die dargestellten Strukturen:

1 ....

2 ....

KNOW-HOW

Wie kann es zur Hypotrophie der Kleinfinger-muskulatur kommen?

....

Beschreiben Sie die anatomischen Strukturen 1 und 2:

1: Musculus ....
U: ....
A: ....
I: ....
F: ....

2: Musculus ....
U: ....
A: ....
I: ....
F: ....

TO-DO

Legen Sie einen Finger von volar an den Kleinfingerballen. Bei einer Flexion des Kleinfingers ist die Kontraktion der zweiten dargestellten Struktur deutlich zu palpieren.

NOTIZEN

Antworten auf Seite 168

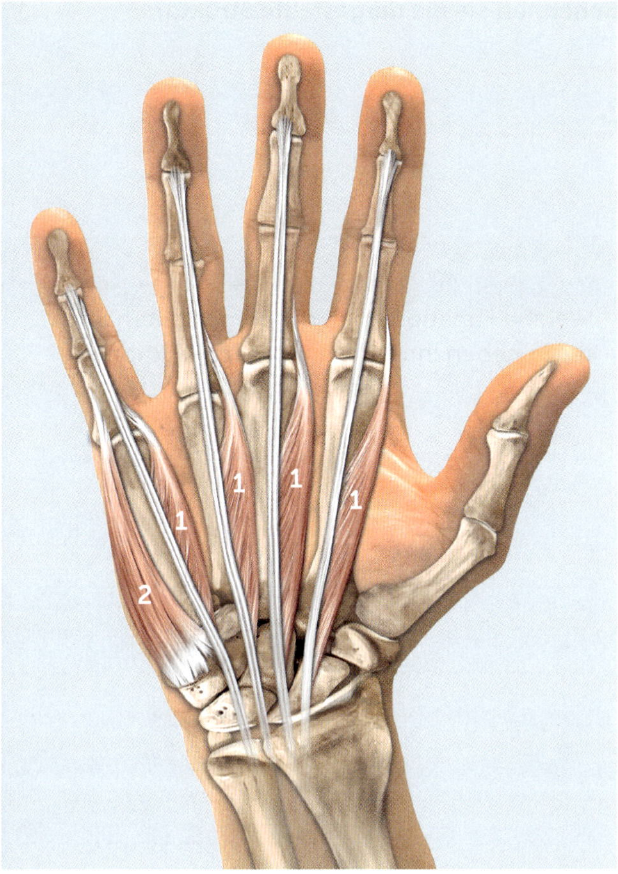

Benennen Sie die dargestellten Strukturen:

1 ....

2 ....

KNOW-HOW

Welche Funktion üben die ersten dargestellten Strukturen neben ihrer dynamischen Funktion aus?

....

Beschreiben Sie die anatomischen Strukturen 1 und 2:

1: Musculus ....
U: ....
A: ....
I: ....
F: ....

2: Musculus ....
U: ....
A: ....
I: ....
F: ....

TO-DO

Legen sie einen Finger zwischen zwei Ossa metacarpi. Wird eine Flexion der Fingergrundgelenke und Extension der Fingermittelgelenke durchgeführt, ist die Kontraktion der ersten dargestellten Struktur zu palpieren.

NOTIZEN

Antworten auf Seite 169

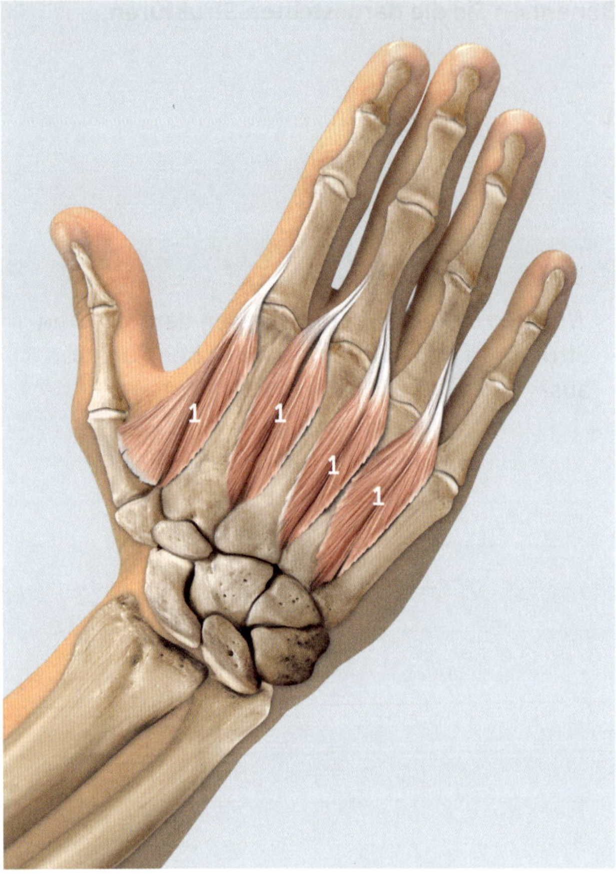

Benennen Sie die dargestellte Struktur:

1 ……………………………………………

KNOW-HOW

Welche Funktion üben die dargestellten Strukturen neben ihrer dynamischen Funktion aus?

……………………………………………

Beschreiben Sie die anatomische Struktur:

1: Musculi ……………………………………………

U: ……………………………………………

A: ……………………………………………

I: ……………………………………………

F: ……………………………………………

TO-DO

Legen Sie einen Finger zwischen die Ossa metacarpi I und II. Der Muskelrand der radial dargestellten Struktur ist bei einer Adduktion des Daumens deutlich zu palpieren.

NOTIZEN

Antworten auf Seite 169

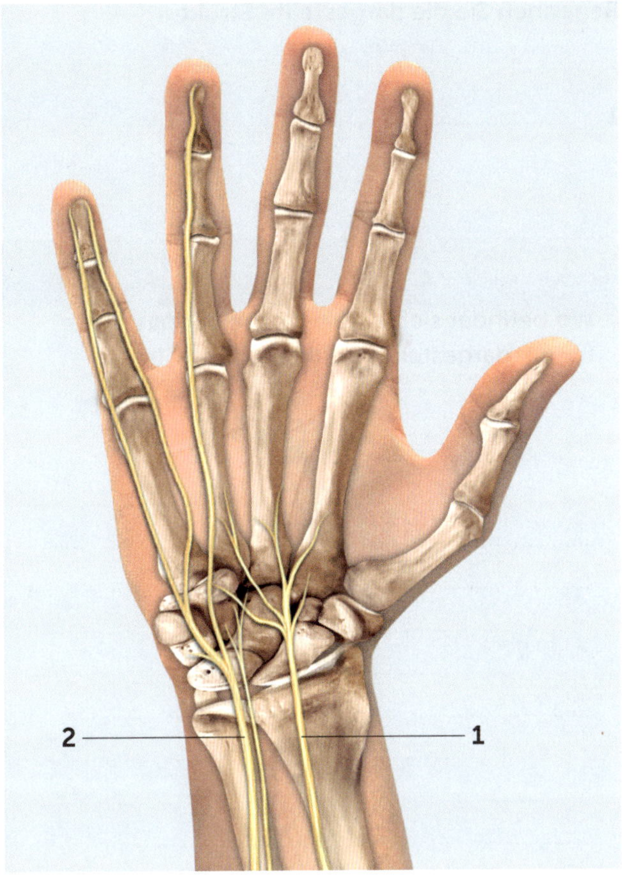

Benennen Sie die dargestellten Strukturen:

1 ....

2 ....

KNOW-HOW

Wo befinden sich die typischen Engpassstellen der dargestellten Strukturen?

....

Beschreiben Sie die anatomischen Strukturen 1 und 2:

1: ....

2: ....

TO-DO

Legen Sie einen Finger in die Loge de Guyon. Sie palpieren die zweite dargestellte Struktur ulnar der A. ulnaris.

NOTIZEN

Antworten auf Seite 169

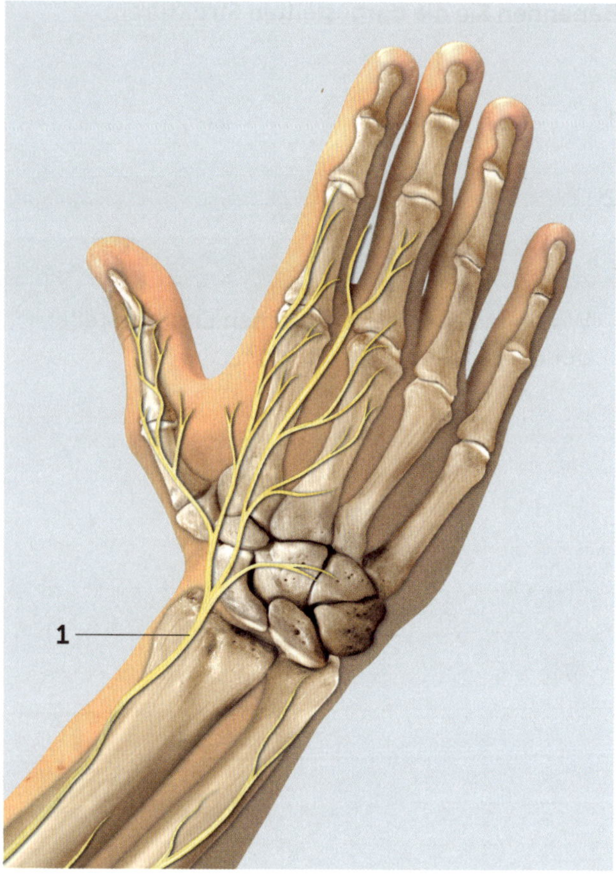

Benennen Sie die dargestellte Struktur:

1 ....

KNOW-HOW

Wo befindet sich eine typische Engpassstelle für die dargestellte Struktur?

....

Beschreiben Sie die anatomische Struktur:

1: ....

TO-DO

Legen Sie einen Finger an den distalen Radius in den Bereich des ersten und zweiten Sehnenfachs. Sie palpieren die dargestellte Struktur quer zu ihrem Verlauf.

NOTIZEN

Antworten auf Seite 170

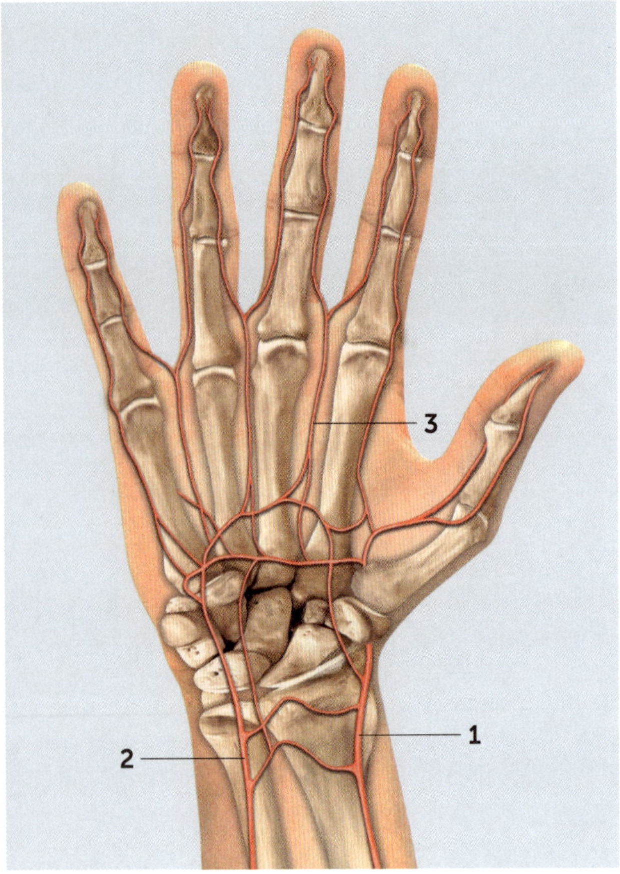

Benennen Sie die dargestellten Strukturen:

1 ....

2 ....

3 ....

KNOW-HOW

Was ist der häufigste Fehler bei der Messung des Radialispulses?

....

Beschreiben Sie die anatomischen Strukturen 1–3:

1: ....

2: ....

3: ....

TO-DO

Legen Sie einen Finger im Bereich des Handgelenks radial neben die Sehne des M. flexor carpi radialis. Sie palpieren die erste dargestellte Struktur durch eine deutliche Pulsation.

NOTIZEN

Antworten auf Seite 170

Lösungsteil

Hand und Finger

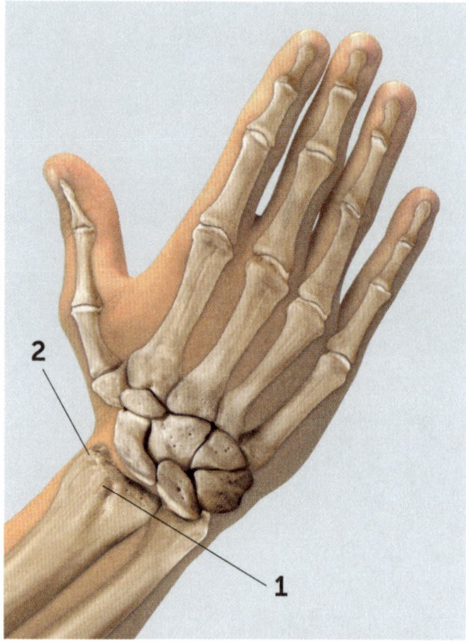

1 **Tuberculum von Lister**
Das Tuberculum von Lister befindet sich dorsal am distalen Radius. Es dient der Sehne des M. extensor pollicis longus als Hypomochlion, sodass der Muskel eine adduktorische Wirkung im Daumensattelgelenk hat.

2 **Proc. styloideus radii**
Der Proc. styloideus radii befindet sich radial am distalen Ende des Radius. An der radialen Seite des Proc. styloideus radii inseriert die Ansatzsehne des M. brachioradialis.

Know-how: Welche Sehnen verlaufen radial der ersten dargestellten Struktur?

Antwort: Sehnen der Mm. extensores carpi radialis longus und brevis

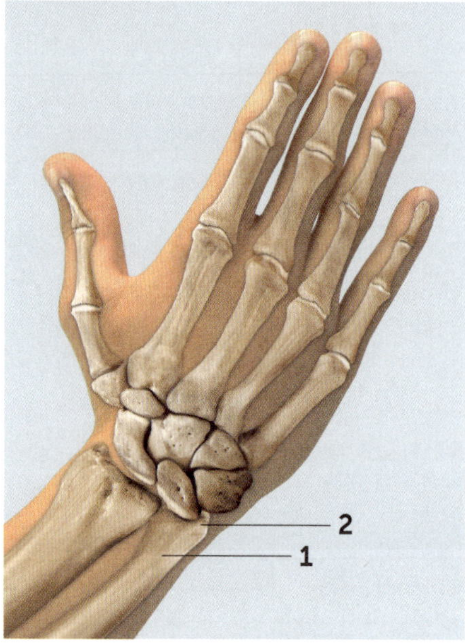

1 **Caput ulnae**
Das Caput ulnae liegt am distalen Ende der Ulna. Am Caput befindet sich die Circumferencia ulnae, welche die Gelenkfläche des distalen Radioulnargelenks bildet.

2 **Proc. styloideus ulnae**
Der Proc. styloideus ist ein kleiner knöcherner Fortsatz, der sich dorsal am Caput ulnae befindet.

Know-how: Für welche Messung ist die zweite dargestellte Struktur ein Referenzpunkt?

Antwort: Längenmessung des Unterarms

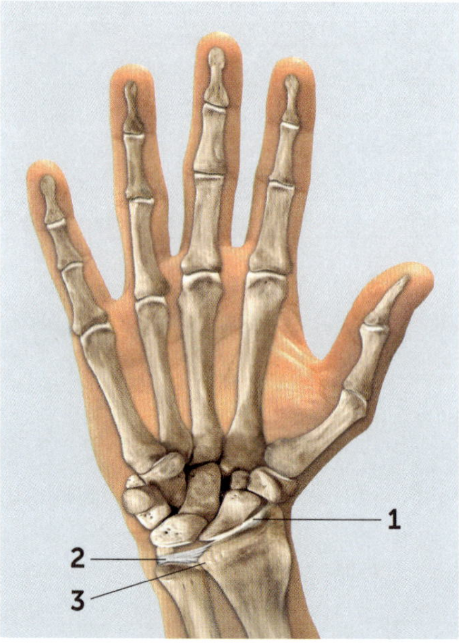

Art. radiocarpea (1) und Discus articularis (2)
Das distale Ende des Radius und der Discus articularis bilden den proximalen Gelenkpartner der Art. radiocarpea. Der Discus articularis befindet sich zwischen der proximalen Handwurzelreihe und dem distalen Anteil der Ulna. Der distale Gelenkanteil wird von der proximalen Handwurzelreihe gebildet (Os scaphoideum, Os lunatum und Os triquetrum). Funktionell handelt es sich um ein Eigelenk.

3 **Art. radioulnaris distalis**
Das distale Radioulnargelenk wird vom Caput ulnae und der Incisura ulnaris radii gebildet. Es befindet sich distal am Unterarm und ist funktionell ein Radgelenk. Das proximale und distale Radioulnargelenk stellen eine funktionelle Einheit dar und ermöglichen die Pro- und Supinationsbewegung des Unterarms.

Know-how: Welcher Handwurzelknochen hat direkten Kontakt zur zweiten dargestellten Struktur?

Antwort: Os triquetrum

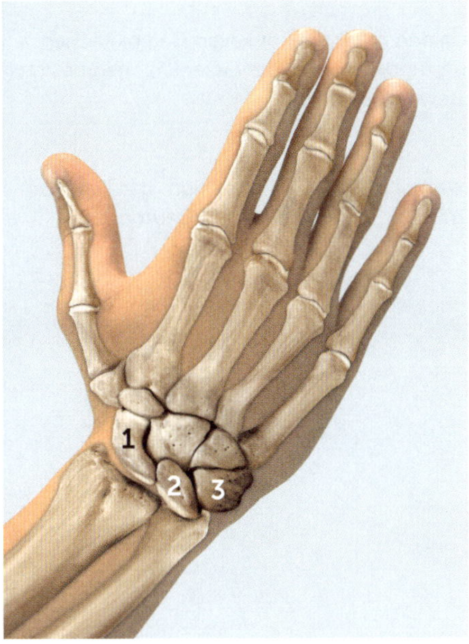

Proximale Handwurzelreihe
Die proximale Handwurzelreihe bildet den distalen Gelenkpartner der Art. radiocarpea, sie wird gebildet aus:

1 **Os scaphoideum**
Das Os scaphoideum ist der größte der proximalen Handwurzelknochen. Es befindet sich an der radialen Seite der Handwurzel. Proximal artikuliert es mit dem distalen Ende des Radius, ulnar artikuliert das Os scaphoideum mit dem Os lunatum, distal mit dem Os trapezium, dem Os trapezoideum und dem Os capitatum.

2 **Os lunatum**
Das halbmondförmige Os lunatum grenzt radial an das Os scaphoideum und ulnar an das Os triquetrum. Proximal artikuliert es mit dem distalen Anteil des Radius. Distal grenzt das Os lunatum an das Os capitatum und das Os hamatum.

3 **Os triquetrum**
Das Os triquetrum ist dreieckig geformt und befindet sich an der ulnaren Seite der Handwurzel. Radial grenzt es an das Os lunatum. Proximal artikuliert das Os triquetrum mit der Ulna und distal mit dem Os hamatum.

Know-how: Welcher weitere Knochen gehört anatomisch mit zur proximalen Handwurzelreihe?

Antwort: Os pisiforme

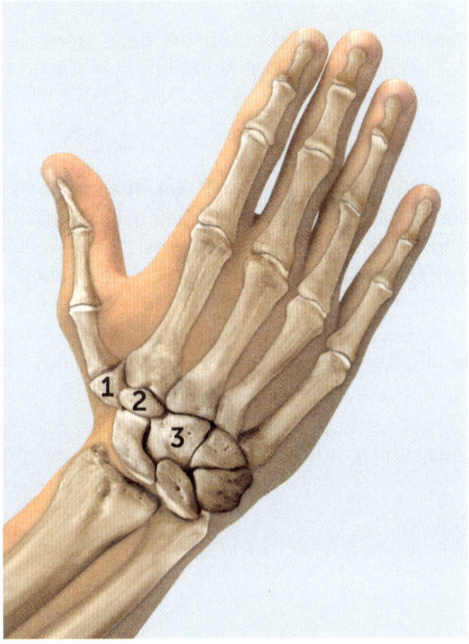

Art. mediocarpea
Die proximale und distale Handwurzelreihe bilden die Gelenkpartner der Art. mediocarpea. Der Gelenkspalt ist nahezu s-förmig gestaltet. Die distale Handwurzelreihe ist ligamentär sehr fest miteinander verbunden und wird gebildet aus:

1 **Os trapezium**
Das Os trapezium befindet sich an der radialen Seite der distalen Handwurzel. Ulnar bildet es eine gelenkige Verbindung mit dem Os trapezoideum. Proximal artikuliert es mit dem Os scaphoideum und distal mit dem Os metacarpi I.

2 **Os trapezoideum**
Das Os trapezoideum befindet sich in der Mitte der distalen Handwurzelreihe. Radial grenzt es an das Os trapezium und ulnar an das Os capitatum. Proximal artikuliert das Os trapezoideum mit dem Os scaphoideum und distal mit dem Os metacarpi II.

3 **Os capitatum**
Das Os capitatum steht radial mit dem Os trapezoideum und ulnar mit dem Os hamatum in Kontakt. Proximal artikuliert es mit dem Os scaphoideum und dem Os lunatum. Distal grenzt das Os capitatum an das Os metacarpi III.

Know-how: Welcher ist der größte Handwurzelknochen?

Antwort: Os capitatum

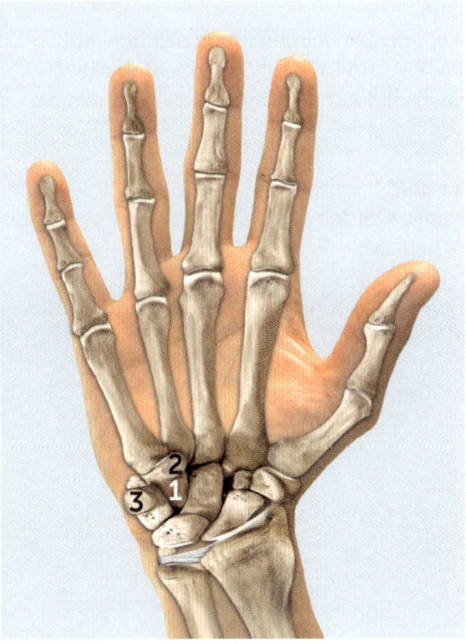

Os hamatum (1) mit Hamulus ossis hamati (2)
Das Os hamatum ist Teil der distalen Handwurzelreihe. Palmarseitig besitzt es einen hakenförmigen Knochenvorsprung, den Hamulus ossis hamati, er bildet die Ansatzstelle für den M. flexor digiti minimi und für das Lig. pisihamatum.

3 **Os pisiforme**
Das Os pisiforme ist ein Sesambein, dass sich in der distalen Ansatzsehne des M. flexor carpi ulnaris befindet. Er ist der kleinste Knochen der Handwurzel und artikuliert an seiner Dorsalseite mit dem Os triquetrum.

Know-how: Welcher Nerv befindet sich in der Nähe der dritten dargestellten Struktur?

Antwort: N. ulnaris

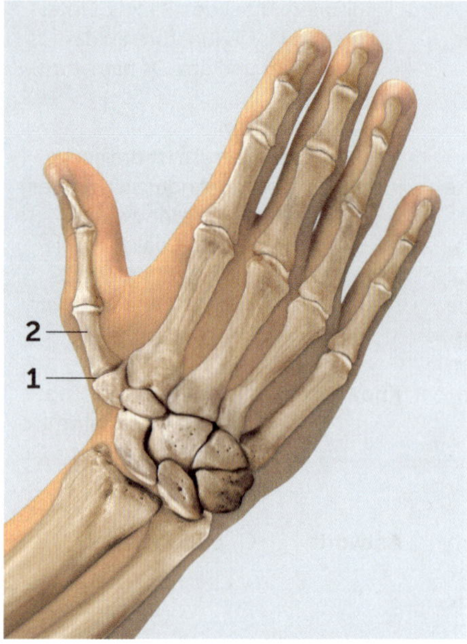

1 **Art. carpometacarpea pollicis**
Os trapezium und Os metacarpi I bilden mit ihren konkaven Gelenkflächen das Sattelgelenk des Daumens. Aufgrund der Form der Gelenkflächen besitzt dieses Gelenk einen sehr großen Bewegungsradius.

2 **Os metacarpi I**
Das Os metacarpi I bildet nach proximal mit dem Os trapezium das Daumensattelgelenk. Nach distal steht es mit der Grundphalanx des Daumens in gelenkiger Verbindung.

Know-how: Wie wird eine arthrotische Veränderung der ersten dargestellten Struktur genannt?

Antwort: Rizarthrose

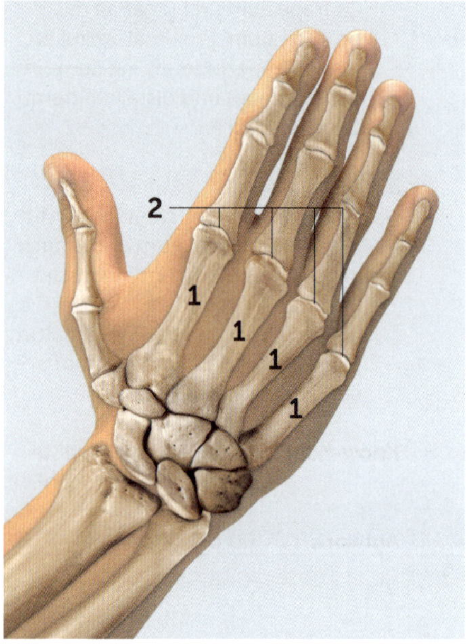

1 **Ossa metacarpi II–V**
Die Ossa metacarpi sind Röhrenknochen und bestehen aus der Basis, dem Corpus und dem Caput metacarpi. Sie bilden gelenkige Verbindungen nach proximal zum Carpus und nach distal zu den Phalangen.

2 **Art. metacarpophalangea**
Die Grundgelenke der Finger werden aus den Köpfen der Metakarpalknochen und den Basen der Grundphalangen gebildet. Die schlaffen Gelenkkapseln werden durch die Ligg. palmaria und. collateralia stabilisiert. Passiv können die Grundgelenke bis zu 50° rotiert werden, sodass sie funktionell als Kugelgelenk anzusehen sind.

Know-how: Wie wird typischerweise eine Verletzung der ersten dargestellten Struktur verursacht?

Antwort: Durch einen direkten Faustschlag

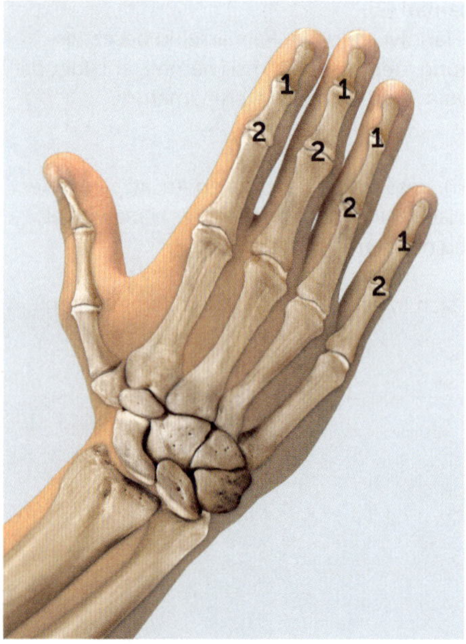

1 **Artt. interphalangeales distales (DIP)**
Die Mittelphalangen II bis V bilden wiederum mit den Endphalangen II bis V die distalen Interphalangealgelenke. PIP und DIP sind Scharniergelenke, die eine lockere Kapsel besitzen. Sie werden durch die Ligg. collateralia und palmaria stabilisiert.

2 **Artt. interphalangeales proximales (PIP)**
Die proximalen Interphalangealgelenke werden aus den Grundphalangen II bis V und den Mittlelphalangen II bis V gebildet.

Know-how: Wann kann es zu einer Kapselverdickung im Bereich der dargestellten Strukturen kommen?

Antwort: Bei einer rheumatischen Arthritis

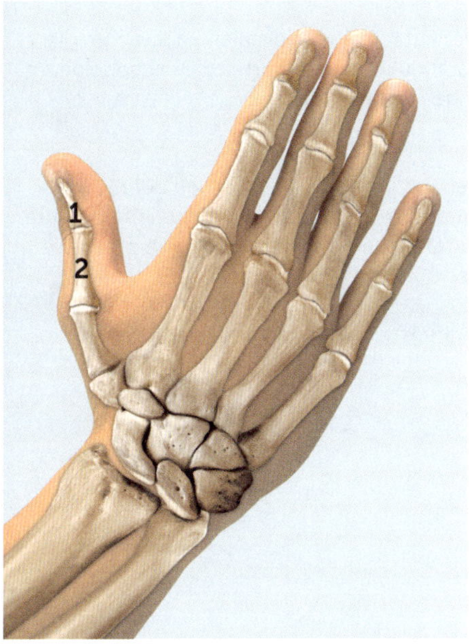

Phalanges distalis I (1) und proximalis I (2):
Da der Daumen keine Mittelphalanx besitzt, besteht er aus der proximalen und distalen Phalanx. Die Phalanx proximalis bildet mit dem Os metacarpi I das Grundgelenk des Daumens. Die Phalanges proximalis und distalis bilden das Endgelenk des Daumens.

Know-how: Welche Verletzung tritt häufig im Bereich des Grundgelenks auf?

Antwort: Skidaumen, Riss des Lig. collaterale des Grundgelenks

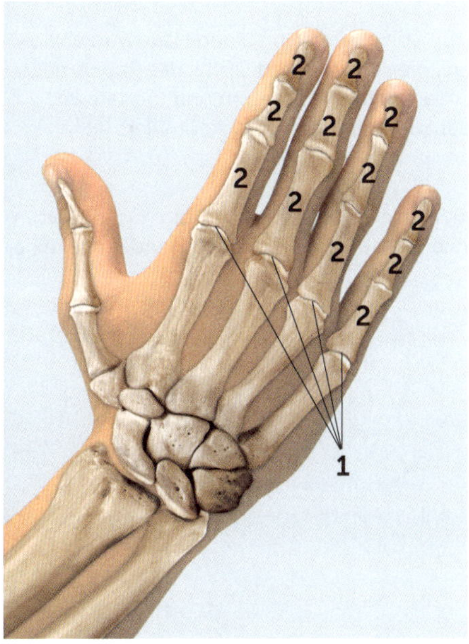

1 Caput ossis metacarpi II bis V
Das Caput ossis metacarpi bildet den distalen Abschluss des Mittelhandknochens und artikuliert mit der Basis der Fingergrundphalanx. Es ist nach distal konvex und durch die Haut als „Fingerknöchel" gut zu erkennen.

2 Phalanges
Die Finger II bis V besitzen die Phalanges proximalis, media und distalis. Der Daumen hingegen besitzt nur die Phalanges proximalis und distalis. Die Grund- und Mittelphalangen weisen an ihrem distalen Ende jeweils ein Caput phalangis auf.

Know-how: Wann kann es zu Veränderungen im Bereich der ersten dargestellten Strukturen kommen?

Antwort: Bei einer Polyarthrose

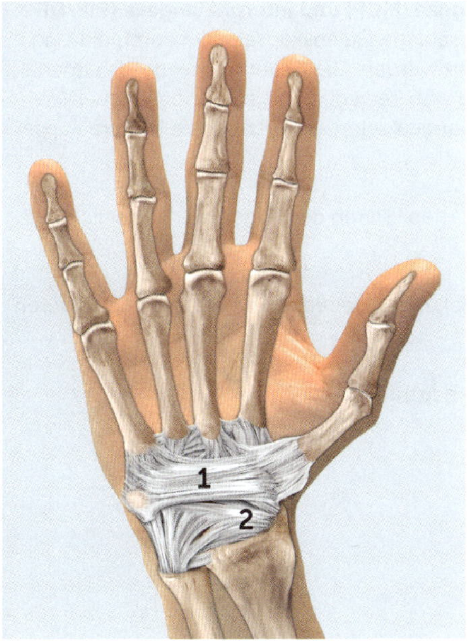

1 Lig. carpi transversum (Retinaculum flexorum)
Das Lig. carpi transversum bildet zusammen mit den Handwurzelknochen einen osteofibrösen Kanal. Durch diesen Kanal verlaufen der N. medianus sowie die Beugesehnen der Finger.

2 Lig. radiocarpale palmare
Das Lig. radiocarpale palmare spannt sich zwischen dem Unterarm und den Handwurzelknochen aus. Es verläuft vom lateralen Drittel des Radius nach distoulnar und inseriert am Os capitatum, Os lunatum und Os triquetrum. Somit wird die Ulnarabduktion des Handgelenks limitiert.

Know-how: Bei welchem Syndrom wird die erste dargestellte Struktur operativ durchtrennt?

Antwort: Karpaltunnelsyndrom

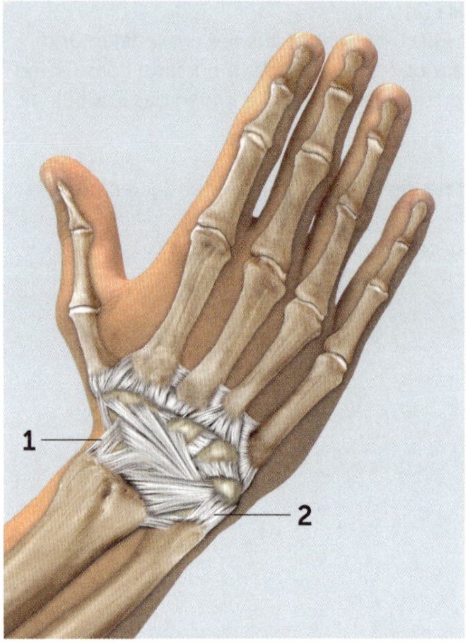

1 **Lig. collaterale carpi radiale**
Das Lig. collaterale carpi radiale verläut radial vom distalen Radius zum Os scaphoideum. Es limitiert die Ulnarabduktion und führt das Os scaphoideum bei Flexions-/Extensionsbewegungen des Handgelenks.

2 **Lig. collaterale carpi ulnare**
Das Lig. collaterale carpi ulnare verläuft vom lateralen Bereich der distalen Ulna nach distoradial zum Os triquetrum, Os pisiforme und zum Os lunatum. Die ulnaren Bänder sind deutlich kräftiger als die radialen und hemmen die Radialabduktion des Handgelenks.

Know-how: Welches Band ist das kräftigste im Bereich des Handgelenks?

Antwort: Lig. carpi transversum

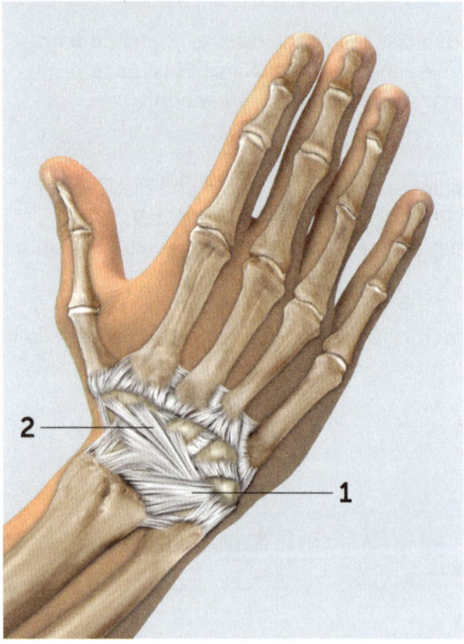

1 **Lig. radiocarpale dorsale**
Das Lig. radiocarpale dorsale verläuft vom Unterarm zu den Handwurzelknochen. Es sind dreigeteilte Bandzüge, die vom äußeren Drittel des Radius nach distoulnar verlaufen und an den Ossa capitatum, lunatum und triquetrum inserieren. Somit wird die Ulnarabduktion des Handgelenks limitiert.

2 **Lig. carpi arcuatum**
Das Lig. carpi arcuatum verläuft quer vom Os scaphoideum zum Os triquetrum und Os lunatum, zum Lig. collaterale radiale und zur distalen Handwurzelreihe.

Know-how: Welche anatomische Struktur überdeckt die dargestellten Bänder?

Antwort: Fascia dorsalis

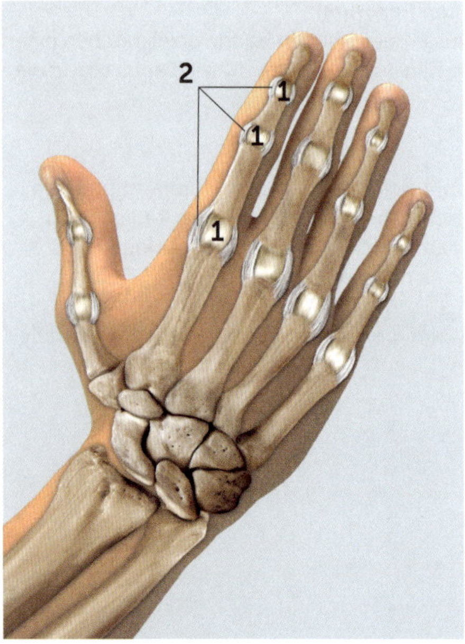

1 **Capsulae artt. metacarpophalangeae (MCP) und interphalangeae (PIP/DIP)**
Die Fingergrundgelenke besitzen schlaffe Gelenkkapseln, die durch die Ligg. palmaria und collateralia stabilisiert werden. Die Gelenkkapsel des Daumensattelgelenks ist locker, um eine große Beweglichkeit zu ermöglichen. Die proximalen und distalen Interphalangealgelenke besitzen eine lockere Kapsel.

2 **Ligg. collateralia**
Die Ligg. collateralia und palmaria stabilisieren die Fingergelenke seitlich und palmar.

Know-how: Wann kann es zu Verdickungen der ersten dargestellten Strukturen kommen?

Antwort: Bei einer rheumatischen Arthritis

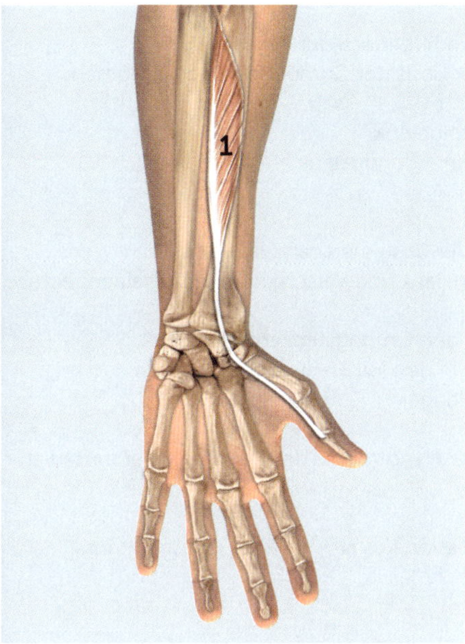

1 **M. flexor pollicis longus**
U: mittleres Drittel der Palmarseite des Radius und Membrana interossea
A: Palmarseite der Endphalanx des Daumens
I: N. medianus (C6–C8)
F: • Flexion und Radialabduktion des Handgelenks
• Opposition des Daumens im Sattelgelenk
• Flexion des Daumens im Grund- und Endgelenk

Know-how: Durch welchen Tunnel verläuft die Sehne der dargestellten Struktur?

Antwort: Karpaltunnel

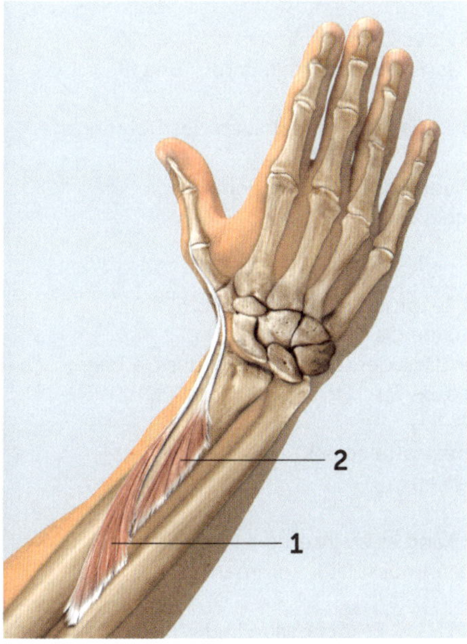

1 **M. abductor pollicis longus**
U: Facies dorsalis der Ulna und des Radius und Membrana interossea
A: Basis des Os metacarpi I
I: N. radialis (C6–C8)
F: • Radialabduktion des Handgelenks
• Abduktion und Extension im Daumensattelgelenk

2 **M. extensor pollicis brevis**
U: Facies dorsalis der Ulna und des Radius und Membrana interossea
A: Basis der Grundphalanx des Daumens
I: N. radialis (C6–C8)
F: • Radialabduktion des Handgelenks
• Extension im Daumensattel- und Grundgelenk

Know-how: Durch welches Sehnenfach am Radius verlaufen die Sehnen der dargestellten Strukturen?

Antwort: 1. Sehnenfach

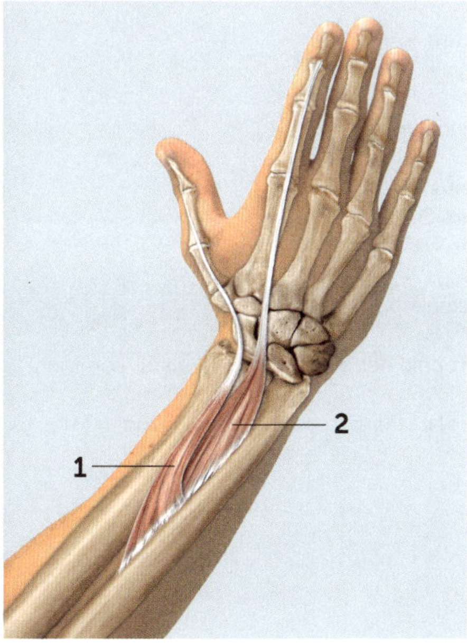

1 **M. extensor pollicis longus**
U: Facies dorsalis der Ulna und Membrana interossea
A: Basis der Endphalanx des Daumens
I: N. radialis (C6–C8)
F: • Dorsalextension und Radialabduktion des Handgelenks
• leichte Adduktion im Daumensattelgelenk
• Extension im Grund- und Endgelenk des Daumens

2 **M. extensor indicis**
U: distales Drittel der Facies dorsalis der Ulna und Membrana interossea
A: Dorsalaponeurose von D II
I: N. radialis (C6–C8)
F: • Dorsalextension des Handgelenks
• Extension der Grund-, Mittel- und Endgelenke von D II

Know-how: Durch welches Sehnenfach am Radius verläuft die Sehne der ersten dargestellten Struktur?

Antwort: 3. Sehnenfach

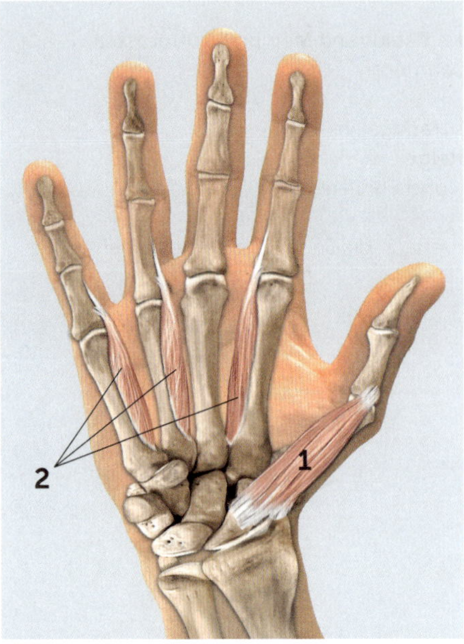

1 M. abductor pollicis brevis
U: Os scaphoideum, Os trapezium und Retinaculum flexorum
A: über das radiale Sesambein an der Basis der Grundphalanx des Daumens
I: N. medianus (C6–T1)
F: • Abduktion des Daumens im Sattelgelenk
• leichte Extension des Daumens im Grundgelenk

2 Mm. interossei palmares
U: zur Handmitte gerichtete Seiten der Ossa metacarpi II, IV und V
A: Basis der jeweiligen proximalen Phalanx und entsprechende Dorsalaponeurose
I: N. ulnaris (C8–T1)
F: • Flexion der Finger II, IV und V in den Grundgelenken
• Extension der Finger II, IV und V in den Mittel- und Endgelenken
• Adduktion der Finger zum Mittelfinger

Know-how: Warum kann es zu einer Hypotrophie der Daumenballenmuskulatur kommen?

Antwort: Als Folge einer Kompression des N. medianus im Karpaltunnel

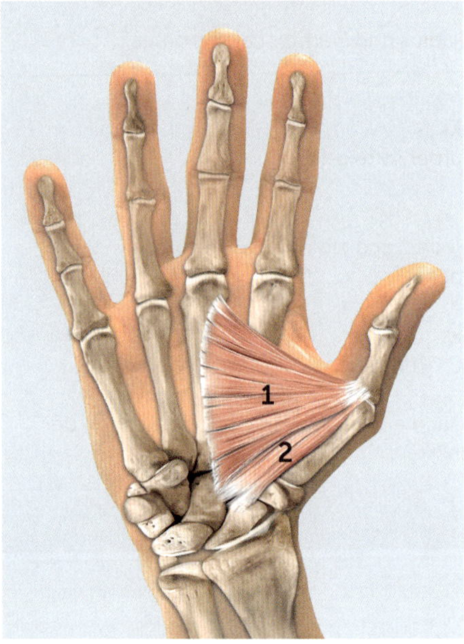

1 M. adductor pollicis
U: • Caput transversum: palmare Seite des Os metacarpi III
• Caput obliquum: Os capitatum, Basis der Ossa metacarpi II und III, Ligg. intercarpalia
A: über das ulnare Sesambein an der Basis der Grundphalanx des Daumens
I: N. ulnaris (C8–T1)
F: • Adduktion und Opposition des Daumens im Sattelgelenk
• Flexion des Daumens im Grundgelenk

2 M. flexor pollicis brevis
U: • Caput superficiale: Retinaculum flexorum und Os trapezium
• Caput profundum: Os capitatum und Os trapezium
A: über das radiale Sesambein an der Basis der Grundphalanx des Daumens
I: • Caput superficiale: N. medianus (C6–T1)
• Caput profundum: N. ulnaris (C8–T1)
F: • Flexion und Opposition im Daumensattelgelenk
• Flexion des Daumens im Grundgelenk

Know-how: Durch welche Tätigkeit kann es zu Insertionstendopathien im Bereich der Daumenballenmuskulatur kommen?

Antwort: Durch SMS-Schreiben (TMI = „Text Message Injury")

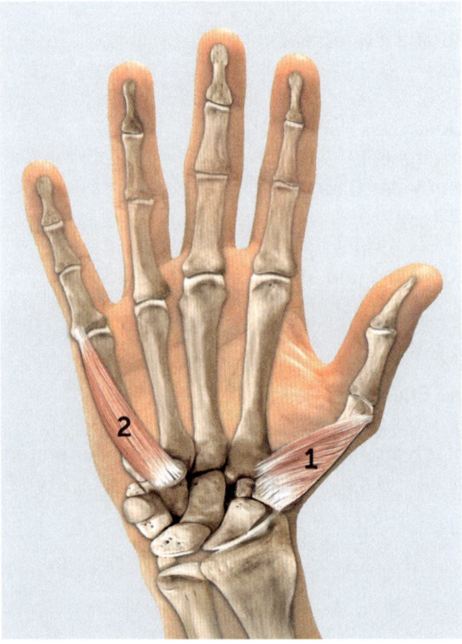

1 M. opponens pollicis
U: Os trapezium, Retinaculum flexorum
A: radiale Seite des Os metacarpi I
I: N. medianus (C6–C7)
F: Opposition des Daumens im Sattelgelenk

2 M. flexor digiti minimi brevis manus
U: Hamulus ossis hamati, Retinaculum flexorum
A: ulnare Basis der Grundphalanx des V. Fingers
I: N. ulnaris (C8–T1)
F: Flexion des V. Fingers im Grundgelenk

Know-how: Wie kann es zur Hypotrophie der Kleinfingermuskulatur kommen?

Antwort: Durch Kompression des N. ulnaris in der Loge de Guyon

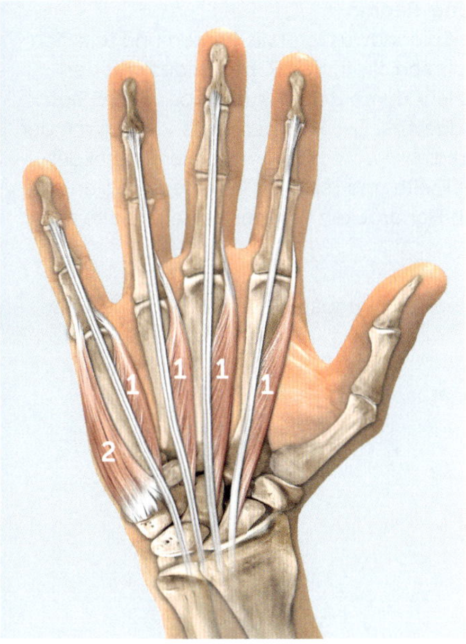

1 Mm. lumbricales manus

U: vier Muskeln, jeweils von den radialen Seiten der Sehnen des M. flexor digitorum profundus
A: jeweilige Dorsalaponeurosen der Finger, Gelenkkapseln der Grundgelenke
I: • Mm. lumbricales I und II (der Finger II und III): N. medianus (C8–T1)
• Mm. lumbricales III und IV (der Finger IV und V): N. ulnaris (C8–T1)
F: • Flexion der Finger in den Grundgelenken
• Extension der Finger II bis V in den Mittel- und Endgelenken

2 M. abductor digiti minimi manus

U: Os pisiforme und Retinaculum flexorum
A: ulnare Basis der Grundphalax und Dorsalaponeurose des V. Fingers
I: N. ulnaris (C8–T1)
F: • Abduktion und Flexion des V. Fingers im Grundgelenk
• Extension des V. Fingers im Mittel- und Endgelenk

Know-how: Welche Funktion üben die ersten dargestellten Strukturen neben ihrer dynamischen Funktion aus?

Antwort: Stabilisation der Fingergrundgelenke

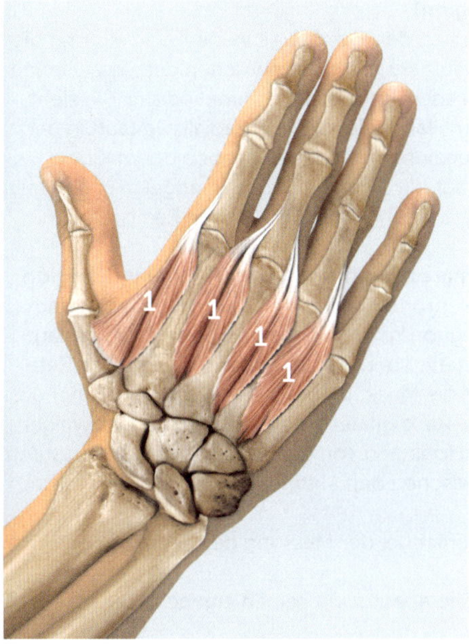

1 Mm. interossei dorsales

U: mit je zwei Köpfen von einander zugewandten Seiten der Ossa metacarpi I bis V
A: Basis der Ossa metacarpi II bis IV, Dorsalaponeurose der Finger II bis IV
I: N. ulnaris (C8–T1)
F: • Flexion der Finger in den Grundgelenken II bis IV
• Extension der Finger in den Mittel- und Endgelenken
• Abduktion des II. und IV. Fingers vom Mittelfinger

Know-how: Welche Funktion üben die dargestellten Strukturen neben ihrer dynamischen Funktion aus?

Antwort: Stabilisation der Fingergrundgelenke

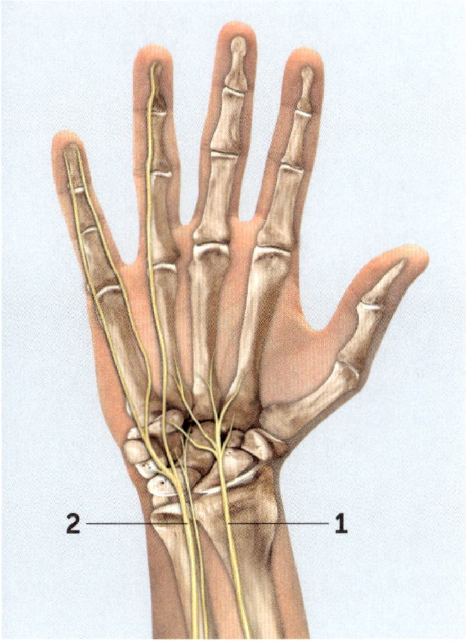

1 N. medianus (C6–T1), Unterarm-Hand-Region

Der N. medianus verläuft zwischen den beiden Köpfen des M. pronator teres hindurch nach distal. Er zieht am Unterarm zwischen den Mm. flexores digitorum profundus und superficialis zum Handgelenk. In seinem Verlauf gibt er motorische Äste zu den Flexoren und Pronatoren ab. Vor dem Karpaltunnel befindet sich der N. medianus oberflächlich zwischen den Sehnen des M. flexor carpi radialis und des M. palmaris longus. Er zieht durch den Karpaltunnel und teilt sich in seine Endäste auf.

2 N. ulnaris (C8–T1), Unterarm-Hand-Region

Distal des Sulcus n. ulnaris verläuft der N. ulnaris unter dem M. flexor carpi ulnaris zum Handgelenk und gibt motorische und sensible Äste ab. Der N. ulnaris verläuft ulnar über das Retinaculum flexorum und radial des Os pisiforme durch die Loge de Guyon zur palmaren Handfläche, wo er sich in seine motorischen und sensiblen Endäste aufteilt.

Know-how: Wo befinden sich die typischen Engpassstellen der dargestellten Strukturen?

Antwort:
- N. medianus: M. pronator teres und Karpaltunnel
- N. ulnaris: Loge de Guyon

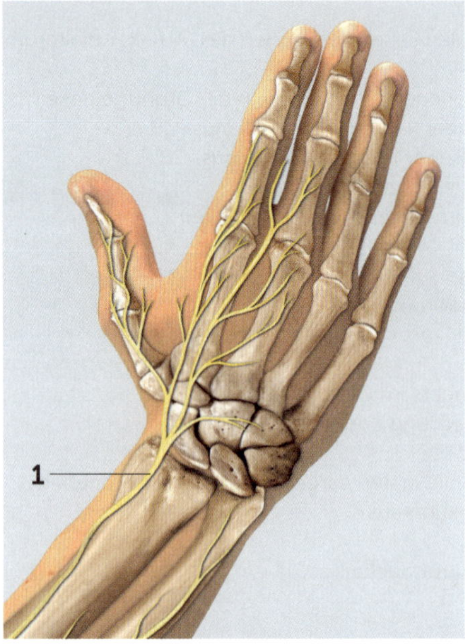

1 **N. radialis (C6–T1), Unterarm-Hand-Region**
Der N. radialis verläuft ventral des Epicondylus lateralis humeri und teilt sich auf Höhe der Ansatzsehne des M. brachialis in den R. profundus und den R. superficialis. Der R. profundus zieht durch den M. supinator und verläuft auf der Extensorenseite zum Handgelenk. Der R. superficialis verläuft mit der A. radialis entlang des M. brachioradialis nach distal. Im distalen Drittel des Unterarms gelangt er auf die Streckseite und teilt sich in seine sensiblen Äste auf. Sie verlaufen auf dem radialen Handrücken und der dorsalen Seite der Finger I, II und III (radial).

Know-how: Wo befindet sich eine typische Engpassstelle für die dargestellte Struktur?

Antwort: Im Bereich des M. supinator

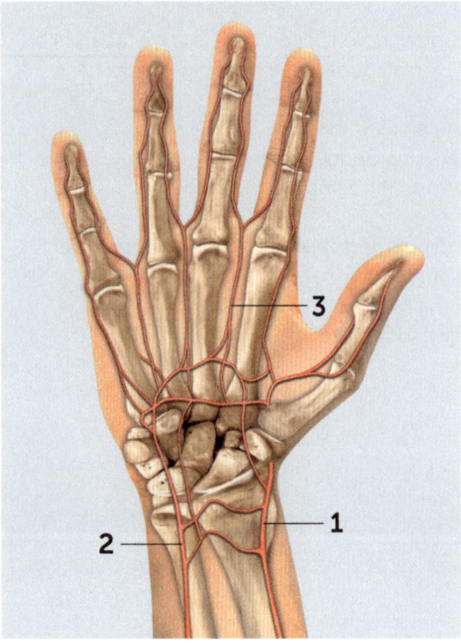

1 **A. radialis (Unterarm-Hand-Region)**
Die A. brachialis teilt sich im Bereich der Ellenbeuge in die A. radialis und die A. ulnaris. Nach der Teilung verläuft die A. radialis zwischen der Ansatzsehne des M. biceps brachii und dem Lacertus fibrosus nach radiodistal. Sie zieht unter den M. brachioradialis zum Handgelenk. Die A. radialis verläuft in der Tabatière zwischen dem Os trapezium und dem Os scaphoideum. Somit zieht die Arterie von der Volar- auf die Dorsalseite des Handgelenks und teilt sich in verschiedene Äste zur Versorgung der Hand-Finger-Region.

2+3 **A. ulnaris und Aa. digitales palmares communes (Unterarm-Hand-Region)**
Die A. ulnaris unterkreuzt den M. pronator teres im proximalen Drittel und zieht zwischen dem M. flexor digitorum profundus und dem M. flexor carpi ulnaris zum Handgelenk. Die Arterie überquert mit dem N. ulnaris das Retinaculum flexorum und versorgt die Muskulatur der Beugeseite und über die A. interossea die Streckseite. Die Aa. digitales palmares communes zweigen sich im Bereich der proximalen Hohlhand von der A. ulnaris ab und verlaufen unter der Palmaraponeurose zwischen den Mittelhandknochen nach distal.

Know-how: Was ist der häufigste Fehler bei der Messung des Radialispulses?

Antwort: Zu starker Druck, der Therapeut spürt seinen eigenen Puls.

Kapitel 5

Rumpf und Sacrum

Arbeitsteil

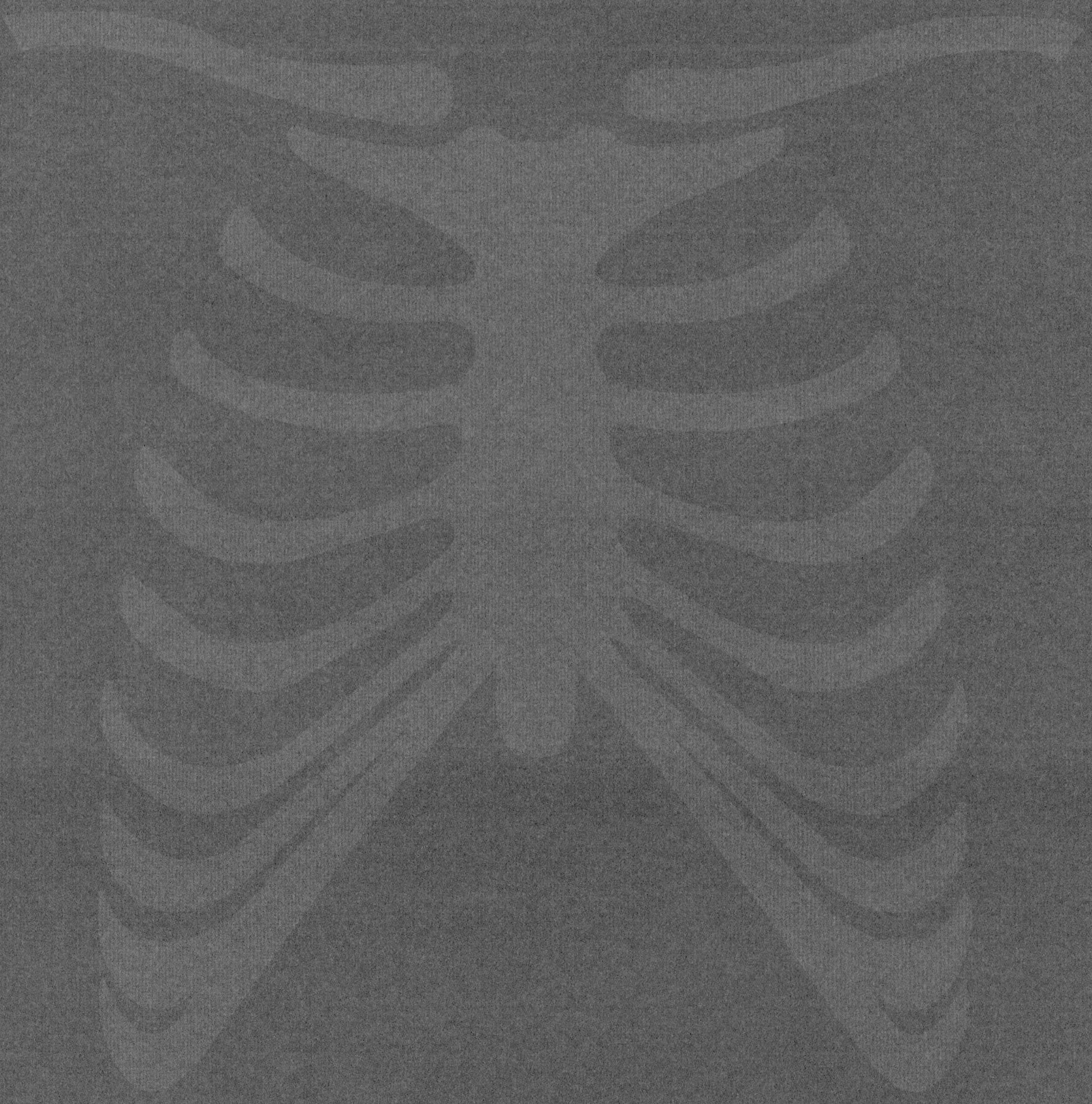

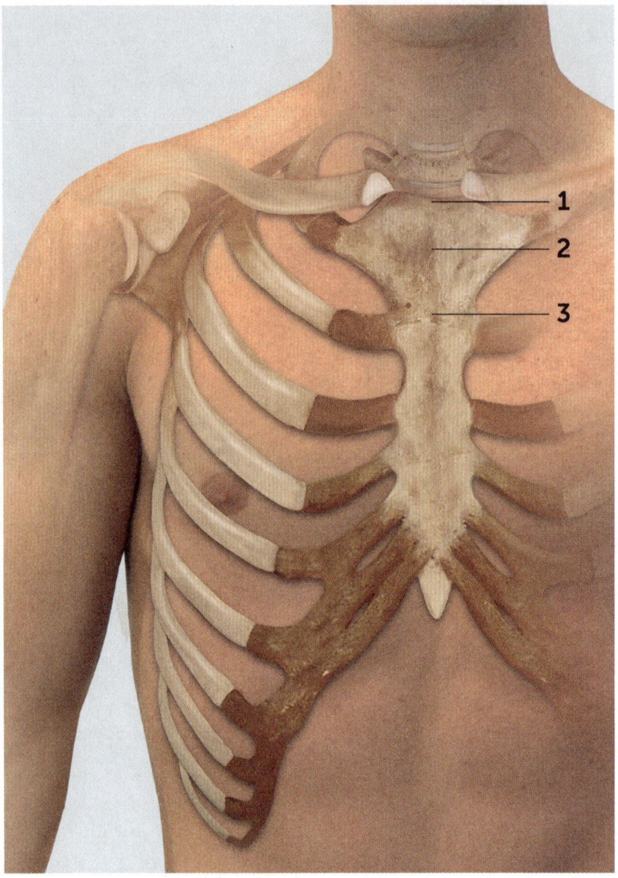

Benennen Sie die dargestellten Strukturen:

1 ....

2 ....

3 ....

KNOW-HOW

Wie wird die dritte dargestellte Struktur auch genannt?

....

Beschreiben Sie die anatomischen Strukturen 1–3:

1: ....

2: ....

3: ....

TO-DO

Legen Sie einen Finger auf die dritte dargestellte Struktur und palpieren Sie nach lateral. Sie gelangen hier auf die zweite Art. sternocostalis.

NOTIZEN

Antworten auf Seite 206

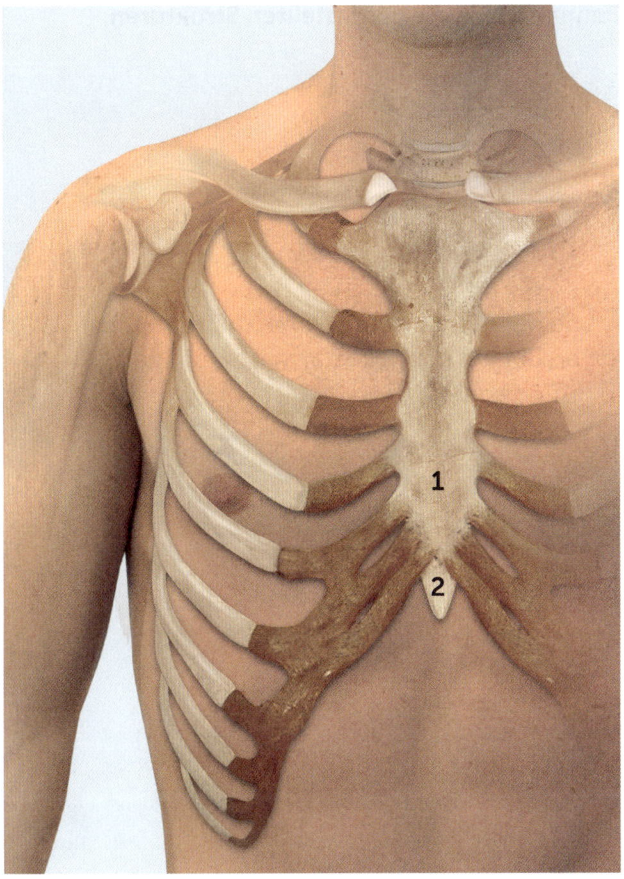

Benennen Sie die dargestellten Strukturen:

1 ....

2 ....

KNOW-HOW

Wie wird eine Fehlbildung im Bereich des Thorax genannt, bei der es zur Protrusion des Sternum und der Rippen kommt?

....

Beschreiben Sie die anatomischen Strukturen 1 und 2:

1: ....

2: ....

TO-DO

Legen Sie einen Finger auf die erste dargestellte Struktur und palpieren Sie nach kaudal. Sie gelangen hier auf die zweite dargestellte Struktur, die weich federnd nachgibt.

NOTIZEN

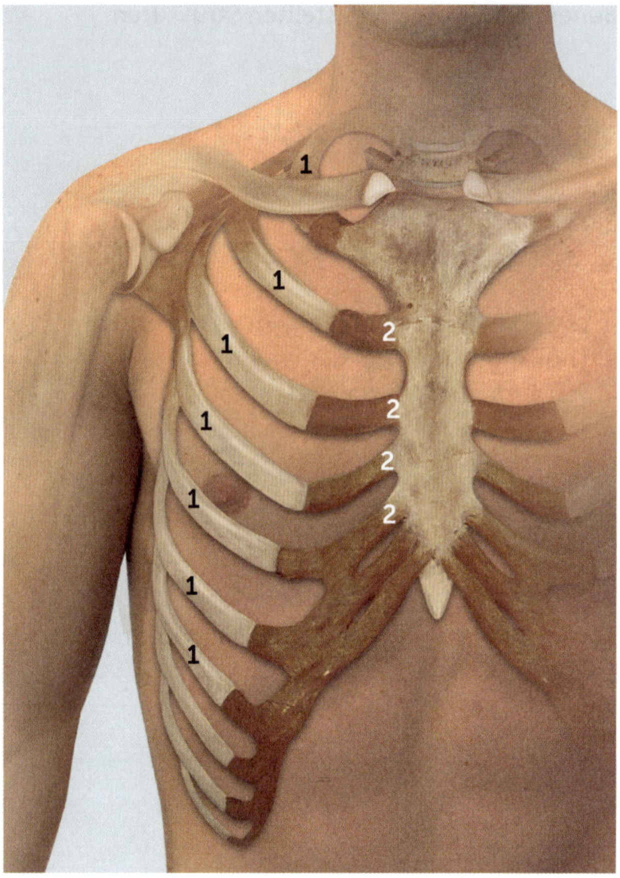

Benennen Sie die dargestellten Strukturen:

1 ....

2 ....

KNOW-HOW

Wie nennt man eine Schmerzhaftigkeit im Bereich der sternokostalen Übergänge?

....

Beschreiben Sie die anatomischen Strukturen 1 und 2:

1: ....

2: ....

TO-DO

Legen Sie einen Finger auf den Angulus sterni und palpieren Sie nach lateral. Sie gelangen auf die zweite dargestellte Struktur.

NOTIZEN

Antworten auf Seite 206

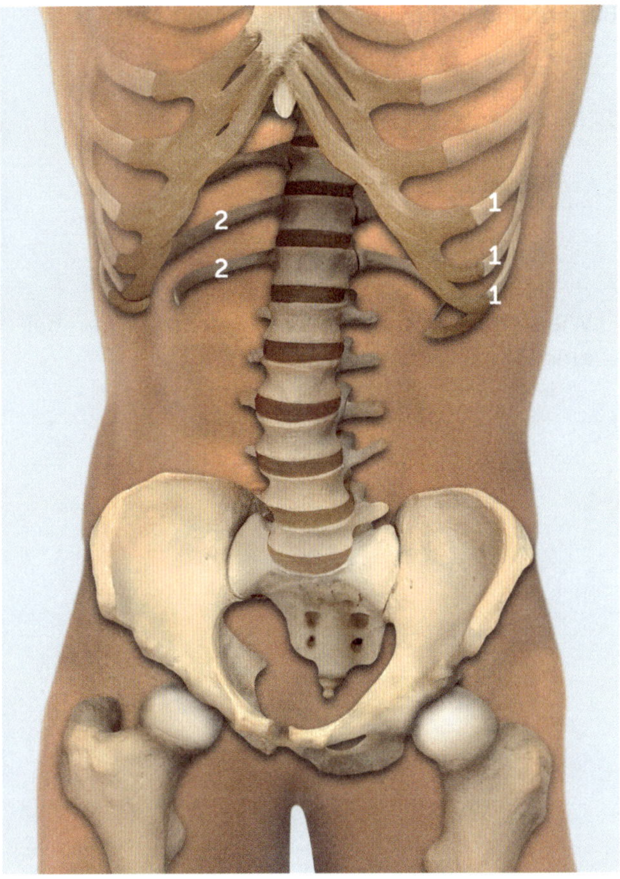

Benennen Sie die dargestellten Strukturen:

1 ....

2 ....

KNOW-HOW

Wie wird ein dreizehntes Rippenpaar genannt?

....

....

....

....

....

....

....

....

....

....

....

Beschreiben Sie die anatomischen Strukturen 1 und 2:

1: ....

....

....

....

....

2: ....

....

....

....

....

TO-DO

Legen Sie einen Finger von lateral an den Unterrand des Brustkorbs. Sie palpieren die zweite dargestellte Struktur.

NOTIZEN

Antworten auf Seite 207

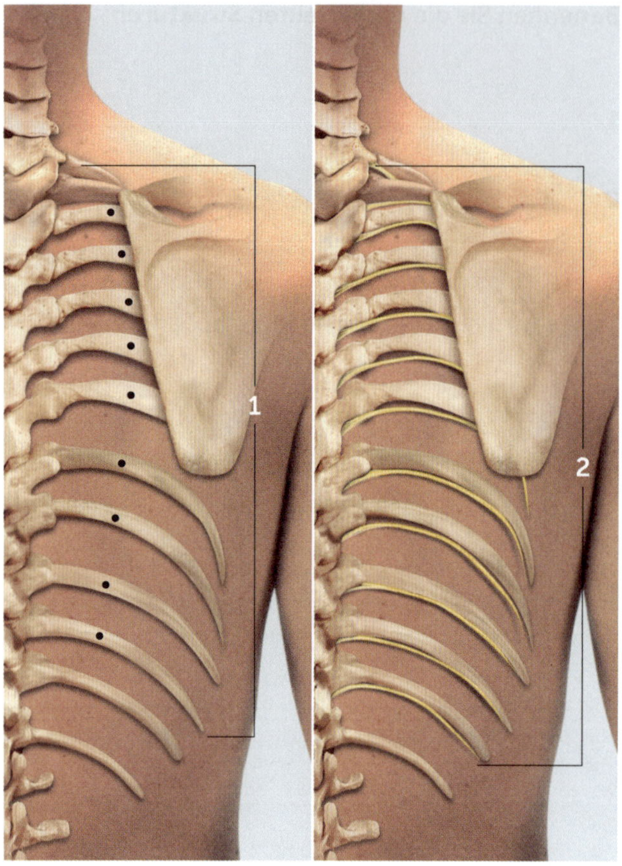

Benennen Sie die dargestellten Strukturen:

1 ....

2 ....

KNOW-HOW

Wie sind die ersten dargestellten Strukturen bei einer Skoliose ggf. zu erkennen?

....

....

....

....

....

....

....

....

....

....

....

Beschreiben Sie die anatomischen Strukturen 1 und 2:

1: ....

....

....

....

....

2: ....

....

....

....

....

TO-DO

Legen Sie einen Finger in einen Interkostalraum und palpieren Sie den Unterrand einer Rippe.
Bei einer Irritation der zweiten dargestellten Struktur treten Schmerzen unter der Palpation auf.

NOTIZEN

Antworten auf Seite 207

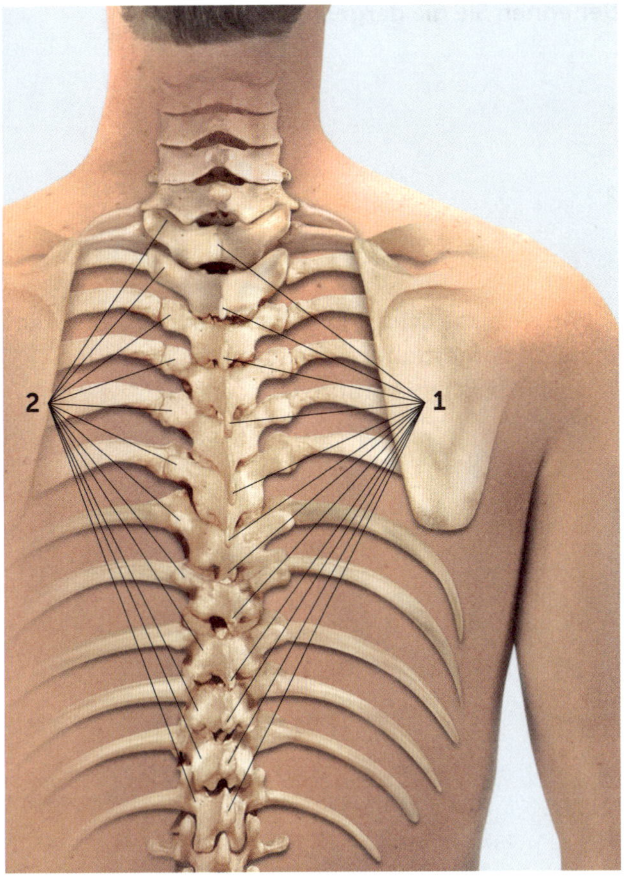

Benennen Sie die dargestellten Strukturen:

1 ....

2 ....

KNOW-HOW

Wie wird der BWS-Beweglichkeitstest nach Ott durchgeführt?

....

Beschreiben Sie die anatomischen Strukturen 1 und 2:

1: ....

2: ....

TO-DO

Legen Sie einen Finger auf den Dornfortsatz von C7 (Vertebra prominens). Von hier sind die ersten dargestellten Strukturen mittig der Wirbelsäule nach kaudal zu palpieren.

NOTIZEN

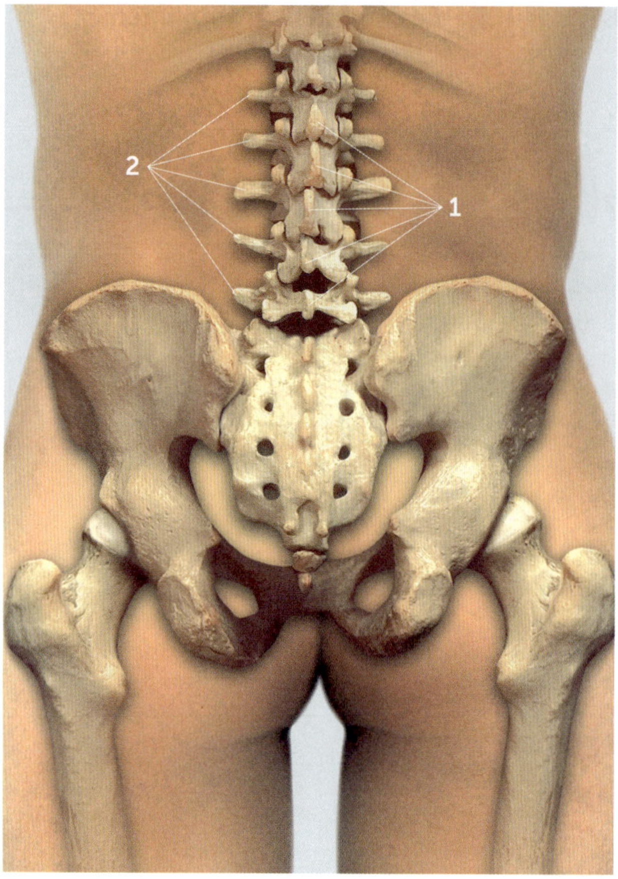

Benennen Sie die dargestellten Strukturen:

1 ....

2 ....

KNOW-HOW

Wie wird das Syndrom genannt, bei dem sich die ersten dargestellten Strukturen bei Extension der Wirbelsäule berühren?

....

Beschreiben Sie die anatomischen Strukturen 1 und 2:

1: ....

2: ....

TO-DO

Legen Sie zwei Fingerspitzen auf zwei benachbarte der ersten dargestellten Strukturen. Unter einer Flexion der Wirbelsäule weichen die Strukturen deutlich auseinander.

NOTIZEN

Antworten auf Seite 208

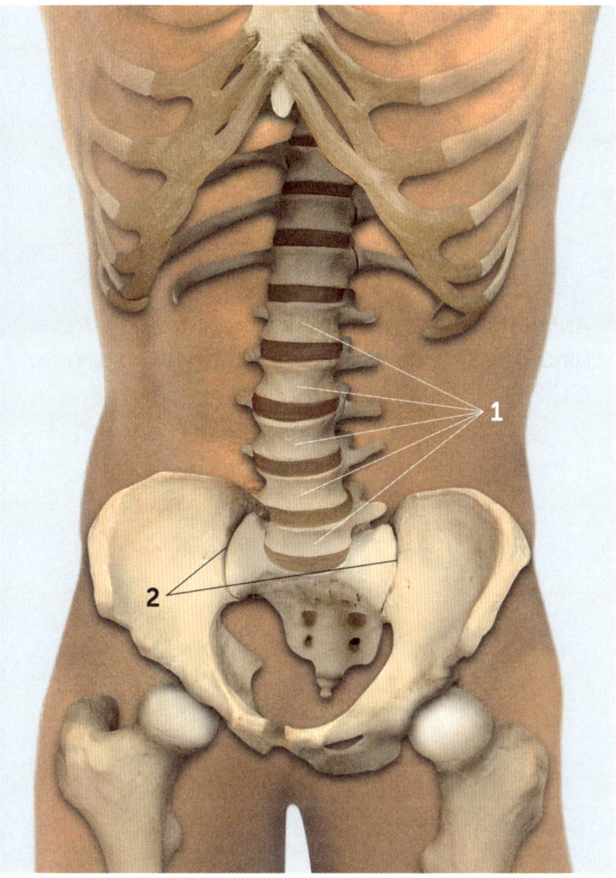

Benennen Sie die dargestellten Strukturen:

1 ....

2 ....

KNOW-HOW

Warum treten Reizungen der zweiten dargestellten Struktur häufiger bei Frauen auf?

....

Beschreiben Sie die anatomischen Strukturen 1 und 2:

1: ....

2: ....

TO-DO

Legen Sie einen Finger auf den Dornfortsatz des zweiten Sakralwirbels und palpieren Sie nach lateral. Sie gelangen zum „unteren Pol" der zweiten dargestellten Struktur.

NOTIZEN

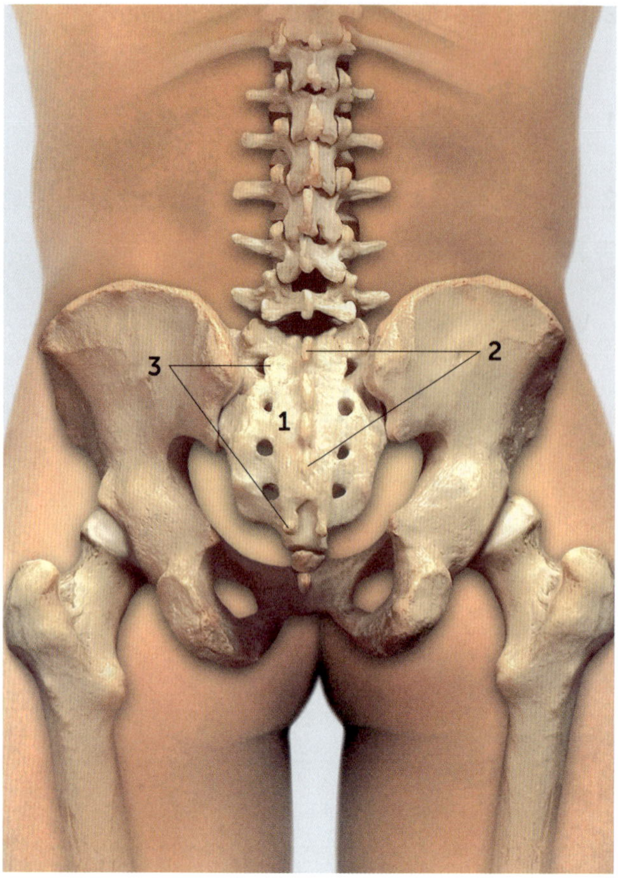

Benennen Sie die dargestellten Strukturen:

1 ....

2 ....

3 ....

KNOW-HOW

Auf welcher Wirbelhöhe befindet sich die Verbindungslinie der Spina iliaca posterior superior (SIPS)?

....

Beschreiben Sie die anatomischen Strukturen 1–3:

1: ....

2: ....

3: ....

TO-DO

Legen Sie einen Finger auf den Dornfortsatz des ersten Sakralwirbels und palpieren Sie nach kaudal. Sie tasten die zweite dargestellte Struktur.

NOTIZEN

Antworten auf Seite 208

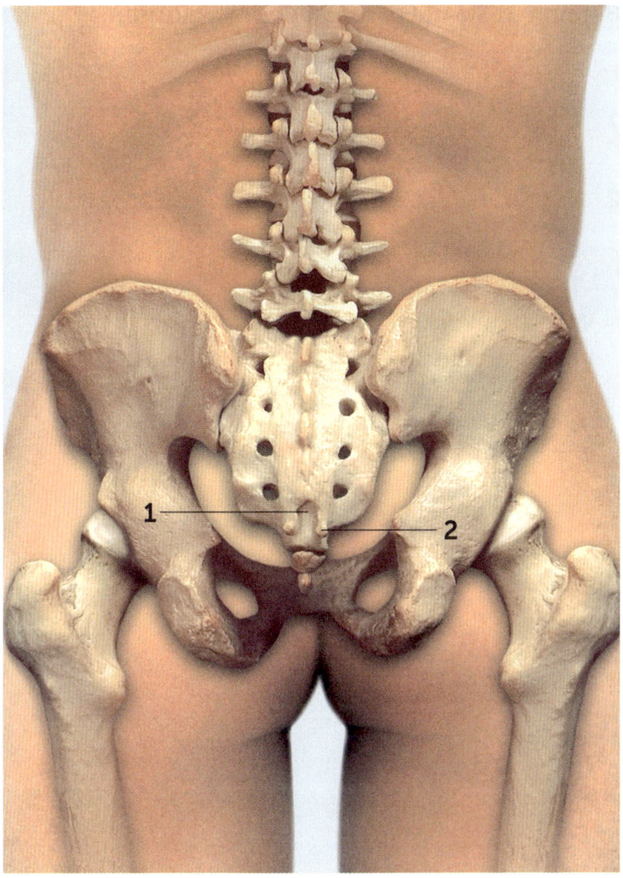

Benennen Sie die dargestellten Strukturen:

1 ....

2 ....

KNOW-HOW

Welcher Nerv kann durch eine Leitungsanästhesie im Bereich der zweiten dargestellten Struktur behandelt werden?

....

Beschreiben Sie die anatomischen Strukturen 1 und 2:

1: ....

2: ....

TO-DO

Legen Sie einen Finger auf die Christa sacralis medialis und palpieren Sie nach kaudal. Sie gelangen zur zweiten dargestellten Struktur.

NOTIZEN

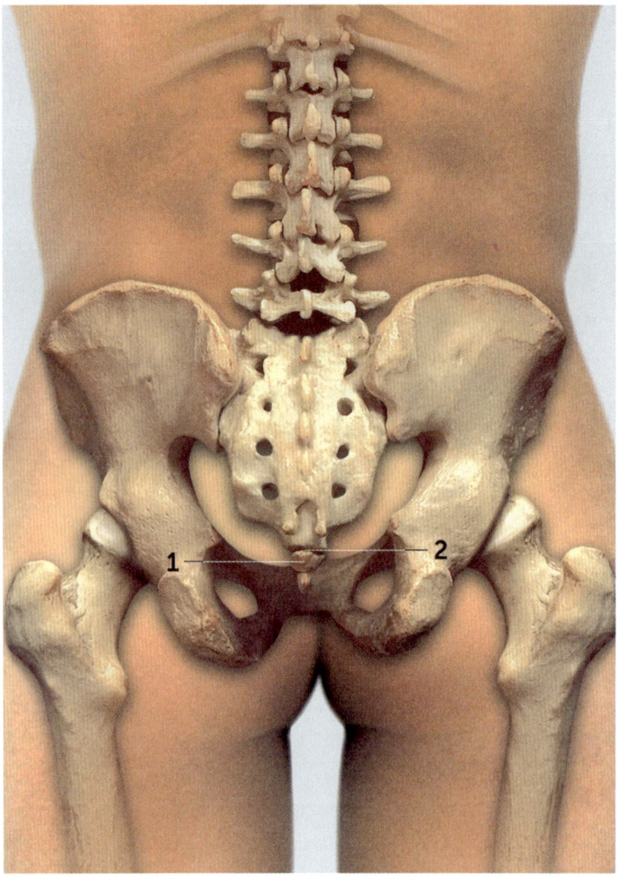

Benennen Sie die dargestellten Strukturen:

1 ....

2 ....

KNOW-HOW

Wodurch kommt es am häufigsten zu Verletzungen der ersten dargestellten Struktur?

....

Beschreiben Sie die anatomischen Strukturen 1 und 2:

1: ....

2: ....

TO-DO

Legen Sie einen Finger auf die Dornfortsätze der Sakralwirbel und palpieren Sie unter knöchernem Kontakt nach kaudal. Sie gelangen zur ersten dargestellten Struktur.

NOTIZEN

Antworten auf Seite 209

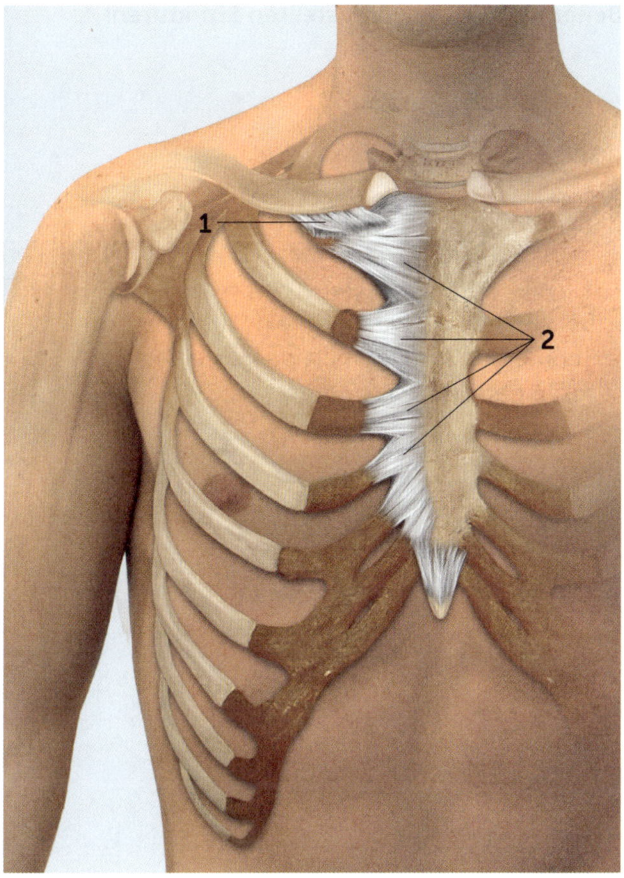

Benennen Sie die dargestellten Strukturen:

1 ....

2 ....

KNOW-HOW

Bei welcher Bewegung des Schultergürtels kommt die erste dargestellte Struktur unter Zugspannung?

....

....

....

....

....

....

....

....

....

....

Beschreiben Sie die anatomischen Strukturen 1 und 2:

1: ....

....

....

....

....

2: ....

....

....

....

....

TO-DO

Legen Sie einen Finger auf den Angulus sterni und palpieren Sie nach lateral. Sie erreichen die zweite Art. sternocostalis. Hier ist die entsprechende zweite dargestellte Struktur zu palpieren.

NOTIZEN

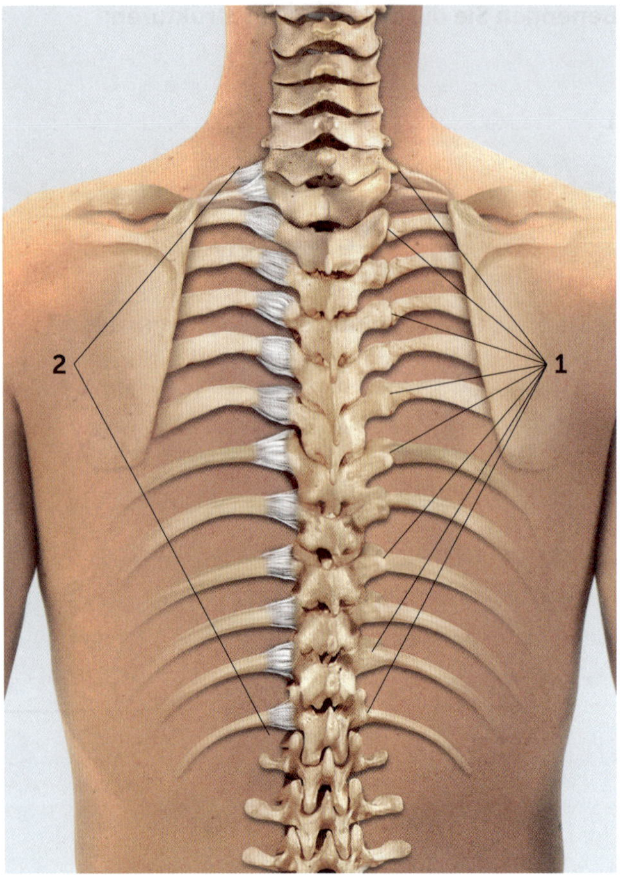

Benennen Sie die dargestellten Strukturen:

1 ....

2 ....

KNOW-HOW

Bei welcher Aktivität gibt ein Patient besonders Schmerzen an, wenn die dargestellten Strukturen betroffen sind?

....

Beschreiben Sie die anatomischen Strukturen 1 und 2:

1: ....

2: ....

TO-DO

Legen Sie einen Finger von dorsal auf eine Rippe. 2 bis 3 cm lateral der Dornfortsätze palpieren Sie die dargestellten Strukturen.

NOTIZEN

Antworten auf Seite 210

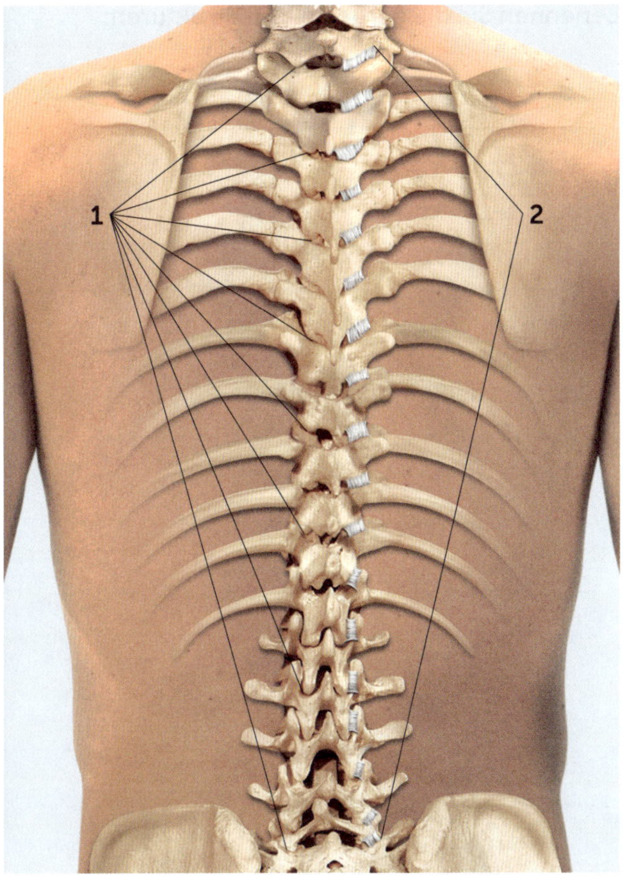

Benennen Sie die dargestellten Strukturen:

1 ....

2 ....

KNOW-HOW

Durch welchen Test kann die Bewegungsqualität im Bereich der dargestellten Strukturen getestet werden?

....

Beschreiben Sie die anatomischen Strukturen 1 und 2:

1: ....

2: ....

TO-DO

Legen Sie einen Finger von dorsal auf einen Dornfortsatz. Etwa zwei Patientenfingerbreit lateral befinden sich die dargestellten Strukturen auf einer vertikalen Linie. Im Bereich der LWS liegen sie auf dieser Linie leicht kranial der Dornfortsätze.

NOTIZEN

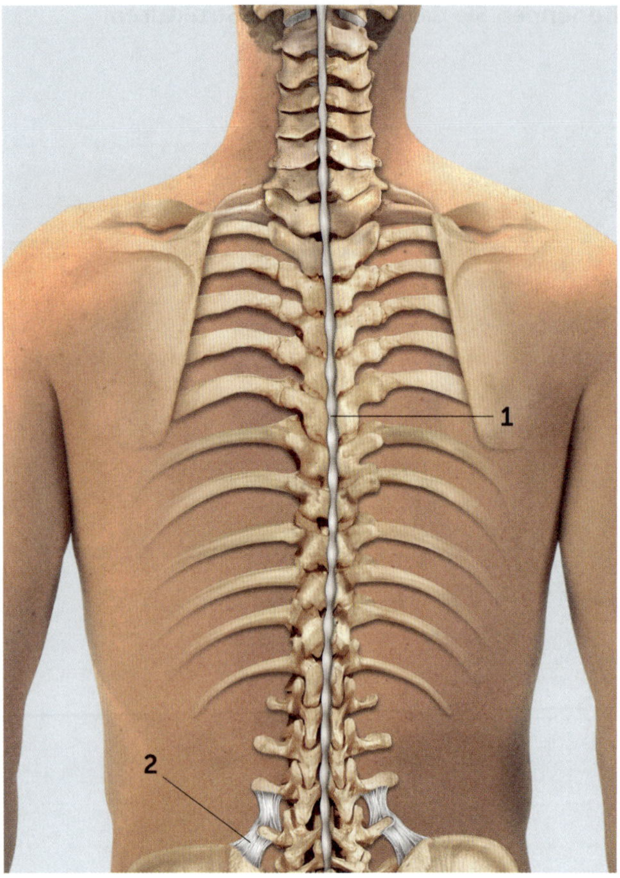

Benennen Sie die dargestellten Strukturen:

1 ....

2 ....

KNOW-HOW

Durch welchen Test können Pathologien im Bereich der ersten dargestellten Struktur überprüft werden?

....

Beschreiben Sie die anatomischen Strukturen 1 und 2:

1: ....

2: ....

TO-DO

Legen Sie einen Finger von dorsal zwischen zwei Dornfortsätze. Sie palpieren die erste dargestellte Struktur als straffes Ligament.

NOTIZEN

Antworten auf Seite 210

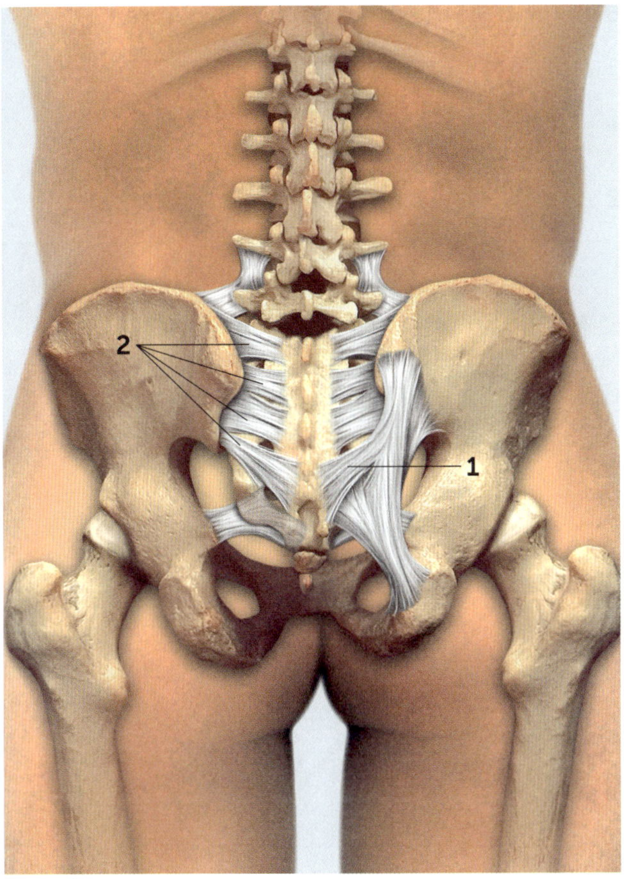

Benennen Sie die dargestellten Strukturen:

1 ....

2 ....

KNOW-HOW

Wann treten am häufigsten Schmerzhaftigkeiten im Bereich der dargestellten Strukturen auf?

....

Beschreiben Sie die anatomischen Strukturen 1 und 2:

1: ....

2: ....

TO-DO

Legen Sie einen Finger von dorsal leicht kaudal der SIPS auf die Haut. In der Tiefe palpieren Sie die erste dargestellte Struktur quer zu ihrem Verlauf.

NOTIZEN

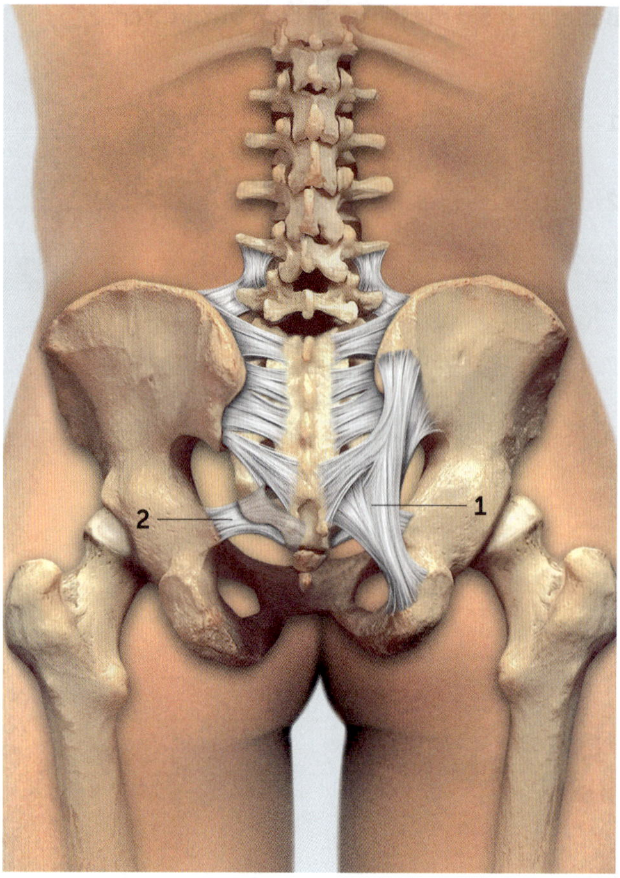

Benennen Sie die dargestellten Strukturen:

1 ....

2 ....

KNOW-HOW

Welche Bewegung im ISG wird durch die dargestellten Strukturen verhindert?

....

Beschreiben Sie die anatomischen Strukturen 1 und 2:

1: ....

2: ....

TO-DO

Legen Sie einen Finger an den laterokaudalen Rand des Sakrums. In Richtung Tuber ischiadicum ist die erste dargestellte Struktur gut zu tasten.

NOTIZEN

Antworten auf Seite 211

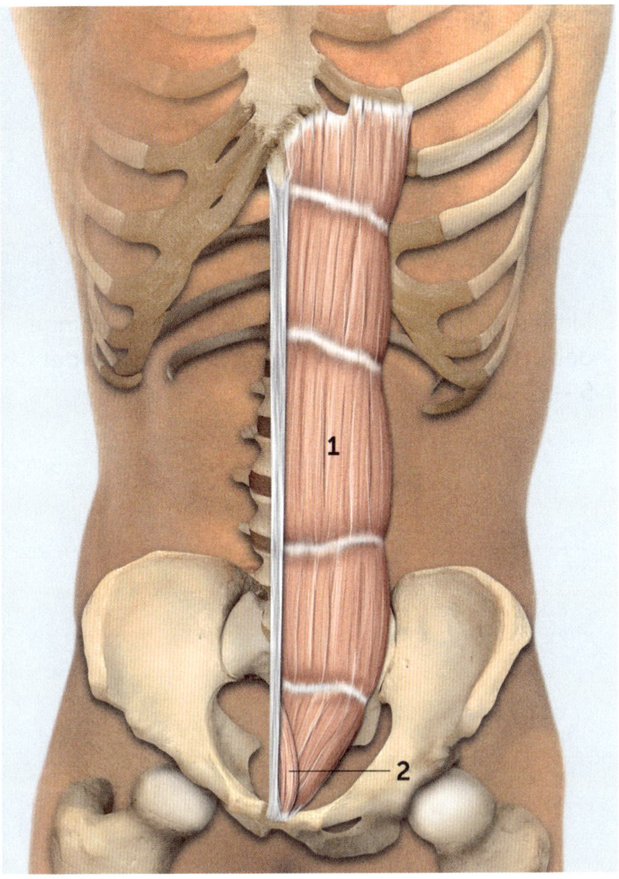

Benennen Sie die dargestellten Strukturen:

1 ....

2 ....

KNOW-HOW

Welche Pathologien können im Bereich der Intersectiones tendineae auftreten?

....

Beschreiben Sie die anatomischen Strukturen 1 und 2:

1: Musculus ....
U: ....
A: ....
I: ....
F: ....

2: Musculus ....
U: ....
A: ....
I: ....
F: ....

TO-DO

Legen Sie zwei Finger oberhalb des Nabels mittig auf die Bauchwand.
Sie palpieren die erste dargestellte Struktur.

NOTIZEN

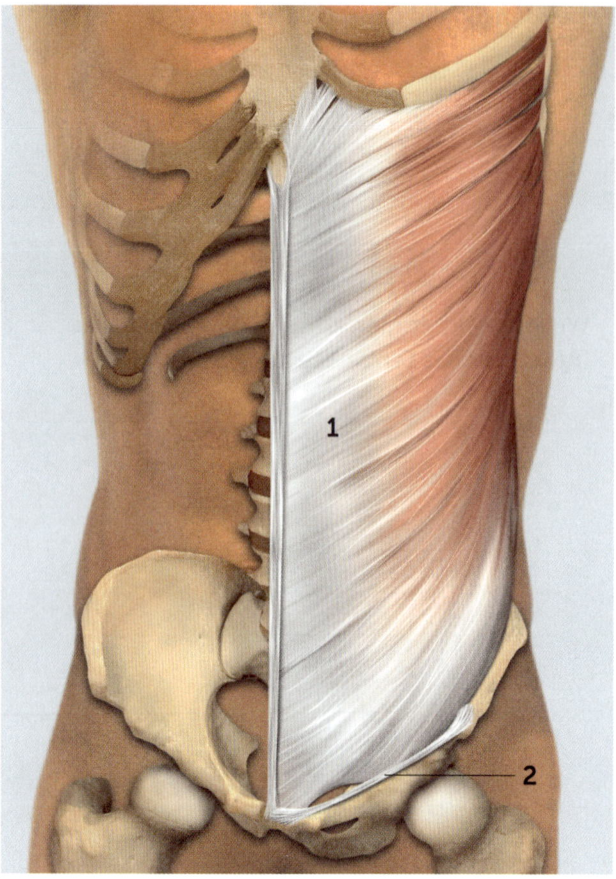

Benennen Sie die dargestellten Strukturen:

1 ....

2 ....

KNOW-HOW

Mit welchem Muskel interferieren die Ursprünge der ersten dargestellten Struktur zwischen der 5.–9. Rippe?

....

Beschreiben Sie die anatomischen Strukturen 1 und 2:

1: Musculus ....

U: ....

A: ....

I: ....

F: ....

2: ....

TO-DO

Legen Sie einen Finger flächig zwischen die Spina iliaca anterior superior (SIAS) und die Symphyse. Die zweite dargestellte Struktur ist deutlich sehnig zu palpieren.

NOTIZEN

Antworten auf Seite 212

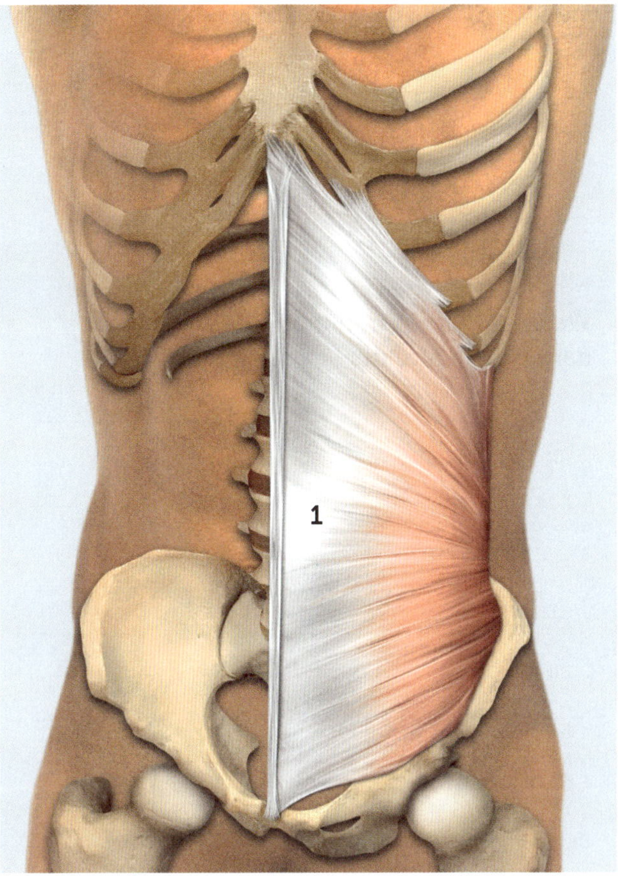

Benennen Sie die dargestellte Struktur:

1 ....

KNOW-HOW

In welchen Muskel laufen die kaudalen Fasern der dargestellten Struktur aus?

....

Beschreiben Sie die anatomische Struktur:

1: Musculus ....

U: ....

A: ....

I: ....

F: ....

TO-DO

Legen Sie einen Finger medial der SIAS an. Hier palpieren Sie am günstigsten die dargestellte Struktur.

NOTIZEN

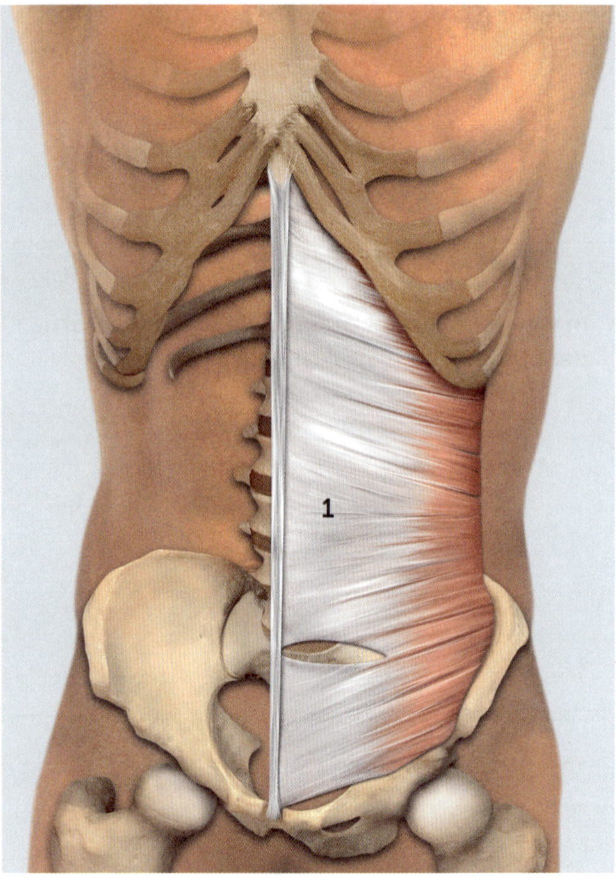

Benennen Sie die dargestellte Struktur:

1 ....

KNOW-HOW

Welche „Haltungsfunktion" übernimmt die dargestellte Struktur?

....

....

....

....

....

....

....

....

....

....

....

Beschreiben Sie die anatomische Struktur:

1: Musculus ....

U: ....

....

A: ....

....

I: ....

....

F: ....

....

TO-DO

Legen Sie einen Finger medial der SIAS an. Hier palpieren Sie die dargestellte Struktur durch die oberflächlichen Bauchmuskeln hindurch.

NOTIZEN

Antworten auf Seite 212

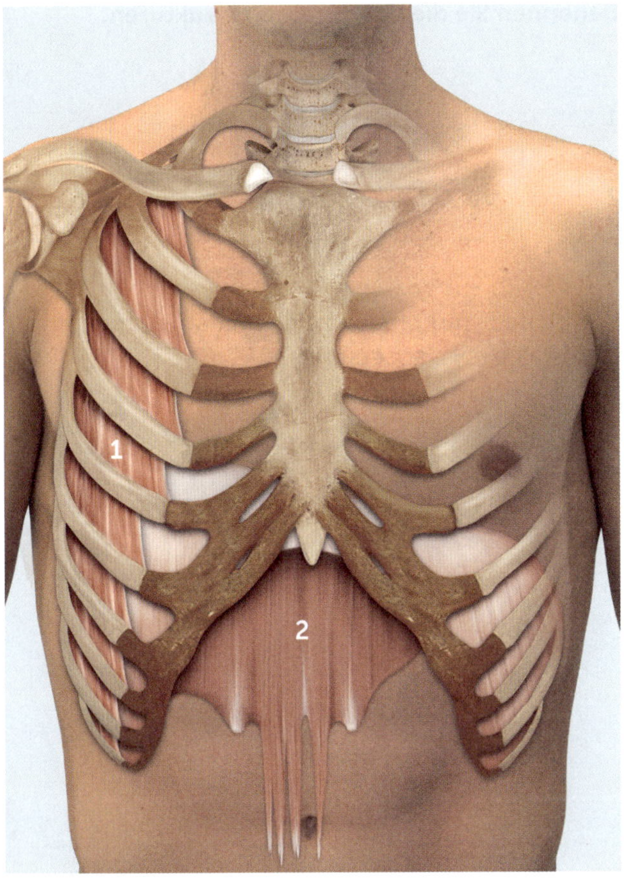

Benennen Sie die dargestellten Strukturen:

1 ....

2 ....

KNOW-HOW

Wie kann es zur Insuffizienz der ersten dargestellten Struktur kommen?

....

....

....

....

....

....

....

....

....

....

....

Beschreiben Sie die anatomischen Strukturen 1 und 2:

1: Musculi ....

U: ....

A: ....

I: ....

F: ....

2: Musculus ....

U: ....

A: ....

I: ....

F: ....

TO-DO

Legen Sie einen Daumen flächig an den unteren Rippenbogen und palpieren Sie bei Ausatmung auf der Innenseite der Rippen die zweite dargestellte Struktur.

NOTIZEN

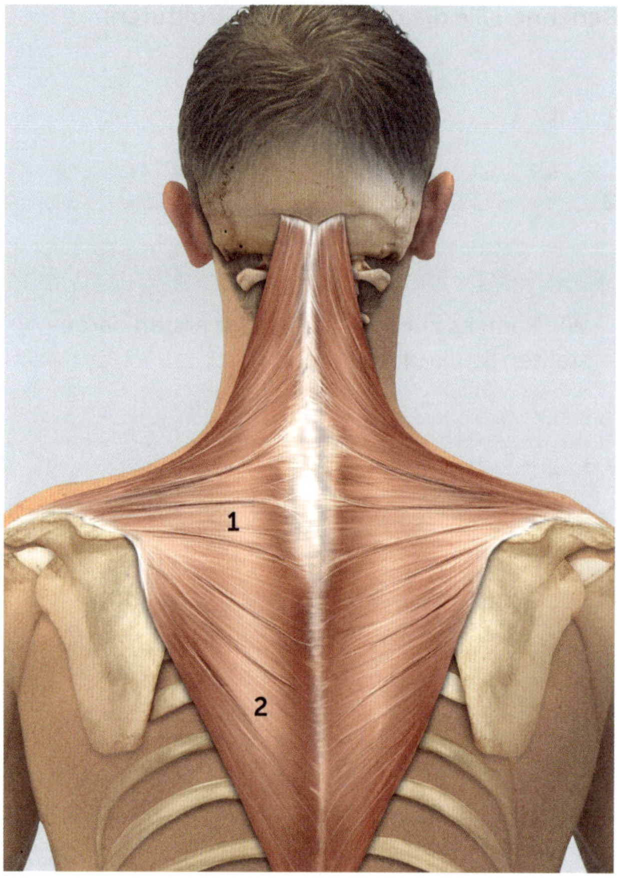

Benennen Sie die dargestellten Strukturen:

1 ....

2 ....

KNOW-HOW

Welche Symptomatik zeigt ein Patient mit Ausfall des N. accessorius?

....

Beschreiben Sie die anatomischen Strukturen 1 und 2:

1: Musculus ....
U: ....
A: ....
I: ....
F: ....
2: Musculus ....
U: ....
A: ....
I: ....
F: ....

TO-DO

Legen Sie einen Finger lateral der Dornfortsätze von C7 bis T4. Sie palpieren die erste dargestellte Struktur.

NOTIZEN

Antworten auf Seite 213

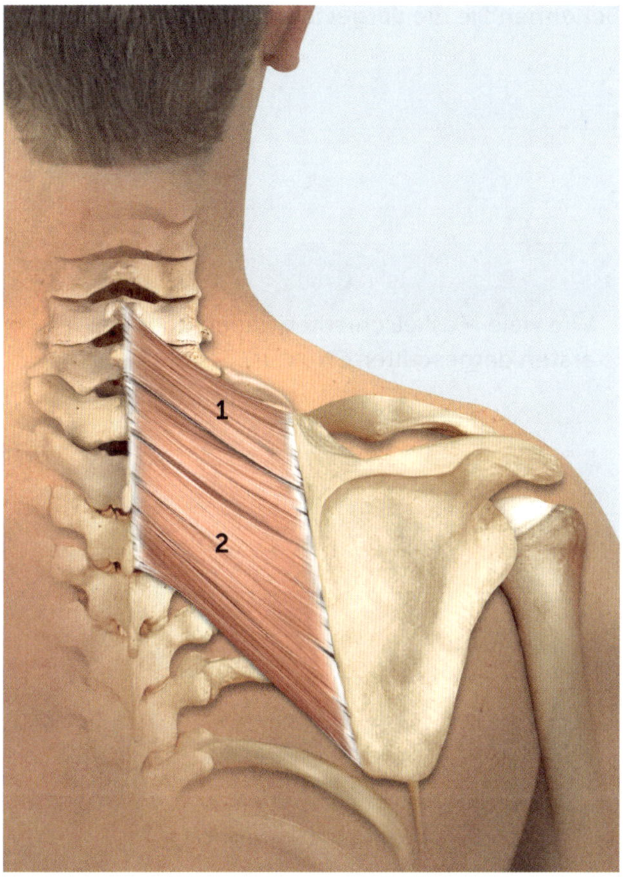

Benennen Sie die dargestellten Strukturen:

1 ....

2 ....

KNOW-HOW

Zu welchem Erscheinungsbild kommt es bei einer Insuffizienz der dargestellten Strukturen?

....

Beschreiben Sie die anatomischen Strukturen 1 und 2:

1: Musculus ....
U: ....
A: ....
I: ....
F: ....
2: Musculus ....
U: ....
A: ....
I: ....
F: ....

TO-DO

Legen Sie einen Finger an die Margo medialis der Scapula. Oberhalb der Spina scapulae palpieren Sie den Ansatz der zweiten, unterhalb den Ansatz der ersten dargestellten Struktur.

NOTIZEN

Antworten auf Seite 213

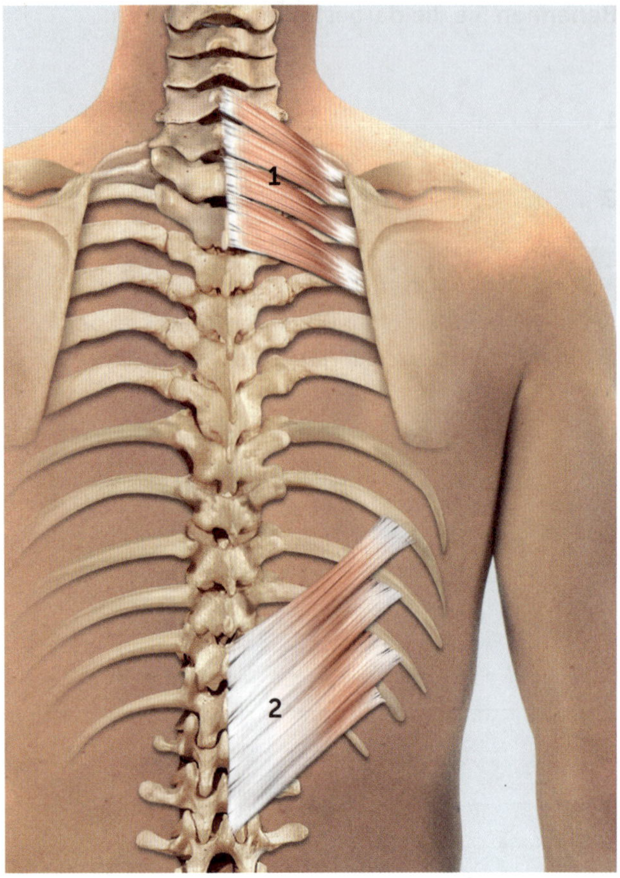

Benennen Sie die dargestellten Strukturen:

1 ....

2 ....

KNOW-HOW

Wie viele Muskelschichten liegen über der ersten dargestellten Struktur?

....

Beschreiben Sie die anatomischen Strukturen 1 und 2:

1: Musculus ....
U: ....
A: ....
I: ....
F: ....

2: Musculus ....
U: ....
A: ....
I: ....
F: ....

TO-DO

Legen Sie einen Finger auf den M. trapezius, Pars transversa. Die erste dargestellte Struktur ist in der Tiefe zu tasten.

NOTIZEN

Antworten auf Seite 214

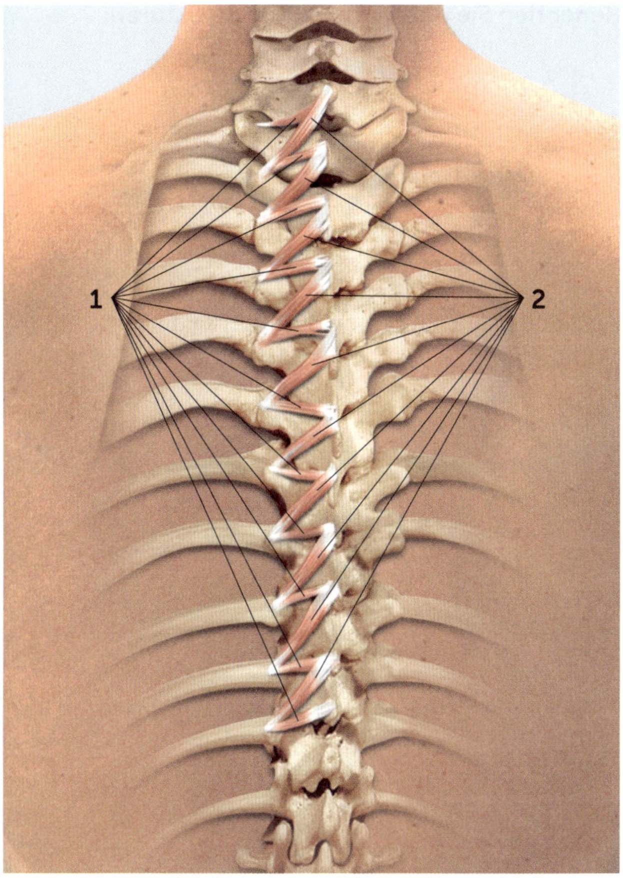

Benennen Sie die dargestellten Strukturen:

1 ....

2 ....

KNOW-HOW

Welcher Funktion kommen die dargestellten Strukturen im Weiteren nach?

....

Beschreiben Sie die anatomischen Strukturen 1 und 2:

1: Musculi ....
U: ....
A: ....
I: ....
F: ....
2: Musculi ....
U: ....
A: ....
I: ....
F: ....

TO-DO

Legen Sie einen Finger zwischen zwei Dornfortsätze und wandern Sie leicht nach lateral. Sie palpieren die zweite dargestellte Struktur quer zu ihrem Verlauf.

NOTIZEN

Antworten auf Seite 214

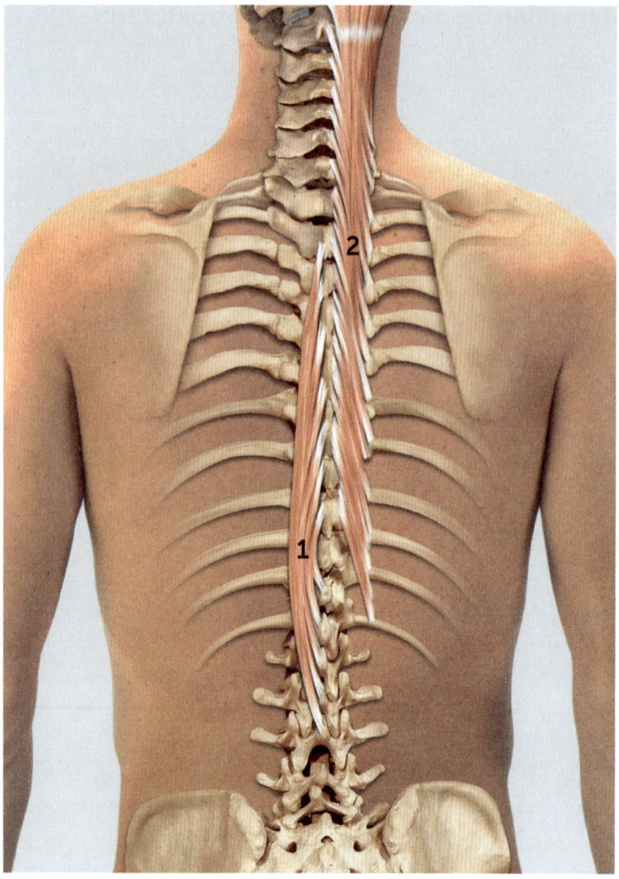

Benennen Sie die dargestellten Strukturen:

1 ....

2 ....

KNOW-HOW

Welcher Muskelfasertyp ist in den dargestellten Strukturen hauptsächlich zu finden?

....

....

....

....

....

....

....

....

....

....

....

Beschreiben Sie die anatomischen Strukturen 1 und 2:

1: Musculus ....

U: ....

A: ....

I: ....

F: ....

2: Musculus ....

U: ....

A: ....

I: ....

F: ....

TO-DO

Legen Sie einen Finger an die Seitenfläche der Dornfortsätze der BWS. Unter leichter Extension der Wirbelsäule palpieren Sie die Kontraktion der ersten dargestellten Struktur.

NOTIZEN

Antworten auf Seite 214

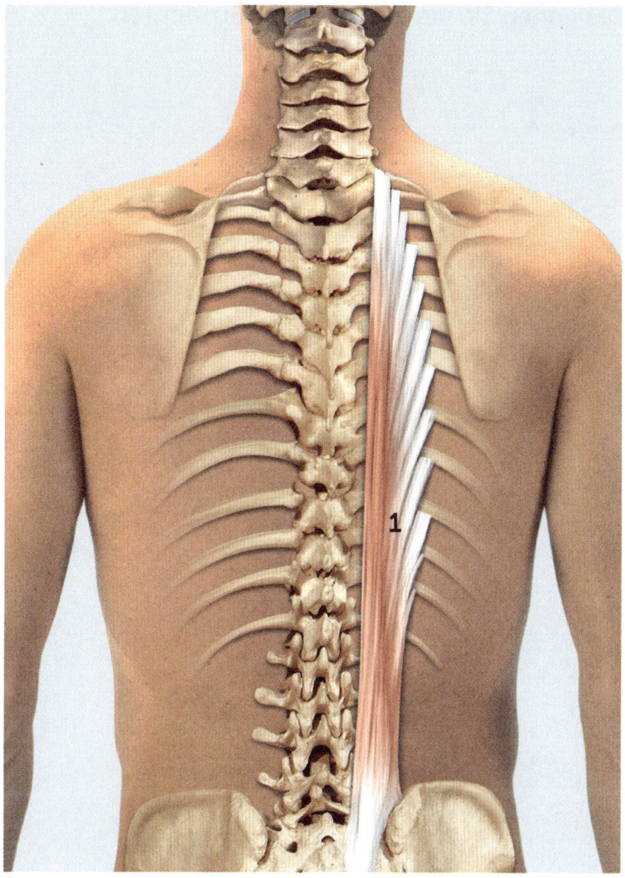

Benennen Sie die dargestellte Struktur:

1 ....

KNOW-HOW

Zu welchem Muskelsystem gehört die dargestellte Struktur?

....

....

....

....

....

....

....

....

....

....

....

Beschreiben Sie die anatomische Struktur:

1: Musculus ....

U: ....

....

A: ....

....

I: ....

....

F: ....

....

TO-DO

Legen Sie einen Finger von lateral kommend auf den Rückenstrecker. Im Bereich der Brustwirbelsäule palpieren Sie die dargestellte Struktur.

NOTIZEN

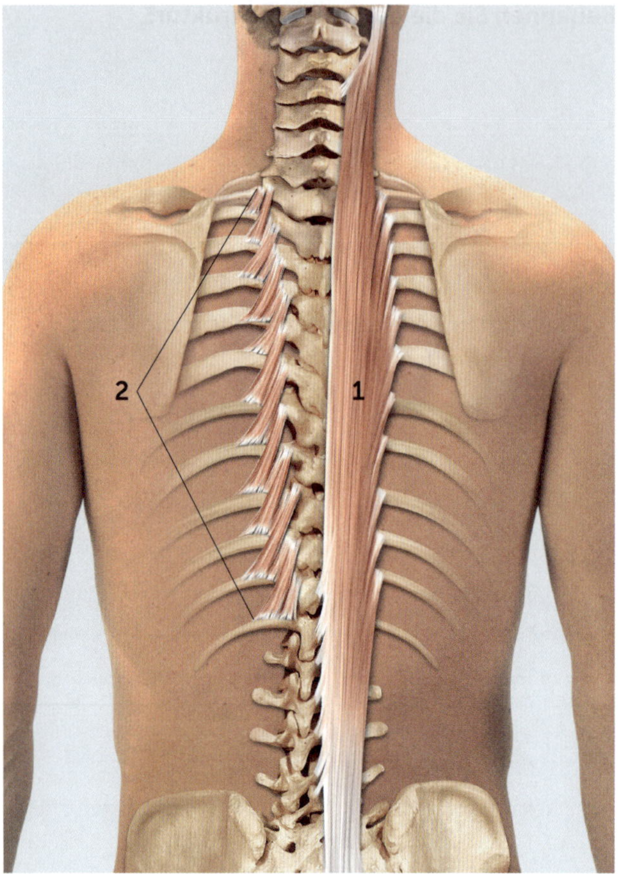

Benennen Sie die dargestellten Strukturen:

1 ....

2 ....

KNOW-HOW

Welche Funktion kann die zweite dargestellte Struktur erfüllen?

....

Beschreiben Sie die anatomischen Strukturen 1 und 2:

1: Musculus ....

U: ....

A: ....

I: ....

F: ....

2: Musculi ....

U: ....

A: ....

I: ....

F: ....

TO-DO

Legen Sie einen Finger zwischen einen Proc. transversus und den nach kaudal folgenden Rippen. Hier ist die zweite dargestellte Struktur zu palpieren.

NOTIZEN

Antworten auf Seite 215

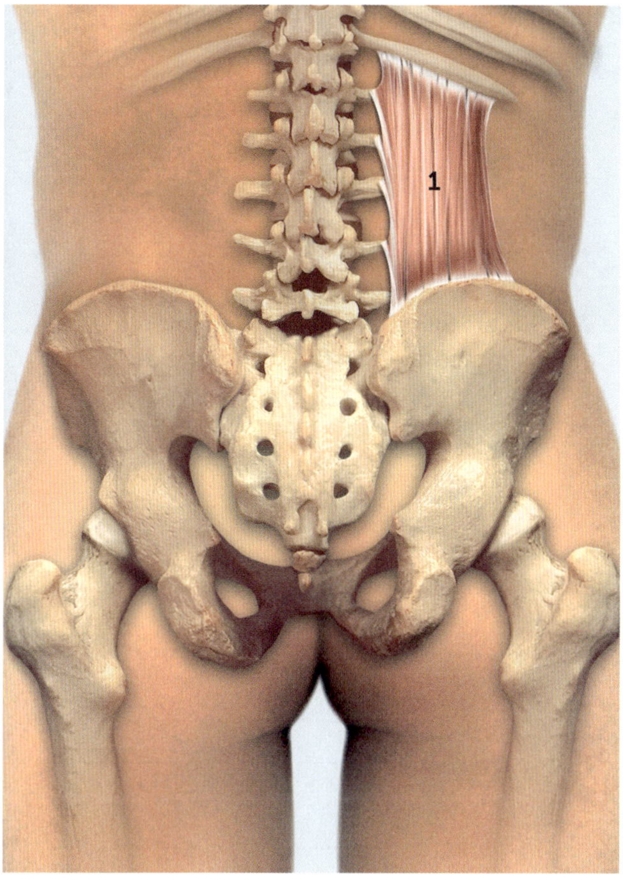

Benennen Sie die dargestellte Struktur:

1 ....

KNOW-HOW

Wie kann die dargestellte Struktur bei einer Peroneusläsion oder einer Hemiparese die Schwungbeinphase unterstützen?

....

....

....

....

....

....

....

....

....

....

Beschreiben Sie die anatomische Struktur:

1: Musculus ....

U: ....

....

A: ....

....

I: ....

....

F: ....

....

TO-DO

Legen Sie einen Finger ca. 5 cm seitlich der Wirbelsäule auf den Beckenkamm. Hier ist in der Tiefe die dargestellte Struktur zu palpieren.

NOTIZEN

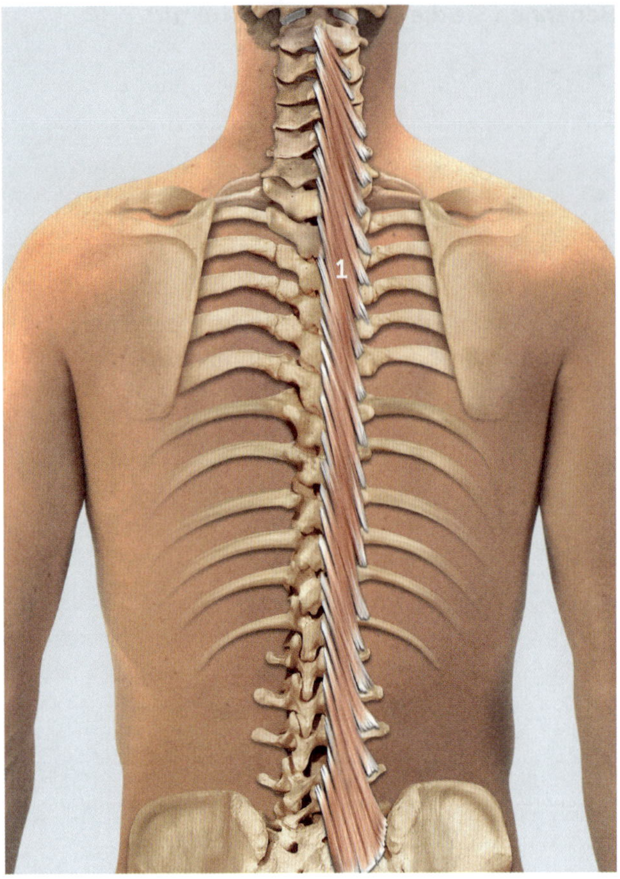

Benennen Sie die dargestellte Struktur:

1 ....

KNOW-HOW

Was für ein Symptom geben Patienten mit einer segmentalen Instabilität gerne an?

....

Beschreiben Sie die anatomische Struktur:

1: Musculi ....

U: ....

A: ....

I: ....

F: ....

TO-DO

Legen Sie einen Finger von dorsal kommend wirbelsäulennah auf den Beckenkamm. Hier ist in der Tiefe die dargestellte Struktur zu palpieren.

NOTIZEN

Antworten auf Seite 216

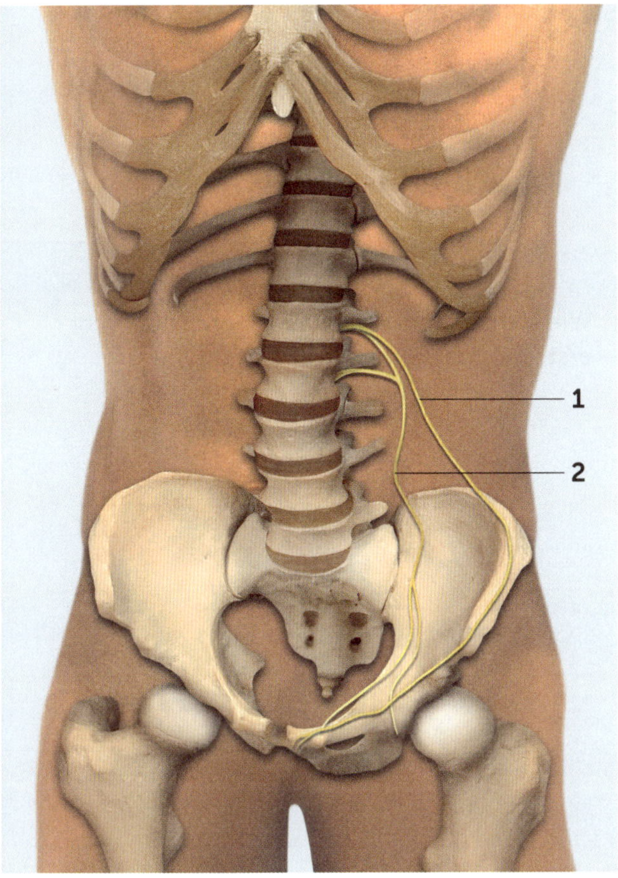

Benennen Sie die dargestellten Strukturen:

1 ....

2 ....

KNOW-HOW

Wie kann es funktionell zu einer Irritation der ersten dargestellten Struktur kommen?

....

Beschreiben Sie die anatomischen Strukturen 1 und 2:

1: ....

2: ....

TO-DO

Legen Sie einen Finger auf das Leistenband. Der Endast der ersten dargestellten Struktur kann parallel zum Leistenband als dünne „Spaghetti" palpiert werden.

NOTIZEN

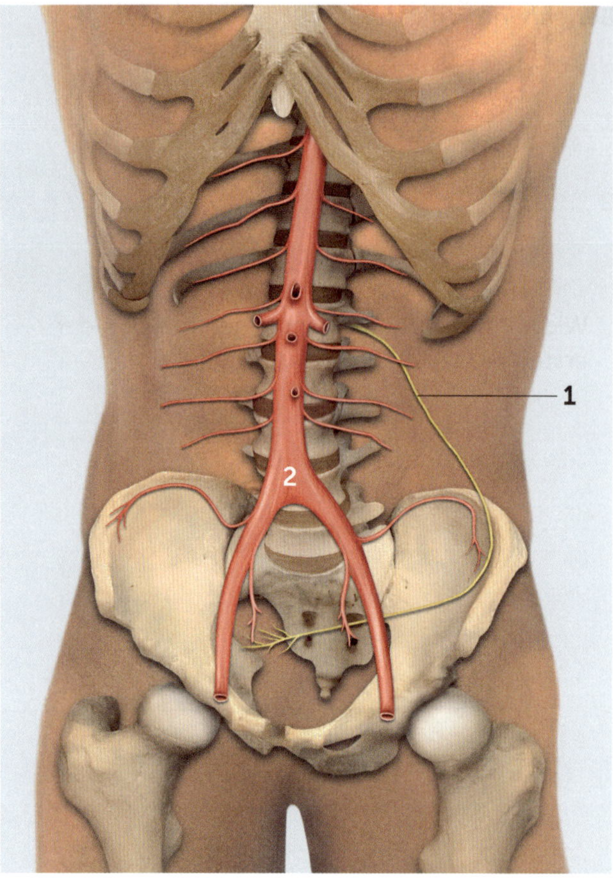

Benennen Sie die dargestellten Strukturen:

1 ....

2 ....

KNOW-HOW

Wie kann es funktionell zu einer Irritation der ersten dargestellten Struktur kommen?

....

....

....

....

....

....

....

....

....

....

....

Beschreiben Sie die anatomischen Strukturen 1 und 2:

1: ....

....

....

....

....

2: ....

....

....

....

....

TO-DO

Legen Sie einen Finger auf die Linea alba. Unter leichtem Druck Richtung Wirbelkörper ist die zweite dargestellte Struktur deutlich zu palpieren.

NOTIZEN

Antworten auf Seite 216

Lösungsteil

Rumpf und Sacrum

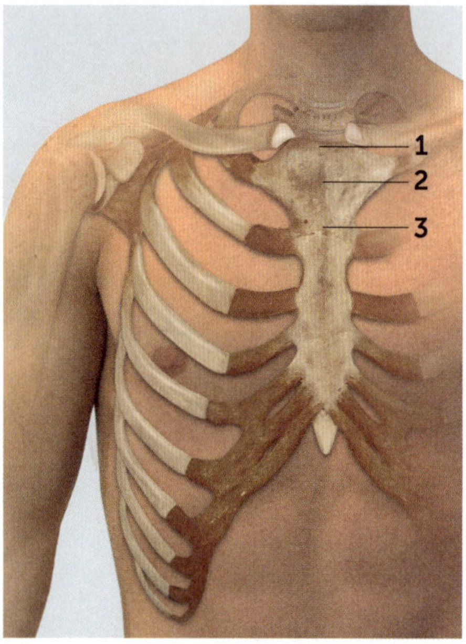

Sternum: Incisura jugularis (1), Manubrium sterni (2) und Angulus sterni (3)
Das Sternum setzt sich aus dem Manubrium, dem Corpus sterni und dem Proc. xiphoideus zusammen. Das Manubrium artikuliert an beiden Seiten mit den Claviculae. Zwischen den Gelenkverbindungen befindet sich auf der kranialen Seite des Sternum die Incisura jugularis. Lateral befinden sich die synchondrotischen Verbindungen zu den 1. Rippen. Der Angulus sterni bildet eine Knochenleiste, die den Übergang vom Manubrium zum Corpus sterni herstellt. Meist sind die beiden Anteile des Sternum in einem flachen Winkel gegeneinander abgeknickt. Auf Höhe des Angulus sterni befindet sich die zweite Art. sternocostalis.

Know-how: Wie wird die dritte dargestellte Struktur auch genannt?

Antwort: Angulus Ludovici

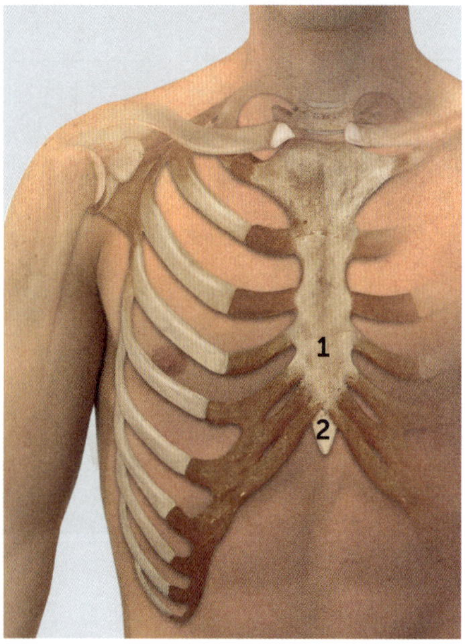

1 **Corpus sterni**
Auf Höhe des Angulus sterni befindet sich die zweite Art. sternocostalis. Nach kaudal schließt sich der Corpus sterni an. An den lateralen Seiten des Corpus sterni befinden sich die Gelenkverbindungen der 3. bis 5. Artt. sternocostales und die Knorpelverbindungen der 6. und 7. Rippe.

2 **Proc. xiphoideus**
Der Proc. xiphoideus setzt sich nach kaudal am Sternum fort und verschmilzt im Alter synostotisch mit dem Sternum. Häufig ist er gabelig geteilt oder weist Löcher auf.

Know-how: Wie wird eine Fehlbildung im Bereich des Thorax genannt, bei der es zur Protrusion des Sternum und der Rippen kommt?

Antwort: Pectus carinatum

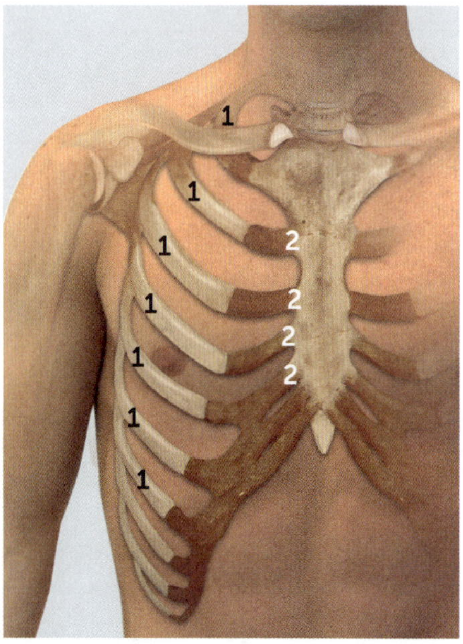

1 **Costae verae (1. bis 7.)**
Die ersten sieben Rippenpaare werden als echte Rippen (Costae verae) bezeichnet, da sie eine direkte Verbindung zum Brustbein haben. Die 1. Rippe ist relativ klein und flach.

2 **Artt. sternocostales**
Mit dem Sternum geht die erste Rippe eine synchondrotische Verbindung ein. Die sternokostalen Verbindungen der 2. bis 5. Rippe weisen i. d. R. einen Gelenkspalt auf und sind demnach als echte Gelenke zu bezeichnen. Die Gelenkpartner werden durch feste Bandstrukturen miteinander verbunden. Die 6. und 7. Rippen gehen wiederum synchondrotische Verbindungen mit dem Sternum ein. Die Form der Rippen ist sehr variabel und gestaltet somit das Erscheinungsbild des Thorax.

Know-how: Wie nennt man eine Schmerzhaftigkeit im Bereich der sternokostalen Übergänge?

Antwort: Morbus Tietze

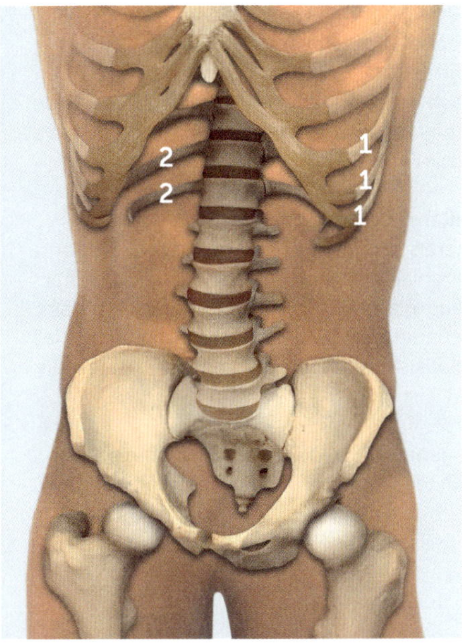

Die kaudalsten fünf Rippenpaare (8.–12.) werden als Costae spuriae (falsche Rippen) bezeichnet, da sie keinen direkten Kontakt zum Sternum haben.

1 **Costae spuriae (8. bis 10.)**
Die Rippenpaare acht bis zehn haben eine indirekte Verbindung zum Sternum, da sich ihre Knorpelanteile an die des nächsthöheren Rippenpaares anlegen. Sie bilden somit den Rippenbogen.

2 **Costae fluctuantes (11. und 12.)**
Die 11. und 12. Rippen sind frei, sie haben keinen direkten knorpeligen Kontakt zu den höheren Rippen und werden somit als Costae fluctuantes bezeichnet.

Know-how: Wie wird ein dreizehntes Rippenpaar genannt?

Antwort: Hals- oder Lendenrippe

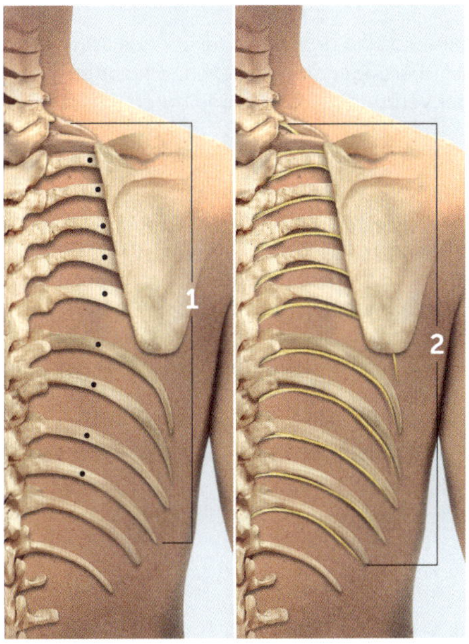

1 **Angulus costae**
Der Angulus costae bildet eine markante Krümmungsstelle (●) der Rippe in ihrem Verlauf von dorsomedial nach lateroventral. Bei der 1. Rippe befindet sich der Angulus dicht am Tuberculum costae, bei den folgenden Rippen befindet sich die „Knickstelle" weiter lateral. Durch diese anatomische Form der Rippen bildet sich eine Rinne aus, die Raum für den M. erector spinae schafft.

2 **Nn. intercostales**
Die Nn. intercostales sind die Rr. ventrales der segmentalen Spinalnerven der zwölf Thorakalsegmente. Sie verlaufen in den Zwischenrippenräumen nach ventral. Am Unterrand einer jeden Rippe befindet sich ein bindegewebiger Spalt, der das Nerven- und Gefäßgeflecht aufnimmt.

Know-how: Wie sind die ersten dargestellten Strukturen bei einer Skoliose ggf. zu erkennen?

Antwort: Als „Rippenbuckel"

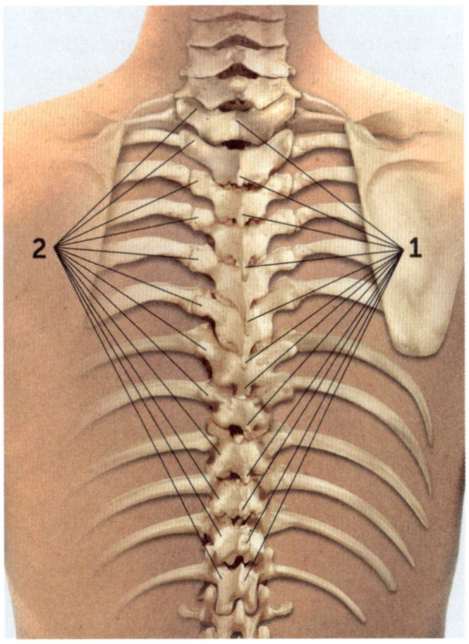

1 **Procc. spinosi der Brustwirbel**
Die Procc. spinosi der 1. bis 9. Brustwirbelkörper verlaufen schräg nach dorsokaudal und liegen wie Dachziegel übereinander. Ihre Enden liegen ein- bis eineinhalb Wirbel tiefer als ihr entsprechender Wirbelkörper. Die Procc. spinosi der Wirbelkörper 10 bis 12 verlaufen nahezu horizontal, sodass sich ihre Enden ungefähr auf Höhe des Unterrandes des entsprechenden Wirbelkörpers befinden.

2 **Procc. transversi der Brustwirbel**
Die Procc. transversi der BWS sind deutlich kürzer als die Procc. transversi der LWS. Sie verlaufen nach lateral und leicht dorsal. Wie die Procc. spinosi bilden sie Ansatzstellen für zahlreiche Muskeln der autochthonen Rückenmuskulatur. Die Procc. transversi 1 bis 10 artikulieren mit dem Tuberculum costae.

Know-how: Wie wird der BWS-Beweglichkeitstest nach Ott durchgeführt?

Antwort: Von C7 30 cm nach kaudal. Unter Flexion der BWS verlängert sich die Strecke um 4–6 cm.

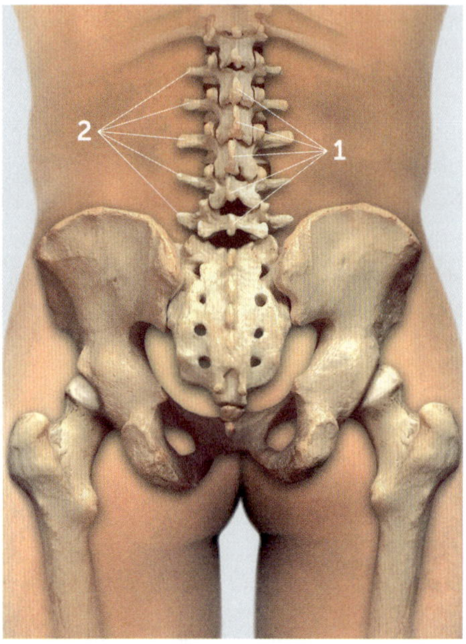

1 Procc. spinosi der LWS
Die Procc. spinosi der Lendenwirbelsäule sind schmal und richten sich in sagittaler Richtung aus. Somit befindet sich der Proc. spinosus auf gleicher Höhe mit seinem jeweiligem Wirbelkörper und etwas kranialer als sein Proc. articularis inferior. Da die Procc. spinosi weit nach dorsal reichen, bieten sie gute Hebel für die ansetzende Muskulatur.

2 Procc. costales und Procc. mamillares der LWS
Die Procc. costales bilden den lateralsten Teil der Procc. transversi. Topografisch liegen sie einen Fingerbreit kranialer als ihr Proc. spinosus und dienen als Muskelansatz für die Rückenmuskulatur und die Fascia thoracolumbalis. Dorsomedial des Proc. costalis befindet sich der Proc. mamillaris. Er schließt sich nach dorsal dem Proc. articularis superior an und dient als Ansatzstelle der tiefen Rückenmuskulatur.

Know-how: Wie wird das Syndrom genannt, bei dem sich die ersten dargestellten Strukturen bei Extension der Wirbelsäule berühren?

Antwort: Morbus Baastrup oder „Kissing spine"

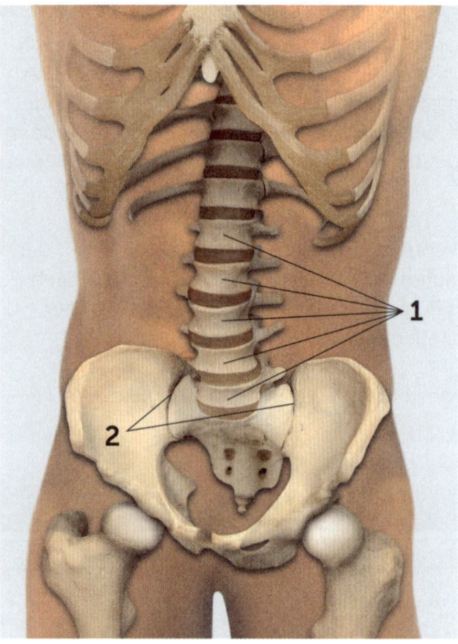

1 Corpus vertebrae der LWS
Die Wirbelkörper der Lendenwirbelsäule sind größer als die übrigen Wirbelkörper, da sie die größte Körperlast übertragen müssen. Die Deckplatten sind über die Bandscheiben miteinander verbunden und werden durch massive Bandstrukturen stabilisiert.

2 Art. sacroiliaca (ISG)
Bei der Art. sacroiliaca handelt es sich um eine Amphiarthrose. Es ist ein extrem straffes Gelenk mit einer sehr geringen Beweglichkeit. Die Gelenkflächen werden von den Facies articulares des Os ilium und Os sacrum gebildet. Die straffe Gelenkkapsel wird von massiven Bändern verstärkt.

Know-how: Warum treten Reizungen der zweiten dargestellten Struktur häufiger bei Frauen auf?

Antwort: Weil es ein bandgesichertes Gelenk ist und die Bänder auf hormonelle Veränderungen reagieren.

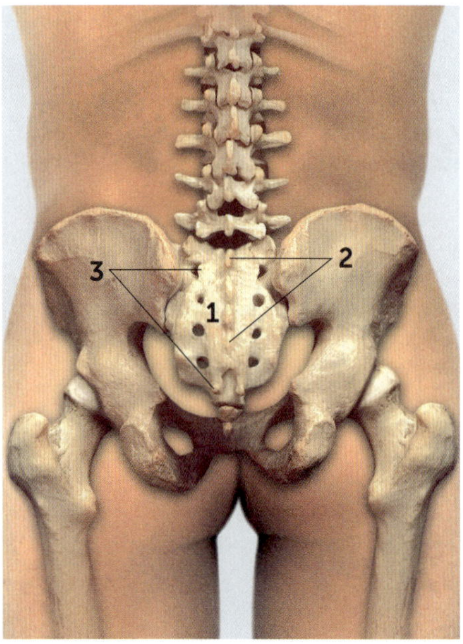

1 Os sacrum
Das Os sacrum hat sich aus fünf Sakralwirbeln mit zugehörigen Bandscheiben und Rippenanlagen gebildet. Die Basis ossis sacri bildet die Verbindung zum 5. Lumbalwirbel. Nach kaudal verjüngt sich das Os sacrum und läuft in seine Spitze, den Apex ossis sacri, aus, der wiederum mit dem Os coccygis in Verbindung steht.

2 Crista sacralis mediana
Die Crista sacralis mediana hat sich aus den verschmolzenen Procc. spinosi gebildet und verläuft in medianer Längsrichtung über das Sacrum.

3 Crista sacralis medialis
Lateral der Crista sacralis mediana befindet sich die Crista sacralis medialis, die sich aus den Verschmelzungen der Gelenkfortsätze gebildet hat. Nach kranial befinden sich in Verlängerung der Crista sacralis medialis die Procc. articulares superiores, die eine gelenkige Verbindung mit L5 bilden.

Know-how: Auf welcher Wirbelhöhe befindet sich die Verbindungslinie der SIPS?

Antwort: S1–S2

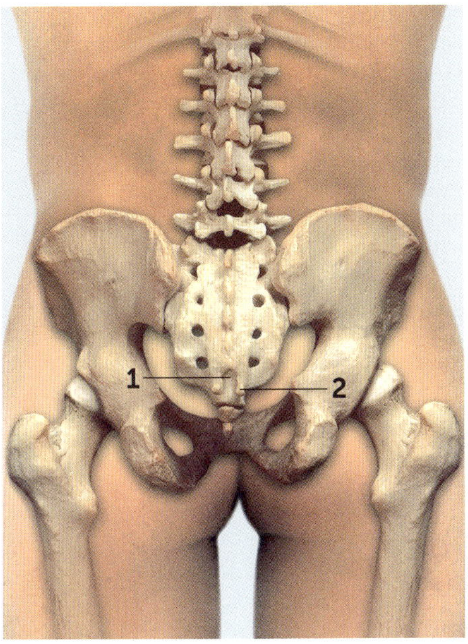

1 **Hiatus sacralis**
Der Canalis sacralis wird aus den verschmolzenen Wirbelbögen der Sakralwirbel gebildet. Auf Höhe von S3 befindet sich seine engste Stelle, diese öffnet sich nach kaudal in den Hiatus sacralis.

2 **Cornua sacralia**
Seitlich wird der Hiatus sacralis von den beiden Cornua sacralia, die den kaudalen Abschluss der Cristae mediales bilden, begrenzt.

Know-how: Welcher Nerv kann durch eine Leitungsanästhesie im Bereich der zweiten dargestellten Struktur behandelt werden?

Antwort: N. pudendus

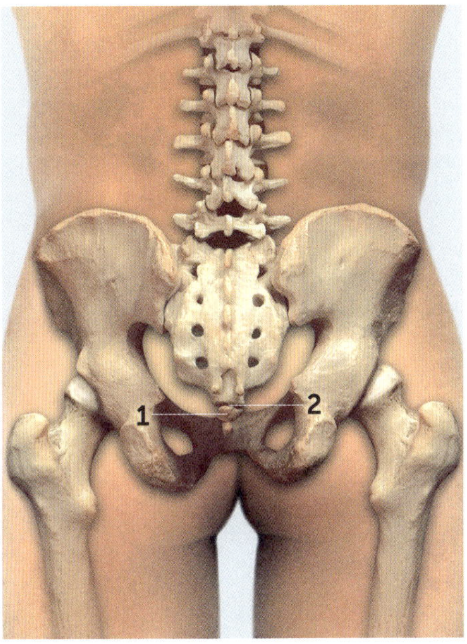

1 **Os coccygeum**
Das Os coccygeum bildet sich aus der Verschmelzung der kaudal gelegenen drei bis fünf Wirbel. Sie bilden die Basis eines rudimentären Schwanzskeletts. Beim ersten Steißwirbel sind kranial die Cornua coccygea zu erkennen. Die übrigen Wirbel sind klein und würfelförmig.

2 **Art. sacrococcygealis**
Die Art. sacrococcygealis befindet sich zwischen dem Apex ossis sacri und dem ersten Sakralwirbel. Es handelt sich um einen gelenkartigen Spalt, der aus einem Riss in der Bandscheibe hervorgeht und mit Faserknorpel überzogen ist.

Know-how: Wodurch kommt es am häufigsten zu Verletzungen der ersten dargestellten Struktur?

Antwort: Sturz auf das Gesäß

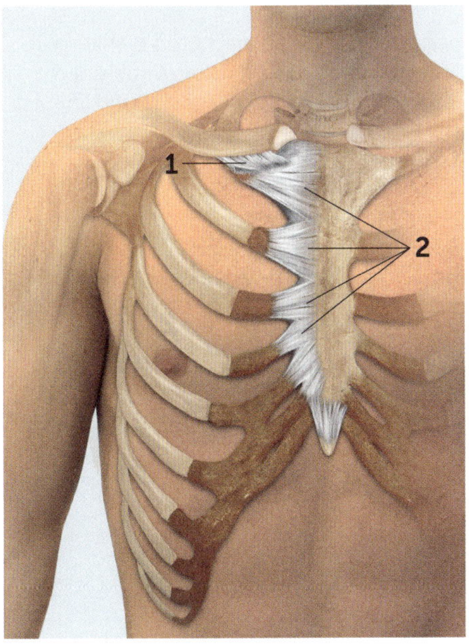

1 **Lig. costoclaviculare anterius**
Das Lig. costoclaviculare anterius verläuft zwischen dem mediokaudalen Ende der Clavicula und dem Oberrand des Rippenknorpels der 1. Rippe. Das Ligament zieht von außen-oben nach innen-unten und verstärkt die Gelenkkapsel des SCG.

2 **Ligg. sternocostalia radiata**
Die sternokostalen Verbindungen der 2. bis 5. Rippe besitzen einen Gelenkspalt und sind echte Gelenke. Sternum und Rippe werden durch die Ligg. sternocostalia radiata, die fächerförmig am Sternum ansetzen, miteinander verbunden.

Know-how: Bei welcher Bewegung des Schultergürtels kommt die erste dargestellte Struktur unter Zugspannung?

Antwort: Elevation und Retraktion des Schultergürtels.

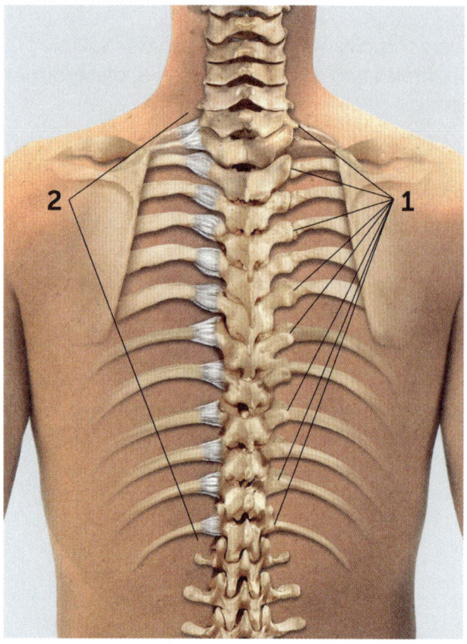

Art. (1) und Capsula (2) art. costotransversaria
Die Rippen 1 bis 10 artikulieren über das Tuberculum costae mit den Procc. transversi der entsprechenden Wirbel (Art. costotransversaria). Die Gelenkkapseln dieser Gelenke sind dünn und werden durch Bandstrukturen verstärkt. So verläuft das Lig. costotransversarium laterale gelenknah zwischen dem Tuberculum costae und dem Proc. transversus des entsprechenden Segments.

Know-how: Bei welcher Aktivität gibt ein Patient besonders Schmerzen an, wenn die dargestellten Strukturen betroffen sind?

Antwort: Bei der Atmung

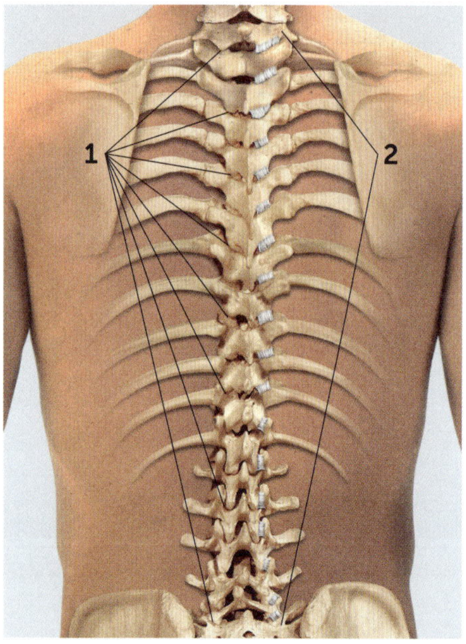

1 **Art. zygapophysialis**
Die Facettengelenke befinden sich in etwa auf einer Linie, die zwei Patientenfingerbreit lateral der Procc. spinosi verläuft. Im Bereich der LWS befinden sich diese Gelenke leicht kranial des entsprechenden Dornfortsatzes. Die Artt. zygapophysiales bestimmen und limitieren die Bewegungsrichtung und das Bewegungsausmaß des Wirbelsäulensegments.

2 **Capsula art. zygapophysialis**
Die Gelenkkapseln der Wirbelbogengelenke inserieren an den Rändern der Gelenkflächen. Im Bereich der BWS und der LWS sind die Gelenkkapseln straffer als im Bereich der HWS. Die Gelenkkapseln besitzen meniskoide Synovialfalten, die in den Gelenkspalt hineinragen, um Inkongruenzen der Gelenkflächen auszugleichen.

Know-how: Durch welchen Test kann die Bewegungsqualität im Bereich der dargestellten Strukturen getestet werden?

Antwort: Springing-Test

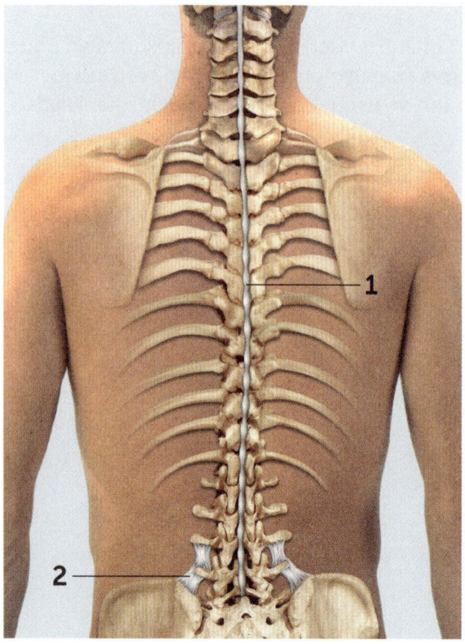

1 **Lig. supraspinale**
Die Ligg. interspinalia der LWS haben einen schrägen, nach dorsal ansteigenden Verlauf und vermeiden somit das Abgleiten des kaudalen Wirbels nach ventral. Das Lig. supraspinale verläuft oberhalb der Dornfortsätze und limitiert die Bewegung der Wirbelsäule in die Flexion.

2 **Lig. iliolumbale superius**
Das Lig. iliolumbale superius zieht vom Proc. costalis des 4. und 5. Lendenwirbels zur dorsalen Crista iliaca. Das Ligament verhindert im Einbeinstand und bei der Lateralflexion des Rumpfes das Auseinanderweichen der Darmbeinschaufeln und der Lumbalwirbel.

Know-how: Durch welchen Test können Pathologien im Bereich der ersten dargestellten Struktur überprüft werden?

Antwort: Coin-Test

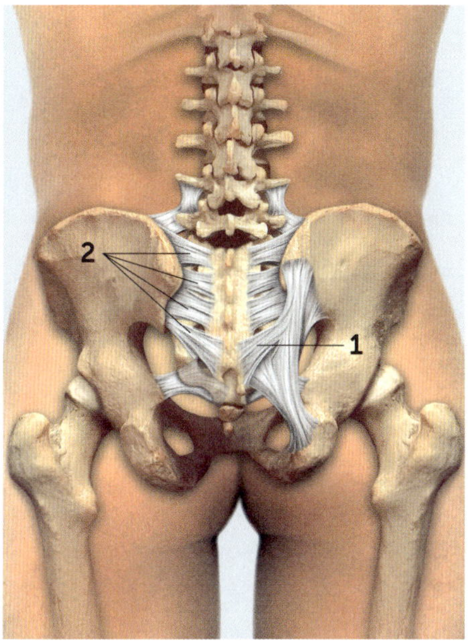

1 **Lig. sacroiliacum posterius**
Das sehr massive Lig. sacroiliacum posterius verläuft dorsalseitig vom Os ilium nach kaudomedial auf die dorsolaterale Fläche des Os sacrum. Die Bandstrukturen füllen die Lücke zwischen der Tuberositas iliaca und dem Os sacrum.

2 **Ligg. sacroiliaca interossea**
Die Ligg. sacroiliaca interossea befinden sich in dem schmalen Raum zwischen dem Os ilium und Os sacrum, der sich dorsal des ISG befindet. Diese Strukturen können als „Aufhängeapparat" bezeichnet werden, die das Abgleiten des Os sacrum unter der Körperlast in das Becken verhindern.

Know-how: Wann treten am häufigsten Schmerzhaftigkeiten im Bereich der dargestellten Strukturen auf?

Antwort: In der Frühschwangerschaft

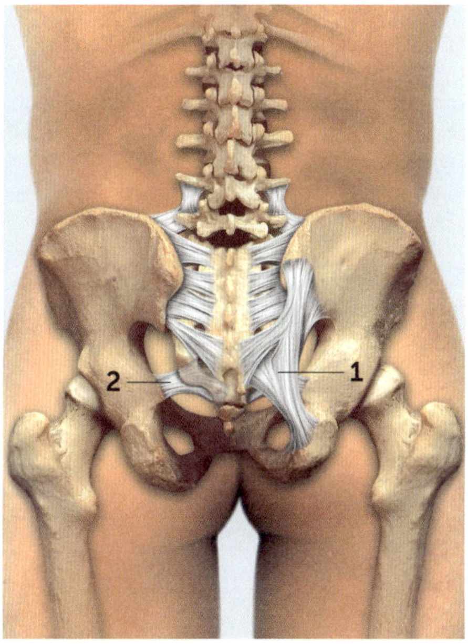

1 **Lig. sacrotuberale**
Das Lig. sacrotuberale verläuft vom dorsolateralen Rand des Os sacrum zum Tuber ischiadicum. An den jeweiligen Ansatzstellen ist das Band weit aufgefächert. Im mittleren Abschnitt konvergieren die Fasern, kreuzen sich zum Teil und weiten sich zu den Enden wieder auf. Das Band ist im Weiteren ein Ursprungsareal des M. gluteus maximus.

2 **Lig. sacrospinale**
Das Lig. sacrospinale besitzt ein breites Ansatzgebiet an der ventrolateralen Seite des Os sacrum. Es verläuft fast horizontal zur Spina ischiadica.

Know-how: Welche Bewegung im ISG wird durch die dargestellten Strukturen verhindert?

Antwort: Ventralkippung = Nutationsbewegung

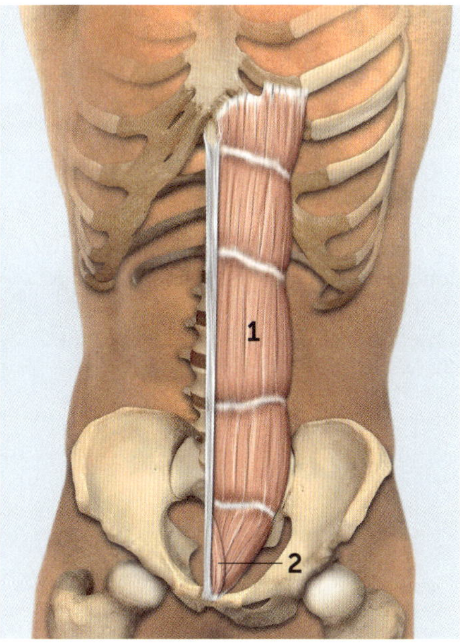

1 **M. rectus abdominis**
U: Außenfläche der 5. bis 7. Rippenknorpel und Proc. xiphoideus
A: Crista pubica, Tuberculum pubicum und Symphyse
I: Nn. intercostales (T5–T12)
F:
- Flexion des Rumpfes
- Beckenaufrichtung
- Bauchpresse, Ausatemhilfsmuskel

2 **M. pyramidalis**
U: Os pubis, ventral des Ansatzes des M. rectus abdominis
A: Linea alba, innerhalb der Rektusscheide
I: N. subcostalis T12–L1
F: Spannen der Linea alba

Know-how: Welche Pathologien können im Bereich der Intersectiones tendineae auftreten?

Antwort: Bauchwandhernien

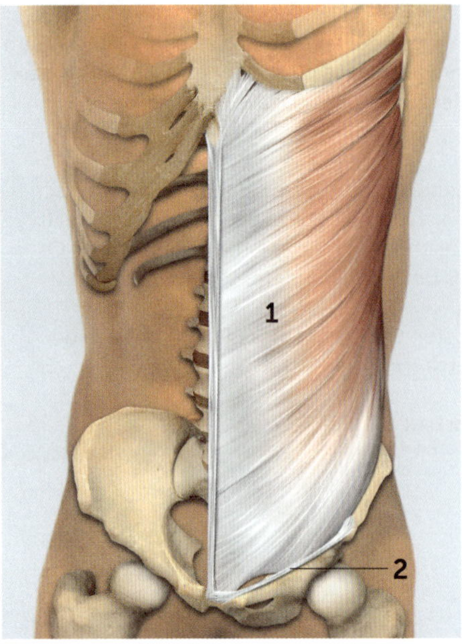

1 M. obliquus externus abdominis

U: Außenfläche der 5. bis 12. Rippe

A: Crista iliaca (Labium externum), vorderes Blatt der Rektusscheide und Linea alba

I: Nn. intercostales (T5–T12), N. iliohypogastricus

F:
- einseitig: Lateralflexion des Rumpfes zur gleichen und Rotation zur Gegenseite
- beidseitig: Flexion des Rumpfes, Beckenaufrichtung, Bauchpresse und Ausatemhilfsmuskel

2 Lig. inguinale

Das Lig. inguinale verläuft zwischen der Spina iliaca anterior superior (SIAS) und dem Tuberculum pubicum. Es bildet die kaudale Begrenzung der Aponeurose des M. obliquus externus abdominis und dient als Ansatzbereich der Bauchwandmuskulatur.

Know-how: Mit welchem Muskel interferieren die Ursprünge der ersten dargestellten Struktur zwischen der 5. bis 9. Rippe?

Antwort: M. serratus anterior

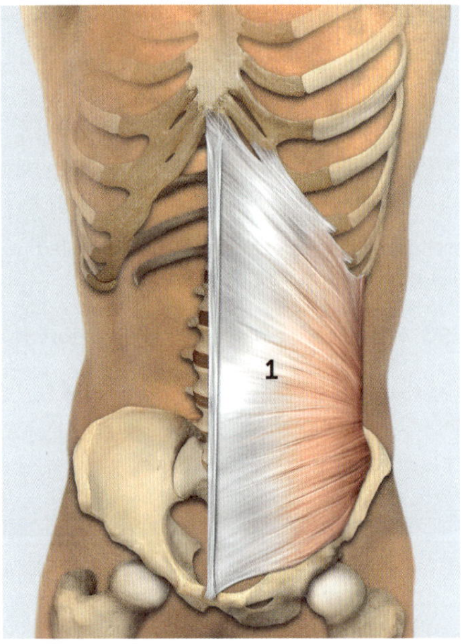

1 M. obliquus internus abdominalis

U: lateraler Rand des Lig. inguinale, SIAS, Crista iliaca (Linea intermedia) und Fascia thoracolumbalis

A: Unterrand der 10. bis 12. Rippe; vorderes und hinteres Blatt der Rektusscheide und Linea alba

I: Nn. intercostales (T8–T12), N. iliohypogastricus und N. ilioinguinalis

F:
- einseitig: Lateralflexion und Rotation des Rumpfes zur gleichen Seite
- beidseitig: Flexion des Rumpfes, Beckenaufrichtung, Bauchpresse und Ausatemhilfsmuskel

Know-how: In welchen Muskel laufen die kaudalen Fasern der dargestellten Struktur aus?

Antwort: M. cremaster

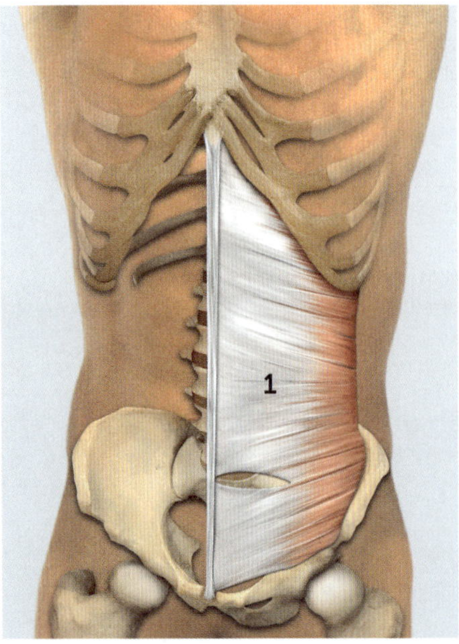

1 M. transversus abdominis

U: Innenfläche der 7. bis 12. Rippenknorpel, Fascia thoracolumbalis und Crista iliaca (Labium internum), SIAS und lateraler Anteil des Lig. inguinale

A: hinteres Blatt der Rektusscheide und Linea alba

I: Nn. intercostales (T5–T12), N. iliohypogastricus, N. ilioinguinalis und N. genitofemoralis

F:
- einseitig: Rotation des Rumpfes zur gleichen Seite
- beidseitig: Bauchpresse und Ausatemhilfsmuskel

Know-how: Welche „Haltungsfunktion" übernimmt die dargestellte Struktur?

Antwort: Unterstützung der Lordosierung der LWS über die Fascia thoracolumbalis

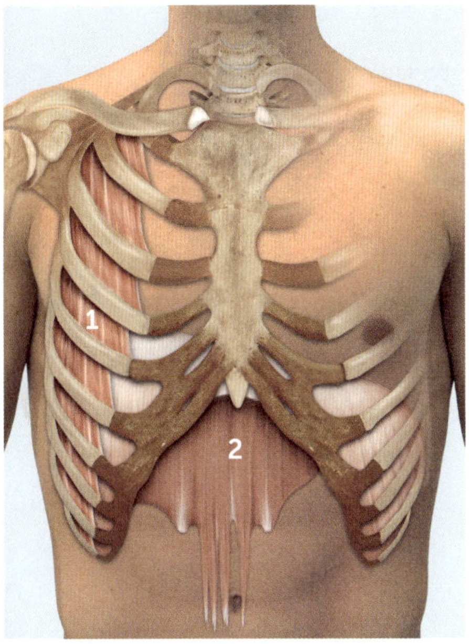

1 Mm. intercostales externi
U: Unterrand aller Rippen im Bereich zwischen dem Tuberculum costae und der Knorpel-Knochen-Grenze
A: Oberrand der nächsten tieferen Rippe zwischen dem Tuberculum costae und der Knorpel-Knochen-Grenze; schräger Faserverlauf von hinten-oben nach vorne-unten
I: Nn. intercostales (T1–T11)
F: • Inspiration (Rippenheber)
• Stabilisation der Thoraxwand

2 Diaphragma
U: • Pars costalis: Innenseite der 7. bis 12. Rippe
• Pars lumbalis: Wirbelkörper von L1 bis L3 und entsprechende Bandscheiben, Lig. longitudinale anterius; Sehnenbogen der Psoasarkade und Rippenfortsatz von L2, Sehnenbogen der Quadratusarkade
• Pars sternalis: Dorsalseite des Proc. xiphoideus sterni
A: Centrum tendineum
I: N. phrenicus (C3–C5)
F: wichtigster Inspirationsmuskel, Bauchpresse

Know-how: Wie kann es zur Insuffizienz der ersten dargestellten Struktur kommen?

Antwort: Durch eine Überblähung der Lunge durch künstliche Beatmung

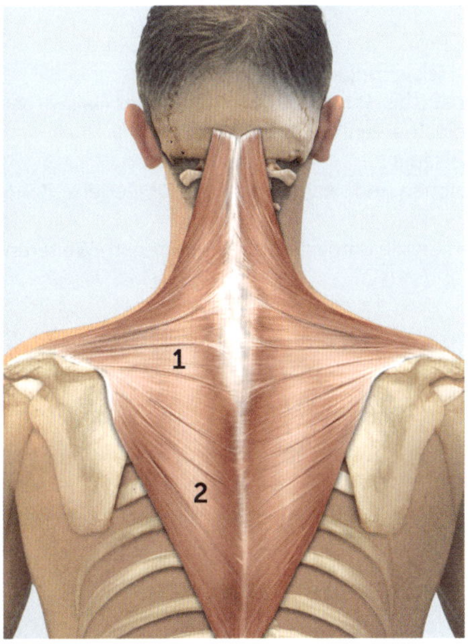

1 M. trapezius, Pars transversa
U: Sehnenspiegel, der von den Procc. spinosi und den Ligg. supraspinalia zwischen C7 und T4 entspringt
A: Acromion und angrenzender lateraler Anteil der Clavicula und der Spina scapulae
I: N. accessorius, Plexus cervicalis (C2–C4)
F: • zieht die Scapula zur Wirbelsäule
• Positionierung und Stabilisierung der Scapula auf dem Thorax

2 M. trapezius, Pars ascendens
U: Procc. spinosi und Ligg. supraspinalia von T5 bis T12
A: Trigonum spinae und Spina scapulae
I: N. accessorius, Plexus cervicalis (C2–C4)
F: • zieht die Scapula nach kaudomedial zur WS
• unterstützt die außenrotatorische Wirkung der Pars descendens
• Positionierung und Stabilisierung der Scapula auf dem Thorax

Know-how: Welche Symptomatik zeigt ein Patient mit Ausfall des N. accessorius?

Antwort: Skapulafehlstellung

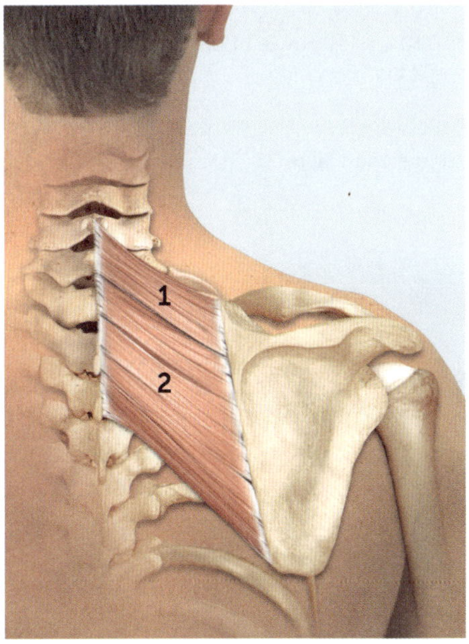

1 M. rhomboideus minor
U: Procc. spinosi von C6 und C7
A: Margo medialis der Scapula (kranial der Spina scapulae)
I: N. dorsalis scapulae (C4–C5)
F: • zieht die Scapula nach mediokranial
• im Verbund: Positionierung und Stabilisierung der Scapula auf dem Thorax

2 M. rhomboideus major
U: Procc. spinosi von T1 bis T4
A: Margo medialis der Scapula (kaudal der Spina scapulae)
I: N. dorsalis scapulae (C4–C5)
F: zieht die Scapula nach mediokranial
im Verbund: Positionierung und Stabilisierung der Scapula auf dem Thorax

Know-how: Zu welchem Erscheinungsbild kommt es bei einer Insuffizienz der dargestellten Strukturen?

Antwort: Scapula alata

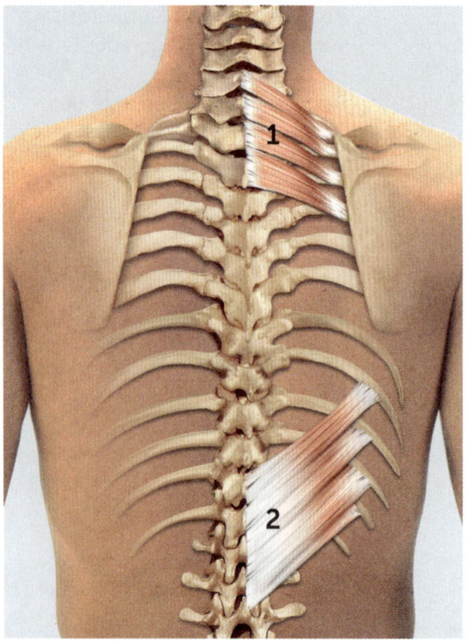

1 M. serratus posterior superior
U: Procc. spinosi von C6 bis T2
A: 2. bis 5. Rippe, lateral des Angulus costae
I: Nn. intercostales (T1–T4)
F: hebt die Rippen, hilft bei der Inspiration

2 M. serratus posterior inferior
U: Fascia thoracolumbalis von T12 bis L3
A: 9. bis 12. Rippe
I: Nn. intercostales (T9–T12)
F: senkt die Rippen

Know-how: Wie viele Muskelschichten liegen über der ersten dargestellten Struktur?

Antwort: Zwei, M. trapezius, Pars transversa und M. rhomboideus minor

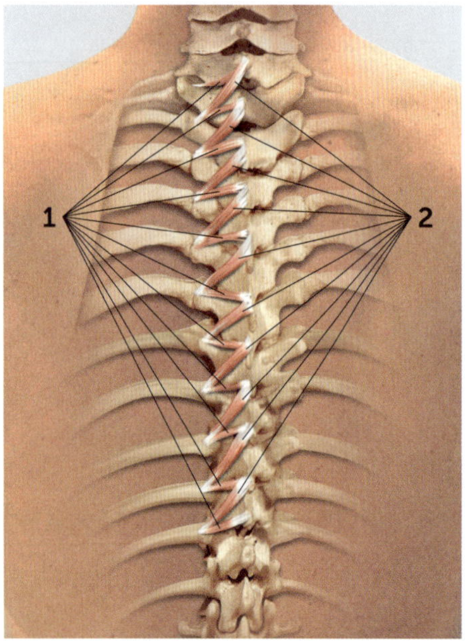

Mm. rotatores breves (1) und longi (2)
U: Procc. mamillares von L1 bis L5, Procc. transversi von T2 bis T12 und Procc. articulares inferiores der Halswirbel
A: Procc. spinosi der höheren Wirbel 1 bis 3 und Arcus vertebrae der Halswirbel
I: Rr. dorsales der segmentalen Spinalnerven
F: • beidseitig: Extension der Wirbelsäule
• einseitig: Lateralflexion zur gleichen und leichte Rotation zur Gegenseite

Know-how: Welcher Funktion kommen die dargestellten Strukturen im Weiteren nach?

Antwort: Segmentale Stabilisation

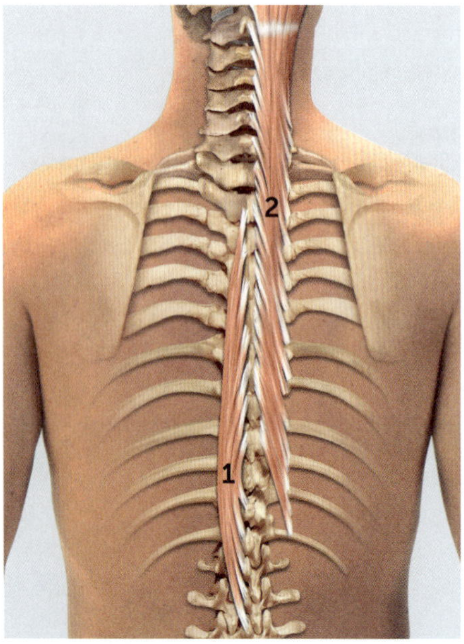

1 M. spinalis thoracis
U: Seitenfläche der Procc. spinosi von T10 bis T12 sowie L1 bis L3
A: Seitenfläche der Procc. spinosi von T2 bis T8
I: Rr. dorsales der Spinalnerven
F: • beidseitig: Extension der BWS
• einseitig: Lateralflexion der WS zur gleichen Seite

2 M. semispinalis thoracis
U: Procc. transversi von T6 bis T12
A: Procc. spinosi von C6 bis T4
I: Rr. dorsales der Spinalnerven
F: • beidseitig: Extension der BWS
• einseitig: Lateralflexion der WS zur gleichen Seite, Rotation der WS zur Gegenseite

Know-how: Welcher Muskelfasertyp ist in den dargestellten Strukturen hauptsächlich zu finden?

Antwort: Muskeltyp-I-Fasern zu 75 %

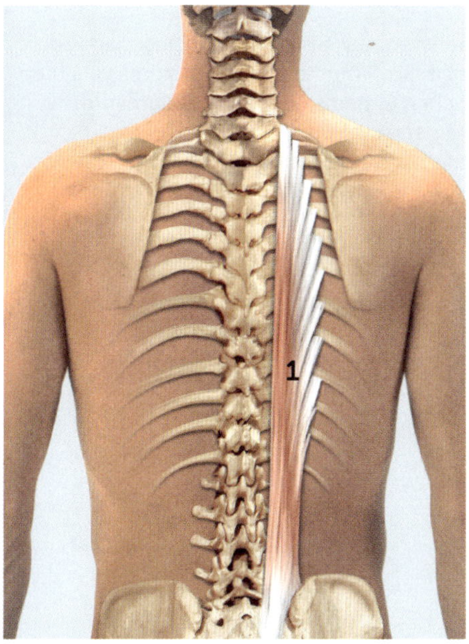

1 M. iliocostalis thoracis
U: 7. bis 12. Rippe, medial des Angulus costae
A: 1. bis 6. Rippe, medial des Angulus costae
I: laterale Äste der Rr. dorsales der Spinalnerven
F: • beidseitig: Extension der BWS
• einseitig: Lateralflexion der BWS zur gleichen Seite

Know-how: Zu welchem Muskelsystem gehört die dargestellte Struktur?

Antwort: M. erector spinae, lateraler Trakt

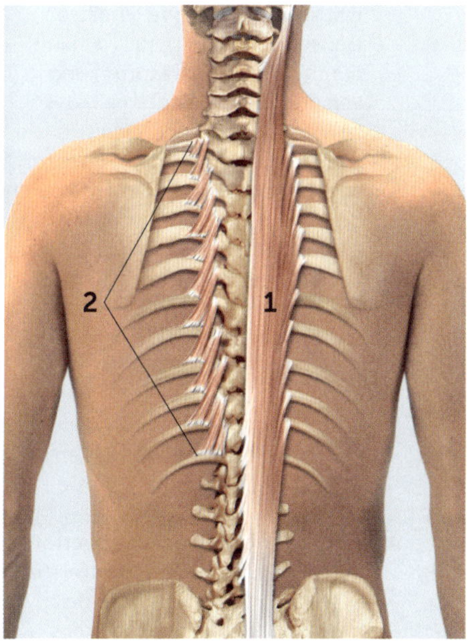

1 M. longissimus thoracis
U: Os sacrum, Crista iliaca, Procc. spinosi der LWS und Procc. transversi der unteren BWS
A: Procc. accessorii der LWS, Procc. transversi der BWS und 2. bis 12. Rippe
I: laterale Äste der Rr. dorsales der Spinalnerven
F: • beidseitig: Extension der WS
• einseitig: Lateralflexion der WS zur gleichen Seite

2 Mm. levatores costarum
U: Procc. transversi des 7. Hals- bis 11. Brustwirbels
A: Angulus costae der nächst oder übernächst tiefer gelegenen Rippe
I: Rr. dorsales und ventrales der Spinalnerven
F: • beidseitig: Extension der BWS
• einseitig: Lateralflexion der BWS zur gleichen Seite

Know-how: Welche Funktion kann die zweite dargestellte Struktur unterstützen?

Antwort: Inspiration

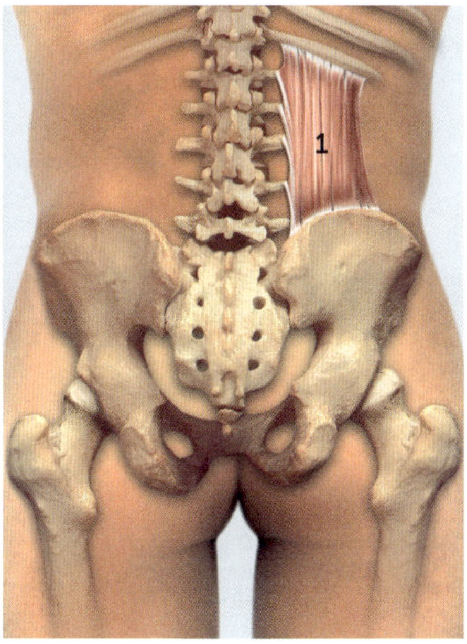

1 M. quadratus lumborum
U: Labium internum der dorsalen Crista iliaca
A: Unterrand der 12. Rippe, Procc. costales von L1 bis L4
I: N. subcostalis (N. intercostalis XII)
F: • einseitig: Lateralflexion der WS zur gleichen Seite
• beidseitig: unterstützt die Bauchpresse

Know-how: Wie kann die dargestellte Struktur bei einer Peroneusläsion oder einer Hemiparese die Schwungbeinphase unterstützen?

Antwort: Indem sie das Becken seitlich anhebt und eine Zirkumduktion des Beckens ermöglicht.

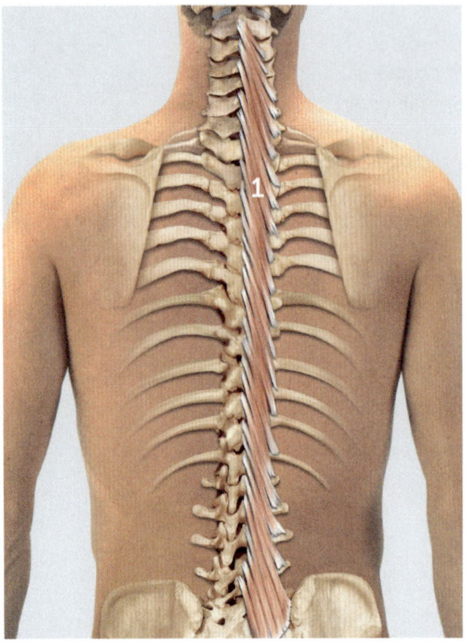

1 **Mm. multifidi**

U: vom Os sacrum und den Procc. transversi jeweils zu höher gelegenen Procc. spinosi der gesamten Wirbelsäule bis C2; Fasern des tiefen Systems verlaufen über 2 bis 3 Fasern des oberflächlichen Systems über 3 bis 5 Segmente.

I: Rr. dorsales der segmentalen Spinalnerven

F: • einseitig: Lateralflexion zur gleichen und Rotation zur Gegenseite
• beidseitig: Extension des entsprechenden Wirbelsäulenabschnitts und segmentale Stabilisation der Wirbelsäule

Know-how: Was für ein Symptom geben Patienten mit einer segmentalen Instabilität gerne an?

Antwort: Durchbrechgefühl

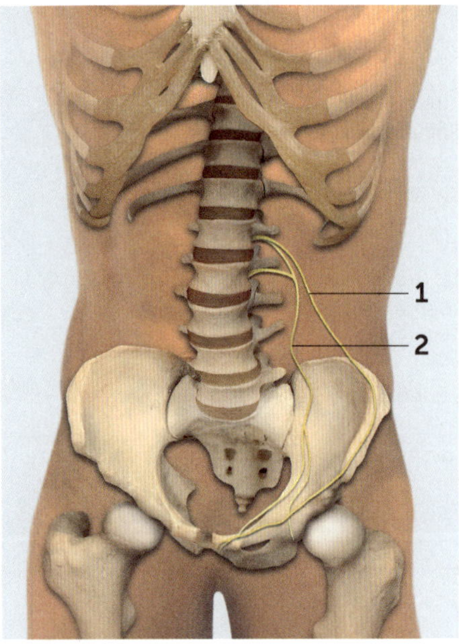

1 **N. ilioinguinalis**
Der N. ilioinguinalis entspringt aus dem Segment L1 (Plexus lumbalis). Er verläuft gemeinsam mit dem N. iliohypogastricus vor dem M. quadratus lumborum und zieht zwischen dem M. transversus und M. obliquus internus abdominis oberhalb der Crista iliaca nach ventral. Hier gibt er motorische Äste für die Bauchmuskulatur ab. Er zieht parallel des Lig. inguinale nach medial und innerviert sensibel die Haut oberhalb der Symphyse und die Region der Labien/des Scrotum.

2 **N. genitofemoralis**
Der N. genitofemoralis entspringt aus den Segmenten L1–L2 (Plexus lumbalis). Er zieht durch den M. psoas major nach ventral und teilt sich in seine zwei Endäste. Der sensible R. femoralis verläuft durch die Laguna vasorum und versorgt die Haut unterhalb des Leistenbandes. Der R. genitalis zieht beim Mann in den Funiculus spermaticus und bei der Frau durch den Leistenkanal. Die sensiblen Äste verlaufen bei der Frau zu den Labien, beim Mann zum Scrotum. Im Weiteren wird der M. cremaster motorisch innerviert.

Know-how: Wie kann es funktionell zu einer Irritation der ersten dargestellten Struktur kommen?

Antwort: Durch einen Hypertonus des M. transversus abdominis oder des M. obliquus internus

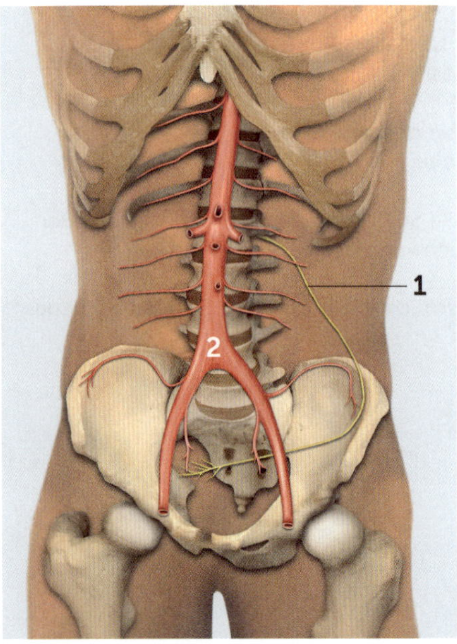

1 **N. iliohypogastricus**
Der N. iliohypogastricus entspringt aus den Segmenten T12–L1 (Plexus lumbalis). Er tritt gemeinsam mit dem N. ilioinguinalis am lateralen Rand des M. psoas major aus, verläuft an der Vorderseite des M. quadratus lumborum und zieht zwischen dem M. transversus und dem M. obliquus internus oberhalb der Crista iliaca nach ventral. Er innerviert diese Muskeln und gibt sensible Äste an die seitliche Hüftregion ab. Sein sensibler Endast zieht oberhalb des Lig. inguinale nach medial und innerviert die Regio pubica.

2 **Aorta abdominalis**
Die A. abdominalis ist die größte Arterie des Körpers, aus der alle Arterien des Kreislaufs hervorgehen. Sie steigt aus der linken Herzkammer leicht nach rechts auf, neigt sich als Arcus aortae über die linke Lungenwurzel und gelangt zur linken Seite der Wirbelsäule. Hier verläuft sie als Aorta thoracica durch den Brustkorb nach kaudal, durchzieht den Hiatus aorticus des Diaphragma und wird zur Aorta abdominalis. Auf Höhe des 4. Lendenwirbels teilt sie sich in die Aa. iliacae communes.

Know-how: Wie kann es funktionell zu einer Irritation der ersten dargestellten Struktur kommen?

Antwort: Durch raumfordernde Prozesse oder zu enge Hosen

Kapitel 6

Becken und Oberschenkel

Arbeitsteil

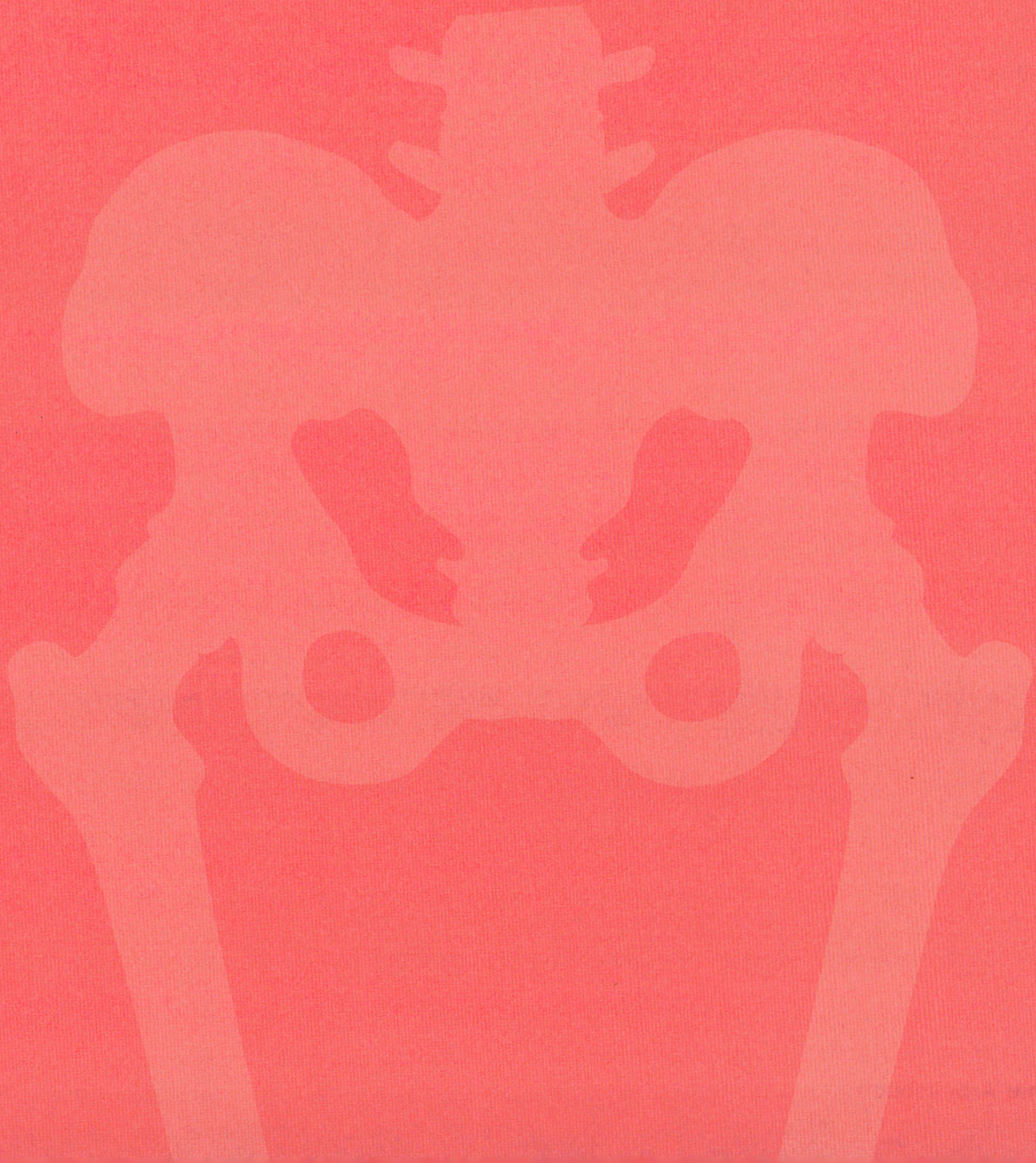

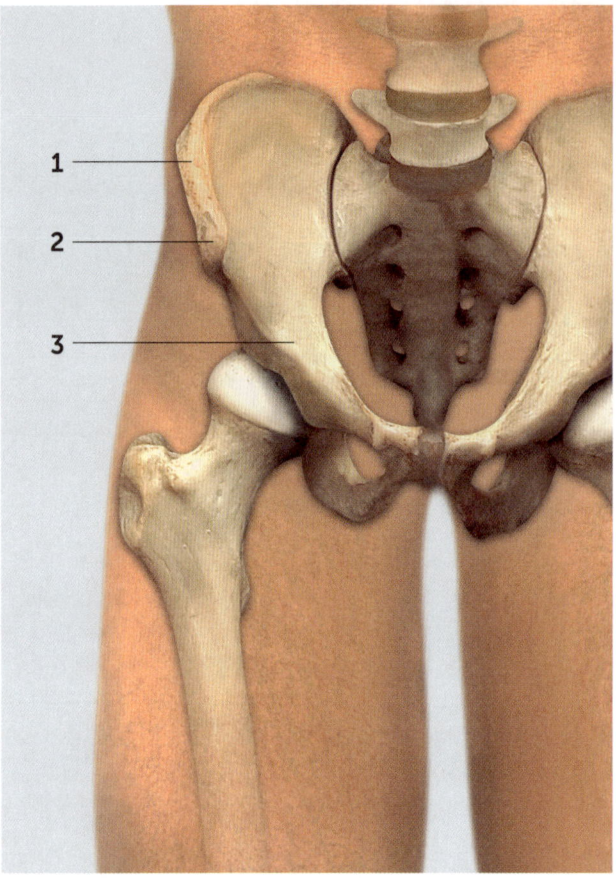

Benennen Sie die dargestellten Strukturen:

1 ....

2 ....

3 ....

KNOW-HOW

Welche Muskeln setzen an der zweiten dargestellten Struktur an?

....

Beschreiben Sie die anatomischen Strukturen 1–3:

1: ....

2: ....

3: ....

TO-DO

Legen Sie einen Finger von kranial auf die erste dargestellte Struktur und palpieren Sie nach ventral. Sie gelangen zur zweiten Struktur.

NOTIZEN

Antworten auf Seite 244

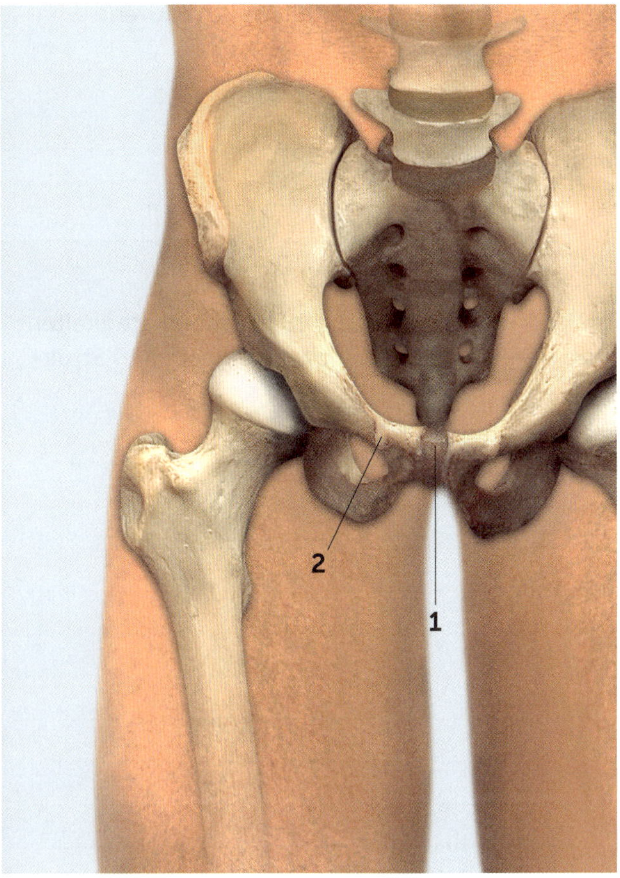

Benennen Sie die dargestellten Strukturen:

1 ....

2 ....

KNOW-HOW

Wie nennt man die Verletzung, bei der es zur Sprengung der ersten dargestellten Struktur kommt?

....

Beschreiben Sie die anatomischen Strukturen 1 und 2:

1: ....

2: ....

TO-DO

Legen Sie einen Finger von kranial kommend auf den M. rectus abdominis und folgen Sie dem Muskel nach kaudal. Im Bereich seines Ansatzes ist die erste der dargestellten Strukturen zu tasten.

NOTIZEN

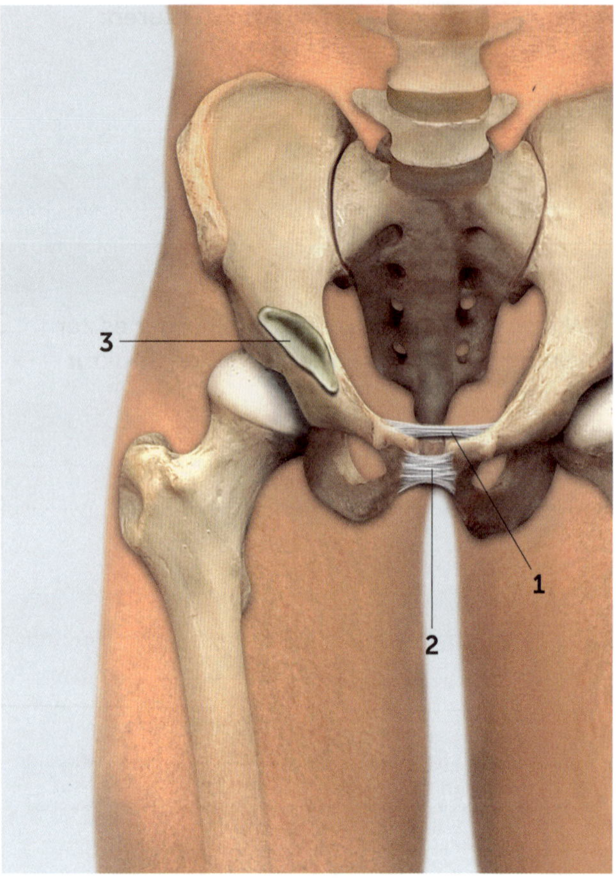

Benennen Sie die dargestellten Strukturen:

1 ....

2 ....

3 ....

KNOW-HOW

Wann kommt es häufig zu Schmerzhaftigkeiten im Bereich der ersten zwei dargestellten Strukturen?

....

Beschreiben Sie die anatomischen Strukturen 1–3:

1: ....

2: ....

3: ....

TO-DO

Legen Sie einen Finger von kranial an die Symphyse. Durch die Ansatzsehne des M. rectus abdominis hindurch ist die erste dargestellte Struktur zu palpieren.

NOTIZEN

Antworten auf Seite 244

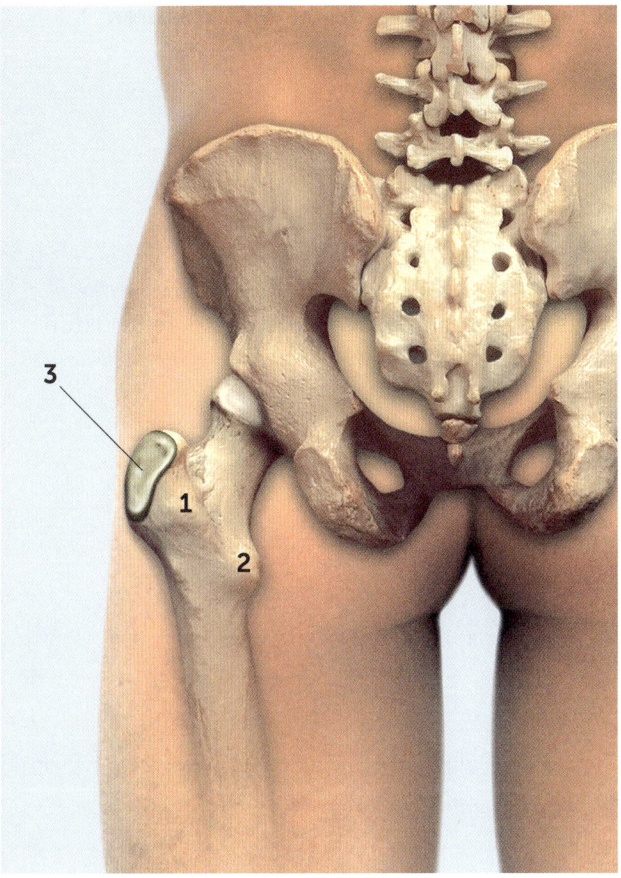

Benennen Sie die dargestellten Strukturen:

1 ....

2 ....

3 ....

KNOW-HOW

Wie nennt man es, wenn der Tractus iliotibialis über die erste dargestellte Struktur „springt"?

....

....

....

....

....

....

....

....

....

....

....

Beschreiben Sie die anatomischen Strukturen 1–3:

1: ....

....

....

....

2: ....

....

....

....

3: ....

....

....

....

TO-DO

Legen Sie einen Finger von dorsal in die Kuhle, die sich ventral des M. gluteus maximus bildet. Nach ventral ist die massive erste dargestellte Struktur zu palpieren.

NOTIZEN

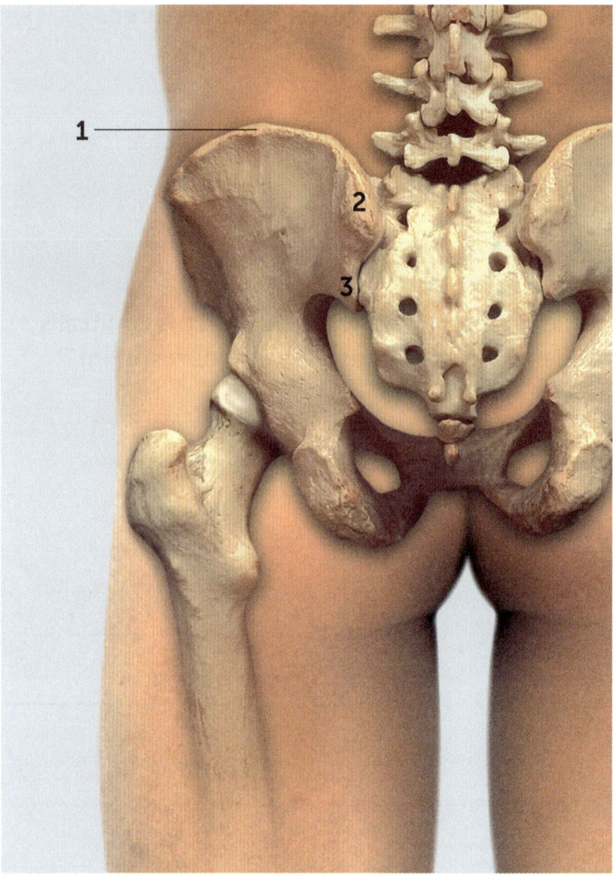

Benennen Sie die dargestellten Strukturen:

1 ....

2 ....

3 ....

KNOW-HOW

Was begrenzt die zweite dargestellte Struktur zur Mitte hin?

....

Beschreiben Sie die anatomischen Strukturen 1–3:

1: ....

2: ....

3: ....

TO-DO

Legen Sie einen Finger von kranial auf die Beckenschaufel und wandern Sie mit dem Finger nach dorsomedial. Die zweite dargestellte Struktur ist als deutlich prominenter Knochenpunkt zu palpieren.

NOTIZEN

Antworten auf Seite 245

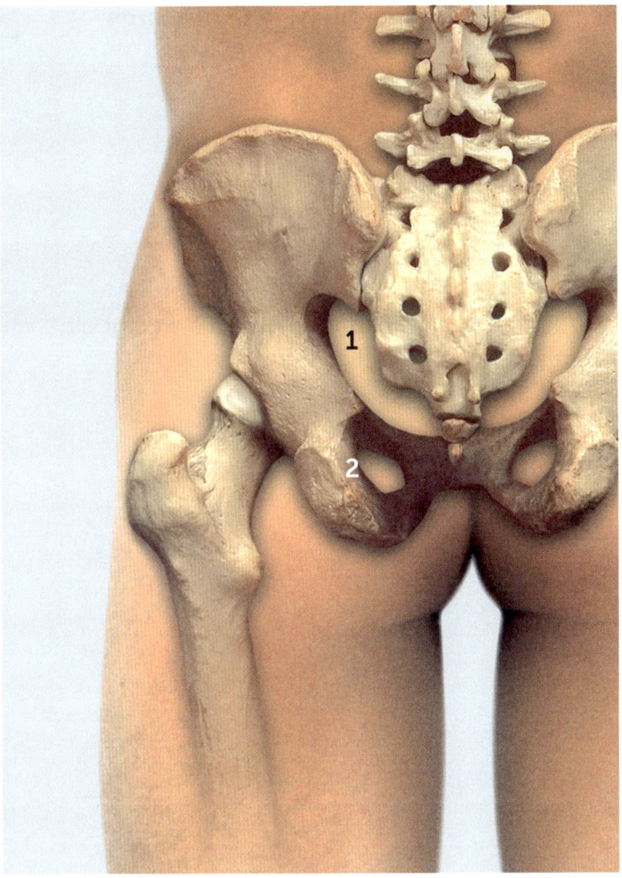

Benennen Sie die dargestellten Strukturen:

1 ....

2 ....

KNOW-HOW

Welcher Nerv zieht durch die erste dargestellte Struktur zum Bein?

....

Beschreiben Sie die anatomischen Strukturen 1 und 2:

1: ....

2: ....

TO-DO

Legen Sie einen Finger mittig auf die Verbindungslinie Oberrand der Analfalte – Trochanter major. In der Tiefe ist die erste dargestellte Struktur zu palpieren.

NOTIZEN

Antworten auf Seite 245

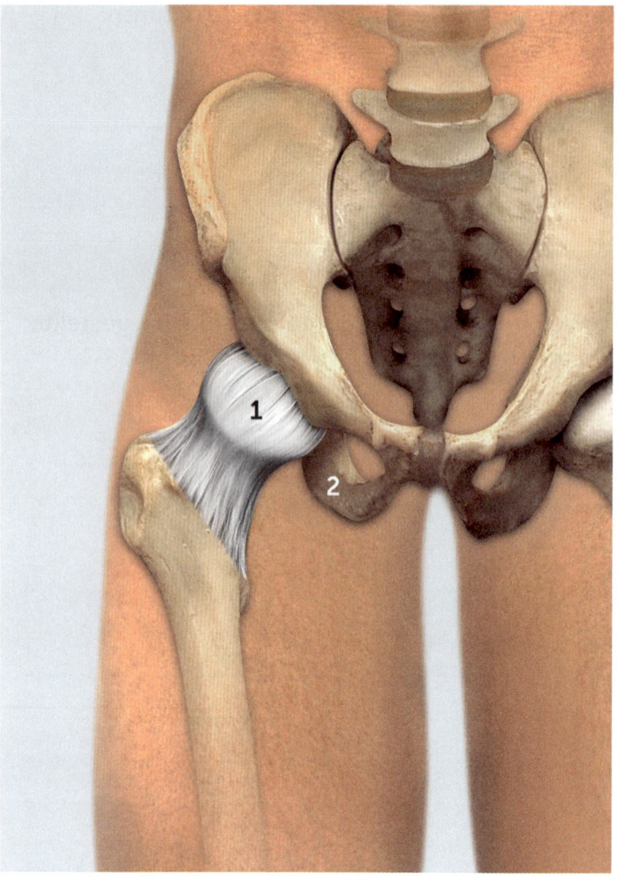

Benennen Sie die dargestellten Strukturen:

1 ....

2 ....

KNOW-HOW

Welche Einschränkungen der Hüfte zeigt ein Patient mit einem „Kapselmuster"?

....

Beschreiben Sie die anatomischen Strukturen 1 und 2:

1: ....

2: ....

TO-DO

Legen Sie einen Finger von kaudal an die Mitte des Leistenbandes. Nach dorsal ist die erste dargestellte Struktur zu palpieren, die den Hüftkopf bedeckt.

NOTIZEN

Antworten auf Seite 246

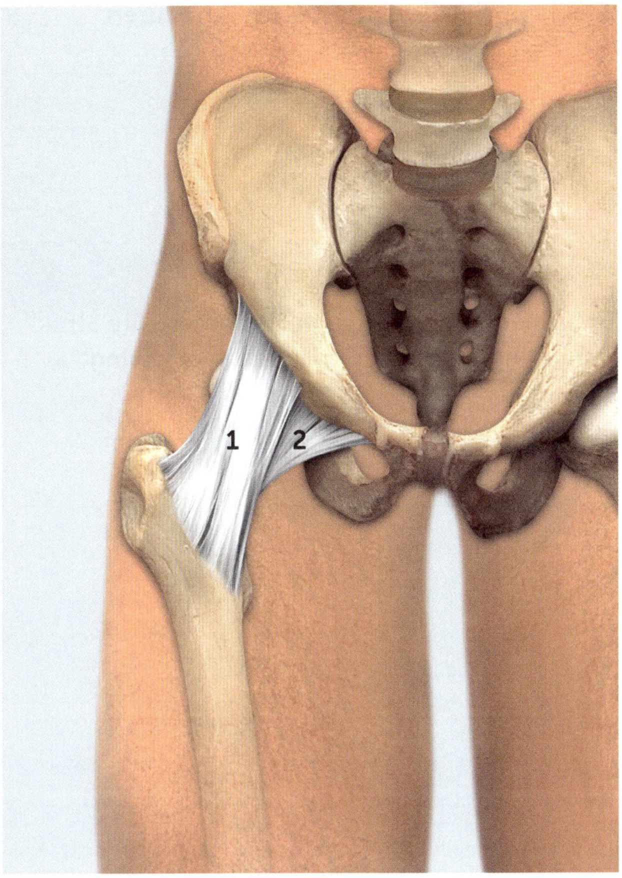

Benennen Sie die dargestellten Strukturen:

1 ……………………………………………………………………

2 ……………………………………………………………………

KNOW-HOW

Welches ist das stärkste Band des menschlichen Körpers?

……………………………………………………………………

Beschreiben Sie die anatomischen Strukturen 1 und 2:

1: ……………………………………………………………………

2: ……………………………………………………………………

TO-DO

Legen Sie einen Finger von kaudolateral an die Spina iliaca anterior inferior (SIAI). Nach dorsal ist in der Tiefe die erste dargestellte Struktur zu palpieren.

NOTIZEN

Antworten auf Seite 246

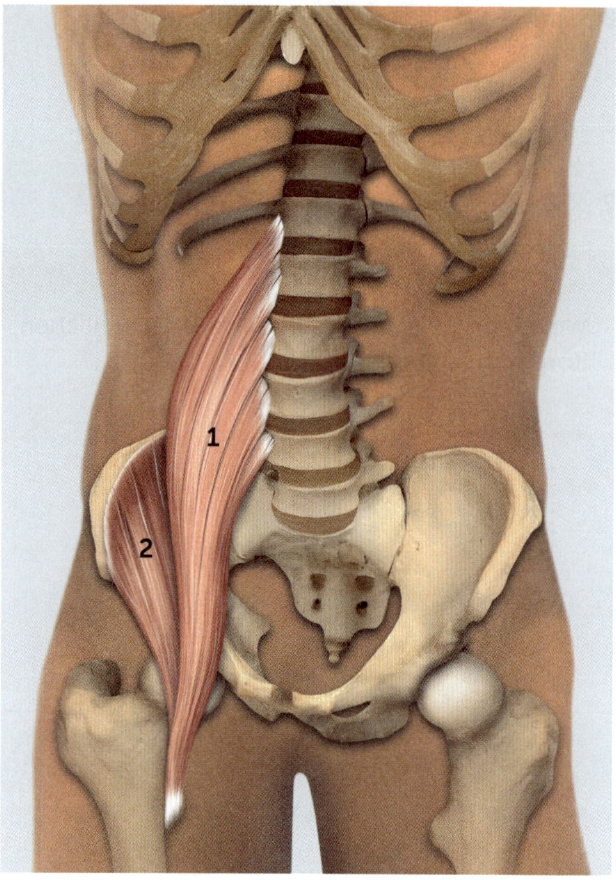

Benennen Sie die dargestellten Strukturen:

1 ....

2 ....

KNOW-HOW

Wie nennt man es, wenn die dargestellte Struktur über die Eminentia iliopectinea „springt"?

....

Beschreiben Sie die anatomischen Strukturen 1 und 2:

1: Musculus ....
U: ....
A: ....
I: ....
F: ....
2: Musculus ....
U: ....
A: ....
I: ....
F: ....

TO-DO

Legen Sie einen Finger von medial an die SIAS. An der Innenseite der Beckenschaufel ist die zweite dargestellte Struktur zu palpieren.

NOTIZEN

Antworten auf Seite 246

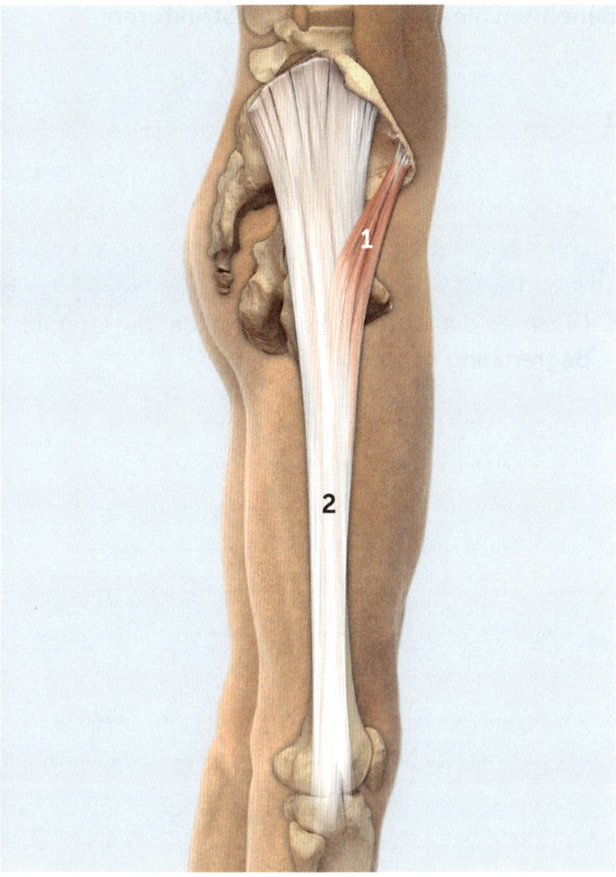

Benennen Sie die dargestellten Strukturen:

1 ....

2 ....

KNOW-HOW

Welcher Muskel strahlt neben der ersten dargestellten Struktur in die zweite dargestellte Struktur ein?

....

Beschreiben Sie die anatomischen Strukturen 1 und 2:

1: Musculus ....

U: ....

A: ....

I: ....

F: ....

2: ....

....

TO-DO

Legen Sie einen Finger distal und lateral an die SIAS. Unter alternierender isometrischer Anspannung in die Abduktion und Innenrotation der Hüfte palpieren Sie den Muskelbauch der ersten dargestellten Struktur.

NOTIZEN

Antworten auf Seite 247

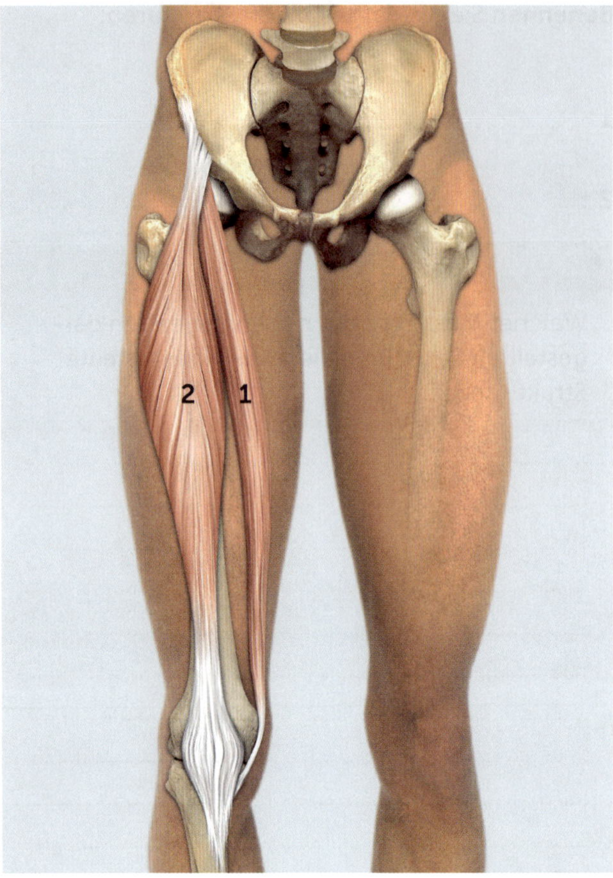

Benennen Sie die dargestellten Strukturen:

1 ....

2 ....

KNOW-HOW

Die erste dargestellte Struktur bildet die laterale Begrenzung des ...?

....

Beschreiben Sie die anatomischen Strukturen 1 und 2:

1: Musculus ....
U: ....
A: ....
I: ....
F: ....

2: Musculus ....
U: ....
A: ....
I: ....
F: ....

TO-DO

Legen Sie einen Finger distal und medial an die Spina iliaca anterior superior (SIAS). Unter alternierender isometrischer Anspannung in die Abduktion, Flexion und Außenrotation der Hüfte palpieren Sie den Muskelursprung der ersten dargestellten Struktur.

NOTIZEN

Antworten auf Seite 247

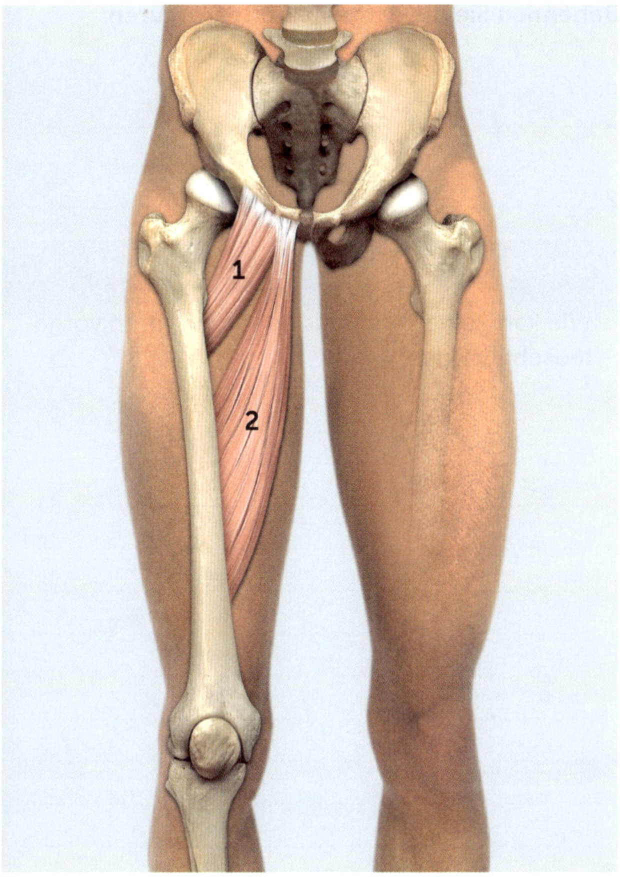

Benennen Sie die dargestellten Strukturen:

1 ....

2 ....

KNOW-HOW

In welchem Anteil der zweiten dargestellten Struktur geben Sportler häufig Probleme an?

....

....

....

....

....

....

....

....

....

....

....

Beschreiben Sie die anatomischen Strukturen 1 und 2:

1: Musculus ....

U: ....

A: ....

I: ....

F: ....

2: Musculus ....

U: ....

A: ....

I: ....

F: ....

TO-DO

Legen Sie einen Finger mittig und kaudal des Leistenbandes an, Sie palpieren die Pulsation der A. femoralis. Nach medial palpieren Sie am oberen Schambeinast den Ursprung der ersten dargestellten Struktur.

NOTIZEN

Antworten auf Seite 247

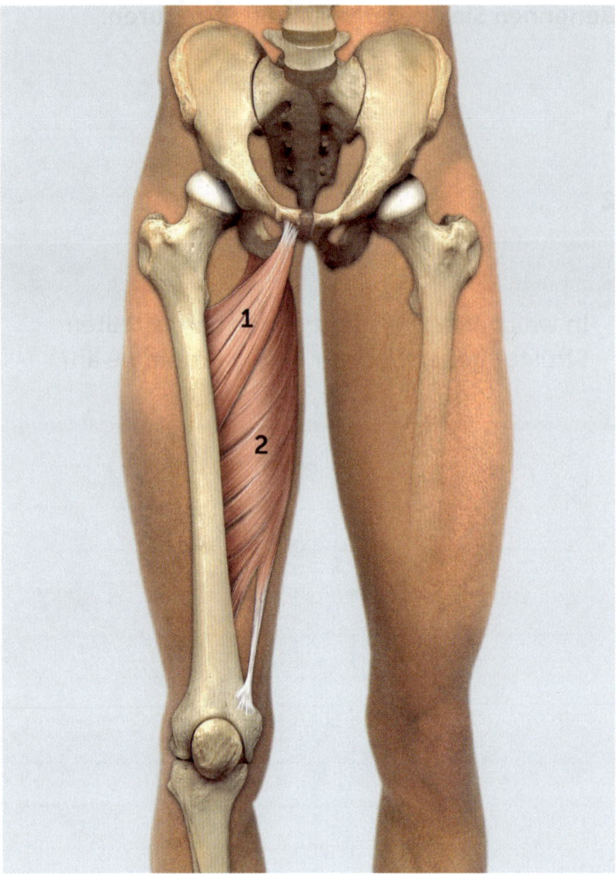

Benennen Sie die dargestellten Strukturen:

1 ....

2 ....

KNOW-HOW

Wie kann eine Tendinitis der Adduktoren vorgetäuscht werden?

....

Beschreiben Sie die anatomischen Strukturen 1 und 2:

1: Musculus ....
U: ....
A: ....
I: ....
F: ....

2: Musculus ....
U: ....
A: ....
I: ....
F: ....

TO-DO

Legen Sie einen Finger nah der Symphyse an die Medialseite des Oberschenkels Sie palpieren die Sehne der ersten dargestellten Struktur nach laterokaudal.

NOTIZEN

Antworten auf Seite 248

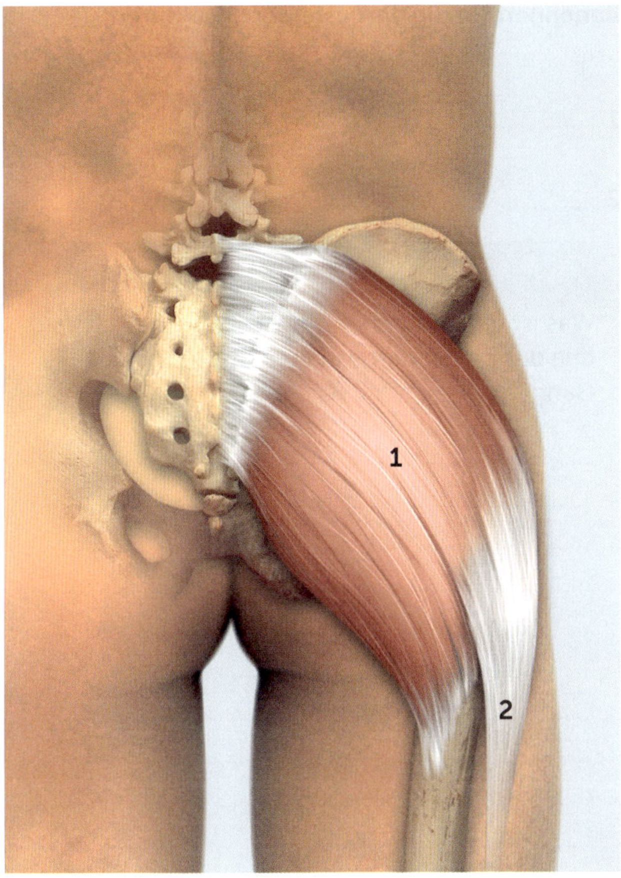

Benennen Sie die dargestellten Strukturen:

1 ....

2 ....

KNOW-HOW

Wie kommt es zu einer „Coxa saltans"?

....

Beschreiben Sie die anatomischen Strukturen 1 und 2:

1: Musculus ....

U: ....

A: ....

I: ....

F: ....

2: ....

TO-DO

Legen Sie einen Finger von lateral an den Oberschenkel. Die zweite dargestellte Struktur ist unter der Haut als feste Struktur zu palpieren.

NOTIZEN

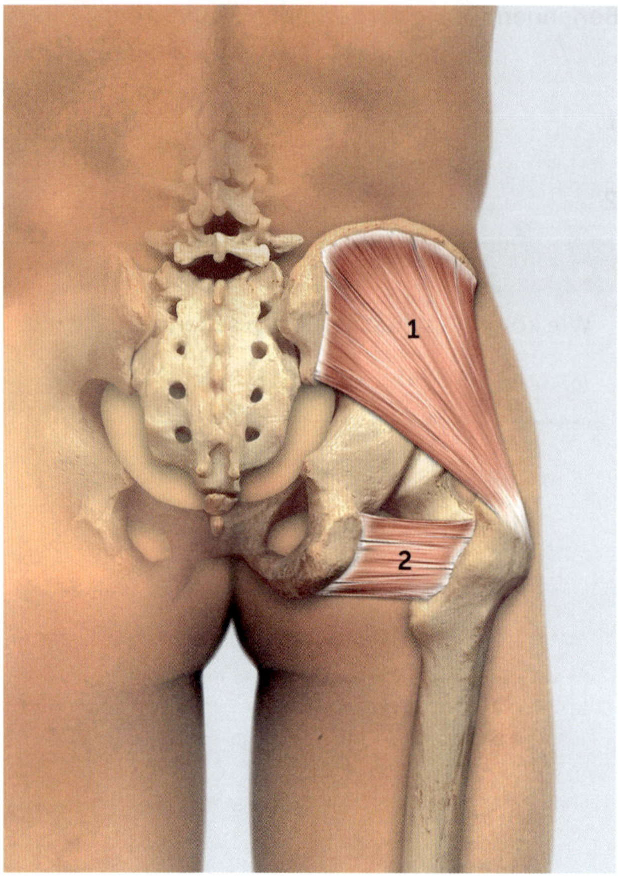

Benennen Sie die dargestellten Strukturen:

1 ....

2 ....

KNOW-HOW

Was ist ein deutlicher Hinweis auf eine Schwäche der ersten dargestellten Struktur beim Gang?

....

Beschreiben Sie die anatomischen Strukturen 1 und 2:

1: Musculus ....
U: ....
A: ....
I: ....
F: ....
2: Musculus ....
U: ....
A: ....
I: ....
F: ....

TO-DO

Legen Sie einen Finger von lateral kommend an den höchsten Punkt der Beckenschaufel. Hier palpieren Sie den Ursprung der ersten dargestellten Struktur.

NOTIZEN

Antworten auf Seite 248

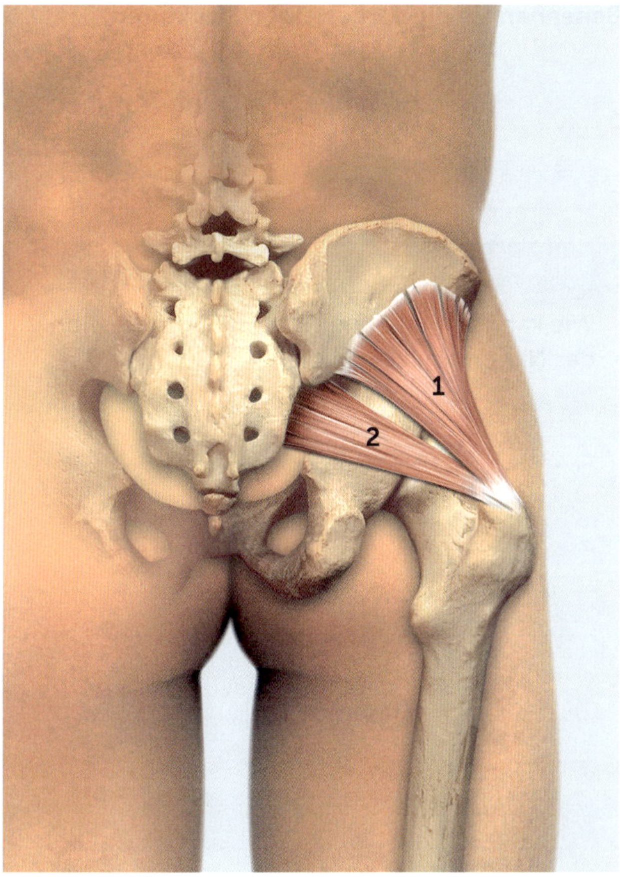

Benennen Sie die dargestellten Strukturen:

1 ....

2 ....

KNOW-HOW

Für welchen Nerv kann die zweite dargestellte Struktur einen „Engpass“ darstellen?

....

Beschreiben Sie die anatomischen Strukturen 1 und 2:

1: Musculus ....
U: ....
A: ....
I: ....
F: ....
2: Musculus ....
U: ....
A: ....
I: ....
F: ....

TO-DO

Legen Sie einen Finger mittig auf die Verbindungslinie Oberrand der Analfalte – Trochanter major. In der Tiefe ist die zweite dargestellte Struktur undeutlich zu tasten.

NOTIZEN

Antworten auf Seite 249

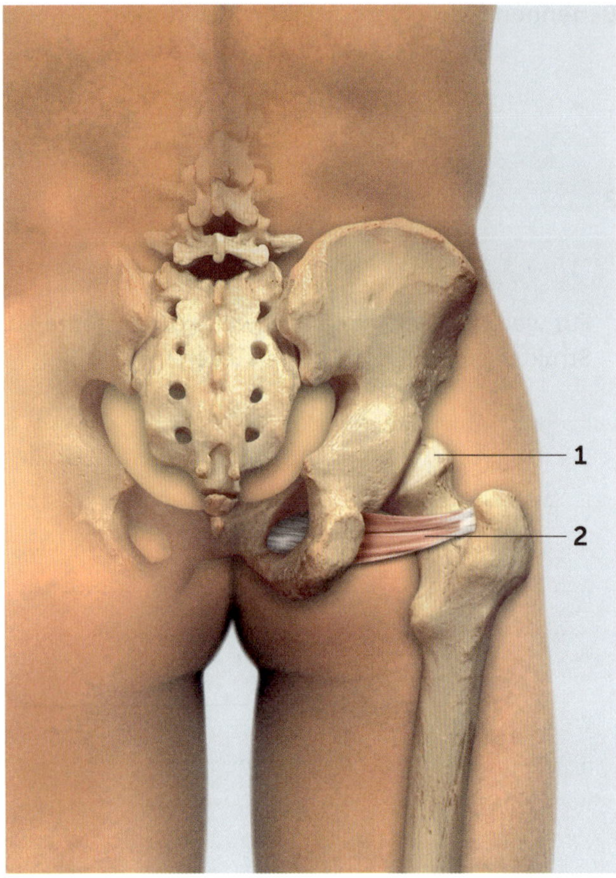

Benennen Sie die dargestellten Strukturen:

1 ....

2 ....

KNOW-HOW

Wie kann es funktionell zu einer Kompression des N. ischiadicus kommen?

....

Beschreiben Sie die anatomischen Strukturen 1 und 2:

1: ....

2: Musculus ....

U: ....

A: ....

I: ....

F: ....

TO-DO

Legen Sie einen Finger mittig auf die Verbindungslinie Oberrand der Analfalte – Trochanter major.
In der Tiefe ist der M. piriformis undeutlich zu tasten, kranial davon befindet sich die erste dargestellte Struktur, kaudal davon die zweite.

NOTIZEN

Antworten auf Seite 249

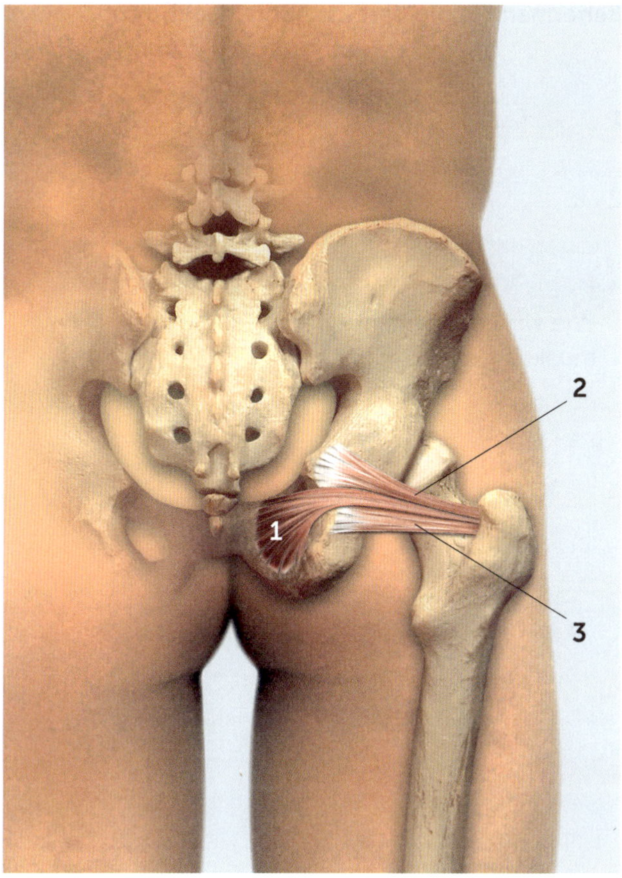

Benennen Sie die dargestellten Strukturen:

1 ....

2+3 ....

KNOW-HOW

Wie werden die dargestellten Strukturen zusammen auch genannt?

....

Beschreiben Sie die anatomischen Strukturen 1–3:

1: Musculus ....
U: ....
A: ....
I: ....
F: ....
2+3: Musculi ....
U: ....
A: ....
I: ....
F: ....

TO-DO

Legen Sie einen Finger von dorsal an die Fossa trochanterica. Hier sind die Ansätze der dargestellten Strukturen zu palpieren.

NOTIZEN

Antworten auf Seite 249

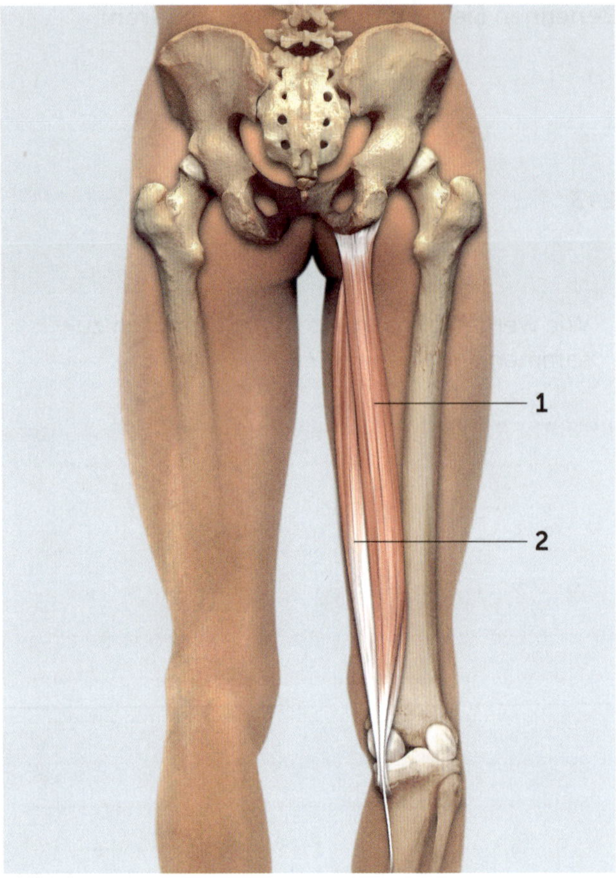

Benennen Sie die dargestellten Strukturen:

1 ....

2 ....

KNOW-HOW

Wie wird die gesamte dorsale Oberschenkelmuskulatur auch genannt?

....

....

....

....

....

....

....

....

....

....

....

Beschreiben Sie die anatomischen Strukturen 1 und 2:

1: Musculus ....

U: ....

A: ....

I: ....

F: ....

2: Musculus ....

U: ....

A: ....

I: ....

F: ....

TO-DO

Legen Sie einen Finger von medial an die dorsale Seite des Oberschenkels. Hier sind die beiden dargestellten Strukturen deutlich zu palpieren.

NOTIZEN

Antworten auf Seite 250

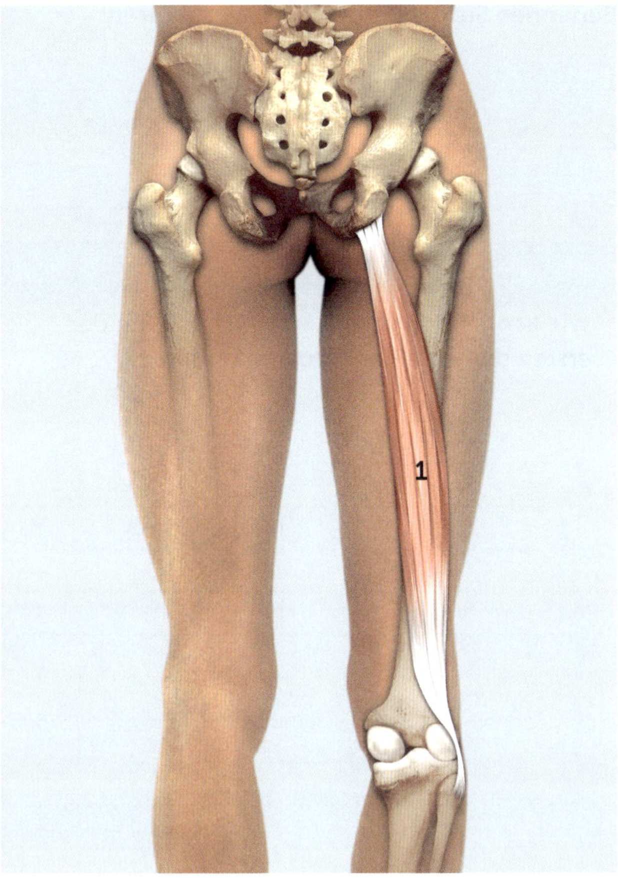

Benennen Sie die dargestellte Struktur:

1 ....

KNOW-HOW

Welche Funktion kann die dargestellte Struktur ausschließlich durchführen?

....

Beschreiben Sie die anatomische Struktur:

1: Musculus ....

U: ....

A: ....

I: ....

F: ....

TO-DO

Legen Sie einen Finger von lateral an die dorsale Seite des Oberschenkels. Hier ist die dargestellte Struktur deutlich zu palpieren.

NOTIZEN

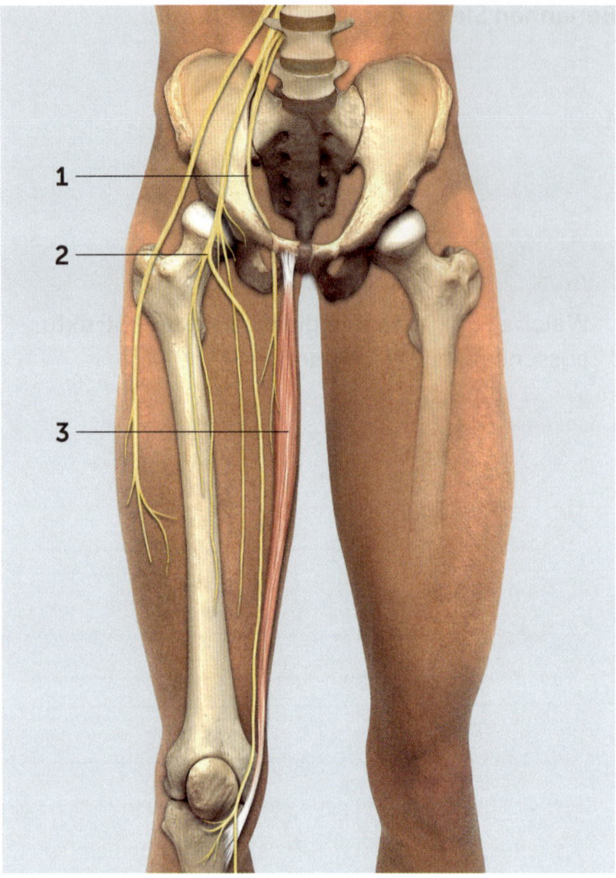

Benennen Sie die dargestellten Strukturen:

1 ....

2 ....

3 ....

KNOW-HOW

Wie kann es typischerweise zu Läsionen der ersten dargestellten Struktur kommen?

....

Beschreiben Sie die anatomischen Strukturen 1–3:

1: ....

2: ....

3: Musculus ....

U: ....

A: ....

I: ....

F: ....

TO-DO

Legen Sie einen Finger mittig und kaudal des Leistenbandes an, Sie palpieren die Pulsation der A. femoralis. Ungefähr 1 cm lateral tasten Sie die erste dargestellte Struktur.

NOTIZEN

Antworten auf Seite 250

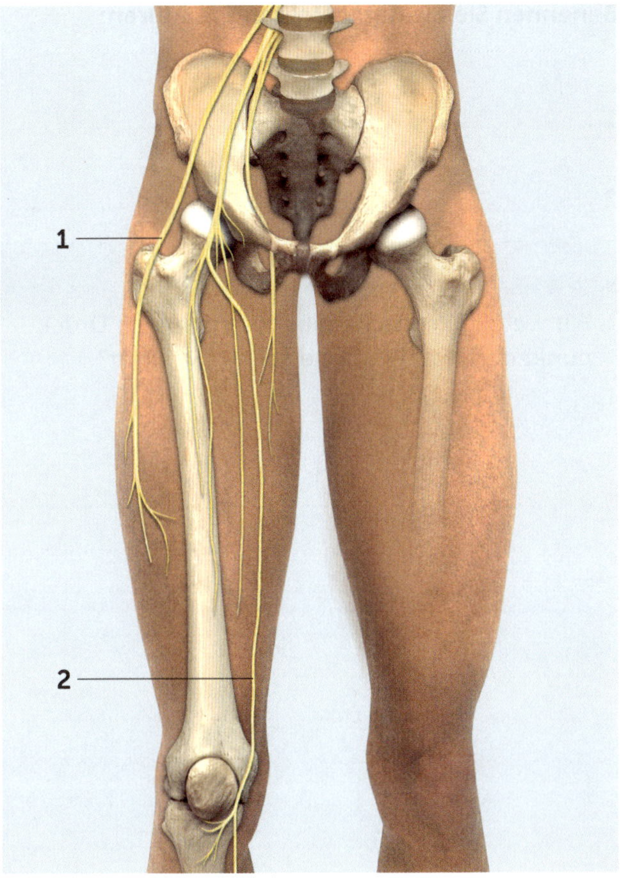

Benennen Sie die dargestellten Strukturen:

1 ....

2 ....

KNOW-HOW

Bei welcher Hüftgelenksbewegung gibt ein Patient meistens Schmerzen an, sofern eine Irritation der ersten dargestellten Struktur vorliegt?

....

Beschreiben Sie die anatomischen Strukturen 1 und 2:

1: ....

2: ....

TO-DO

Legen Sie einen Finger ca. zwei Patientenquerfinger kaudal der SIAS auf den Oberschenkel. Hier ist die erste dargestellte Strukturen zu palpieren.

NOTIZEN

Antworten auf Seite 251

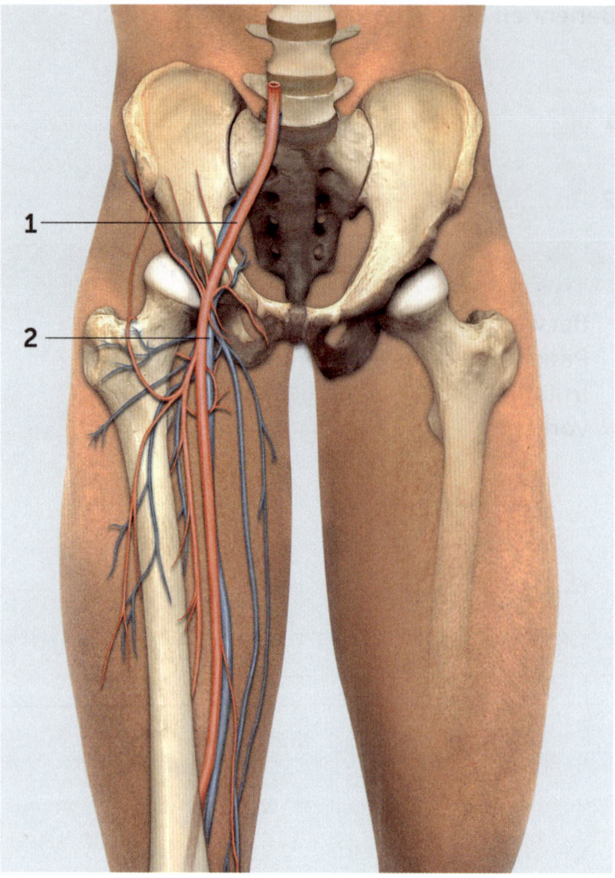

Benennen Sie die dargestellten Strukturen:

1 ....

2 ....

KNOW-HOW

Für welche Verdachtsdiagnose dient ein Druckpunkt der zweiten dargestellten Struktur?

....

Beschreiben Sie die anatomischen Strukturen 1 und 2:

1: ....

2: ....

TO-DO

Legen Sie einen Finger mittig und kaudal des Leistenbandes an. Nach dorsal palpieren Sie die Pulsation der ersten dargestellten Struktur.

NOTIZEN

Antworten auf Seite 251

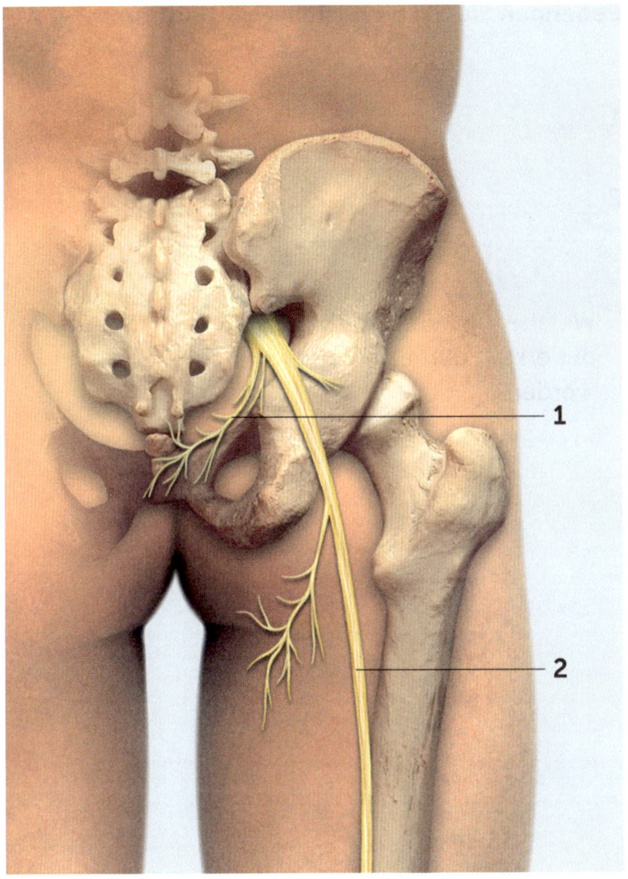

Benennen Sie die dargestellten Strukturen:

1 ....

2 ....

KNOW-HOW

Wie kann es funktionell zu Irritationen der ersten dargestellten Struktur kommen?

....

Beschreiben Sie die anatomischen Strukturen 1 und 2:

1: ....

2: ....

TO-DO

Legen Sie einen Finger mittig auf die Verbindungslinie zwischen der SIPS und dem Tuber ischiadicum. Hier ist die erste dargestellte Struktur in der Tiefe durch die Muskulatur hindurch zu palpieren.

NOTIZEN

Antworten auf Seite 251

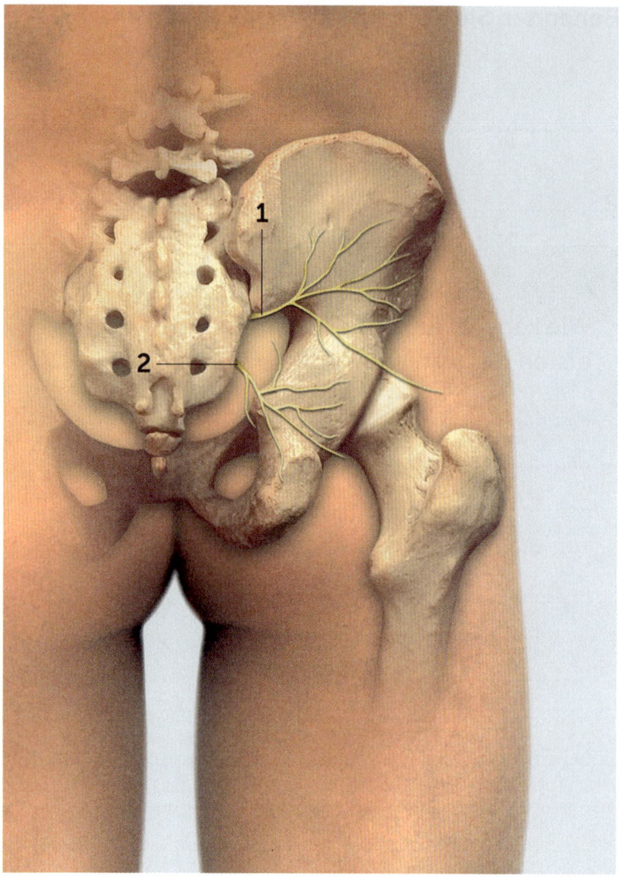

Benennen Sie die dargestellten Strukturen:

1 ....

2 ....

KNOW-HOW

Welche Injektionsmethode sollte zum Schutz der ersten dargestellten Struktur angewendet werden?

....

....

....

....

....

....

....

....

....

....

Beschreiben Sie die anatomischen Strukturen 1 und 2:

1: ....

....

....

....

....

2: ....

....

....

....

....

TO-DO

Legen Sie einen Finger in den Bereich des Foramen ischiadicum majus. Hier sind die beiden dargestellten Strukturen in der Tiefe zu palpieren.

NOTIZEN

Antworten auf Seite 252

Lösungsteil

Becken und Oberschenkel

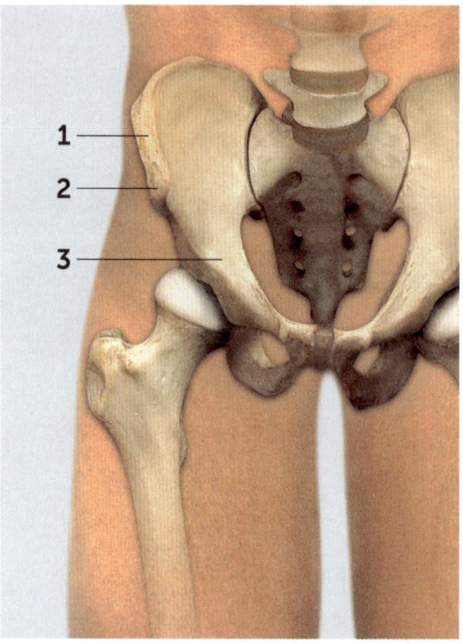

1 **Crista iliaca**
Die Crista iliaca bildet den kranialen Rand der Beckenschaufel. Sie verläuft von der Spina iliaca anterior superior nach dorsal und setzt sich in das Labium externum und Labium internum sowie in die Linea intermedia fort. Die Crista iliaca endet dorsal an der Spina iliaca posterior superior.

2 **Spina iliaca anterior superior (SIAS)**
Die Spina iliaca anterior superior bildet die ventrale Begrenzung der Crista iliaca. Sie ist ein markanter Knochenvorsprung und dient dem M. tensor fasciae latae und dem M. sartorius als sehniger Ursprung.

3 **Spina iliaca anterior inferior (SIAI)**
Die Spina iliaca anterior inferior befindet sich kaudal und dorsal der Spina iliaca anterior superior. Sie bildet den sehnigen Ursprung des M. rectus femoris.

Know-how: Welche Muskeln setzen an der zweiten dargestellten Struktur an?

Antwort: M. sartorius und M. tensor fasciae latae

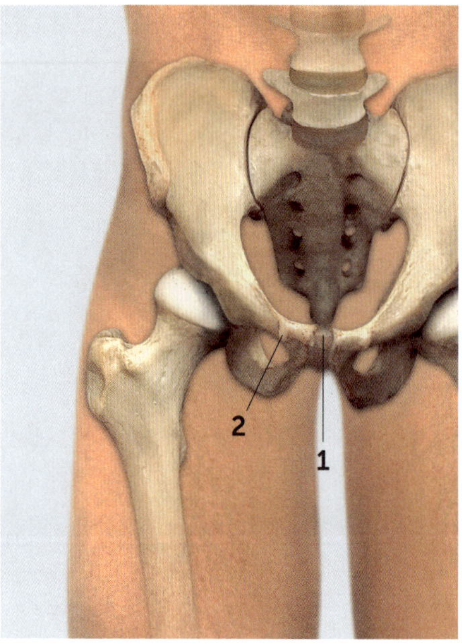

1 **Symphysis pubica und Discus interpubicus**
Die beiden Ossa coxae sind ventrokaudal über die Symphysis pubica verbunden. Zwischen ihnen befindet sich der Discus interpubicus, der aus Faserknorpel mit hyalinem Überzug besteht.

2 **Tuberculum pubicum**
Das Tuberculum pubicum ist ein kleiner knöcherner Höcker, der sich lateral des Discus interpubicus auf dem Os pubis befindet. Nach lateral geht es in den Pecten ossis pubis über. Das Tuberculum pubicum dient als Ansatzstelle für das Lig. inguinale und für laterale Fasern des M. rectus abdominis.

Know-how: Wie nennt man die Verletzung, bei der es zur Sprengung der ersten dargestellten Struktur kommt?

Antwort: „Open book"-Verletzung

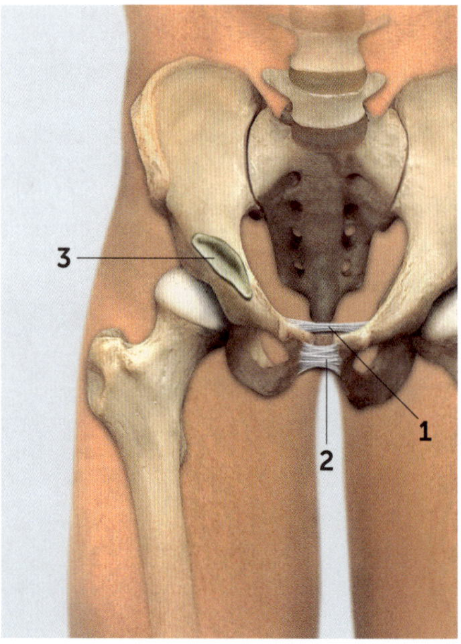

Lig. pubicum superius (1) und Lig. arcuatum pubis (2)
Das Lig. pubicum (kranial) und das Lig. arcuatum pubis (kaudal) stabilisieren die Verbindung zwischen den Ossa coxae kranial und kaudal des Discus interpubicus.

3 **Bursa iliopectinea**
Die Bursa iliopectinea befindet sich zwischen der Eminentia iliopubica und dem M. iliopsoas. Somit wird eine mechanische Reibung zwischen dem Knochen und der Muskulatur verhindert.

Know-how: Wann kommt es häufig zu Schmerzhaftigkeiten im Bereich der ersten zwei dargestellten Strukturen?

Antwort: Während der Schwangerschaft

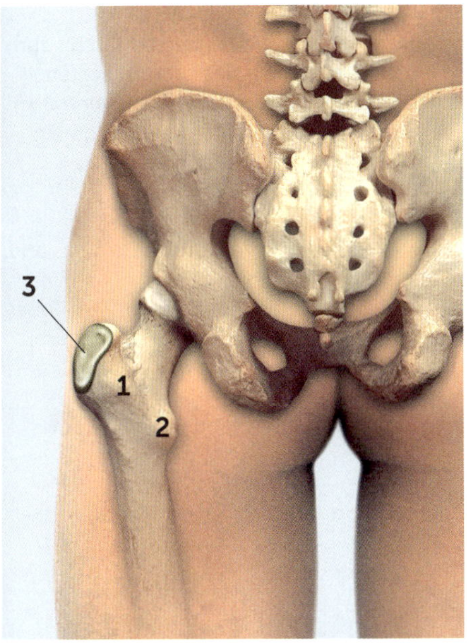

1 **Trochanter major**
Der Trochanter major befindet sich lateral am proximalen Femur und bildet einen mächtigen knöchernen Vorsprung. Die Crista intertrochanterica verbindet dorsalseitig den Trochanter major mit dem Trochanter minor. Ventral wird diese Verbindung über die Linea intertrochanterica hergestellt. Der Trochanter major bildet den Muskelansatz für die Mm. glutei medius und minimus sowie für die pelvitrochantäre Muskulatur.

2 **Trochanter minor**
Der Trochanter minor befindet sich dorsomedial am proximalen Femur. Über die Crista intertrochanterica ist er mit dem Trochanter major verbunden. Kaudoventral des Trochanter minor befindet sich die Linea pectinea und kaudal die Linea aspera. Der Trochanter minor dient als Ansatzstelle für den M. iliopsoas.

3 **Bursa trochanterica m. glutei maximi**
Die Bursa trochanterica m. glutei maximi liegt seitlich über dem Trochanter major und unter dem Tractus iliotibialis. Sie vermeidet eine Reibung der Sehnenplatte gegen den Knochen.

Know-how: Wie nennt man es, wenn der Tractus iliotibialis über die erste dargestellte Struktur „springt"?

Antwort: Coxa saltans

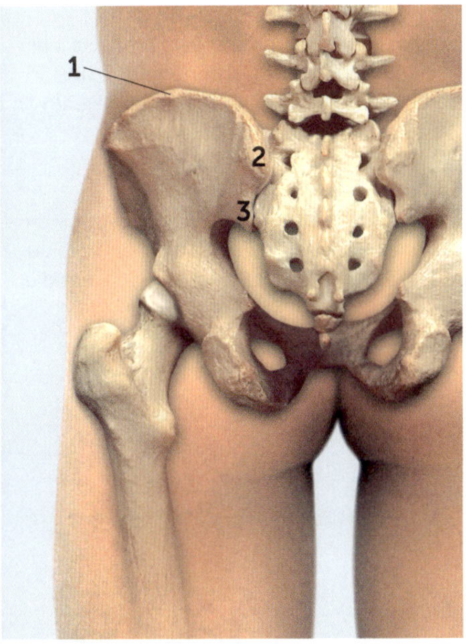

1 **Crista iliaca**
Die Crista iliaca bildet den kranialen Rand der Beckenschaufel und verläuft dorsal von der Spina iliaca posterior superior nach ventral über die Labia externum und internum und die Linea intermedia bis zur Spina iliaca anterior superior.

2 **Spina iliaca posterior superior (SIPS)**
Die SIPS bildet die dorsale Begrenzung der Crista iliaca. Im Weiteren ist sie die laterale Begrenzung der Michaelisraute bzw. des Sakraldreiecks.

3 **Spina iliaca posterior inferior (SIPI)**
Die SIPI befindet sich kaudal und leicht ventral der SIPS und liegt dorsolateral der Facies auricularis.

Know-how: Was begrenzt die zweite dargestellte Struktur zur Mitte hin?

Antwort: Michaelisraute oder Sakraldreieck

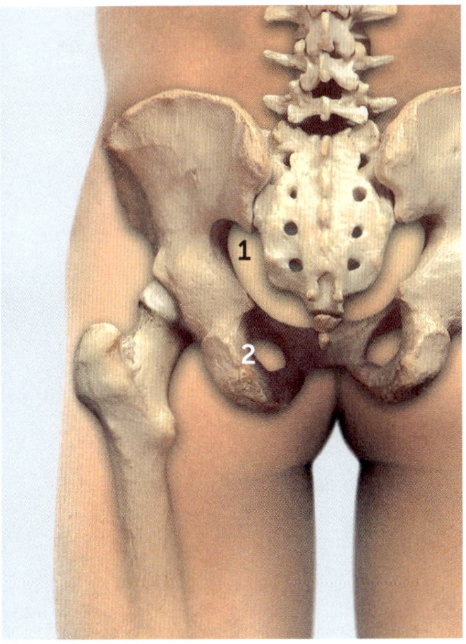

Incisurae ischiadicae major (1) und minor (2)
Die Incisurae ischiadicae major und minor befinden sich dorsal am Os ischii und bilden nach ventral gerichtete Einkerbungen. Die Insicura ischiadica major wird nach kranial von der SIPI und nach kaudal von der Spina ischiadica begrenzt. Nervale Strukturen und die pelvitrochantäre Muskulatur verlaufen durch diese Incisura vom Becken zum Femur. Die Incisura ischiadica minor ist kleiner und schließt sich nach kaudal an. Sie wird von der Spina ischiadica und vom Tuber ischiadicum begrenzt.

Know-how: Welcher Nerv zieht durch die erste dargestellte Struktur zum Bein?

Antwort: N. ischiadicus

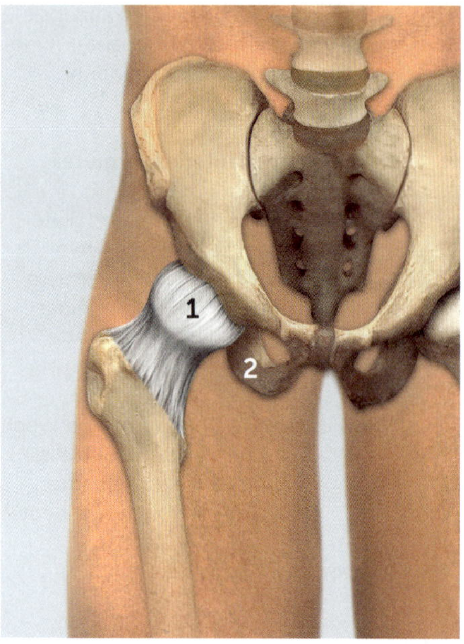

1 Capsula art. coxae
Die Gelenkkapsel des Hüftgelenks verläuft vom Rand des Acetabulum bis zum Schenkelhals. Am Acetabulum ist die Kapsel außerhalb des Labrum acetabuli am Os coxae fixiert. Die Kapselansatzlinie am Schenkelhals verläuft ventral im Bereich der Linea intertrochanterica. Die dorsale Ansatzlinie liegt ca. 1,5 cm weiter proximal. Die Gelenkkapsel wird durch Bandstrukturen verstärkt.

2 Tuber ischiadicum
Das Tuber ischiadicum befindet sich zwischen dem R. inferior des Os pubis und der Incisura ischiadica minor. Das Tuber ischiadicum bildet einen markanten Knochenvorsprung und den dorsokaudalen Abschluss des Beckens. Am Tuber ischiadicum setzen folgende Muskeln an: M. biceps femoris (Caput longum), M. semitendinosus, M. semimembranosus und M. adductor magnus.

Know-how: Welche Einschränkungen der Hüfte zeigt ein Patient mit einem „Kapselmuster"?

Antwort: Einschränkungen bei Innenrotation – Extension – Abduktion

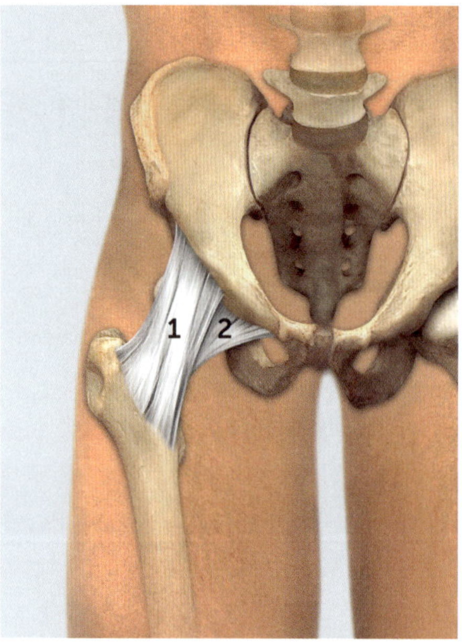

1 Lig. iliofemorale
Das Lig. iliofemorale besteht aus der Pars lateralis und der Pars medialis, die ein umgekehrtes V bilden. Die Pars lateralis zieht vom Unterrand der SIAI ventralseitig zur lateralen Linea intertrochanterica. Die Pars medialis zieht von unterhalb der SIAI zum kaudalen Anteil der Linea intertrochanterica.

2 Lig. pubofemorale
Das Lig. pubofemorale entspringt an der Crista obturatoria und von der Membrana obturatoria. Das Band strahlt von kaudal kommend in die Zona orbicularis ein und vereinigt sich mit dem Lig. iliofemorale. Es hemmt vor allem die Hüftabduktion.

Know-how: Welches ist das stärkste Band des menschlichen Körpers?

Antwort: Lig. iliofemorale

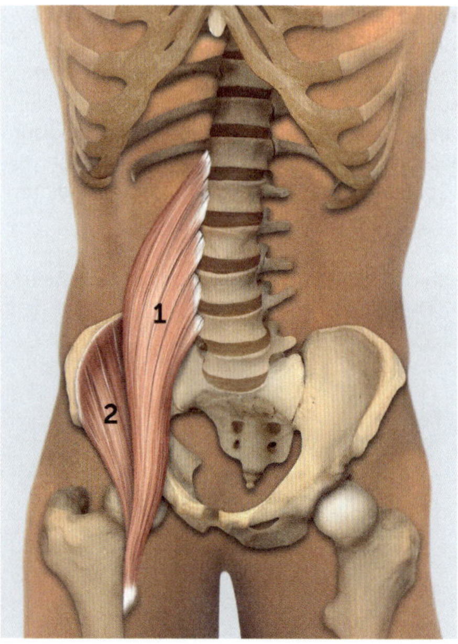

1 M. psoas major
U: • oberflächlicher Anteil: Seitenflächen der Wirbel T12 und L1 bis L4 sowie entsprechende Bandscheiben
• tiefer Anteil: Procc. costales von L1 bis L5
A: gemeinsam als M. iliopsoas am Trochanter minor

2 M. iliacus
U: Fossa iliaca
A: gemeinsam als M. iliopsoas am Trochanter minor
I: N. femoralis (T12–L4), direkte Äste aus dem Plexus lumbalis
F: • einseitig: – Lateralflexion der LWS zur gleichen Seite
– Flexion und Außenrotation des Hüftgelenks
• beidseitig: Heben des Rumpfes aus der Rückenlage

M. psoas major und M. iliacus bilden zusammen den M. iliopsoas

Know-how: Wie nennt man es, wenn die erste dargestellte Struktur über die Eminentia iliopectinea „springt"?

Antwort: Inneres Hüftschnappen

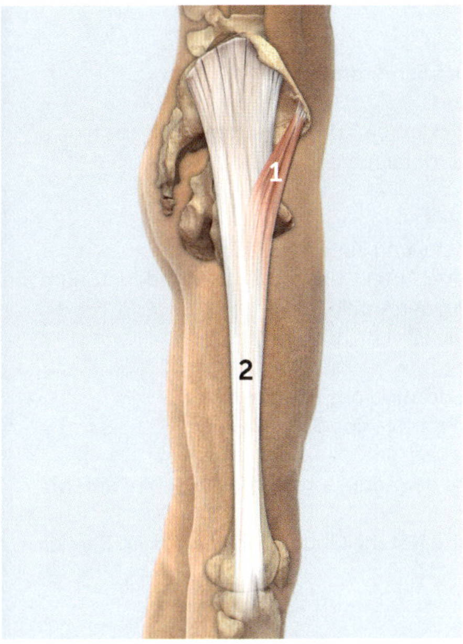

1 M. tensor fasciae latae
U: Spina iliaca anterior superior des Beckens
A: Tractus iliotibialis, im Bereich des oberen Femurdrittels
I: N. gluteus superior (L4–S1)
F: • Flexion, Abduktion und Innenrotation des Hüftgelenks
• spannt die Fascia lata und komprimiert somit den Hüftkopf in der Pfanne

2 Tractus iliotibialis
Der Tractus iliotibialis erstreckt sich als Sehnenplatte über die Außenseite des Oberschenkels von der Crista iliaca bis zur lateralen Tibia. Von kraniodorsal strahlen Fasern des M. gluteus maximus, von kranioventral Fasern des M. tensor fasciae latae in den Tractus ein und spannen ihn. Somit bildet der Tractus iliotibialis eine Zuggurtung, die die Biegespannungen auf das Femur reduziert.

Know-how: Welcher Muskel strahlt neben der ersten dargestellten Struktur in die zweite dargestellte Struktur ein?

Antwort: M. gluteus maximus

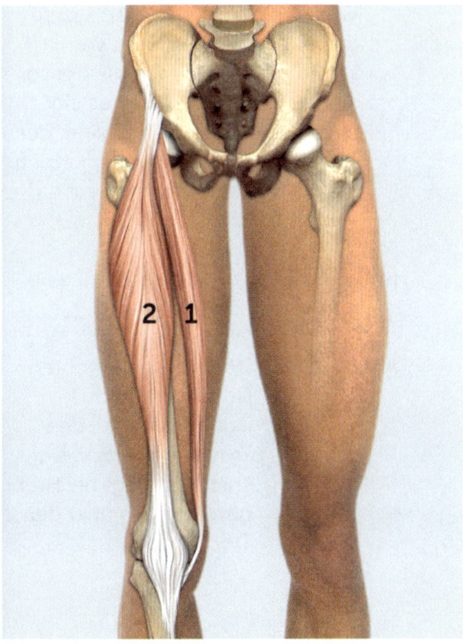

1 M. sartorius
U: Spina iliaca anterior superior des Beckens
A: Pes anserinus superficialis
I: N. femoralis (L2–L4)
F: • Flexion, Abduktion und Außenrotation des Hüftgelenks
• Flexion und Innenrotation des Kniegelenks

2 M. rectus femoris
U: • Caput rectum: Spina iliaca anterior inferior
• Caput reflexum: Sulcus supraacetabularis am oberen Rand der Hüftgelenkspfanne
A: über das Lig. patellae an der Tuberositas tibiae
I: N. femoralis (L2–L4)
F: • Flexion des Hüftgelenks
• Extension des Kniegelenks

Know-how: Die erste dargestellte Struktur bildet die laterale Begrenzung des ...?

Antwort: Trigonum femorale mediale

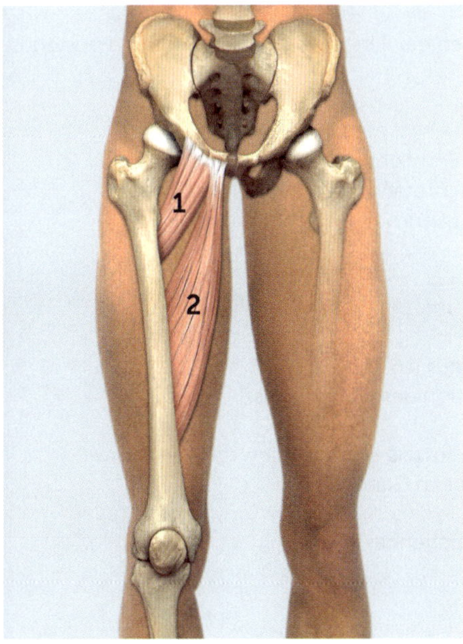

1 M. pectineus
U: Pecten ossis pubis
A: Linea pectinea, in Verlängerung der Linea aspera
I: N. femoralis, N. obturatorius (L2–L4)
F: • Adduktion, Außenrotation und leichte Flexion des Hüftgelenks
• Stabilisation des Beckens in der Frontalebene

2 M. adductor longus
U: Ventralseite der Symphyse, R. superior des Os pubis
A: Linea aspera im Bereich des mittleren Femurdrittels
I: N. obturatorius (L2–L4)
F: • Adduktion und Flexion bis 70° des Hüftgelenks
• Stabilisation des Beckens in der Frontalebene

Know-how: In welchem Anteil der zweiten dargestellten Struktur geben Sportler häufig Probleme an?

Antwort: An der Symphyse (Ansatzreizung)

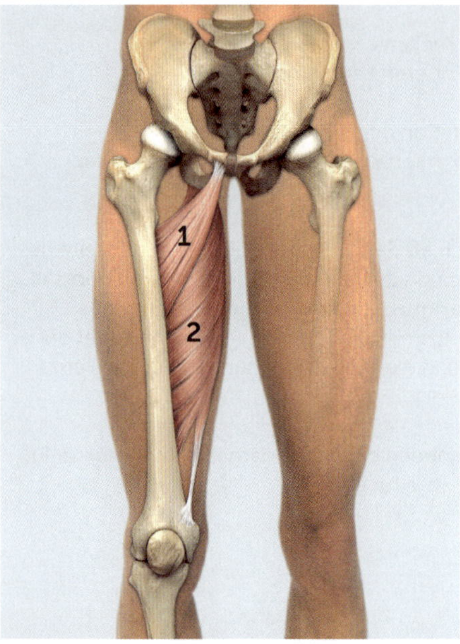

1 M. adductor brevis
U: R. inferior des Os pubis
A: Linea aspera im Bereich des oberen Femurdrittels
I: N. obturatorius (L2–L4)
F: • Adduktion, Außenrotation und Flexion bis 70° des Hüftgelenks
• Stabilisation des Beckens in der Frontalebene

2 M. adductor magnus
U: R. inferior des Os pubis, R. ossis ischii und Tuber ischiadicum
A: Linea aspera (proximaler, muskulärer Anteil), und Tuberculum adductorium am Epicondylus medialis (distaler, sehniger Anteil)
I: • proximaler Anteil: N. obturatorius (L2–L4)
• distaler Anteil: N. tibialis (L4–L5)
F: • Adduktion, Außenrotation und Extension des Hüftgelenks
• Stabilisation des Beckens in der Frontal- und Sagittalebene

Know-how: Wie kann eine Tendinitis der Adduktoren vorgetäuscht werden?

Antwort: Durch eine schmerzhafte Instabilität des Beckenrings im Bereich der Symphyse

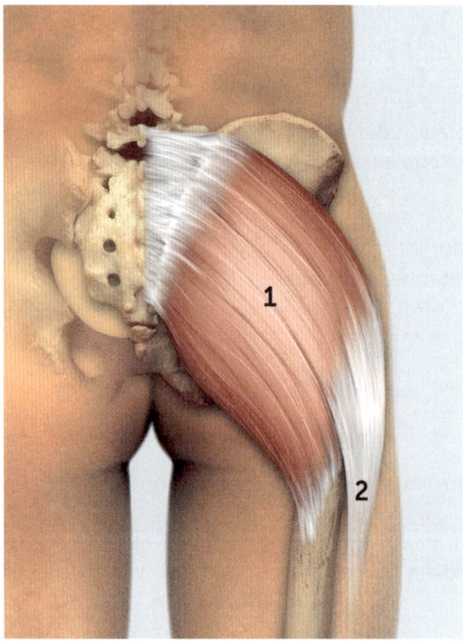

1 M. gluteus maximus
U: dorsaler Anteil der Facies glutea am Os ilium, Fascia thoracolumbalis, Os sacrum, Os coccygis und Lig. sacrotuberale
A: Tractus iliotibialis und Tuberositas glutea
I: N. gluteus inferior (L4–S2)
F: • Extension und Außenrotation des Hüftgelenks
• Stabilisation des Beckens in der Frontal- und Sagittalebene
• kraniale Fasern: Abduktion des Hüftgelenks
• kaudale Fasern: Adduktion des Hüftgelenks

2 Tractus iliotibialis
Der Tractus iliotibialis erstreckt sich als Sehnenplatte über die Außenseite des Oberschenkels von der Crista iliaca bis zur lateralen Tibia.

Von kraniodorsal strahlen Fasern des M. gluteus maximus, von kranioventral Fasern des M. tensor fasciae latae in den Tractus ein und spannen ihn. Somit bildet der Tractus iliotibialis eine Zuggurtung, die die Biegespannungen auf das Femur reduziert.

Know-how: Wie kommt es zu einer „Coxa saltans"?

Antwort: Durch einen erhöhten Druck des Tractus iliotibialis gegen den Trochanter major. Der Tractus springt bei Hüftbewegungen über den Trochanter.

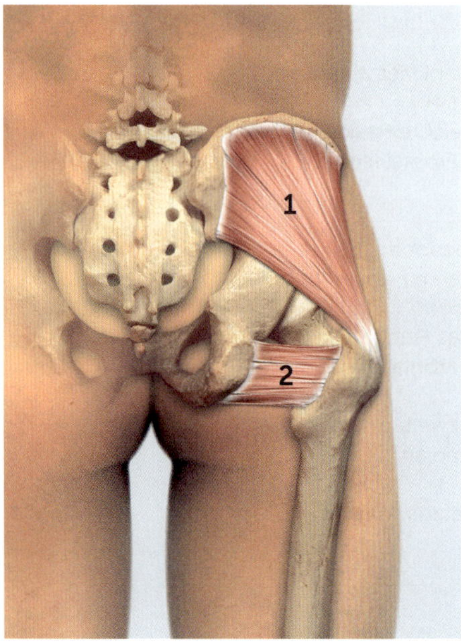

1 M. gluteus medius
U: Facies glutea am Os ilium zwischen den Lineae gluteae anterior und posterior
A: Trochanter major
I: N. gluteus superior (L4–S1)
F: • Abduktion des Hüftgelenks
• Stabilisation des Beckens in der Frontalebene
• ventrale Fasern: Flexion und Innenrotation des Hüftgelenks
• dorsale Fasern: Extension und Außenrotation des Hüftgelenks

2 M. quadratus femoris
U: lateraler Rand des Tuber ischiadicum
A: Crista intertrochanterica
I: N. gluteus inferior und N. ischiadicus (L5–S2)
F: Adduktion und leichte Außenrotation des Hüftgelenks

Know-how: Was ist ein deutlicher Hinweis auf eine Schwäche der ersten dargestellten Struktur beim Gang?

Antwort: Trendelenburg- und Duchenne-Zeichen

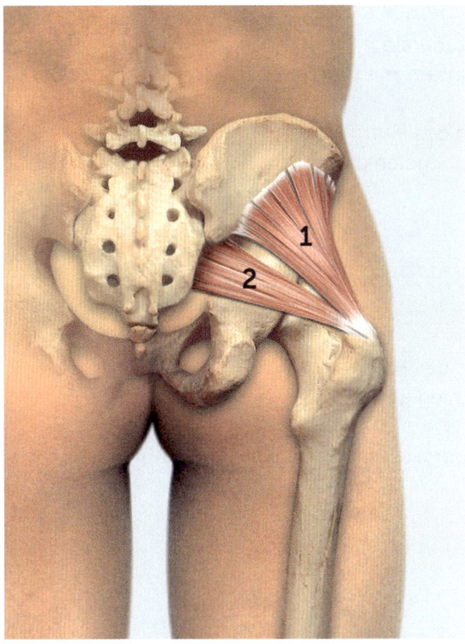

1 M. gluteus minimus

U: kaudaler Anteil der Facies glutea am Os ilium zwischen den Lineae gluteae anterior und posterior
A: Trochanter major
I: N. gluteus superior (L4–S1)
F:
- Abduktion des Hüftgelenks
- Stabilisation des Beckens in der Frontalebene
- ventrale Fasern: Flexion und Innenrotation des Hüftgelenks
- dorsale Fasern: Extension und Außenrotation des Hüftgelenks

2 M. piriformis

U: Ventralseite des Os sacrum
A: Spitze des Trochanter major
I: direkte Äste aus dem Plexus sacralis (L5–S2)
F: Abduktion, geringe Außenrotation und Extension des Hüftgelenks

Know-how: Für welchen Nerv kann die zweite dargestellte Struktur einen „Engpass" darstellen?

Antwort: N. ischiadicus

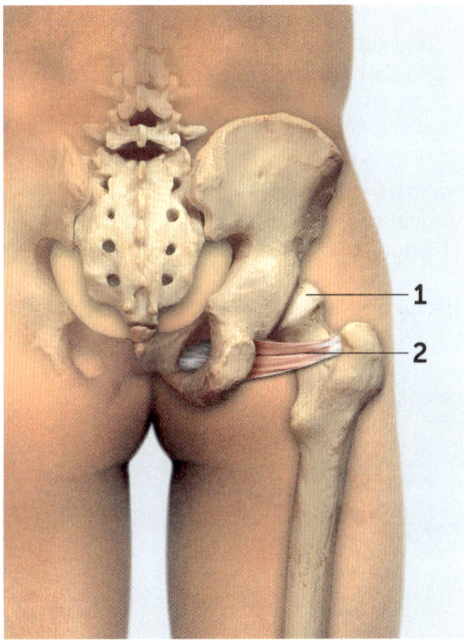

1 Caput femoris

Das Caput femoris bildet den proximalen Abschluss des Femur und artikuliert mit der Hüftgelenkspfanne. Das Lig. capitis zieht aus der Fossa acetabuli femoris zum Hüftkopf, es führt die A. capitis femoris, über die der Hüftkopf arteriell versorgt wird.

2 M. obturatorius externus

U: Außenseite der Membrana obturatoria und ihr knöcherner Rahmen
A: Fossa trochanterica
I: N. obturatorius (L2–L4)
F: in Abhängigkeit von der Hüftgelenksstellung: Außenrotation, Extension und Adduktion des Hüftgelenks

Know-how: Wie kann es funktionell zu einer Kompression des N. ischiadicus kommen?

Antwort: Durch eine Kontraktur oder Hypertrophie des M. piriformis

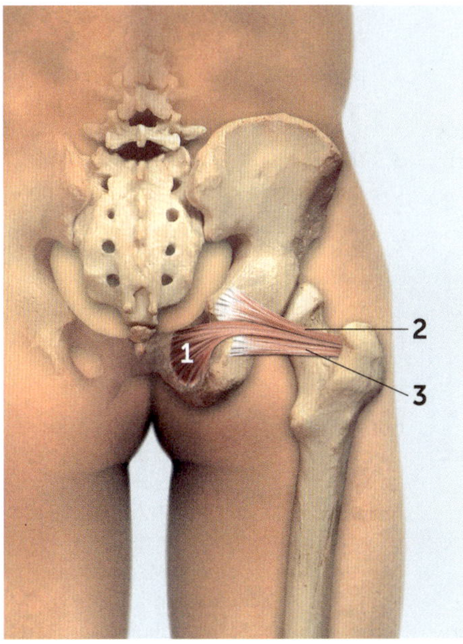

1 M. obturatorius internus

U: Innenseite der Membrana obturatoria und ihr knöcherner Rahmen
A: Fossa trochanterica
I: direkte Äste aus dem Plexus sacralis (L5–S2)
F: in Abhängigkeit von der Hüftgelenksstellung: Außenrotation, Extension und Adduktion des Hüftgelenks

Mm. gemelli superior (2) und inferior (3)

U:
- M. gemellus superior: Spina ischiadica
- M. gemellus inferior: Tuber ischiadicum

A: zusammen mit der Sehne des M. obturatorius internus an der Fossa trochanterica
I: direkte Äste aus dem Plexus sacralis (L5–S2)
F: in Abhängigkeit von der Hüftgelenksstellung: Außenrotation, Extension und Adduktion des Hüftgelenks

Know-how: Wie werden die darbestellten Strukturen zusammen auch genannt?

Antwort: M. triceps coxae

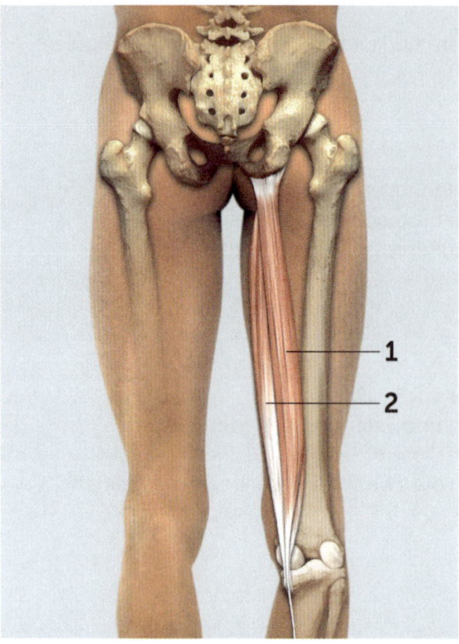

1 M. semitendinosus
U: Tuber ischiadicum und Lig. sacrotuberale
A: Pes anserinus superficialis (gemeinsam mit dem M. gracilis und M. sartorius)
I: N. tibialis (L5–S2)
F: • Extension und leichte Adduktion des Hüftgelenks
• Flexion und Innenrotation des Kniegelenks

2 M. semimembranosus
U: Tuber ischiadicum
A: Pes anserinus profundus am Condylus medialis tibiae, Lig. popliteum obliquum und Faszie des M. popliteus
I: N. tibialis (L5–S2)
F: • Extension und leichte Adduktion des Hüftgelenks
• Flexion und Innenrotation des Kniegelenks

Know-how: Wie wird die gesamte dorsale Oberschenkelmuskulatur auch genannt?

Antwort: Hamstrings oder ischiocrurale Muskulatur

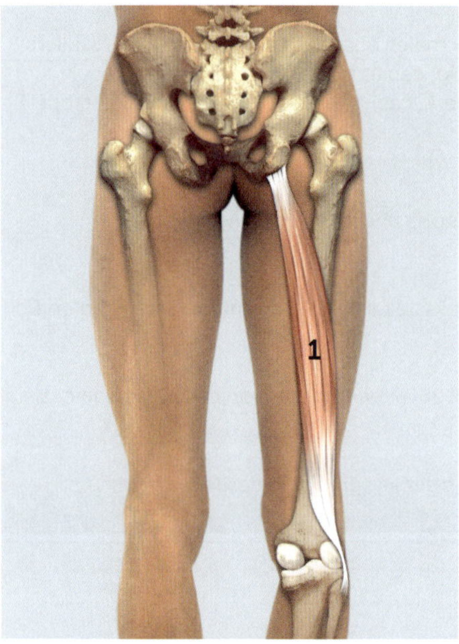

1 M. biceps femoris
U: • Caput longum: Tuber ischiadicum und Lig. sacrotuberale
• Caput breve: Labium laterale der Linea aspera im Bereich des mittleren Drittels am Femur
A: Caput fibulae
I: • Caput longum: N. tibialis (L5–S2)
• Caput breve: N. peroneus communis (L5–S2)
F: • Caput longum: Extension des Hüftgelenks
• Caput longum und Caput breve: Flexion und Außenrotation des Kniegelenks

Know-how: Welche Funktion kann die dargestellte Struktur ausschließlich durchführen?

Antwort: Außenrotation im Kniegelenk

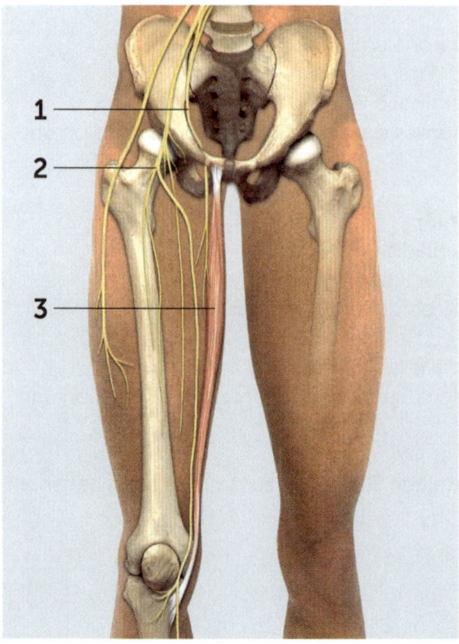

1 N. obturatorius
Der N. obturatorius (L2–L4) zieht hinter dem M. psoas major nach kaudal in das kleine Becken und verläuft mit der Vasa obturatoria aus dem Becken. Er versorgt motorisch den M. obturatorius externus und teilt sich in Äste auf. Der N. obturatorius innerviert den M. pectineus, die Mm. adductores longus, brevis und magnus sowie den M. gracilis.

2 N. femoralis
Der N. femoralis (L1–L4; Plexus lumbalis) verläuft in einer Rinne zwischen dem M. psoas major und dem M. iliacus, innerviert sie und zieht durch die Lacuna musculorum. Etwa 10 cm unterhalb des Leistenbandes teilt sich der N. femoralis in zahlreiche Äste sowie in den bis zum Fuß reichenden sensiblen N. saphenus auf. Motorisch innerviert er die Mm. iliopsoas, pectineus (mit N. obturatorius), sartorius und quadriceps femoris.

3 M. gracilis
U: R. inferior des Os pubis unterhalb der Symphyse
A: Pes anserinus, medial der Tuberositas tibiae
I: N. obturatorius (L2–L4)
F: Adduktion/Flexion der Hüfte, Flexion/Innenrotation des Knies

Know-how: Wie kann es zu Läsionen der ersten dargestellten Struktur kommen?
Antwort: Durch OP-Zugang, Einblutung in die Muskelloge des M. iliopsoas oder traumatische Überstreckung der Hüfte

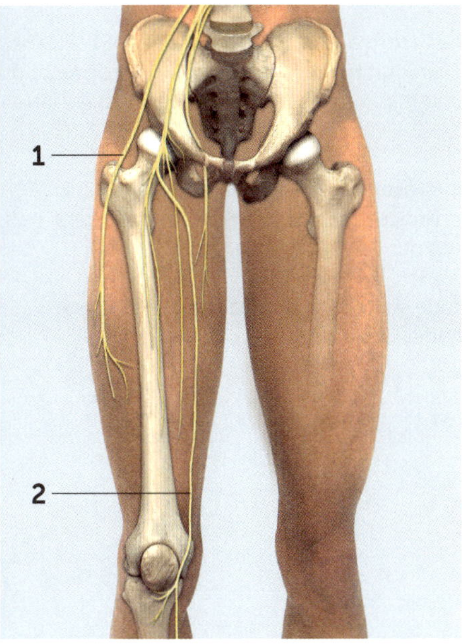

1 **N. cutaneus femoris lateralis**
Der N. cutaneus femoris lateralis erhält seine Fasern aus den Segmenten L2–L3 und ist ein rein sensibler Nerv. Er verläuft unter dem M. psoas major nach lateral und weiter Richtung SIAS. Medial der SIAS zieht der Nerv durch die Lacuna musculorum und verlässt das Becken. Er zieht wenige Zentimeter unterhalb der SIAS durch die Fascia lata und teilt sich in seine Endäste im Bereich des ventrolateralen Oberschenkels auf.

2 **N. saphenus**
Der N. saphenus spaltet sich unterhalb des Leistenbandes aus dem N. femoralis ab und verläuft als dessen sensibler Endast durch den Adduktorenkanal nach distal. Im distalen Drittel des Oberschenkels verlässt der N. saphenus den Adduktorenkanal und verläuft mit dem M. sartorius zur Medialseite des Knies. Hier gibt er sensible Äste für die mediale Hautregion des Knies ab und verläuft zur Hautregion am medialen Unterschenkel und Fuß.

Know-how: Bei welcher Hüftgelenksbewegung gibt ein Patient meistens Schmerzen an, sofern eine Irritation der ersten dargestellten Struktur vorliegt?

Antwort: Bei Überstreckung der Hüfte, da in dieser Stellung der Nerv gedehnt wird.

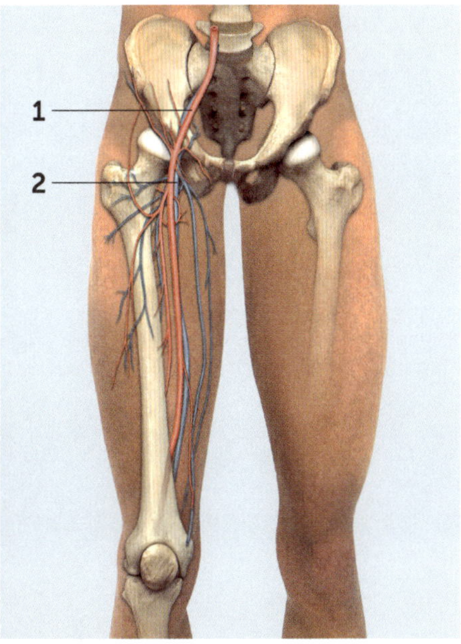

1 **A. femoralis**
Die A. femoralis bildet die direkte Fortsetzung der A. iliaca externa. Sie verlässt zusammen mit der V. femoralis das Becken durch die Lacuna vasorum und verläuft am medialen Oberschenkel zum Adduktorenkanal. Die A. femoralis gelangt durch den Hiatus adductorius in den Bereich der Kniekehle, wo sie zur A. poplitea wird.

2 **V. femoralis**
Von proximal nach distal betrachtet, bildet die V. femoralis die direkte Fortsetzung der V. iliaca externa. Sie verlässt das Becken zusammen mit der A. femoralis durch die Lacuna vasorum. Auch sie zieht zum Adduktorenkanal und gelangt durch den Hiatus adductorius in den Bereich der Kniekehle; hier wird die V. femoralis zur V. poplitea.

Know-how: Für welche Verdachtsdiagnose dient ein Druckpunkt der zweiten dargestellten Struktur?

Antwort: Thrombose der Beckenvene

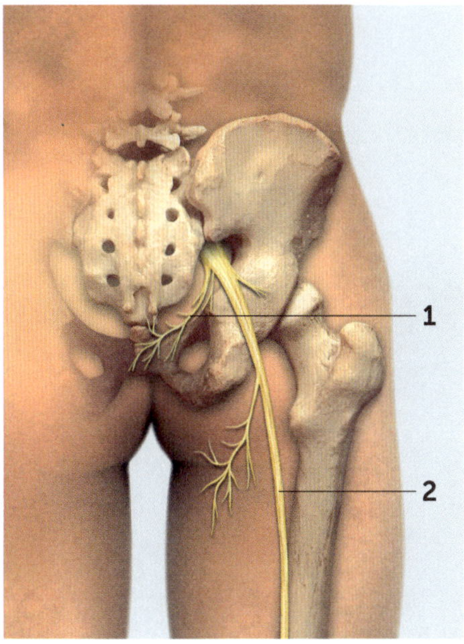

1 **N. pudendus**
Der N. pudendus erhält seine Nervenfasern aus den Segmenten S1–S4. Er innerviert motorisch die Beckenbodenmuskulatur und sensibel die Genital- und Analregion. Der N. pudendus verlässt das kleine Becken durch das Foramen ischiadicum majus, zieht um die Spina ischiadica und verläuft durch das Foramen ischiaducum minor in die Fossa ischioanalis. Unterhalb der Symphyse gelangt der N. pudendus zum Penisrücken/zur Klitoris.

2 **N. ischiadicus**
Der N. ischiadicus erhält seine Nervenfasern aus den Segmenten L4–S3 (Plexus sacralis). Er ist der dickste und längste Nerv des menschlichen Körpers. Er verlässt das Becken durch das Foramen infrapiriforme und verläuft unter dem M. gluteus maximus nach distal auf die Rückseite des Oberschenkels. Der N. ischiadicus teilt sich in den N. fibularis (peroneus) communis und den N. tibialis und gibt motorische Äste zu den Mm. semitendinosus, semimembranosus, biceps femoris und adductor magnus (medialer Anteil) ab.

Know-how: Wie kann es funktionell zu Irritationen der ersten dargestellten Struktur kommen?

Antwort: Durch eine Kontraktur oder Hypertrophie des M. piriformis (starke Hüftaußenrotation im Stand oder Hüftabduktion im Sitz)

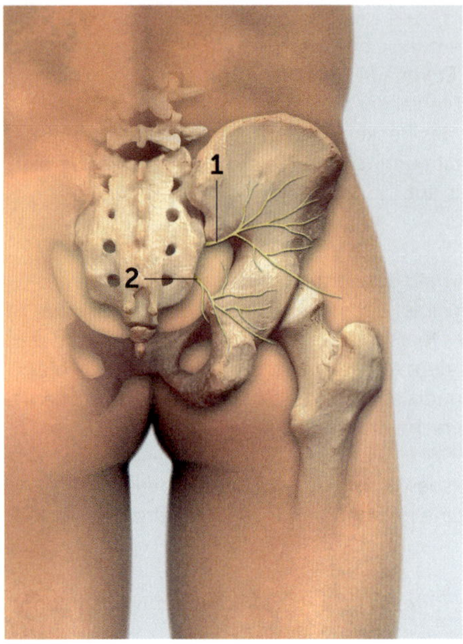

1 N. gluteus superior
Der N. gluteus superior erhält seine Fasern aus den Segmenten L4–S1 (Plexus sacralis). Er verlässt das kleine Becken durch das Foramen suprapiriforme und innerviert die Mm. glutei medius und minimus und den M. tensor fasciae latae.

2 N. gluteus inferior
Der N. gluteus inferior bezieht seine Fasern aus den Segmenten L5–S2. Er verläuft zusammen mit dem N. ischiadicus durch das Foramen infrapiriforme und innerviert mit zahlreichen Ästen den M. gluteus maximus.

Know-how: Welche Injektionsmethode sollte zum Schutz der ersten dargestellten Struktur angewendet werden?

Antwort: Die ventrogluteale Injektionsmethode nach von Hochstetter

Kapitel 7

Knie und Unterschenkel

Arbeitsteil

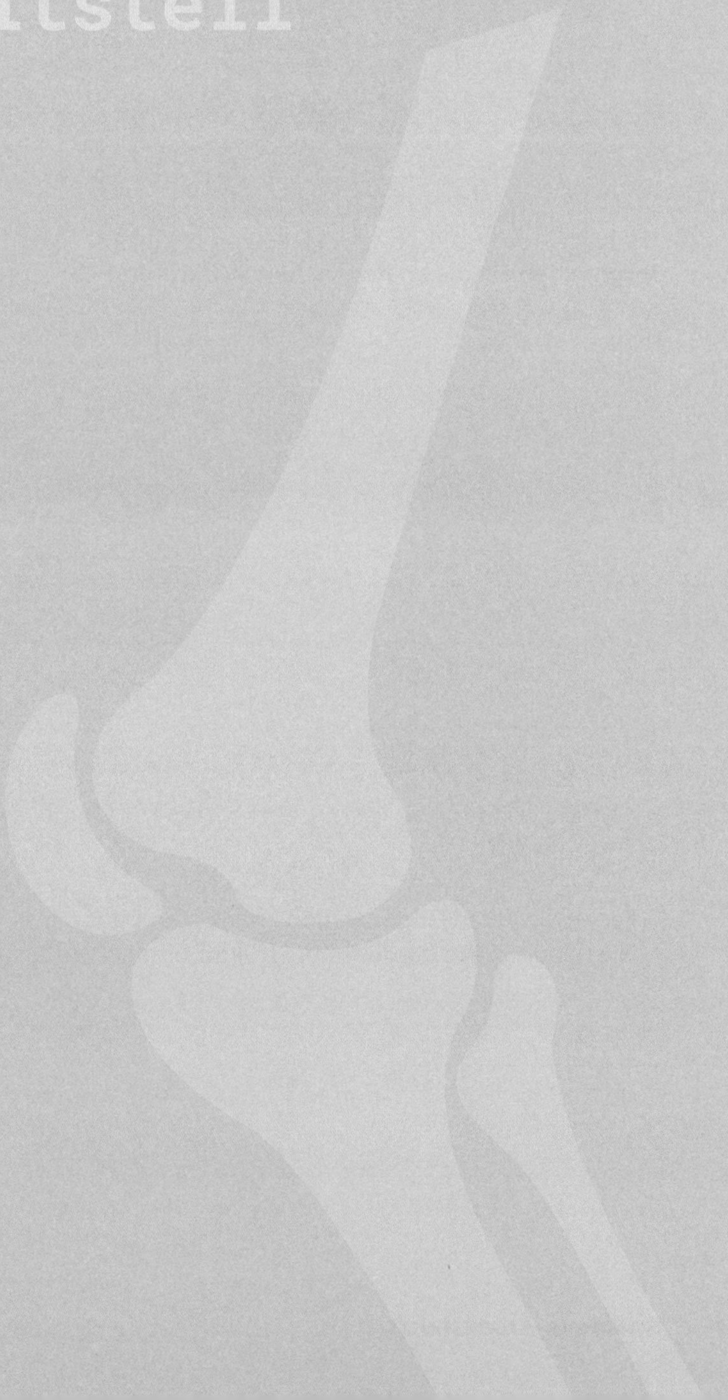

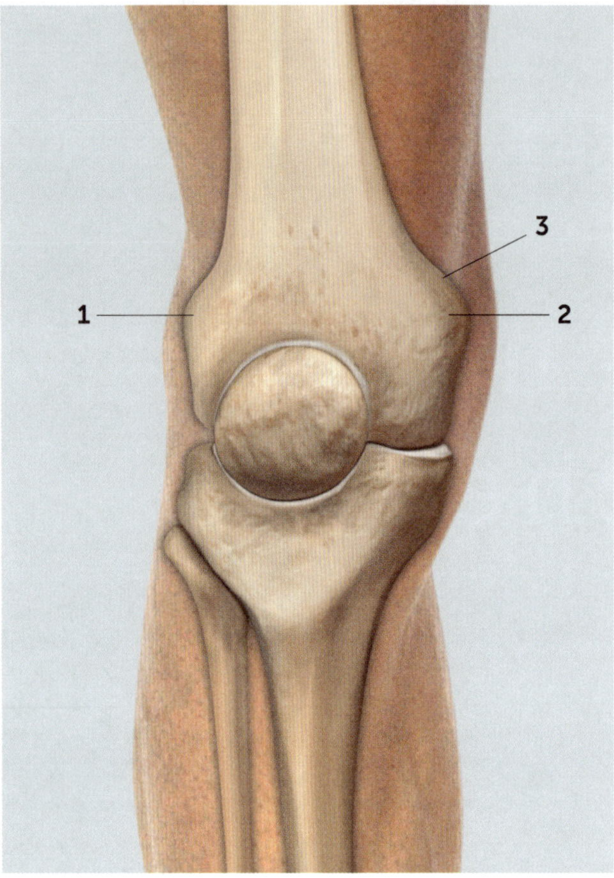

Benennen Sie die dargestellten Strukturen:

1 ....

2 ....

3 ....

KNOW-HOW

Welche Struktur befindet sich zwischen dem Condylus lateralis und dem Epicondylus lateralis?

....

Beschreiben Sie die anatomischen Strukturen 1–3:

1: ....

2: ....

3: ....

TO-DO

Legen Sie einen Finger an den kranialsten Punkt des Epicondylus medialis.
Hier ist die dritte dargestellte Struktur deutlich zu tasten.

NOTIZEN

Antworten auf Seite 284

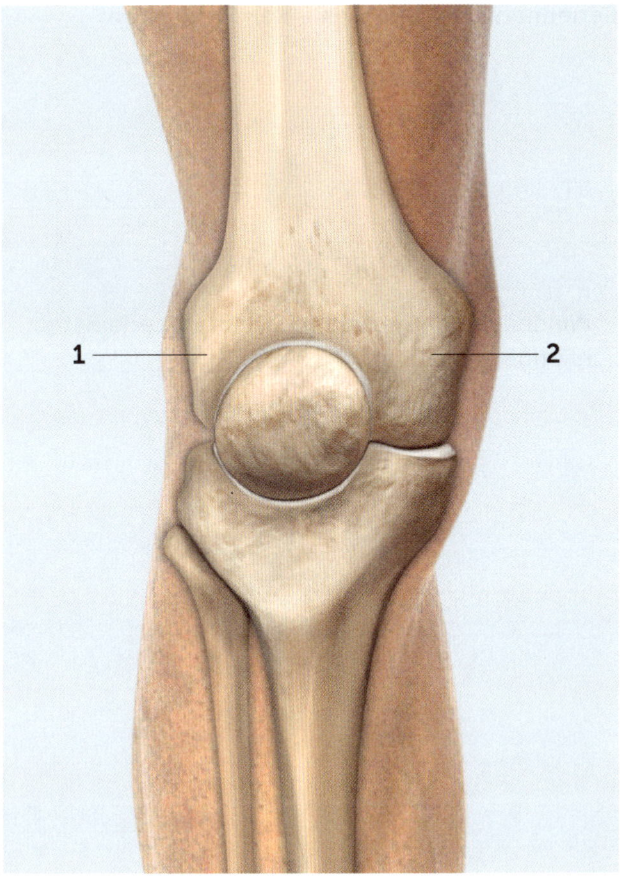

Benennen Sie die dargestellten Strukturen:

1 ....

2 ....

KNOW-HOW

Welche strukturelle Ursache kann zu arthrotischen Veränderungen an den dargestellten Strukturen führen?

....

Beschreiben Sie die anatomischen Strukturen 1 und 2:

1: ....

2: ....

TO-DO

Legen Sie bei flektiertem Knie von ventral einen Finger in den Gelenkspalt des Kniegelenks. Nach kranial palpieren Sie die dargestellten Strukturen.

NOTIZEN

Antworten auf Seite 284

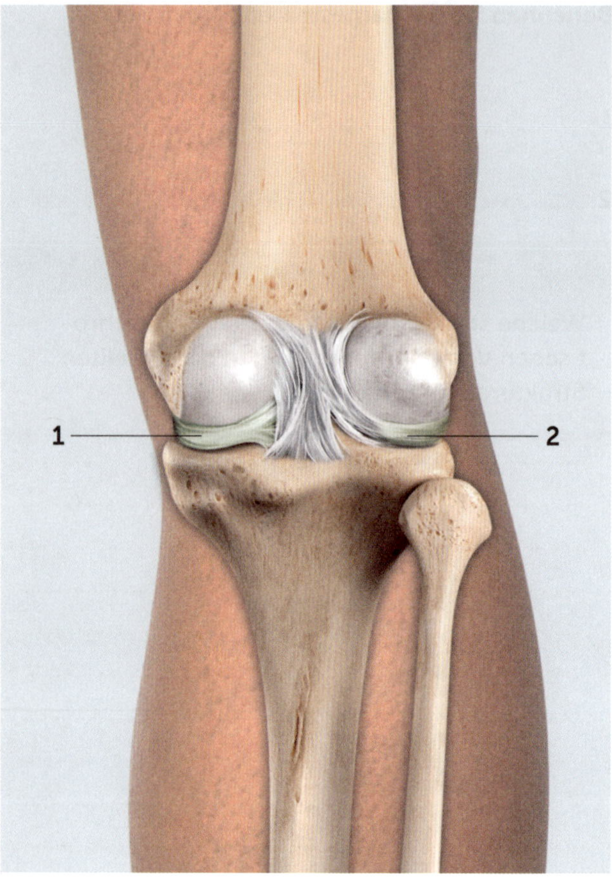

Benennen Sie die dargestellten Strukturen:

1 ....

2 ....

KNOW-HOW

Welche der dargestellten Strukturen erleidet häufiger Verletzungen?

....

Beschreiben Sie die anatomischen Strukturen 1 und 2:

1: ....

2: ....

TO-DO

Legen Sie einen Finger medial des Fettkörper von Hoffa in den Gelenkspalt des Kniegelenks. Hier ist der ventrale Anteil der ersten dargestellten Struktur zu tasten.

NOTIZEN

Antworten auf Seite 284

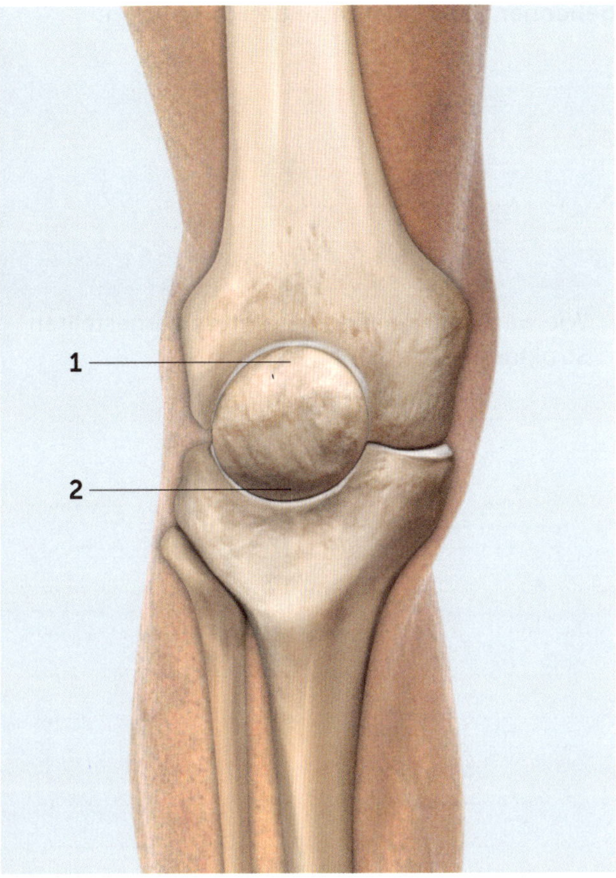

Benennen Sie die dargestellten Strukturen:

1 ....

2 ....

KNOW-HOW

Welche Stärke besitzt der retropatellare Knorpel?

....

Beschreiben Sie die anatomischen Strukturen 1 und 2:

1: ....

2: ....

TO-DO

Legen Sie einen Finger an den kaudalsten Punkt der Patella. Hier ist die zweite dargestellte Struktur deutlich zu tasten.

NOTIZEN

Antworten auf Seite 285

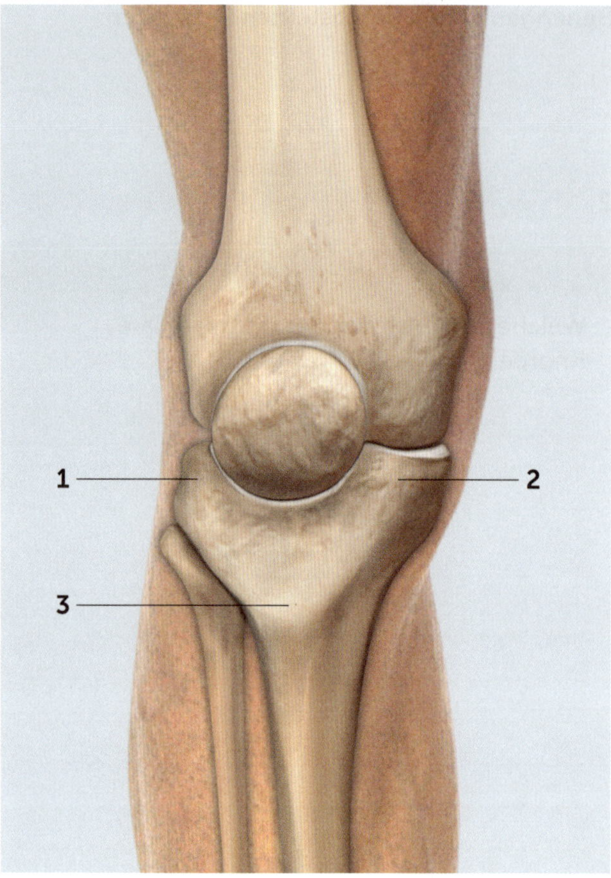

Benennen Sie die dargestellten Strukturen:

1 ……………………………………

2 ……………………………………

3 ……………………………………

KNOW-HOW

Wie wird eine Reizung der dritten dargestellten Struktur genannt?

……………………………………

Beschreiben Sie die anatomischen Strukturen 1–3:

1: ……………………………………

2: ……………………………………

3: ……………………………………

TO-DO

Folgen Sie mit einem Finger der Patellarsehne nach kaudal. An der Insertion ist die dritte dargestellte Struktur deutlich zu tasten.

NOTIZEN

Antworten auf Seite 285

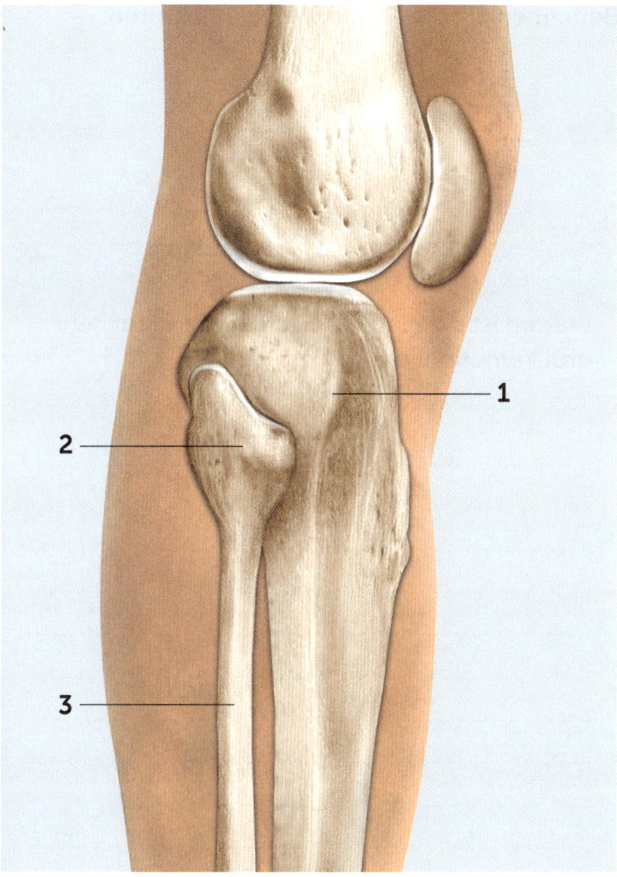

Benennen Sie die dargestellten Strukturen:

1 ....

2 ....

3 ....

KNOW-HOW

Welche Struktur ist im Bereich der zweiten dargestellten Struktur sehr druckempfindlich?

....

Beschreiben Sie die anatomischen Strukturen 1–3:

1: ....

2: ....

3: ....

TO-DO

Folgen Sie mit einem Finger dem Tractus iliotibialis nach kaudal. Ventrolateral am Condylus lateralis ist die erste dargestellte Struktur deutlich zu tasten.

NOTIZEN

Antworten auf Seite 285

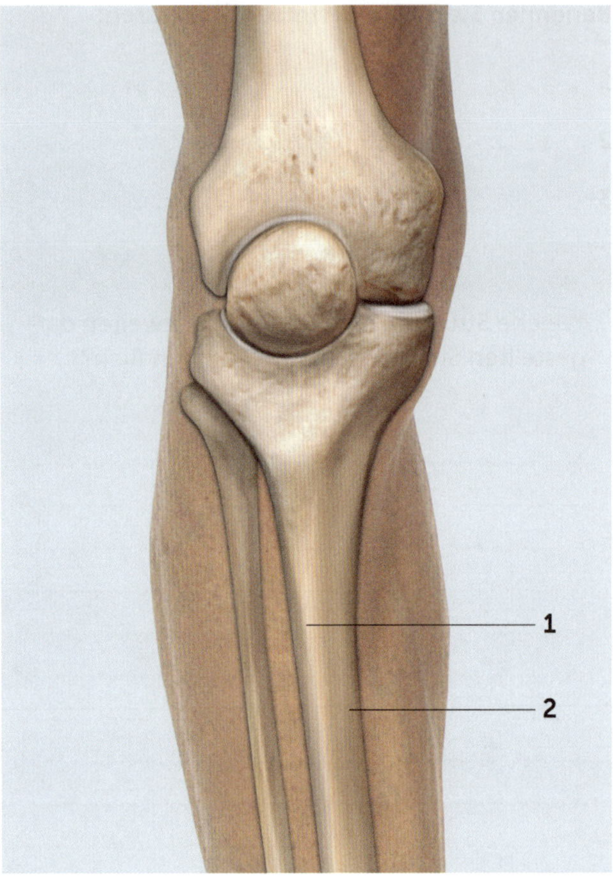

Benennen Sie die dargestellten Strukturen:

1 ....

2 ....

KNOW-HOW

Warum ist die erste dargestellte Struktur sehr druckempfindlich?

....

Beschreiben Sie die anatomischen Strukturen 1 und 2:

1: ....

2: ....

TO-DO

Legen Sie einen Finger an die Tuberositas tibiae. Nach kaudal ist die erste dargestellte Struktur deutlich zu tasten.

NOTIZEN

Antworten auf Seite 286

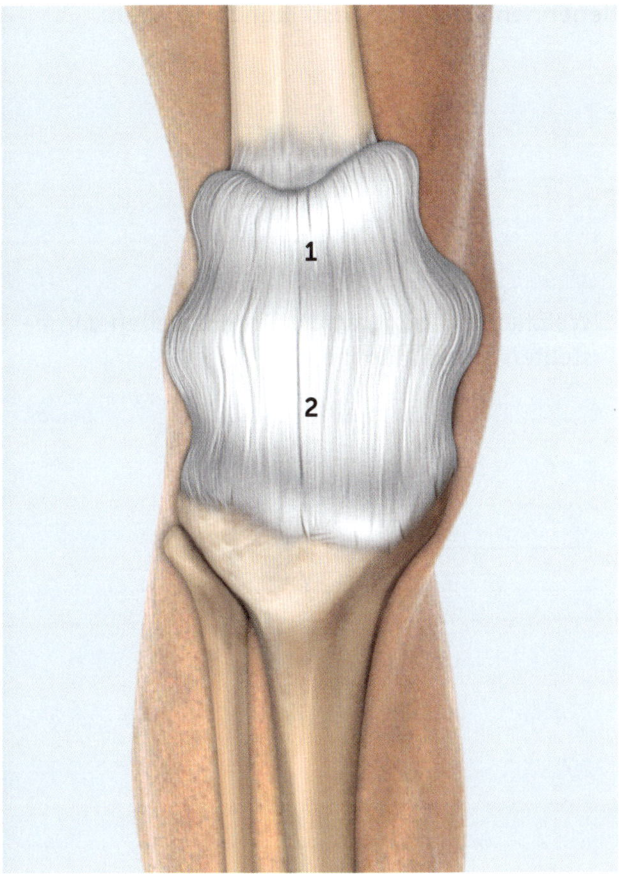

Benennen Sie die dargestellten Strukturen:

1 ....

2 ....

KNOW-HOW

Welches typische Zeichen entsteht bei einem Erguss im Kniegelenk?

....

Beschreiben Sie die anatomischen Strukturen 1 und 2:

1: ....

2: ....

TO-DO

Legen Sie einen Finger flächig oberhalb der Patella auf den Oberschenkel. Hier ist die zweite dargestellte Struktur deutlich zu tasten.

NOTIZEN

Antworten auf Seite 286

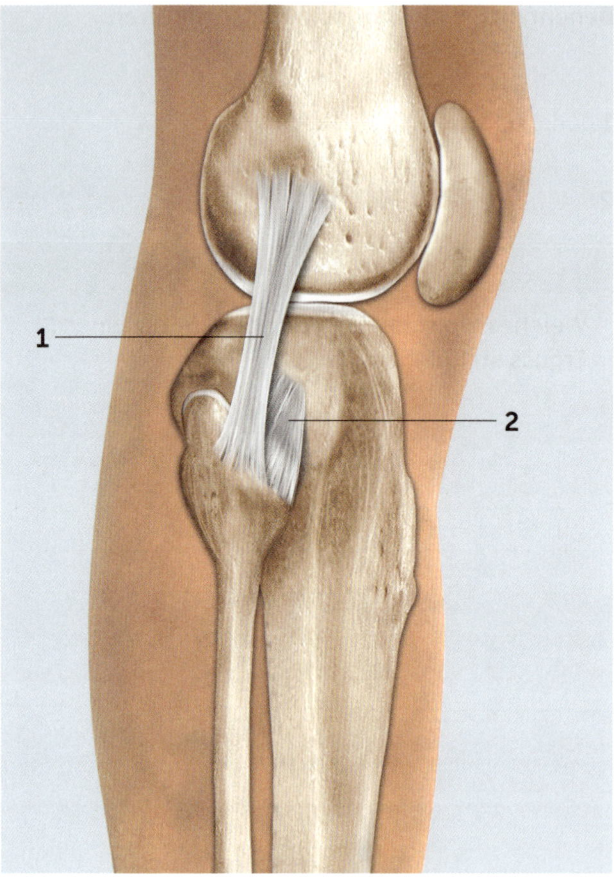

Benennen Sie die dargestellten Strukturen:

1 ....

2 ....

KNOW-HOW

Welche Bewegung wird von der zweiten dargestellten Struktur limitiert?

....

Beschreiben Sie die anatomischen Strukturen 1 und 2:

1: ....

2: ....

TO-DO

Legen Sie einen Finger von lateral an den Gelenkspalt des Kniegelenks.
Hier ist die erste dargestellte Struktur deutlich zu tasten.

NOTIZEN

Antworten auf Seite 286

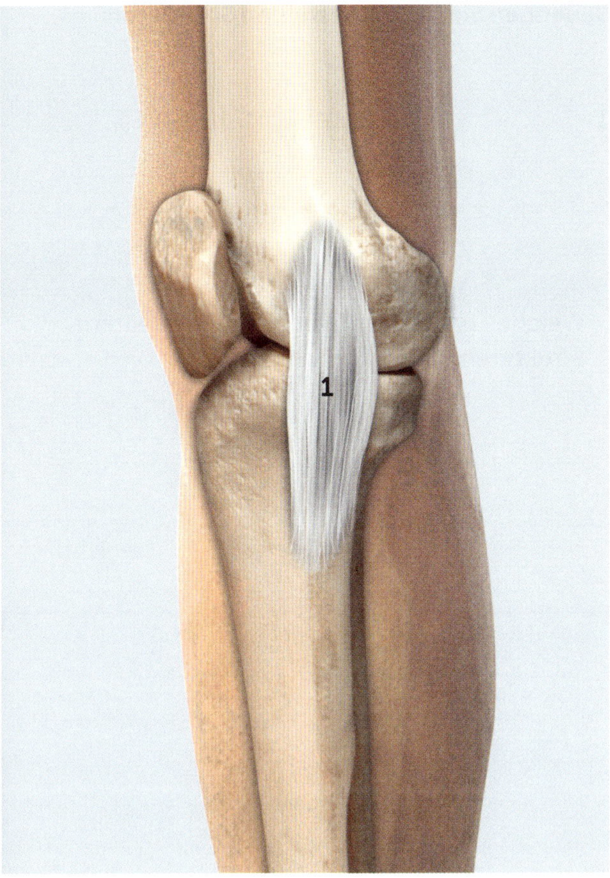

Benennen Sie die dargestellte Struktur:

1 ....

KNOW-HOW

Welche Struktur ist mit der dargestellten Struktur verwachsen?

....

....

....

....

....

....

....

....

....

....

....

Beschreiben Sie die anatomische Struktur:

1: ....

....

....

....

....

....

....

....

....

TO-DO

Legen Sie einen Finger von ventromedial in den Gelenkspalt des Kniegelenks und palpieren Sie nach dorsal. Hier ist die dargestellte Struktur zu tasten.

NOTIZEN

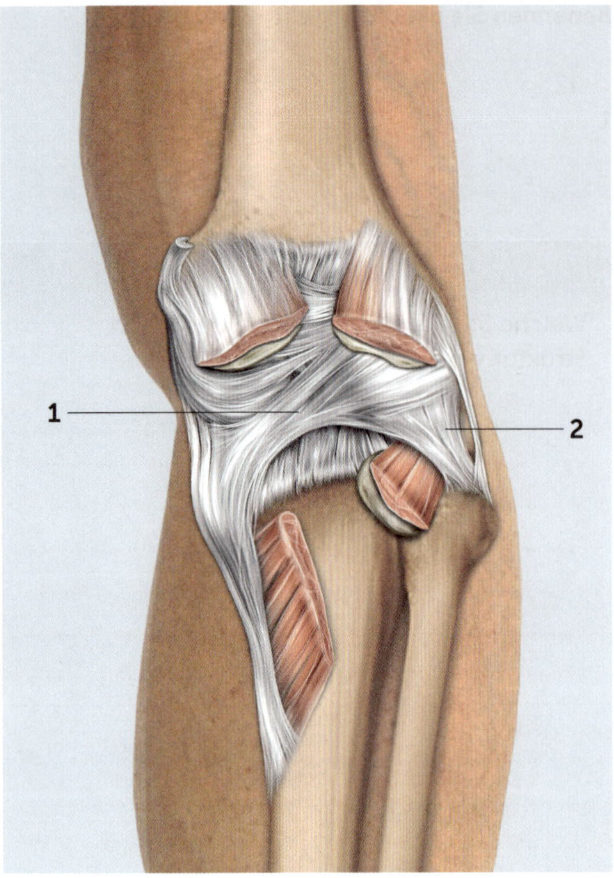

Benennen Sie die dargestellten Strukturen:

1 ....

2 ....

KNOW-HOW

Welche Funktion erfüllen die dargestellten Strukturen hauptsächlich?

....

Beschreiben Sie die anatomischen Strukturen 1 und 2:

1: ....

2: ....

TO-DO

Legen Sie einen Finger zwischen die beiden Köpfe des M. gastrocnemius.
In der Tiefe sind die dargestellten Strukturen quer zu ihrem Verlauf zu tasten.

NOTIZEN

Antworten auf Seite 287

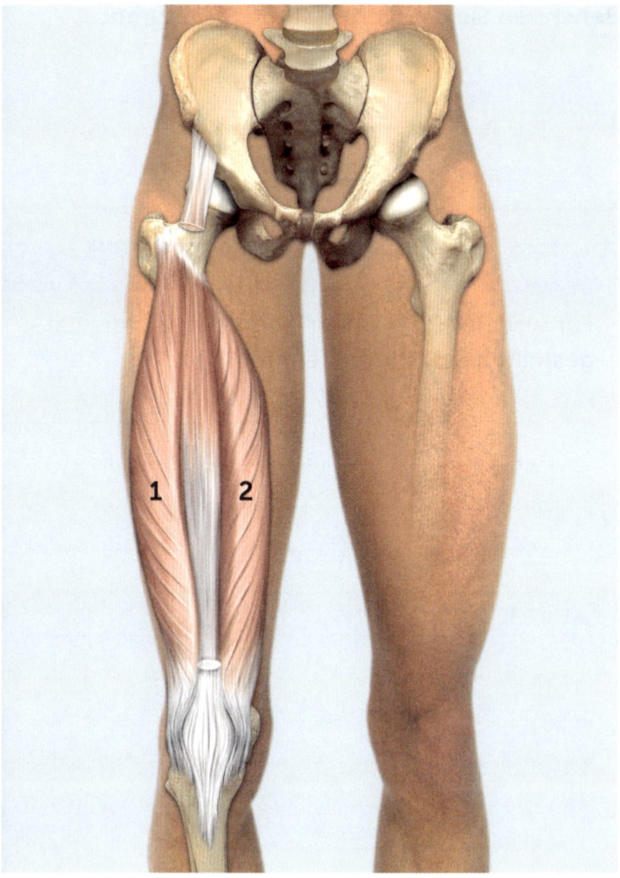

Benennen Sie die dargestellten Strukturen:

1 ....

2 ....

KNOW-HOW

Wie werden die kaudalsten Fasern der ersten dargestellten Struktur genannt?

....

Beschreiben Sie die anatomischen Strukturen 1 und 2:

1: Musculus ....
U: ....
A: ....
I: ....
F: ....
2: Musculus ....
U: ....
A: ....
I: ....
F: ....

TO-DO

Legen Sie einen Finger kranial und medial der Patella auf den Oberschenkel.
Hier ist die erste dargestellte Struktur deutlich zu tasten.

NOTIZEN

Antworten auf Seite 287

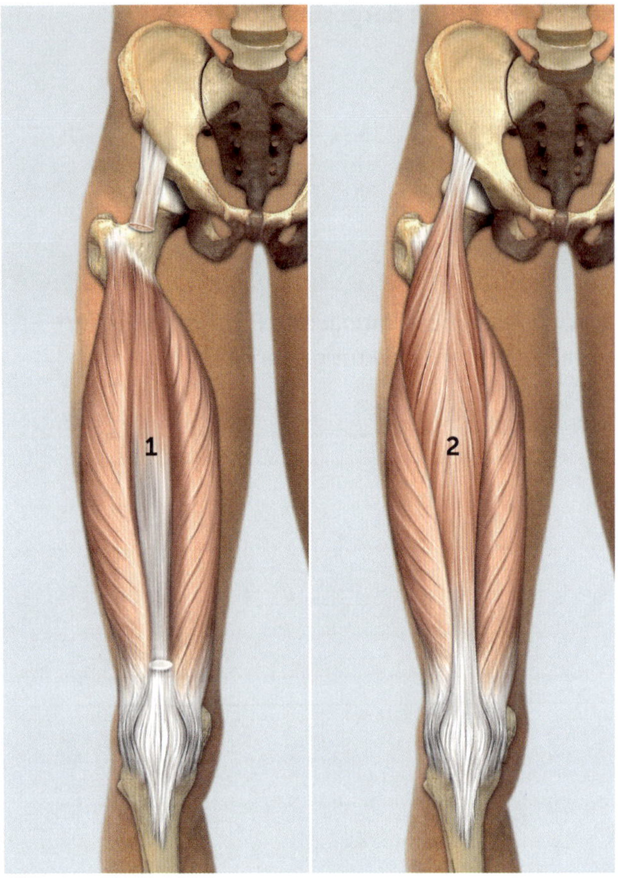

Benennen Sie die dargestellten Strukturen:

1 ....

2 ....

KNOW-HOW

Für welches Rückenmarksegment sind die dargestellten Strukturen Kennmuskeln?

....

Beschreiben Sie die anatomischen Strukturen 1 und 2:

1: Musculus ....
U: ....
A: ....
I: ....
F: ....
2: Musculus ....
U: ....
A: ....
I: ....
F: ....

TO-DO

Legen Sie einen Finger mittig auf den Oberschenkel. Hier ist die erste dargestellte Struktur unter Kontraktion deutlich zu tasten.

NOTIZEN

Antworten auf Seite 288

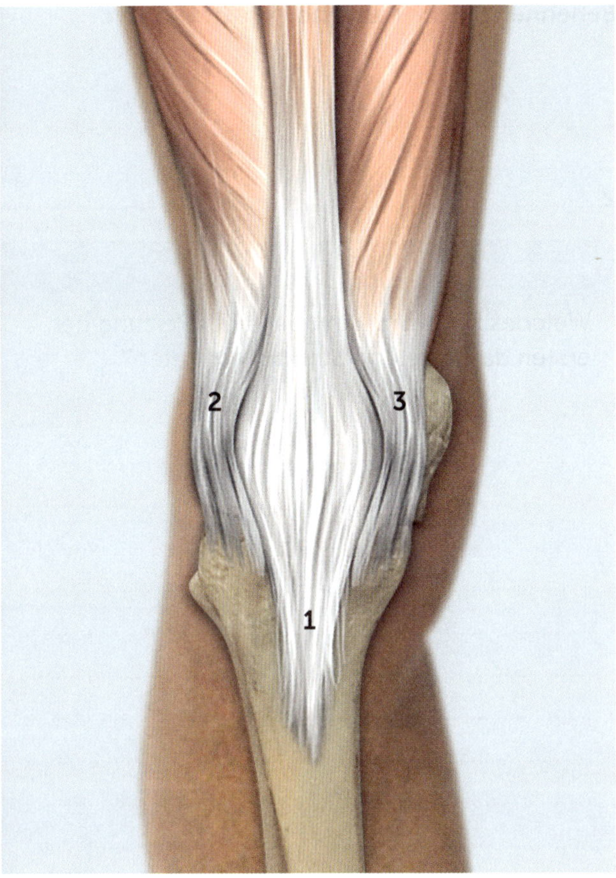

Benennen Sie die dargestellten Strukturen:

1 ....

2 ....

3 ....

KNOW-HOW

Welche Veränderungen können im Bereich der dritten dargestellten Struktur auftreten?

....

Beschreiben Sie die anatomischen Strukturen 1–3:

1: ....

2: ....

3: ....

TO-DO

Legen Sie Daumen und Zeigefinger seitlich an die Patellarsehne. Nach lateral und medial ist die dritte dargestellte Struktur auf Höhe des Gelenkspalts zu tasten.

NOTIZEN

Antworten auf Seite 288

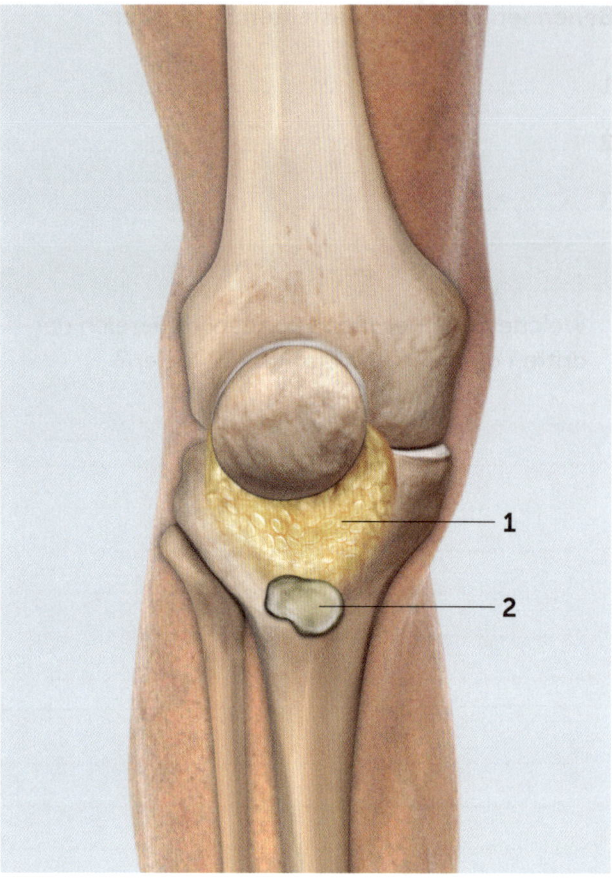

Benennen Sie die dargestellten Strukturen:

1 ....

2 ....

KNOW-HOW

Welches Syndrom kann bei einer Reizung der ersten dargestellten Struktur auftreten?

....

Beschreiben Sie die anatomischen Strukturen 1 und 2:

1: ....

2: ....

TO-DO

Legen Sie einen Finger auf die Tuberositas tibiae. Nach kranial ist die erste dargestellte Struktur deutlich zu tasten.

NOTIZEN

Antworten auf Seite 288

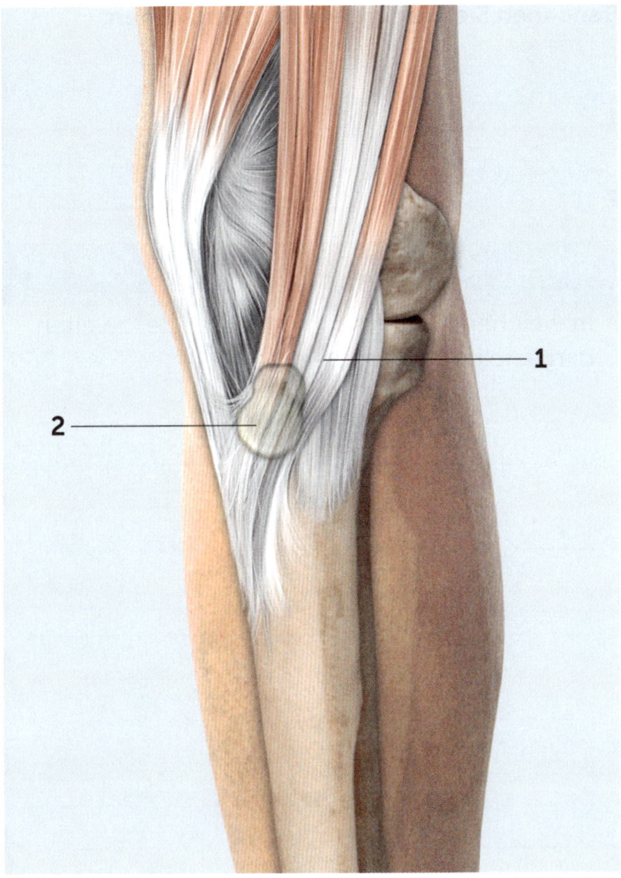

Benennen Sie die dargestellten Strukturen:

1 ....

2 ....

KNOW-HOW

Wie kann es zu einer Reizung der zweiten dargestellten Struktur kommen?

....

....

....

....

....

....

....

....

....

....

....

Beschreiben Sie die anatomischen Strukturen 1 und 2:

1: ....

....

....

....

....

2: ....

....

....

....

....

TO-DO

Folgen Sie mit einem Finger der medialen Tibiakante nach kranial. Proximomedial ist die erste dargestellte Struktur zu tasten.

NOTIZEN

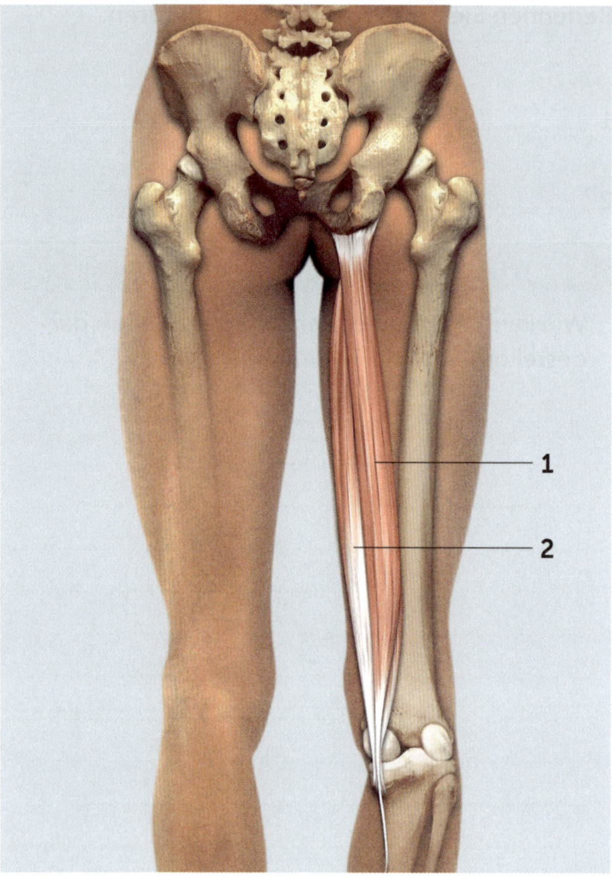

Benennen Sie die dargestellten Strukturen:

1 ....

2 ....

KNOW-HOW

In welchen Muskel strahlen Fasern der zweiten dargestellten Struktur ein?

....

Beschreiben Sie die anatomischen Strukturen 1 und 2:

1: Musculus ....
U: ....
A: ....
I: ....
F: ....
2: Musculus ....
U: ....
A: ....
I: ....
F: ....

TO-DO

Legen Sie einen Finger in den medialen Bereich der Kniekehle. Unter Kontraktion bei der Knieflexion sind die Sehnen der beiden dargestellten Strukturen deutlich zu tasten.

NOTIZEN

Antworten auf Seite 289

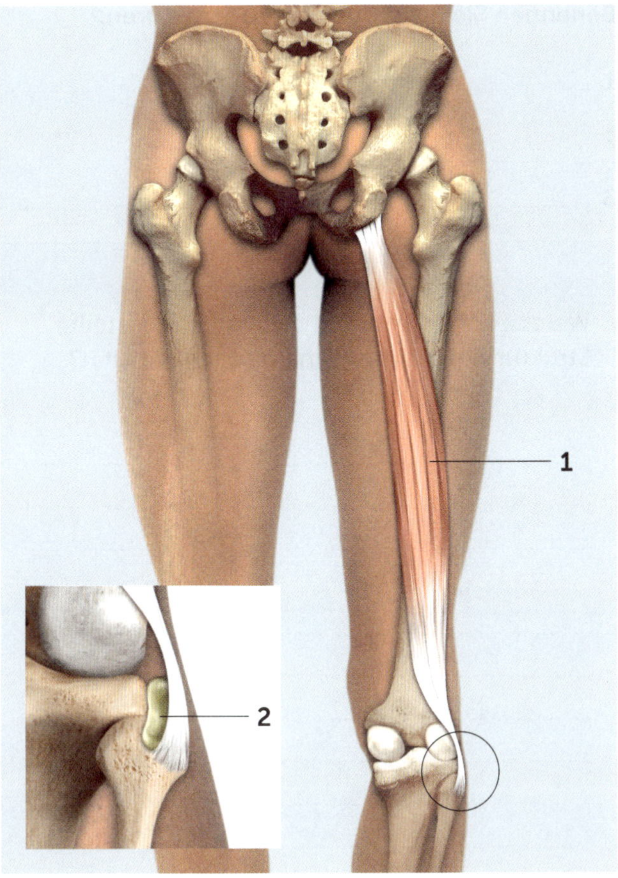

Benennen Sie die dargestellten Strukturen:

1 ....

2 ....

KNOW-HOW

Welche Bewegung im Kniegelenk kann nur durch die erste dargestellte Struktur durchgeführt werden?

....

Beschreiben Sie die anatomischen Strukturen 1 und 2:

1: Musculus ....

U: ....

A: ....

I: ....

F: ....

2: ....

TO-DO

Legen Sie einen Finger in den lateralen Bereich der Kniekehle. Unter Kontraktion bei der Knieflexion ist die Sehne der ersten dargestellten Struktur deutlich zu tasten.

NOTIZEN

Antworten auf Seite 289

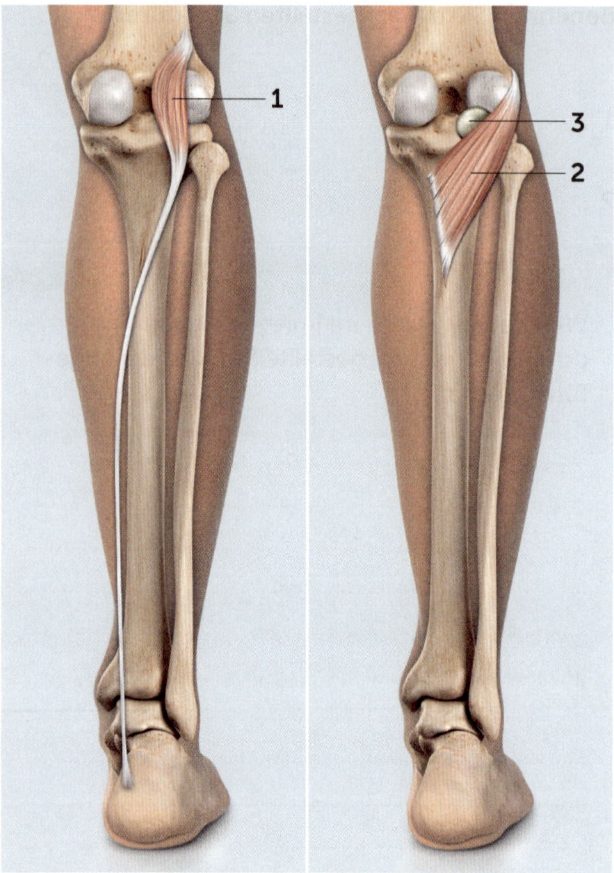

Benennen Sie die dargestellten Strukturen:

1 ....

2 ....

3 ....

KNOW-HOW

Welche Funktion erfüllt die erste dargestellte Struktur neben ihrer dynamischen Aktivität?

....

....

....

....

....

....

....

....

....

....

....

Beschreiben Sie die anatomischen Strukturen 1–3:

1: Musculus ....

U: ....

A: ....

I: ....

F: ....

2: Musculus ....

U: ....

A: ....

I: ....

F: ....

3: ....

....

....

TO-DO

Legen Sie einen Finger an den medialen Rand des lateralen Kopfes des M. gastrocnemius. In der Tiefe ist die erste dargestellte Struktur zu tasten.

NOTIZEN

Antworten auf Seite 290

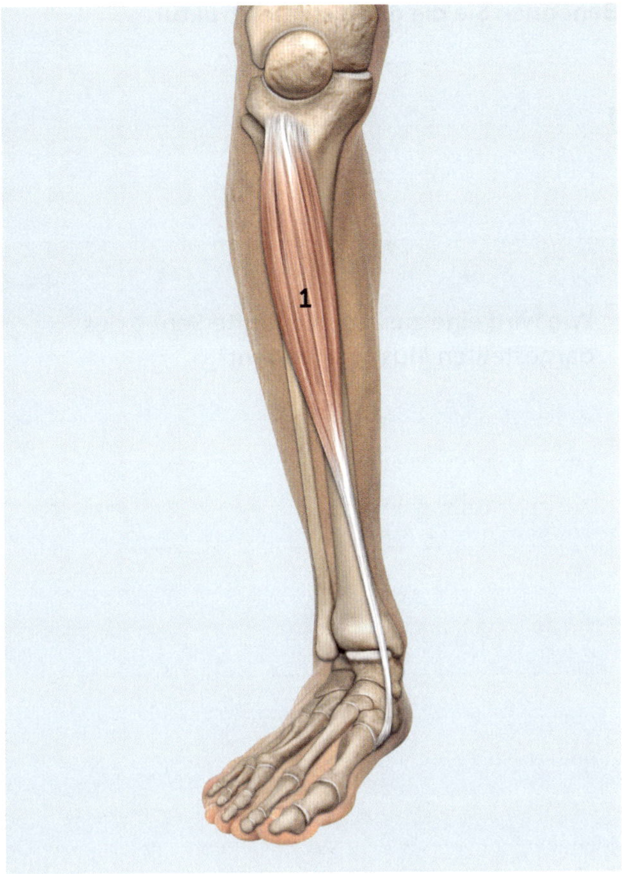

Benennen Sie die dargestellte Struktur:

1 ....

KNOW-HOW

Für welches Rückenmarksegment ist die dargestellte Struktur ein Kennmuskel?

....

Beschreiben Sie die anatomische Struktur:

Musculus ....

U: ....

A: ....

I: ....

F: ....

TO-DO

Legen Sie einen Finger lateral der Tibiakante mittig auf den Unterschenkel. Hier ist die dargestellte Struktur bei Dorsalextension des Fußes deutlich zu tasten.

NOTIZEN

Antworten auf Seite 290

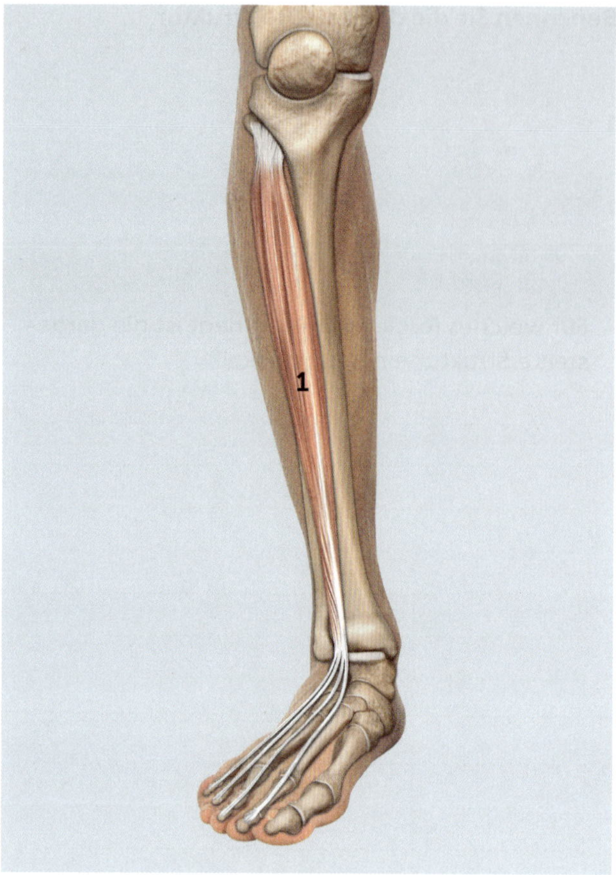

Benennen Sie die dargestellte Struktur:

1 ....

KNOW-HOW

Wie wird eine zusätzliche fünfte Sehne des dargestellten Muskels genannt?

....

Beschreiben Sie die anatomische Struktur:

Musculus ....

U: ....

A: ....

I: ....

F: ....

TO-DO

Legen Sie einen Finger lateral des M.tibialis anterior auf den Unterschenkel.
Hier ist die dargestellte Struktur, besonders unter Kontraktion, deutlich zu tasten.

NOTIZEN

Antworten auf Seite 290

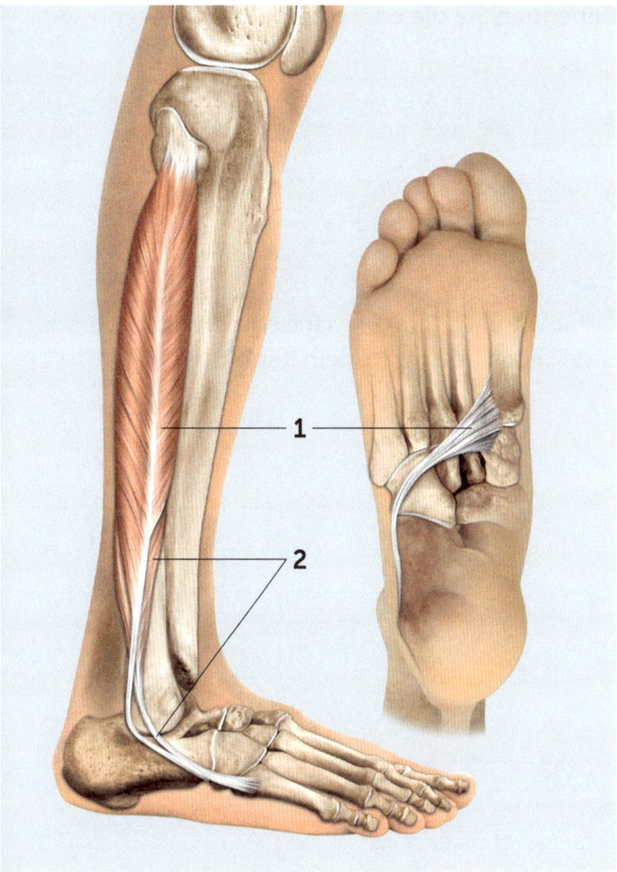

Benennen Sie die dargestellten Strukturen:

1 ....

2 ....

KNOW-HOW

Mit welchem Muskel bildet die erste dargestellte Struktur den „funktionellen Steigbügel"?

....

Beschreiben Sie die anatomischen Strukturen 1 und 2:

1: Musculus ....
U: ....
A: ....
I: ....
F: ....
2: Musculus ....
U: ....
A: ....
I: ....
F: ....

TO-DO

Legen Sie einen Finger von lateral unterhalb des Fibulaköpfchens auf den Unterschenkel. Hier ist die erste dargestellte Struktur deutlich zu tasten.

NOTIZEN

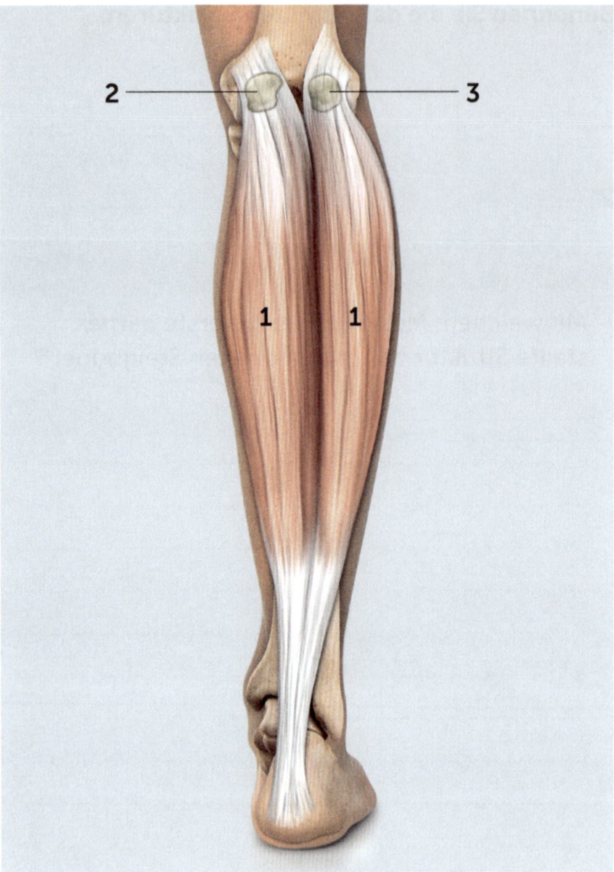

Benennen Sie die dargestellten Strukturen:

1 ....

2 ....

KNOW-HOW

Für welches Rückenmarksegment ist die erste dargestellte Struktur ein Kennmuskel?

....

Beschreiben Sie die anatomischen Strukturen 1 und 2:

1: Musculus ....

U: ....

A: ....

I: ....

F: ....

2: ....

....

TO-DO

Umgreifen Sie von dorsal mit flächigem Griff den Unterschenkel. Unter Anspannung in die Plantarflexion ist die erste dargestellte Struktur deutlich zu tasten.

NOTIZEN

Antworten auf Seite 291

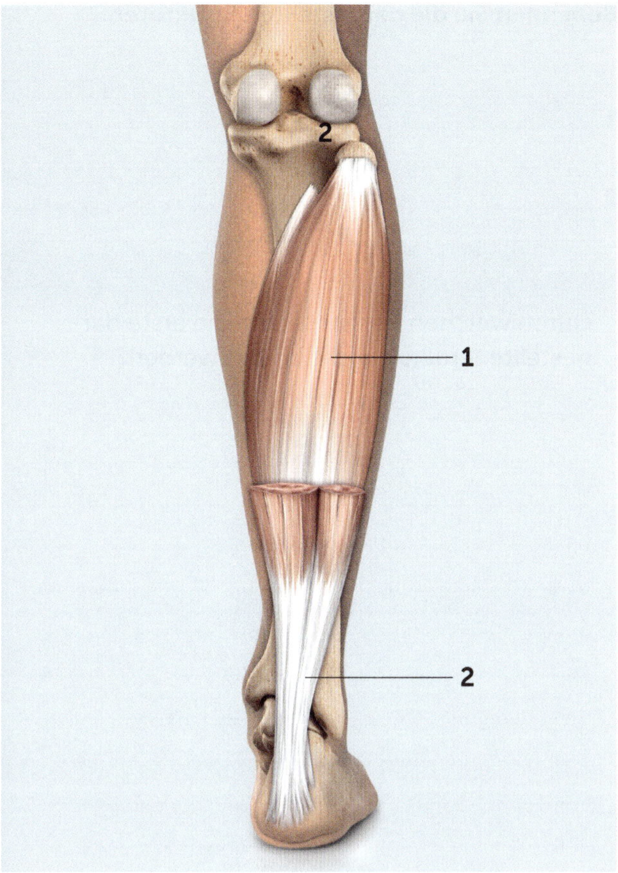

Benennen Sie die dargestellten Strukturen:

1 ....

2 ....

KNOW-HOW

Wie wird die erste dargestellte Struktur in Verbindung mit dem M. gastrocnemius auch genannt?

....
....
....
....
....
....
....
....
....
....

Beschreiben Sie die anatomischen Strukturen 1 und 2:

1: Musculus ....
U: ....
A: ....
I: ....
F: ....
2: Musculus ....
U: ....
A: ....
I: ....
F: ....

TO-DO

Legen Sie einen Finger von lateral an den ventralen Rand des lateralen Kopfes des M. gastrocnemius. Hier ist die erste dargestellte Struktur zu tasten.

NOTIZEN

Antworten auf Seite 291

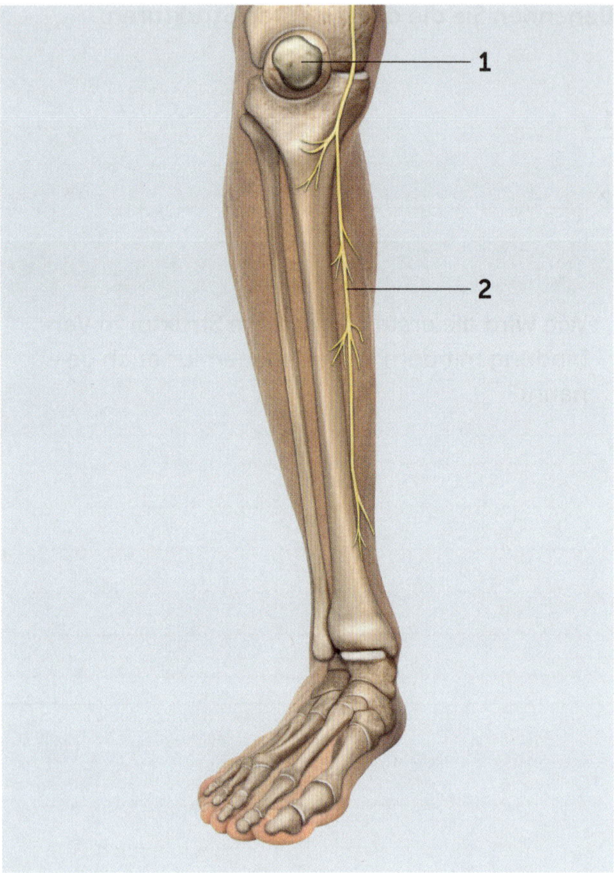

Benennen Sie die dargestellten Strukturen:

1 ....

2 ....

KNOW-HOW

Durch welchen Vorgang kann die erste dargestellte Struktur leicht irritiert werden?

....

Beschreiben Sie die anatomischen Strukturen 1 und 2:

1: ....

2: ....

TO-DO

Legen Sie einen Finger medial, leicht kaudal der Patella, auf den Unterschenkel. Hier ist die erste dargestellte Struktur zu tasten.

NOTIZEN

Antworten auf Seite 292

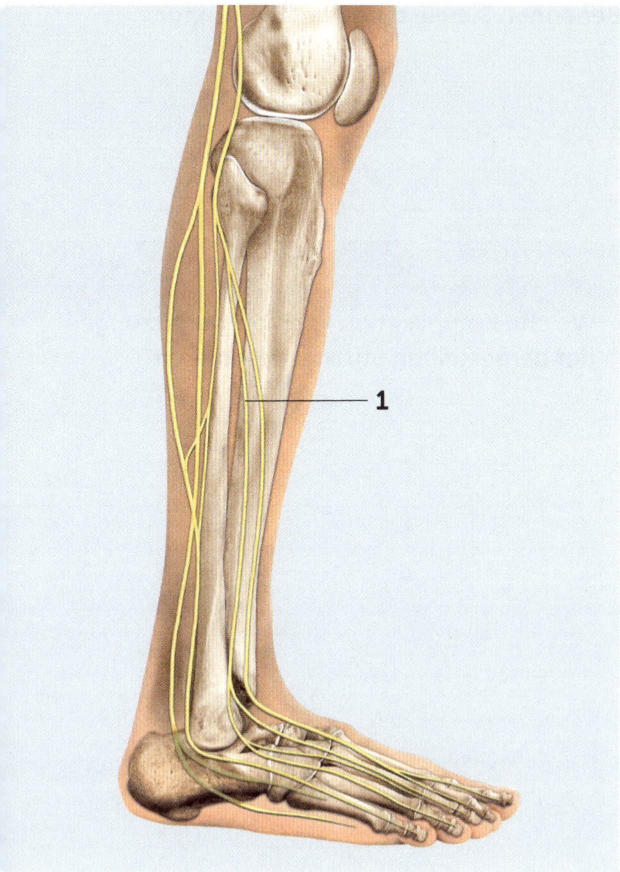

Benennen Sie die dargestellte Struktur:

1 ....

KNOW-HOW

Wie kommt es häufig zu Schädigungen der dargestellten Struktur?

....

....

....

....

....

....

....

....

....

....

....

Beschreiben Sie die anatomische Struktur:

1: ....

....

....

....

....

....

....

....

....

....

....

TO-DO

Legen Sie einen Finger ca. drei Querfingerbreiten oberhalb der Vorderkante des Malleolus lateralis auf den Unterschenkel. Hier ist die dargestellte Struktur zu tasten.

NOTIZEN

Antworten auf Seite 292

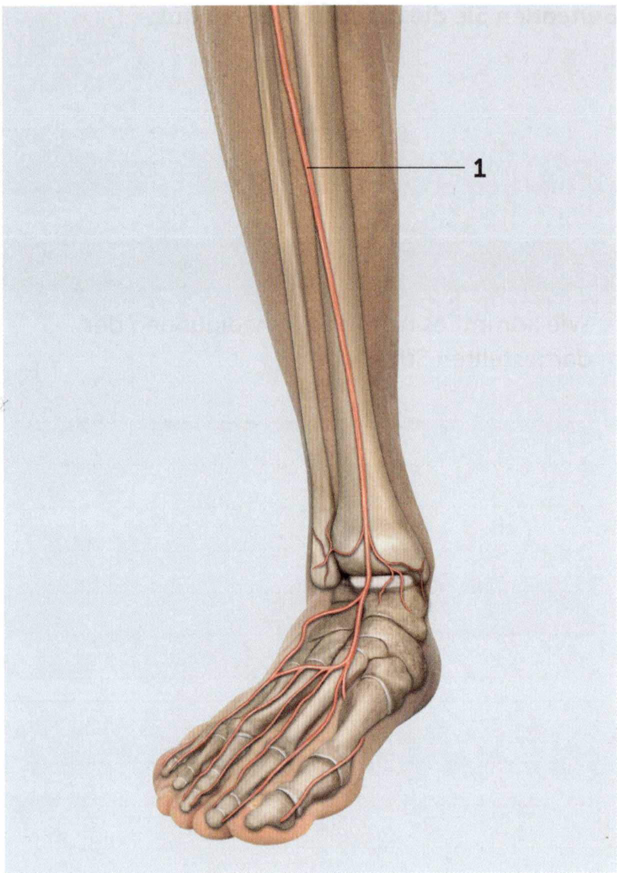

Benennen Sie die dargestellte Struktur:

1 ....

KNOW-HOW

Welche Komplikation kann bei Verletzungen der dargestellten Struktur resultieren?

....

Beschreiben Sie die anatomische Struktur:

1: ....

....

TO-DO

Legen Sie einen Finger auf Höhe des mittleren Unterschenkels zwischen den M. tibialis anterior und den M. extensor hallucis longus. Hier ist die dargestellte Struktur zu tasten.

NOTIZEN

Antworten auf Seite 292

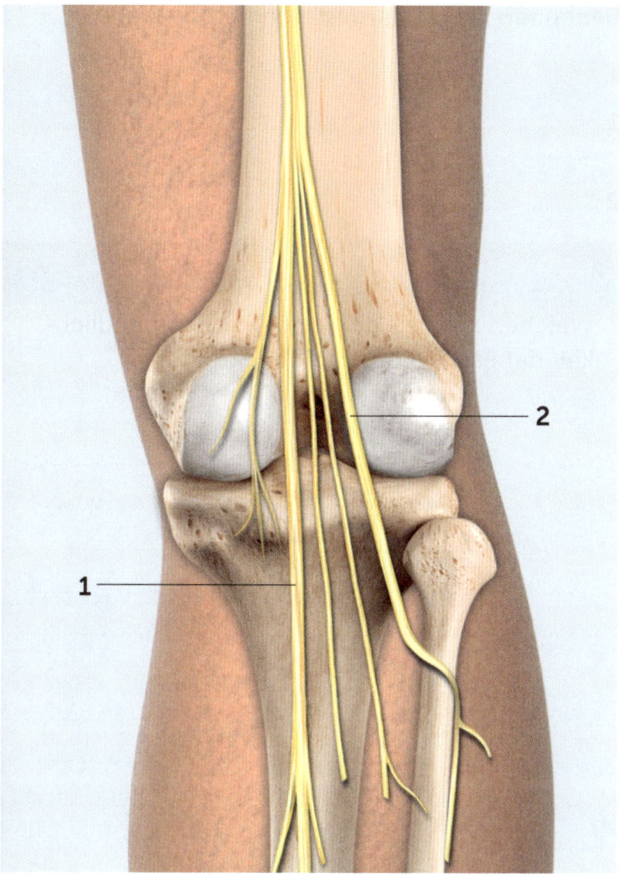

Benennen Sie die dargestellten Strukturen:

1 ....

2 ....

KNOW-HOW

Wie kann es zu Irritationen der ersten dargestellten Struktur kommen?

....

....

....

....

....

....

....

....

....

....

....

Beschreiben Sie die anatomischen Strukturen 1 und 2:

1: ....

....

....

....

....

2: ....

....

....

....

....

TO-DO

Legen Sie einen Finger von dorsomedial an das Fibulaköpfchen. Hier ist die zweite dargestellte Struktur zu tasten.

NOTIZEN

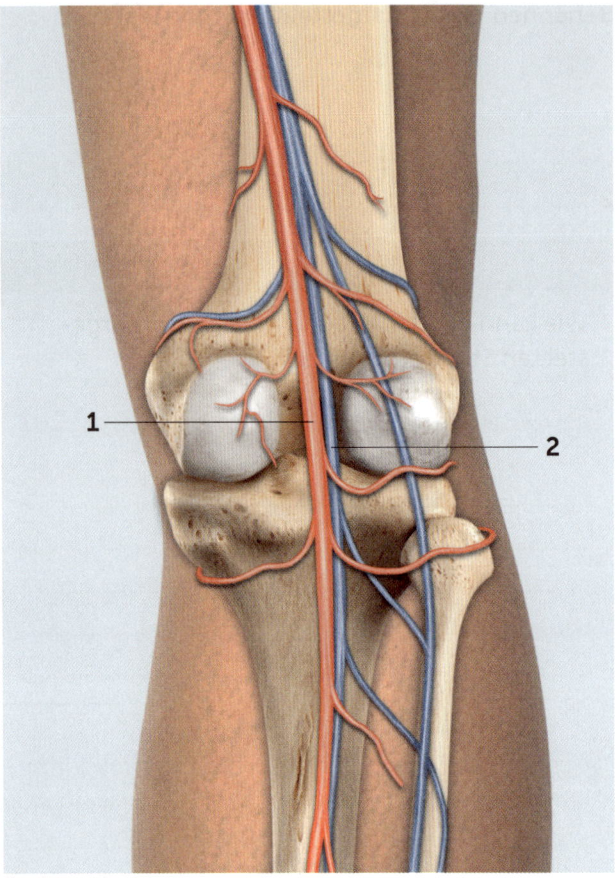

Benennen Sie die dargestellten Strukturen:

1 ....

2 ....

KNOW-HOW

Welchen Hinweis gibt eine Druckempfindlichkeit der ersten dargestellten Struktur?

....

Beschreiben Sie die anatomischen Strukturen 1 und 2:

1: ....

2: ....

TO-DO

Legen Sie einen Finger mittig in die Kniekehle. Hier ist die erste dargestellte Struktur zu tasten.

NOTIZEN

Antworten auf Seite 293

Lösungsteil

Knie und Unterschenkel

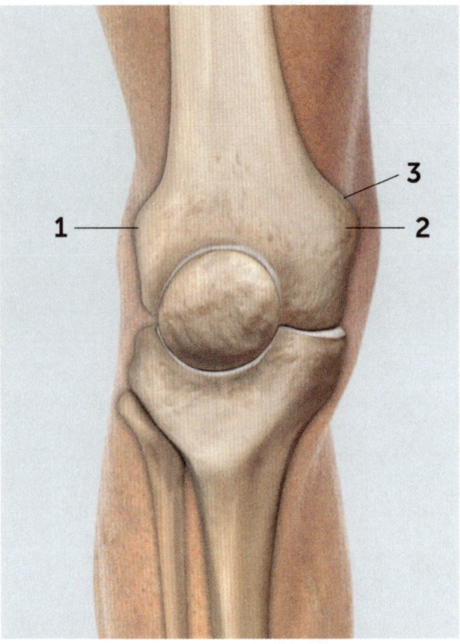

Epicondyli lateralis (1) und medialis (2) femoris
Die Epicondyli medialis und lateralis femoris bilden den distalen Abschluss des Femur. Oberhalb des Condylus medialis wölbt sich der Epicondylus medialis hervor. Oberhalb des Condylus lateralis befindet sich der Epicondylus lateralis. Die Epicondylen bilden Ansatzstellen für den Kapsel-Band-Apparat.

3 **Tuberculum adductorium**
Das Tuberculum adductorium befindet sich als kleine Erhabenheit auf dem Epicondylus medialis, es dient Fasern des M. adductor magnus zum Ansatz.

Know-how: Welche Struktur befindet sich zwischen dem Condylus lateralis und dem Epicondylus lateralis?

Antwort: Sulcus popliteus

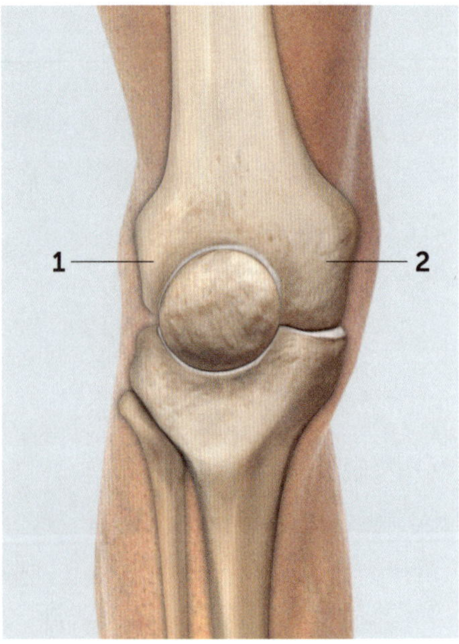

Condyli lateralis (1) und medialis (2) femoris
Die Condyli medialis und lateralis femoris bilden den distalen Abschluss des Femur. Sie sind ventral durch die Facies patellaris verbunden und dorsal durch die Fossa intercondylaris getrennt. Beide Condylen sind nach distal konvex, sie artikulieren mit den Facetten des Tibiaplateaus und bilden somit den proximalen Anteil des Kniegelenks. Ventral zwischen den Condylen befindet sich die Facies patellaris, sie kommuniziert mit der Dorsalfläche der Patella und bildet das femoropatellare Gleitlager.

Know-how: Welche strukturelle Ursache kann zu arthrotischen Veränderungen an den dargestellten Strukturen führen?

Antwort: Meniskusresektion

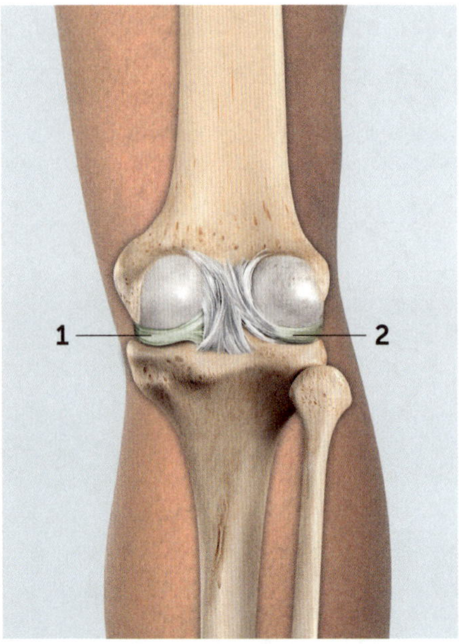

1 **Meniscus medialis**
Der Meniscus medialis ist halbmondförmig und mit dem Lig. collaterale mediale verwachsen. Er ist dorsal deutlich breiter als ventral. Im Querschnitt zeigt er eine keilförmige Form, wobei die hohe Seite des Keils nach außen zeigt. Somit wird die Inkongruenz zwischen den Gelenkpartnern optimal ausgeglichen. Durch seine Befestigungen am Lig. collaterale mediale ist seine Beweglichkeit eingeschränkter als die des Meniscus lateralis.

2 **Meniscus lateralis**
Der Meniscus lateralis ist nahezu kreisförmig und gleichmäßig breit. Im Querschnitt zeigt auch er eine keilförmige Struktur, wobei die hohe Seite des Keils nach außen zeigt, um die Inkongruenz optimal auszugleichen. Die Beweglichkeit des lateralen Meniscus ist deutlich besser als die des medialen Meniscus, da er nicht mit dem Lig. collaterale laterale verwachsen ist.

Know-how: Welche der dargestellten Strukturen erleidet häufiger Verletzungen?

Antwort: Der Meniscus medialis, da er mit dem Innenband verwachsen und somit weniger beweglich ist.

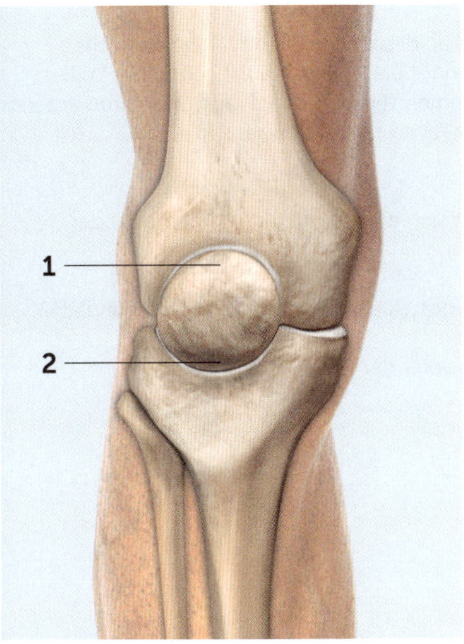

Basis (1) und Apex (2) patellae
Die Patella ist das größte Sesambein des menschlichen Körpers. Ihre Form ist nahezu dreieckig, wobei die Basis nach kranial und der Apex nach kaudal gerichtet ist. An der Basis patellae inseriert die Ansatzsehne des M. quadriceps femoris, am Apex patellae entspringt das Lig. patellae. Die dorsale Seite der Patella bildet die Gelenkfläche zum Femur.

Know-how: Welche Stärke besitzt der retropatellare Knorpel?

Antwort: Bis zu 6 mm

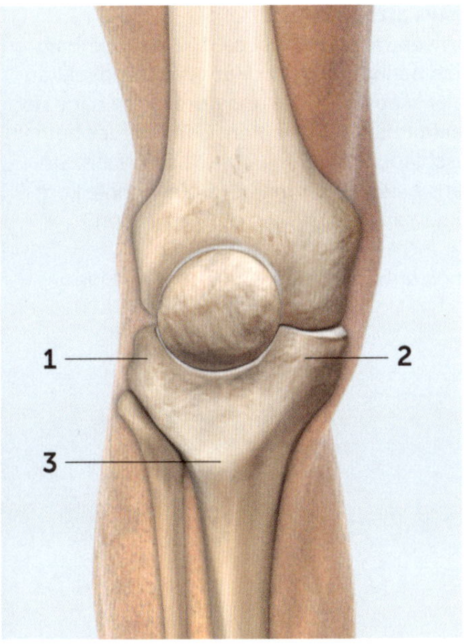

Tibiaplateau mit Condyli lateralis (1) und medialis (2) tibiae
Die Condyli lateralis und medialis tibiae bilden den proximalen Abschluss der Tibia und befinden sich auf dem Tibiaplateau. Sie werden durch die Eminentia intercondylaris in die mediale und laterale Facette unterteilt. Die Gelenkflächen kommunizieren mit den Femurkondylen und bilden das Kniegelenk.

3 Tuberositas tibiae
Die Tuberositas tibiae befindet sich ventral am Übergang vom Tibiaschaft zum Tibiakopf und liegt ca. drei Patientenquerfinger unterhalb des Apex patellae. Von der Tuberositas tibiae verläuft die Margo anterior der Tibia nach kaudal. Die Tuberositas tibiae bildet den knöchernen Ansatz für die Patellarsehne.

Know-how: Wie wird eine Reizung der dritten dargestellten Struktur genannt?

Antwort: Morbus Osgood-Schlatter

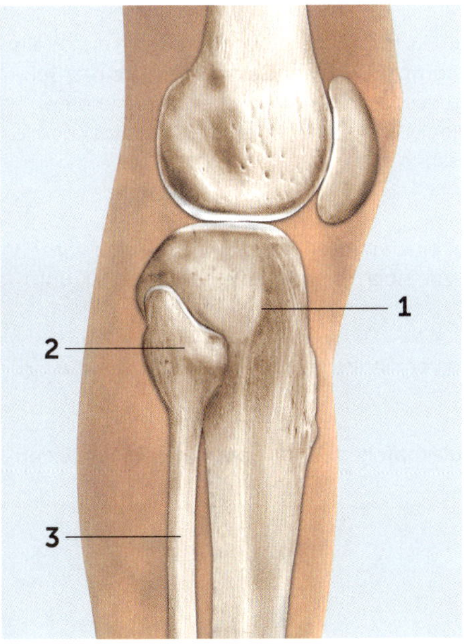

1 Tuberculum von Gerdy
Das Tuberculum von Gerdy befindet sich ventrolateral am Condylus lateralis tibiae. Es dient dem Tractus iliotibialis als Ansatzstelle.

Caput fibulae (2) und Facies lateralis fibulae (3)
Das Caput fibulae bildet das proximale Ende der Fibula. Zur Tibia gerichtet besitzt es die Facies articularis capitis, die mit der Gelenkfläche an der lateralen Tibia artikuliert und die proximale Art. tibiofibularis bildet. Nach kaudal geht das Caput fibulae in den Corpus fibulae über, der in der proximalen Hälfte eine nach außen gerichtete Facies lateralis besitzt. Sie wird zum Teil vom M. peroneus longus überdeckt.

Know-how: Welche Struktur ist im Bereich der zweiten dargestellten Struktur sehr druckempfindlich?

Antwort: N. peroneus

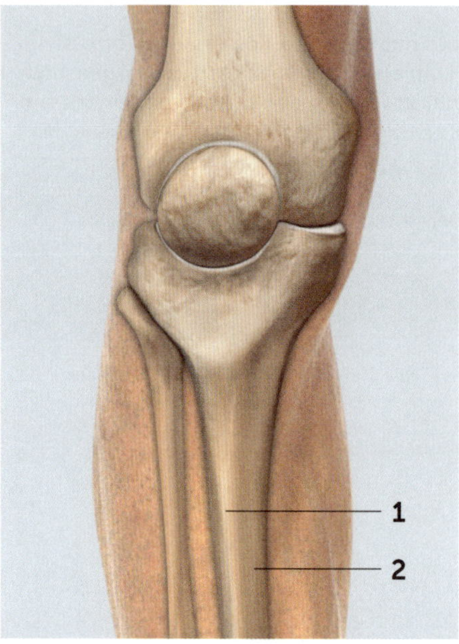

1 **Margo anterior tibiae**
Der nahezu dreieckige Corpus tibiae besitzt nach ventral eine deutliche knöcherne Kante, die Margo anterior tibiae. Nach kranial geht diese in die Tuberositas tibiae über, nach distomedial läuft sie flach aus. Die Margo anterior trennt die Facies medialis von der Facies lateralis tibiae.

2 **Facies medialis tibiae**
Die Facies medialis tibiae befindet sich direkt unter der Haut, medial der Margo anterior.

Know-how: Warum ist die erste dargestellte Struktur sehr druckempfindlich?

Antwort: Das Periost liegt direkt unter der Haut.

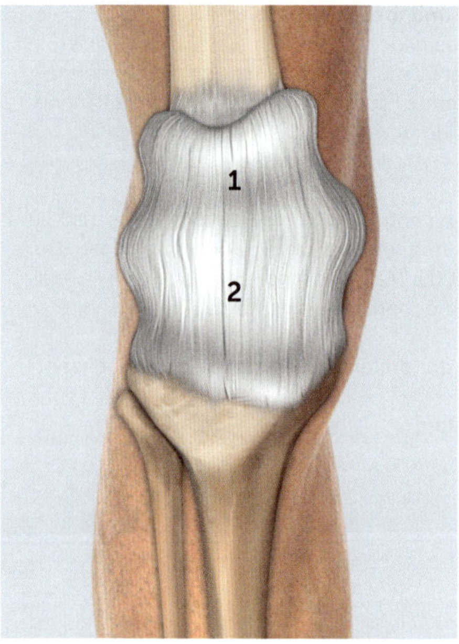

Recessus suprapatellaris (1) und Capsula art. genu (2)
Die Gelenkkapsel entspringt am Femur ventral und lateral ca. 1–2 cm oberhalb der Knorpelgrenze. Im dorsalen Bereich befindet sich der Kapselansatz direkt an der Knorpelgrenze. Tibial setzt die Gelenkkapsel ventral und dorsal sehr nahe der Knorpelgrenze an und lässt das Fibulaköpfchen aus. Mehrere Zentimeter oberhalb der Kniescheibe befindet sich die Umschlagstelle der Membrana synovialis. Sie wird durch den Recessus suprapatellaris bedingt, der mit der Gelenkhöhle kommuniziert. Er ermöglicht die vollständige Kapselentfaltung bei Knieflexion.

Know-how: Welches typische Zeichen entsteht bei einem Erguss im Kniegelenk?

Antwort: „Tanzende Patella"

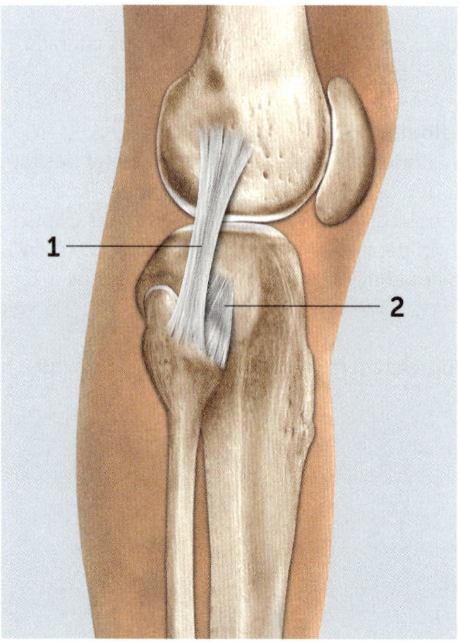

1 **Lig. collaterale fibulare (laterale)**
Das Lig. collaterale fibulare verläuft als rundes Band vom Epicondylus lateralis femoris zum Caput fibulae. Es ist komplett von der Gelenkkapsel gelöst. Bei Extension des Knies wird das Band gestrafft. In Flexion ist es locker und ermöglicht die Rotation des Kniegelenks. Im Weiteren verhindert es das laterale „Aufklappen" des Knies (Varusstress).

2 **Lig. capitis fibulae anterius**
Das Lig. capitis fibulae anterius hat einen nahezu horizontalen Verlauf vom ventralen Rand des Caput fibulae zur Tibia. Es bildet eine Kapselverstärkung der Capsula art. tibiofibularis.

Know-how: Welche Bewegung wird von der zweiten dargestellten Struktur limitiert?

Antwort: Die Bewegung des Fibulaköpfchens nach dorsal (bei Plantarflexion des Fußes)

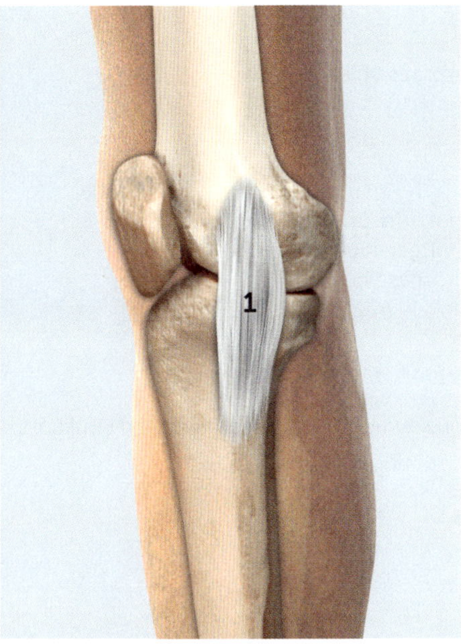

1 **Lig. collaterale tibiale (mediale)**
Das Lig. collaterale tibiale ist in die Gelenkkapsel des Knies eingelassen und verstärkt diese. Das Band ist flach und verläuft in drei Faserzügen vom Condylus medialis femoris. Die ventralen langen Fasern inserieren an der Margo medialis tibiae, die hinteren oberen Fasern strahlen in den Meniscus medialis ein, die hinteren unteren verlaufen vom Meniscus zur ventromedialen Tibia. Bei Extension des Knies wird das Band gestrafft. In Flexion sind die ventralen Fasern locker und ermöglichen die Rotation des Kniegelenks. Im Weiteren verhindert das Band das mediale „Aufklappen" des Knies (Valgusstress).

Know-how: Welche Struktur ist mit der dargestellten Struktur verwachsen?

Antwort: Meniscus medialis

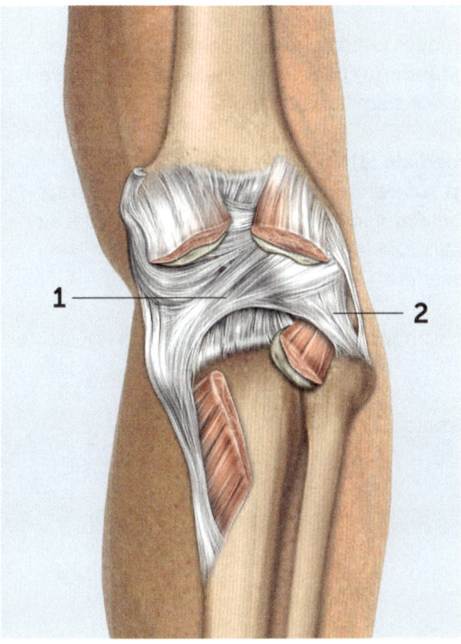

Ligg. poplitea obliquum (1) und arcuatum (2)
Die Ligg. poplitea arcuatum und obliquum sind dorsale Verstärkungen der Kniegelenkskapsel. Das Lig. popliteum arcuatum entspringt dem Apex capitis fibulae und verläuft nach kranial und kraniomedial zur Gelenkkapsel. Das Lig. popliteum obliquum wird von lateralen Anteilen der Ansatzsehne des M. semimembranosus gebildet und verläuft, von medial kommend, nach lateral und leicht kranial in die Kapsel.

Know-how: Welche Funktion erfüllen die dargestellten Strukturen hauptsächlich?

Antwort: Verstärkung der Gelenkkapsel

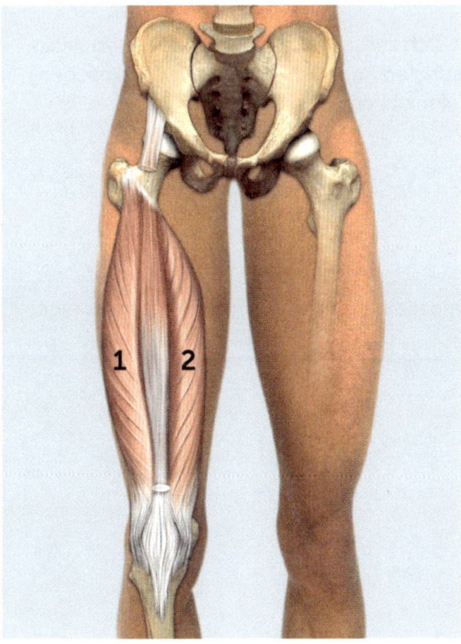

1 **M. vastus lateralis**
U: Linea aspera, Labium laterale und laterale Fläche des Trochanter major
A: über das Lig. patellae an der Tuberositas tibiae und über das Retinaculum patellae an den Condyli medialis und lateralis tibiae
I: N. femoralis (L2–L4)
F: Extension des Kniegelenks

2 **M. vastus medialis**
U: Linea aspera, Labium mediale und distaler Anteil der Linea intertrochanterica
A: über das Lig. patellae an der Tuberositas tibiae und über das Retinaculum patellae an den Condyli medialis und lateralis tibiae
I: N. femoralis (L2–L4)
F: Extension des Kniegelenks

Know-how: Wie werden die kaudalsten Fasern der zweiten dargestellten Struktur genannt?

Antwort: M. vastus medialis obliquus

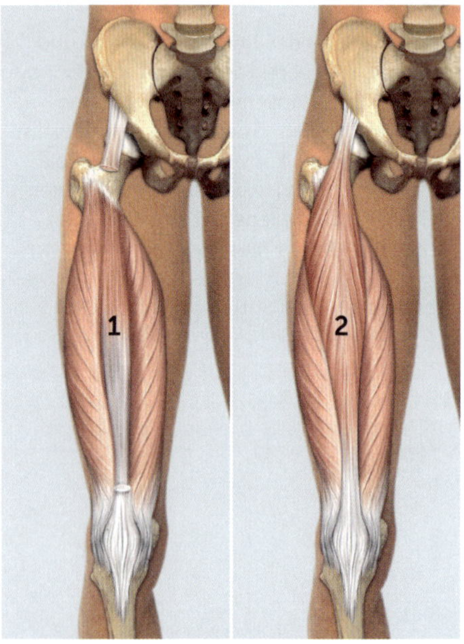

1 M. vastus intermedius
U: Ventralseite des Femurschafts
A: über das Lig. patellae an der Tuberositas tibiae
I: N. femoralis (L2–L4)
F: Extension des Kniegelenks

2 M. rectus femoris
U: • Caput rectum: Spina iliaca anterior inferior
• Caput reflexum: Oberrand der Hüftgelenkspfanne
A: über das Lig. patellae an der Tuberositas tibiae
I: N. femoralis (L2–L4)
F: • Flexion des Hüftgelenks
• Extension des Kniegelenks

Know-how: Für welches Rückenmarksegment sind die dargestellten Strukturen Kennmuskeln?

Antwort: L3

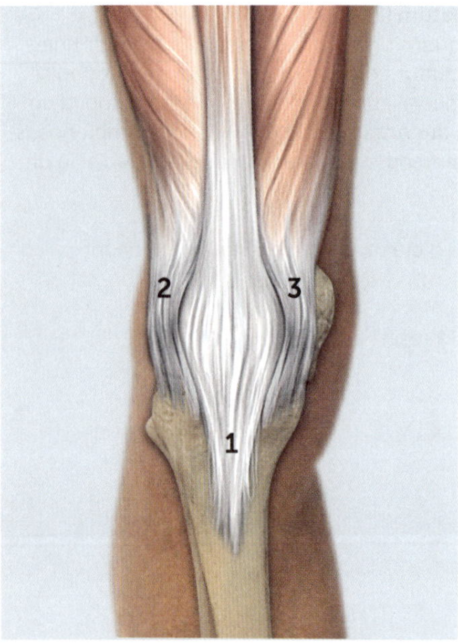

1 Lig. patellae
Das Lig. patellae verläuft zwischen dem kaudalen Rand der Patella und der Tuberositas tibiae. Es bildet die Verlängerung der Quadrizepssehne und die Ansatzsehne des M. quadriceps femoris am Unterschenkel.

Retinacula patellae laterale (2) und mediale (3)
Das Retinaculum patellae laterale wird aus Sehnenzügen des M. vastus lateralis und des M. rectus femoris gebildet. Das Retinaculum patellae mediale bildet sich aus Sehnenzügen des M. vastus medialis. Die Retinacula verlaufen seitlich der Patella von kranial nach kaudal und inserieren an den Condyli tibiae.

Know-how: Welche Veränderungen können im Bereich der dritten dargestellten Struktur auftreten?

Antwort: Fibrosierung nach Traumata

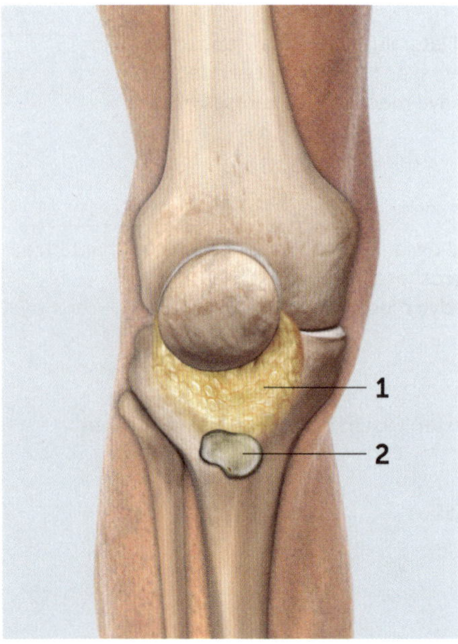

1 Fettkörper von Hoffa
Der Fettkörper von Hoffa befindet sich zwischen den Membranae synovialis und fibrosa und füllt den ventrokaudalen Raum am Knie, der sich zwischen der Patellarsehne und dem Kniegelenk bildet, aus.

2 Bursa infrapatellaris
Sie bildet eine Gleitebene zwischen der Sehne und den knöchernen Strukturen der Tibia und verhindert somit eine mechanische Reizung unter den Kniegelenksbewegungen.

Know-how: Welches Syndrom kann bei einer Reizung der ersten dargestellten Struktur auftreten?

Antwort: Patellaspitzensyndrom

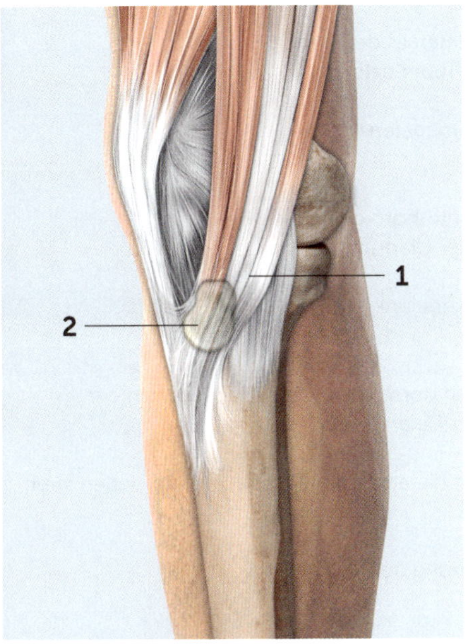

1 **Pes anserinus superficialis**
Der Pes anserinus superficialis befindet sich medioventral am Condylus medialis tibiae unterhalb des medialen Gelenkspalts. Es handelt sich um den sehnigen Ansatz der Mm. sartorius, gracilis und semitendinosus.

2 **Bursa anserina**
Die Bursa anserina befindet sich zwischen der Tibia und den Ansatzsehnen der Pes-anserinus-Muskulatur. Sie bildet die Gleitebene zwischen diesen Strukturen und verhindert somit eine mechanische Reizung unter den Bewegungen des Kniegelenks.

Know-how: Wie kann es zu einer Reizung der zweiten dargestellten Struktur kommen?

Antwort: Durch ein Genu valgum

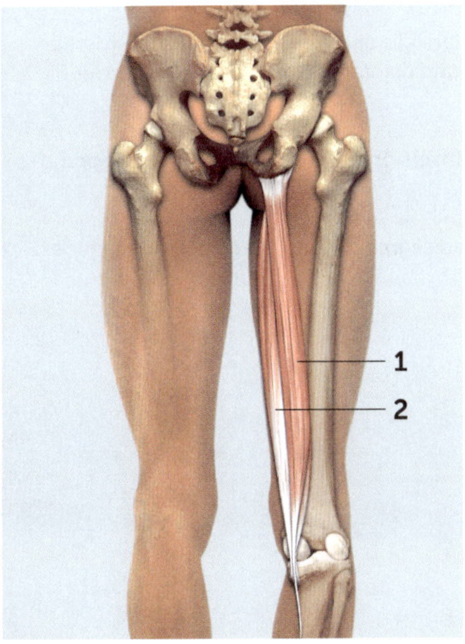

1 **M. semitendinosus**
U: Tuber ischiadicum und Lig. sacrotuberale
A: Pes anserinus superficialis (gemeinsam mit dem M. gracilis und M. sartorius)
I: N. tibialis (L5–S2)
F:
- Extension und leichte Adduktion des Hüftgelenks
- Flexion und Innenrotation des Kniegelenks

2 **M. semimembranosus**
U: Tuber ischiadicum
A: Pes anserinus profundus, Lig. popliteum obliquum und Faszie des M. popliteus
I: N. tibialis (L5–S2)
F:
- Extension und leichte Adduktion des Hüftgelenks
- Flexion und Innenrotation des Kniegelenks

Know-how: In welchen Muskel strahlen Fasern der zweiten dargestellten Struktur ein?

Antwort: M. popliteus

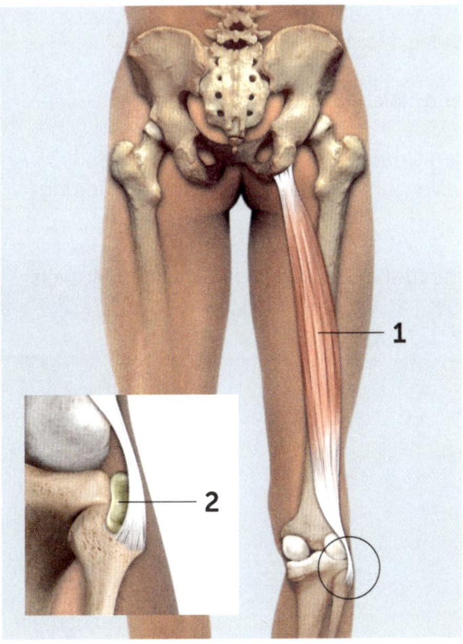

1 **M. biceps femoris**
U:
- Caput longum: Tuber ischiadicum und Lig. sacrotuberale
- Caput breve: mittleres Drittel der Linea aspera

A: Caput fibulae
I:
- Caput longum: N. tibialis (L5–S2)
- Caput breve: N. peroneus communis (L5–S2)

F:
- Caput longum: Extension des Hüftgelenks
- Caput longum und Caput breve: Flexion und Außenrotation des Kniegelenks

2 **Bursa subtendinea m. bicipitis femoris inferior**
Die Bursa subtendinea m. bicipitis femoris inferior befindet sich im Ansatzbereich zwischen der Bizepssehne und den knöchernen Strukturen und verhindert somit eine mechanische Reibung unter der Bewegung.

Know-how: Welche Bewegung im Kniegelenk kann nur durch die erste dargestellte Struktur durchgeführt werden?

Antwort: Knieaußenrotation

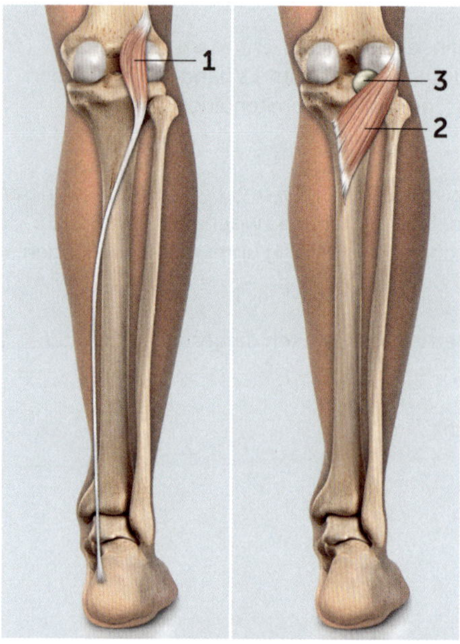

1 M. plantaris
U: Facies poplitea und Epicondylus lateralis des Femur
A: kranialer und medialer Anteil des Tuber calcanei
I: N. tibialis
F: Leichte Flexion im Knie- und Sprunggelenk

2 M. popliteus
U: Condylus lateralis femoris und Hinterhorn des Außenmeniskus
A: Facies posterior tibiae oberhalb der Ursprungssehne des M. soleus
I: N. tibialis (L5–S2)
F: Flexion und Innenrotation des Kniegelenks

3 Bursa m. poplitea
Die Bursa m. poplitea befindet sich dorsolateral am Knie zwischen der Ursprungssehne und der lateralen Tibia.

Know-how: Welche Funktion erfüllt die erste dargestellte Struktur neben ihrer dynamischen Aktivität?

Antwort: Dorsolaterale Stabilisierung des Kniegelenks

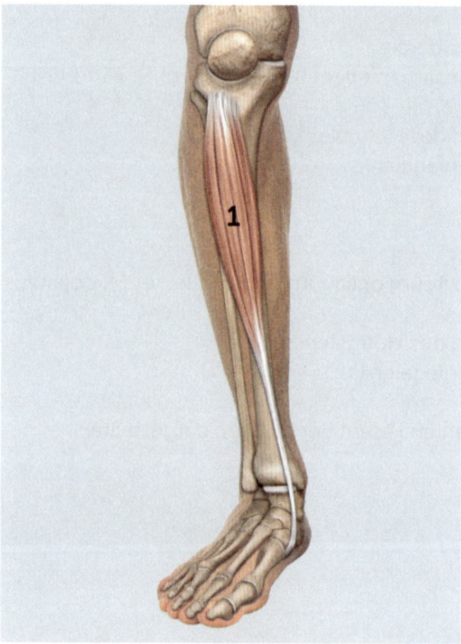

1 M. tibialis anterior
U: proximale zwei Drittel der Facies lateralis tibiae und Membrana interossea
A: Basis des Os metatarsi I, mediale und plantare Seite des Os cuneiforme mediale
I: N. peroneus profundus (L4–L5)
F: Dorsalextension, Supination und Inversion des oberen und unteren Sprunggelenks

Know-how: Für welches Rückenmarksegment ist die dargestellte Struktur ein Kennmuskel?

Antwort: L4

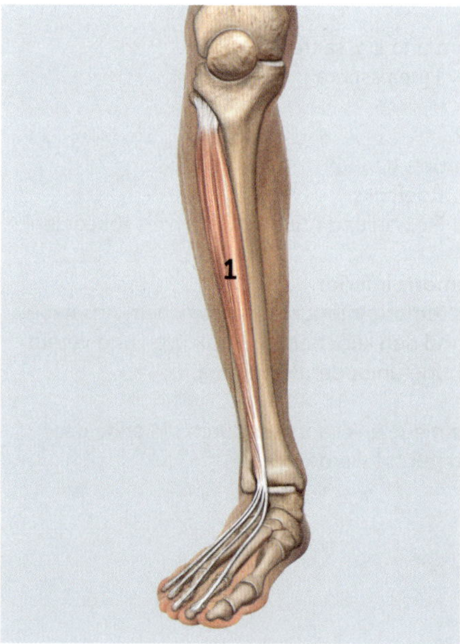

1 M. extensor digitorum longus
U: Condylus lateralis tibiae, Caput fibulae, Margo anterior fibulae und Membrana interossea
A: Dorsalaponeurosen und Basen der distalen Phalangen II bis V
I: N. peroneus profundus (L4–S1)
F:
- Extension der Zehen II bis V in den Grund-, Mittel- und Endgelenken
- Dorsalextension, Pronation und Eversion des oberen und unteren Sprunggelenks

Know-how: Wie wird eine zusätzliche fünfte Sehne des dargestellten Muskels genannt?

Antwort: M. peroneus tertius

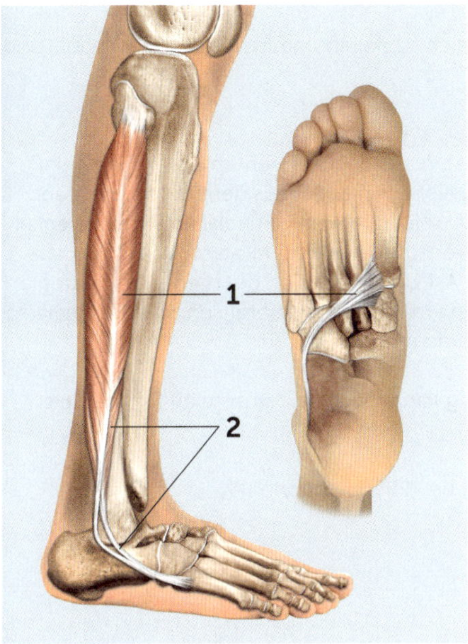

1 **M. peroneus (fibularis) longus**
U: Caput fibulae und proximale zwei Drittel der Facies lateralis fibulae
A: Basis des Os metatarsi I und Plantarseite des Os cuneiforme mediale
I: N. peroneus superficialis (L5–S1)
F: Plantarflexion, Pronation und Eversion des oberen und unteren Sprunggelenks

2 **M. peroneus (fibularis) brevis**
U: distaler Anteil der Facies lateralis fibulae und Septum intermusculare
A: Tuberositas ossis metatarsi V
I: N. peroneus superficialis (L5–S1)
F: Plantarflexion, Pronation und Eversion des oberen und unteren Sprunggelenks

Know-how: Mit welchem Muskel bildet die erste dargestellte Struktur den „funktionellen Steigbügel"?

Antwort: M. tibialis posterior

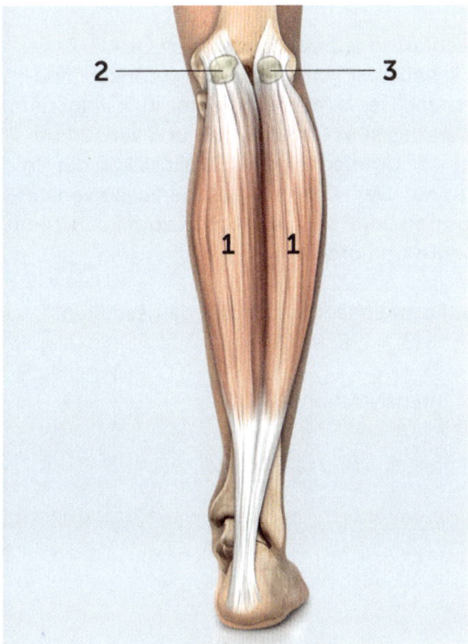

1 **M. gastrocnemius**
U: • Caput mediale: Epicondylus medialis femoris
• Caput laterale: Epicondylus lateralis femoris
A: über die Achillessehne am Tuber calcanei
I: N. tibialis (S1–S2)
F: • Flexion des Kniegelenks
• Plantarflexion des oberen und Inversion des unteren Sprunggelenks

2+3 **Bursae subtendineae m. gastrocnemii medialis und lateralis**
Die Bursae subtendineae m. gastrocnemii medialis und lateralis befinden sich jeweils zwischen den Ursprungssehnen und dem jeweiligen Condylus im Bereich des distalen Femur.

Know-how: Für welches Rückenmarksegment ist die erste dargestellte Struktur ein Kennmuskel?

Antwort: S1

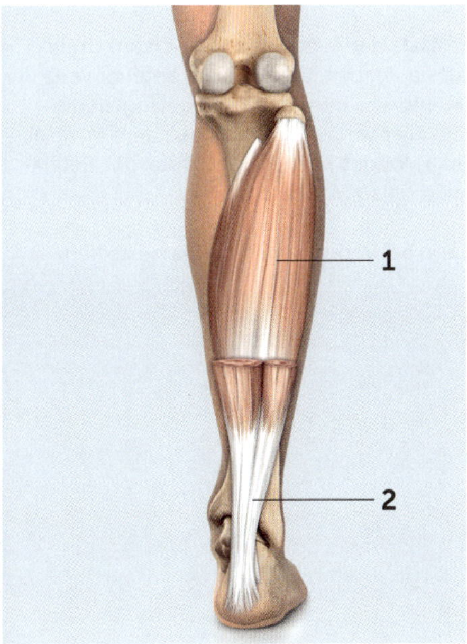

1 **M. soleus**
U: Dorsalseite des Caput und Collum fibulae; über den Arcus tendineus von der Dorsalseite der Tibia
A: über die Achillessehne am Tuber calcanei
I: N. tibialis (S1–S2)
F: Plantarflexion des oberen und Inversion des unteren Sprunggelenks

2 **Achillessehne**
Die Achillessehne (Tendo calcaneus) bildet die gemeinsame Endsehne des M. gastrocnemius und des M. soleus und inseriert am Tuber calcanei. Zwischen der proximalen Fläche des Calcaneus und der Achillessehne befindet sich die Bursa tendinis calcanea. In einigen Fällen befindet sich zusätzlich eine Bursa subcutanea subkutan dorsal der Achillessehneninsertion.

Know-how: Wie wird die erste dargestellte Struktur in Verbindung mit dem M. gastrocnemius auch genannt?

Antwort: M. triceps surae

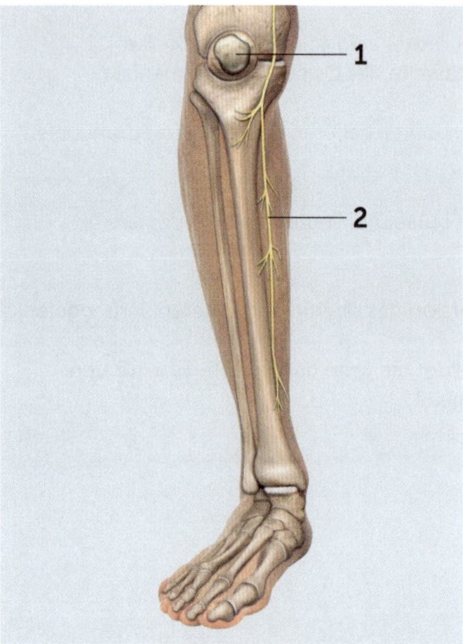

1 Bursa praepatellaris
Die Bursa praepatellaris befindet sich subkutan unmittelbar vor der Patella und kann unterschiedlich groß sein.

2 N. saphenus
Der N. saphenus bezieht seine Fasern aus den Segmenten L1–L4. Er zweigt sich dicht unter dem Leistenband als sensibler Ast aus dem N. femoralis ab. Der N. saphenus verläuft mit der A. und V. femoralis medial am Oberschenkel durch den Adduktorenkanal und verläuft unter dem M. sartorius zur Medialseite des Knies. Hier gibt er einen Ast zur Innervation der medialen Hautregion des Knies ab. Er folgt der V. saphena magna und versorgt sensibel die medialen Hautregionen am Unterschenkel und am Fuß.

Know-how: Durch welchen Vorgang kann die erste dargestellte Struktur leicht irritiert werden?

Antwort: Durch den OP-Zugang bei Knieoperationen

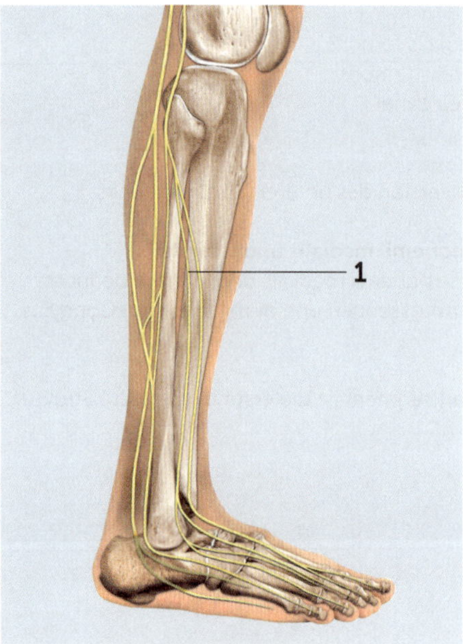

1 N. peroneus (fibularis) superficialis
Der N. peroneus erhält seine Nervenfasern aus den Segmenten L4–S3. Er ist Anteil des N. ischiadicus, der sich in variabler Höhe in den N. peroneus (fibularis) communis und den N. tibialis teilt. Der N. peroneus communis folgt dem medialen Rand des M. biceps femoris bis zum Caput fibulae und verläuft um das Collum fibulae zur Ventralseite des Unterschenkels. Er teilt sich in die Nn. peronei superficialis und profundus auf. Der N. peroneus superficialis verläuft zwischen dem M. peroneus longus und der Fibula nach distal zum Fußrücken und innerviert die Mm. peronei longus und brevis.

Know-how: Wodurch kommt es häufig zu Schädigungen der dargestellten Struktur?

Antwort: Lagerungsschaden (OP, Intensivstation)

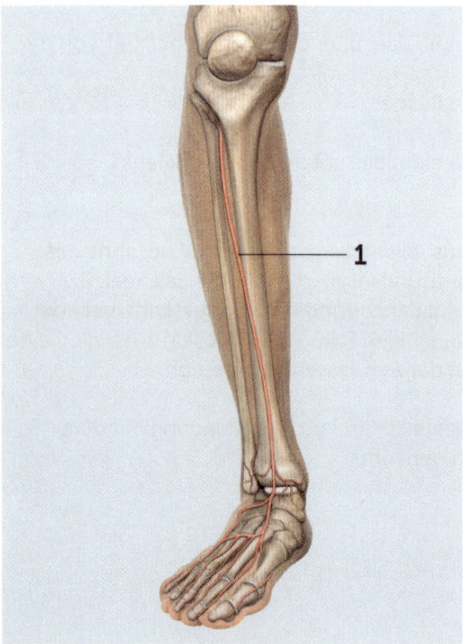

1 A. tibialis anterior
Die A. tibialis anterior bildet den Fortsatz der A. poplitea, die sich am Unterrand des M. popliteus in ihre Endäste aufgabelt. Die A. tibialis anterior verläuft weit kranial von dorsal durch die Membrana interossea und gelangt in die Extensorenloge des Unterschenkels. Hier verläuft sie zwischen dem M. tibialis anterior und dem M. extensor hallucis longus nach kaudal. Distal des Retinaculum musculorum extensorum wird sie zur A. dorsalis pedis.

Know-how: Welche Komplikation kann bei Verletzungen der dargestellten Struktur resultieren?

Antwort: Kompartmentsyndrom

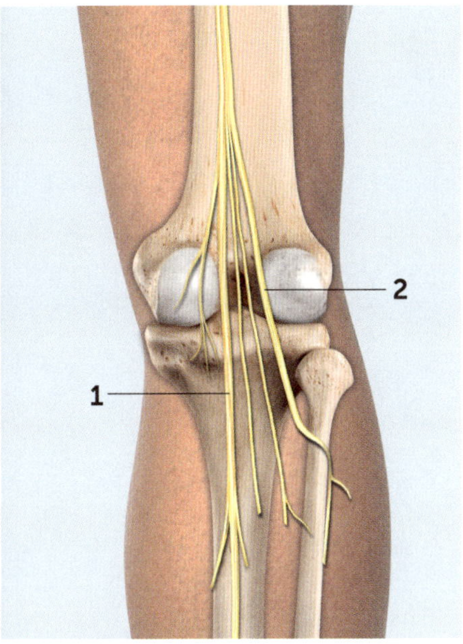

1 **N. tibialis**
Auch wenn sich der N. tibialis erst oberhalb der Fossa poplitea aus dem N. ischiadicus abspaltet, gibt er schon viel weiter proximal motorische Fasern in sein Versorgungsgebiet ab. Nach seiner Abspaltung verläuft der N. tibialis durch die Fossa poplitea, zieht unter dem Arcus tendineus hindurch und gelangt in die tiefe Flexorenloge des Unterschenkels. Hier verläuft er zusammen mit den Vasa tibialia posterior nach distal und zieht durch den Tarsaltunnel um den Malleolus medialis zur Plantarseite des Fußes. Auf Höhe des Malleolus teilt sich der N. tibialis in seine Endäste, die Nn. plantares medialis und lateralis auf.

2 **N. peroneus (fibularis) communis**
Der N. peroneus communis gibt ebenso wie der N. tibialis schon vor der Abspaltung aus dem N. ischiadicus motorische Fasern an seine zu versorgende Muskulatur ab. Nach der Teilung verläuft er zusammen mit dem medialen Anteil des M. biceps femoris zum Caput fibulae, zieht um dieses herum und gelangt auf die Vorderseite des Unterschenkels. Er zieht in den M. peroneus longus und teilt sich in die Nn. peronei profundus und superficialis.

Know-how: Wie kann es zu Irritationen der ersten dargestellten Struktur kommen?

Antwort: Kompartmentsyndrom, Tarsaltunnelsyndrom

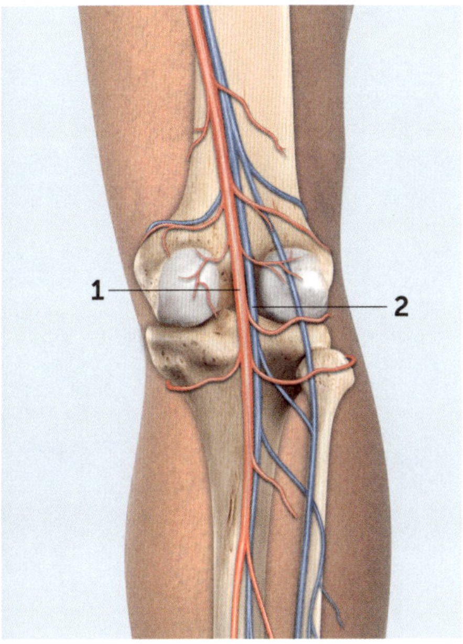

A. (1) und V. (2) poplitea
Die A. und V. poplitea bilden die direkte Fortsetzung der A. und V. femoralis. Sie verlaufen durch den Hiatus adductorius, ziehen als A. und V. poplitea auf die Dorsalseite des Oberschenkels und erreichen die Fossa poplitea. Sie verlaufen mittig durch die Fossa poplitea nach distal. Auf Höhe der distalen Begrenzung der Fossa poplitea teilt sich die A. poplitea in die Aa. tibiales anterior und posterior. Aus der V. poplitea spaltet sich die V. saphena ab, im distalen Bereich teilt sich die V. poplitea in die Vv. peroneae und Vv. tibiales posteriores auf.

Know-how: Welchen Hinweis gibt eine Druckempfindlichkeit der ersten dargestellten Struktur?

Antwort: Thrombose

Kapitel 8

Fuß und Zehen

Arbeitsteil

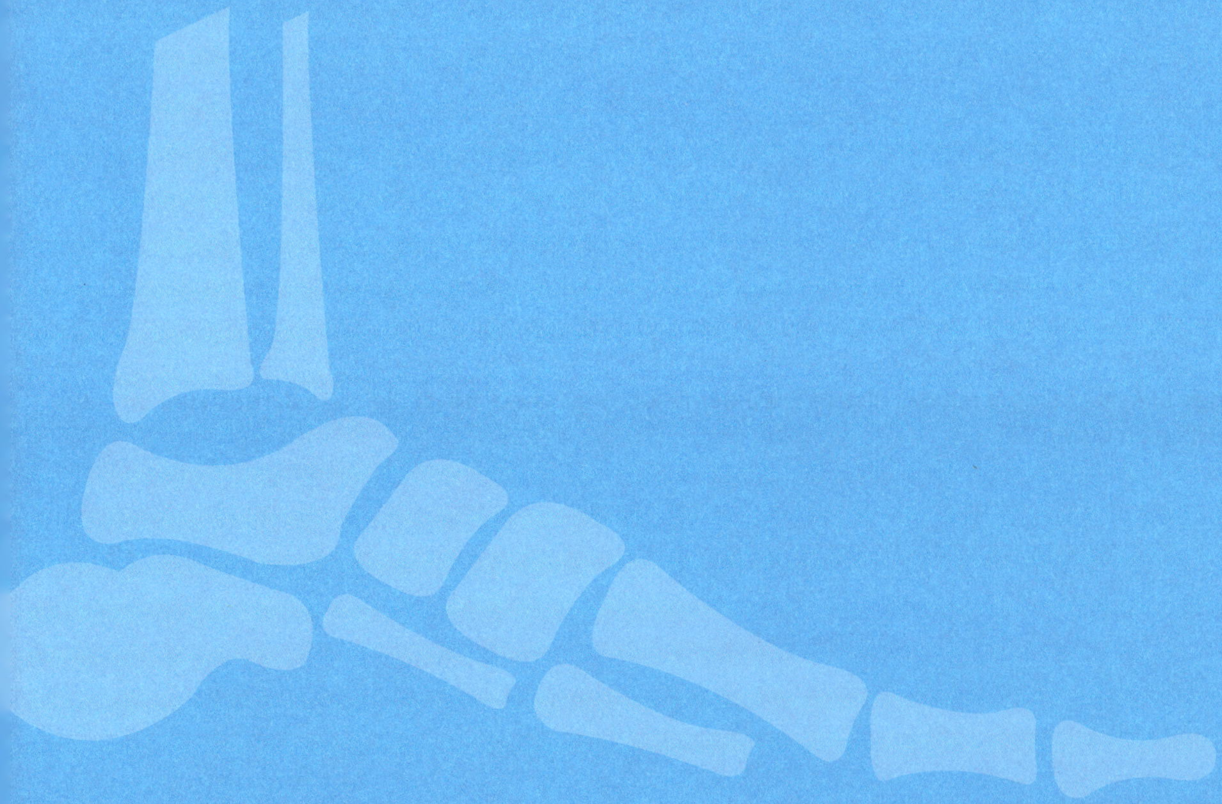

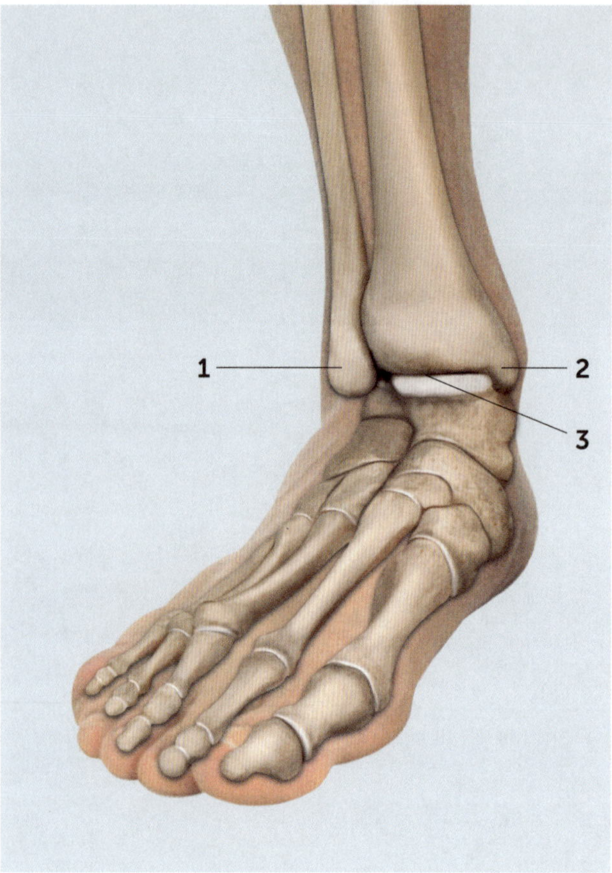

Benennen Sie die dargestellten Strukturen:

1 ....

2 ....

3 ....

KNOW-HOW

Wie wird die Fraktur genannt, bei der es zum Ausriss der ersten dargestellten Struktur kommt?

....

Beschreiben Sie die anatomischen Strukturen 1–3:

1: ....

2: ....

3: ....

TO-DO

Legen Sie einen Finger auf das distale Ende der Fibula. Als Erhebung ist die erste dargestellte Struktur deutlich zu tasten.

NOTIZEN

Antworten auf Seite 336

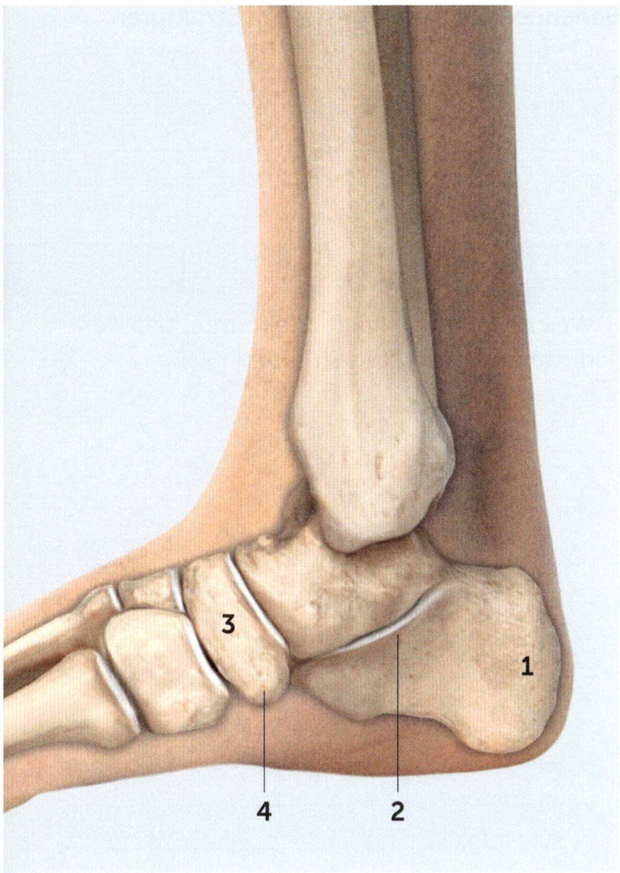

Benennen Sie die dargestellten Strukturen:

1 ....
2 ....
3 ....
4 ....

KNOW-HOW

Welcher Knochen bildet den höchsten Punkt der medialen Längswölbung des Fußes?

....

Beschreiben Sie die anatomischen Strukturen 1–4:

1: ....

2: ....

3: ....

4: ....

TO-DO

Legen Sie von medial kommend einen Finger auf den höchsten Punkt der medialen Längswölbung des Fußes. Hier ist die dritte dargestellte Struktur deutlich zu tasten.

NOTIZEN

Antworten auf Seite 336

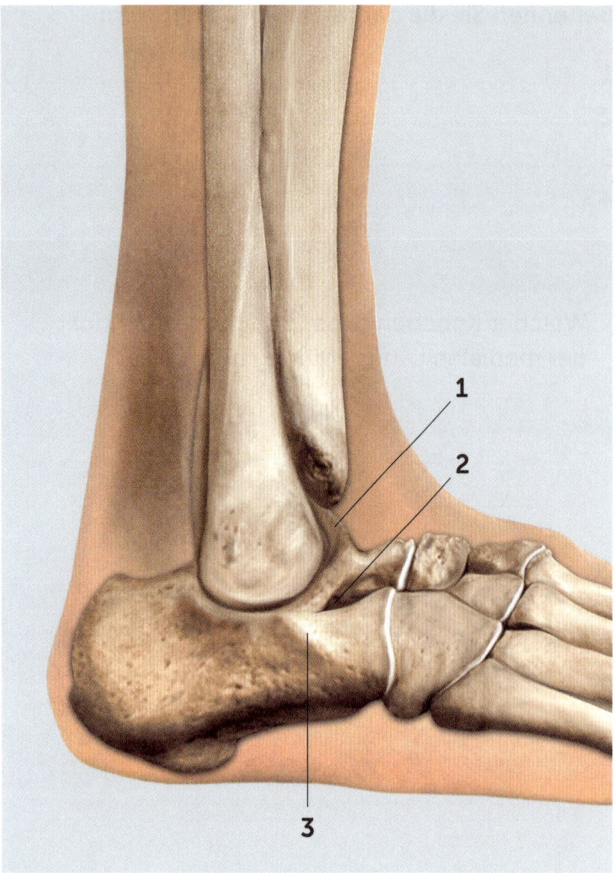

Benennen Sie die dargestellten Strukturen:

1 ……………………………………

2 ……………………………………

3 ……………………………………

KNOW-HOW

Welche Sehne verläuft direkt unterhalb der dritten dargestellten Struktur?

……………………………………

Beschreiben Sie die anatomischen Strukturen 1–3:

1: ……………………………………

2: ……………………………………

3: ……………………………………

TO-DO

Legen Sie von lateral kommend einen Finger ca. eineinhalb Fingerbreiten kaudal und leicht ventral des Malleolus lateralis auf den Calcaneus. Hier ist die dritte dargestellte Struktur zu tasten.

NOTIZEN

Antworten auf Seite 336

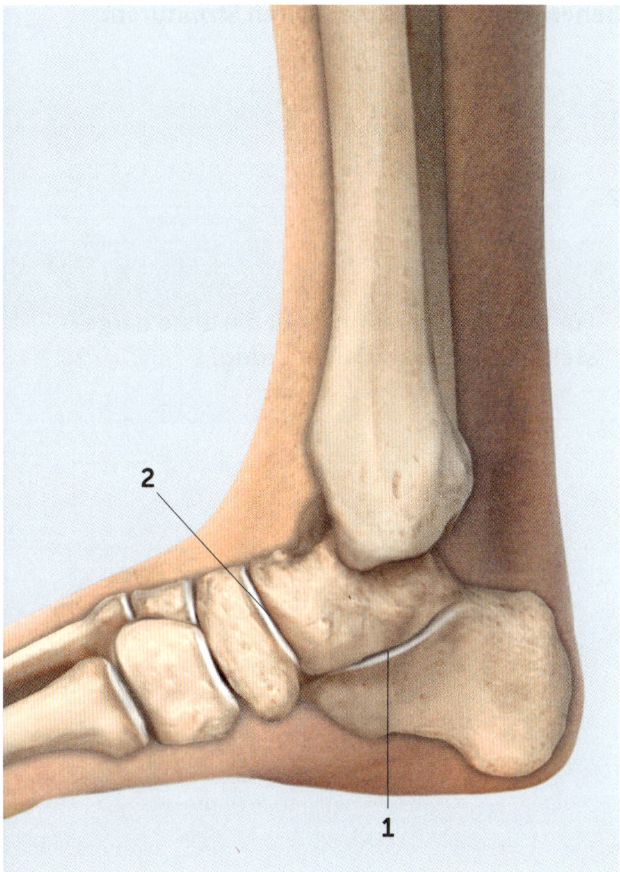

Benennen Sie die dargestellten Strukturen:

1 ....

2 ....

KNOW-HOW

Wie kann es zu unklaren Schmerzen im Bereich der ersten dargestellten Struktur kommen?

....

Beschreiben Sie die anatomischen Strukturen 1 und 2:

1: ....

2: ....

TO-DO

Legen Sie einen Finger kaudal des Malleolus medialis an. Unter Eversions- und Inversionsbewegungen ist hier die erste dargestellte Struktur zu tasten.

NOTIZEN

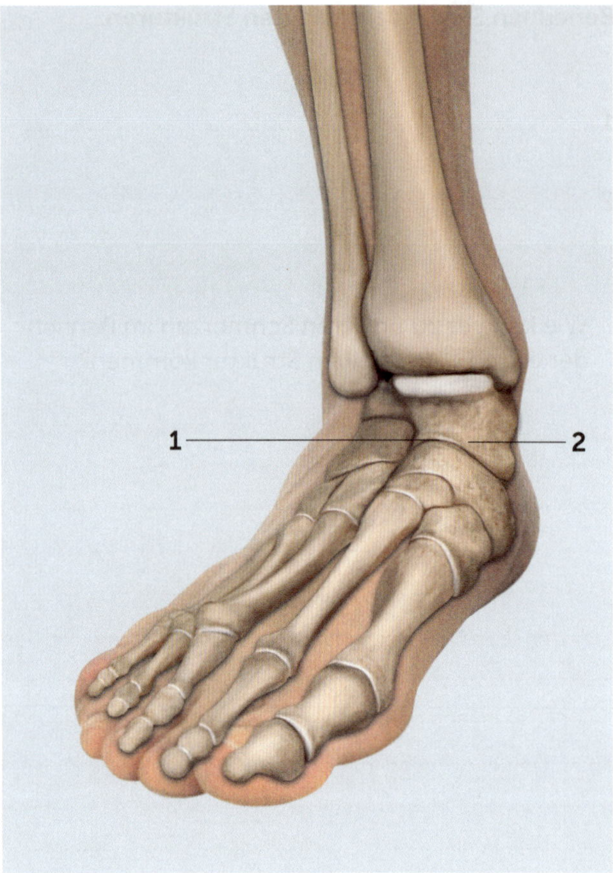

Benennen Sie die dargestellten Strukturen:

1 ....

2 ....

KNOW-HOW

Für welche Operation dient die erste dargestellte Struktur als Orientierung?

....

Beschreiben Sie die anatomischen Strukturen 1 und 2:

1: ....

2: ....

TO-DO

Legen Sie von medial einen Finger ca. fingerbreit distoventral des Malleolus medialis an. Hier ist die erste dargestellte Struktur zu tasten.

NOTIZEN

Antworten auf Seite 337

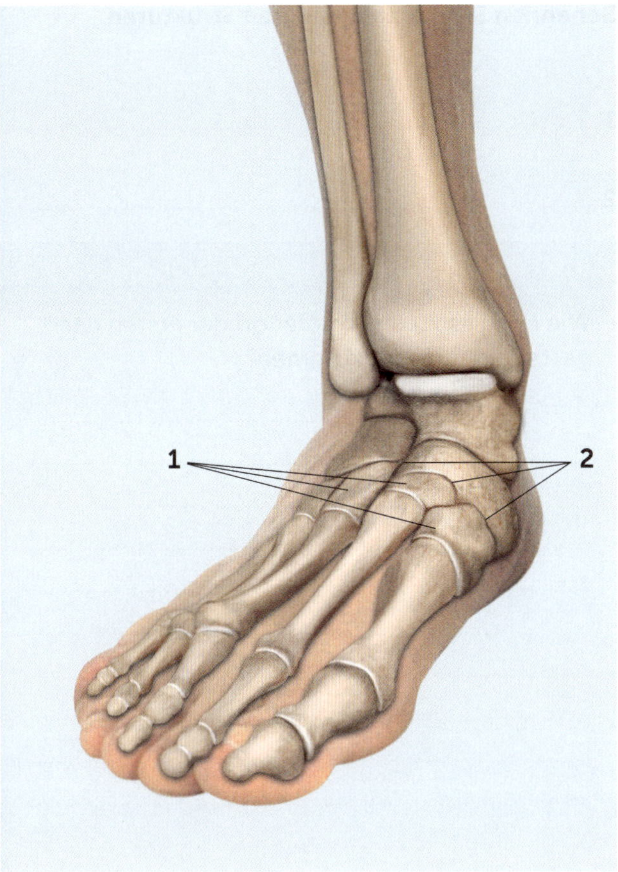

Benennen Sie die dargestellten Strukturen:

1 ....

2 ....

KNOW-HOW

Warum sind die ersten dargestellten Strukturen keilförmig angelegt?

....

Beschreiben Sie die anatomischen Strukturen 1 und 2:

1: ....

2: ....

TO-DO

Legen Sie einen Finger auf die Tuberositas ossis navicularis. Nach distal ist die am weitesten medial gelegene der ersten dargestellten Strukturen zu tasten.

NOTIZEN

Antworten auf Seite 337

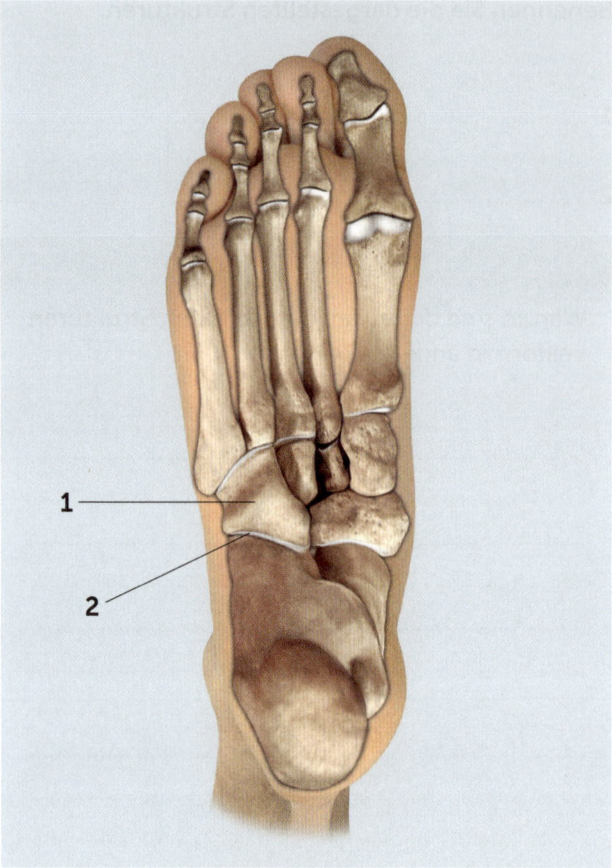

Benennen Sie die dargestellten Strukturen:

1 ....

2 ....

KNOW-HOW

Wie kann es zu einer Rotation der ersten dargestellten Struktur kommen?

....

Beschreiben Sie die anatomischen Strukturen 1 und 2:

1: ....

2: ....

TO-DO

Legen Sie einen Finger auf die prominente Tuberositas ossis metatarsi V.
Nach proximal ist die erste dargestellte Struktur zu tasten.

NOTIZEN

Antworten auf Seite 338

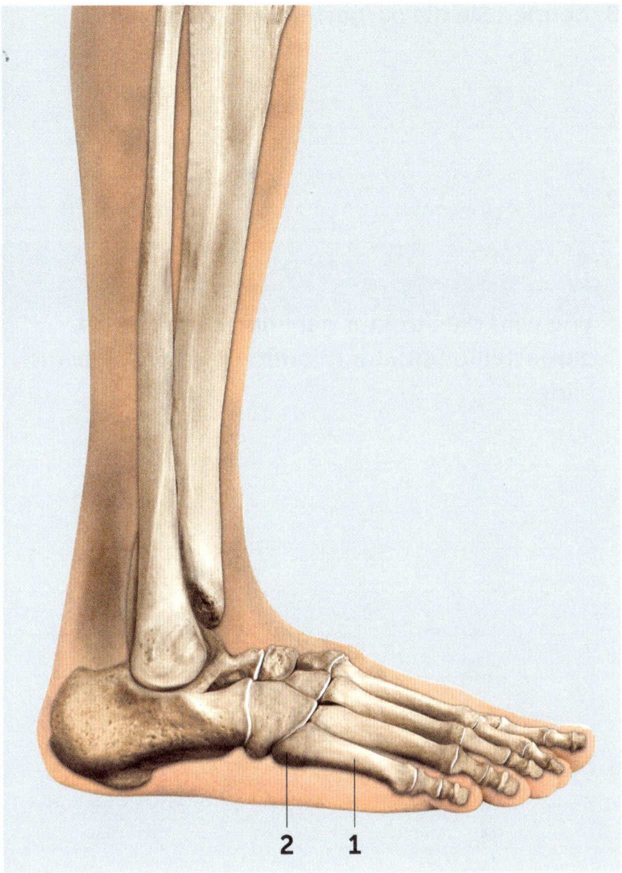

Benennen Sie die dargestellten Strukturen:

1 ....

2 ....

KNOW-HOW

Wie wird eine Fraktur der zweiten dargestellten Struktur durch eine lang anhaltende Belastung genannt?

....

Beschreiben Sie die anatomischen Strukturen 1 und 2:

1: ....

2: ....

TO-DO

Legen Sie einen Finger von lateral auf den prominentesten Knochenvorsprung des Fußaußenrandes. Hier ist die zweite dargestellte Struktur zu tasten.

NOTIZEN

Antworten auf Seite 338

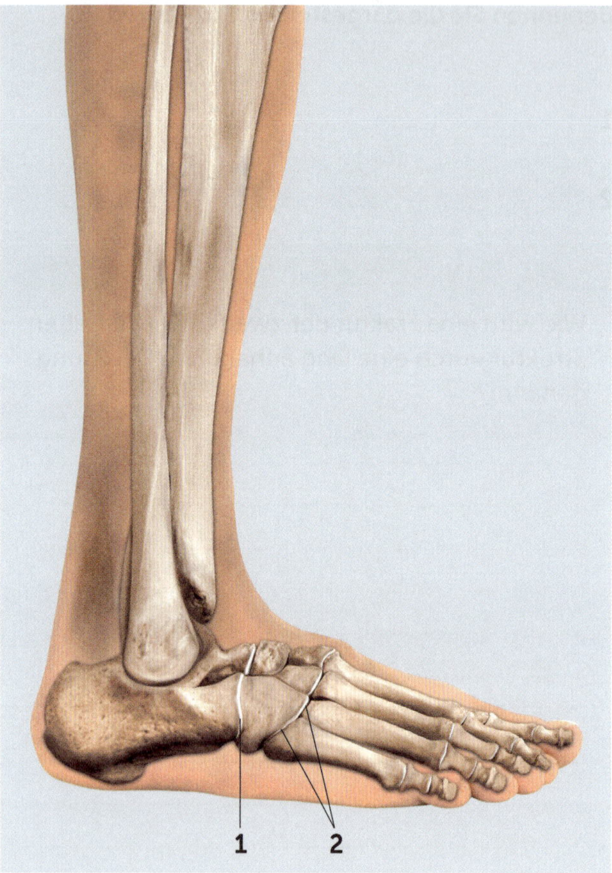

Benennen Sie die dargestellten Strukturen:

1 ....

2 ....

KNOW-HOW

Wie wird die Struktur genannt, die die erste dargestellte Struktur mit der Art. talonavicularis bildet?

....

Beschreiben Sie die anatomischen Strukturen 1 und 2:

1: ....

2: ....

TO-DO

Legen Sie einen Finger auf die prominente Tuberositas ossis metatarsi V. Nach proximal palpieren Sie zuerst das Os cuboideum und weiter nach proximal die erste dargestellte Struktur.

NOTIZEN

Antworten auf Seite 338

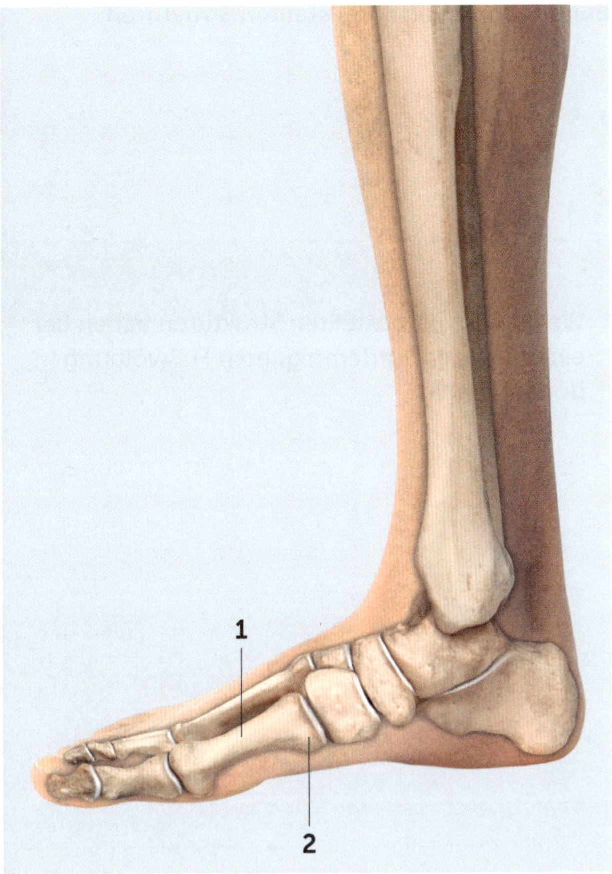

Benennen Sie die dargestellten Strukturen:

1 ....

2 ....

KNOW-HOW

Bei welcher Erkrankung weicht die erste dargestellte Struktur nach medial ab?

....

Beschreiben Sie die anatomischen Strukturen 1 und 2:

1: ....

2: ....

TO-DO

Legen Sie einen Finger von medial auf den höchsten Punkt der medialen Fußwölbung. Nach distal palpieren Sie zuerst das Os cuneiforme mediale und weiter nach distal die zweite und erste dargestellte Struktur.

NOTIZEN

Antworten auf Seite 339

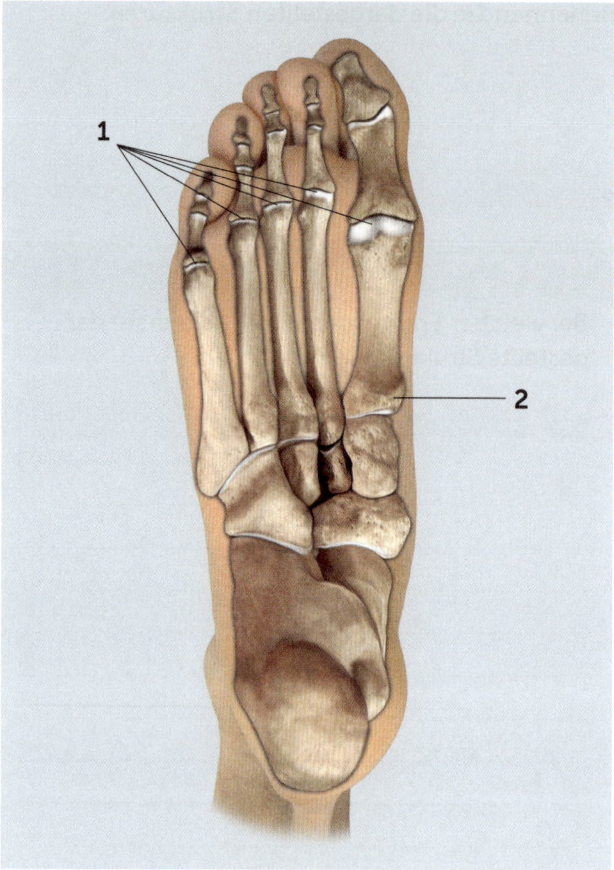

Benennen Sie die dargestellten Strukturen:

1 ....

2 ....

KNOW-HOW

Welche der dargestellten Strukturen haben bei einer intakten vorderen queren Fußwölbung Bodenkontakt?

....

Beschreiben Sie die anatomischen Strukturen 1 und 2:

1: ....

2: ....

TO-DO

Legen Sie einen Finger von kaudal auf den Großzehenballen. Bei Extension des Hallux ist die erste dargestellte Struktur deutlich zu tasten.

NOTIZEN

Antworten auf Seite 339

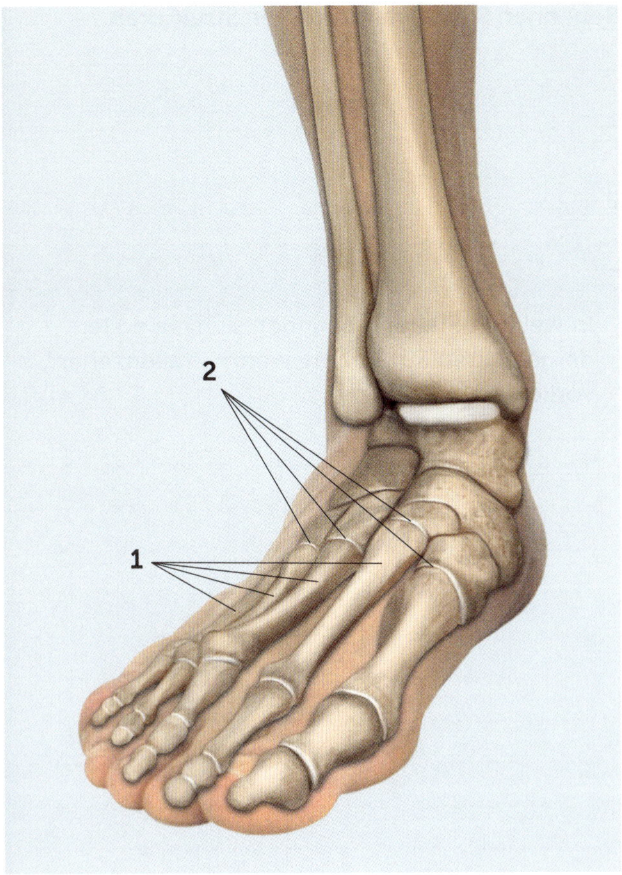

Benennen Sie die dargestellten Strukturen:

1 ....

2 ....

KNOW-HOW

Wie werden Ermüdungsfrakturen der ersten dargestellten Strukturen genannt?

....

....

....

....

....

....

....

....

....

....

....

Beschreiben Sie die anatomischen Strukturen 1 und 2:

1: ....

....

....

....

....

2: ....

....

....

....

....

TO-DO

Legen Sie einen Finger leicht proximal der Zehengrundgelenke auf den Fußrücken. Nach proximal palpieren Sie die dargestellten Strukturen.

NOTIZEN

Antworten auf Seite 339

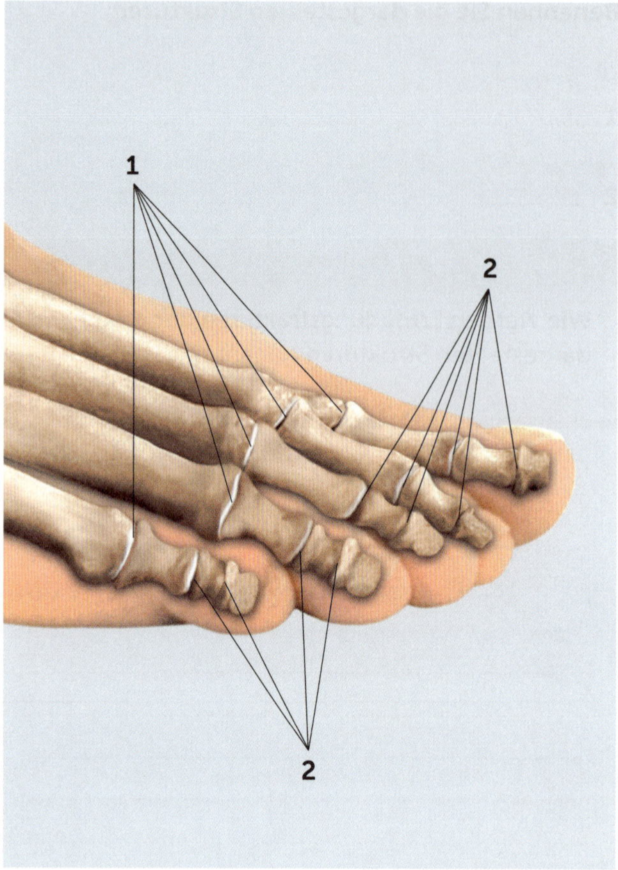

Benennen Sie die dargestellten Strukturen:

1 ....

2 ....

KNOW-HOW

In welcher Stellung befinden sich die ersten dargestellten Strukturen, wenn „Krallenzehen" vorliegen?

....

Beschreiben Sie die anatomischen Strukturen 1 und 2:

1: ....

2: ....

TO-DO

Nehmen Sie ein Os metatarsi zwischen Daumen und Zeigefinger. Palpieren Sie den Knochen nach distal, so gelangen Sie zu den ersten dargestellten Strukturen.

NOTIZEN

Antworten auf Seite 340

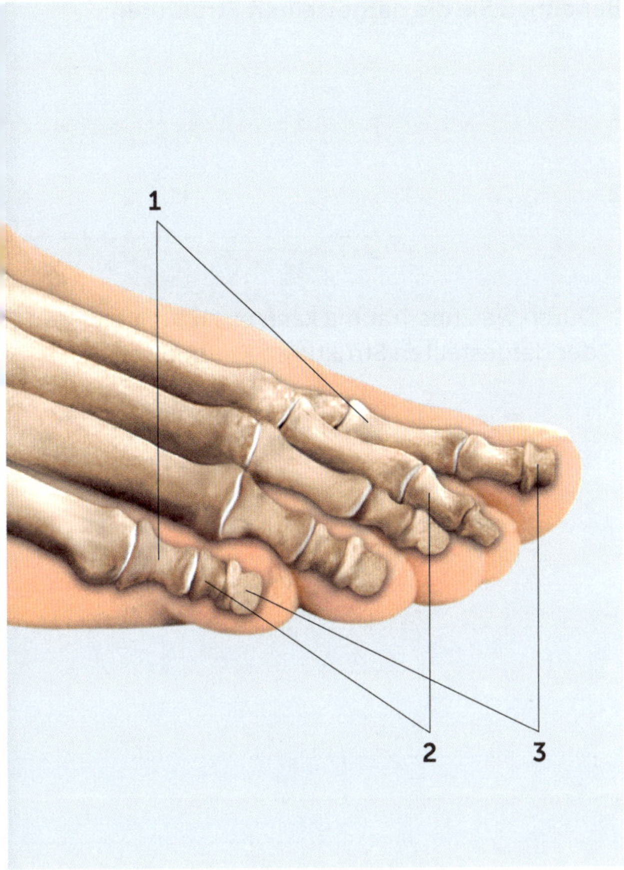

Benennen Sie die dargestellten Strukturen:

1 ....

2 ....

3 ....

KNOW-HOW

Welcher Zeh hat nur zwei Phalangen?

....

Beschreiben Sie die anatomischen Strukturen 1–3:

1: ....

2: ....

3: ....

TO-DO

Nehmen Sie die Grundphalanx von D II zwischen Daumen und Zeigefinger. Palpieren Sie den Knochen nach distal, so gelangen Sie über die Art. interphalangealis proximalis zur zweiten dargestellten Struktur.

NOTIZEN

Antworten auf Seite 340

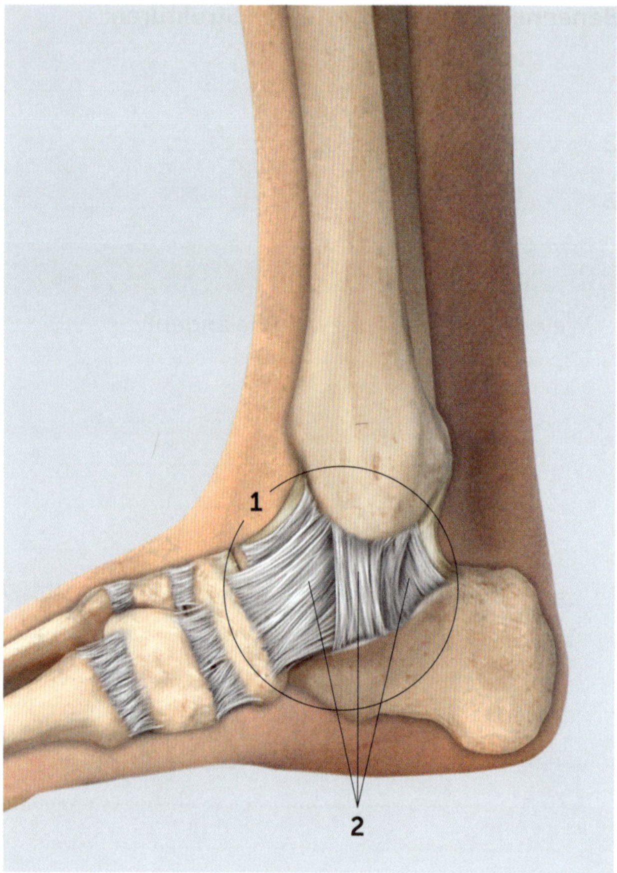

Benennen Sie die dargestellten Strukturen:

1 ....

2 ....

KNOW-HOW

Durch welches Trauma kann es zu Verletzungen der dargestellten Strukturen kommen?

....

Beschreiben Sie die anatomischen Strukturen 1 und 2:

1: ....

2: ....

TO-DO

Legen Sie einen Finger unterhalb des Malleolus medialis an. Die dargestellten Strukturen sind am deutlichsten quer zu ihrem Verlauf zu palpieren.

NOTIZEN

Antworten auf Seite 340

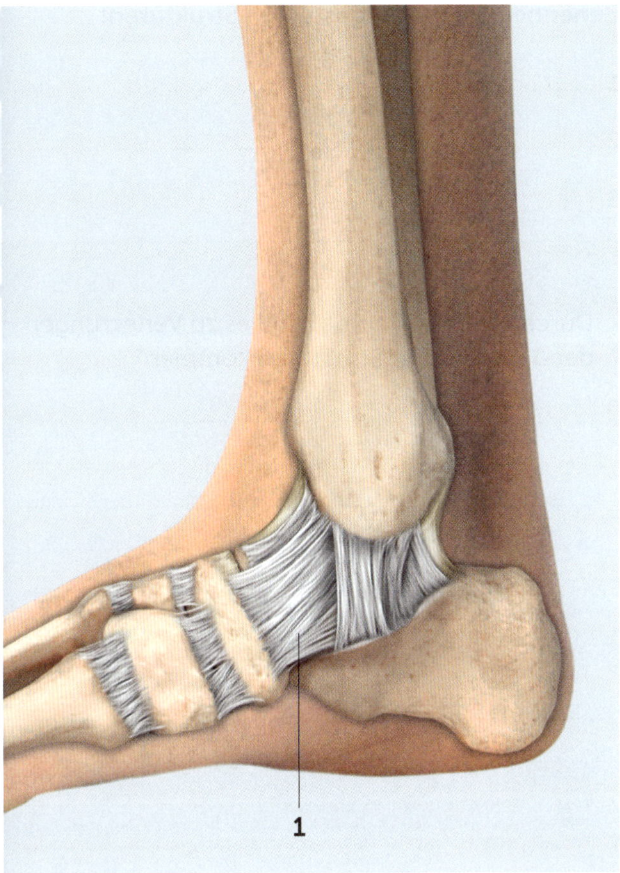

Benennen Sie die dargestellte Struktur:

1 ....

KNOW-HOW

Welche Fußform kann bei einer Insuffizienz der dargestellten Struktur resultieren?

....

Beschreiben Sie die anatomische Struktur:

1: ....

TO-DO

Legen Sie einen Finger ventral des Sustentaculum tali an. Zum Os naviculare hin ist die dargestellte Struktur zu tasten.

NOTIZEN

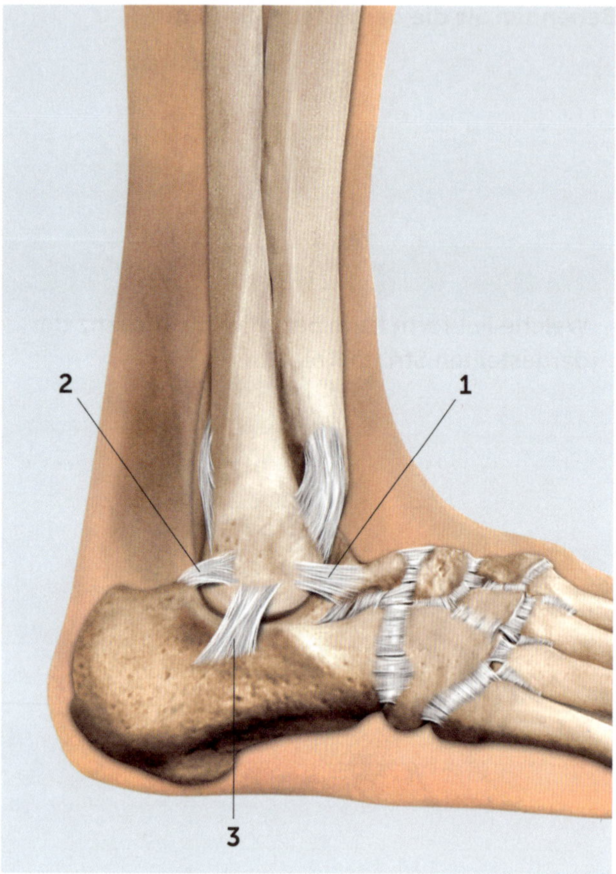

Benennen Sie die dargestellten Strukturen:

1 ....

2 ....

3 ....

KNOW-HOW

Durch welches Trauma kann es zu Verletzungen der dargestellten Strukturen kommen?

....

Beschreiben Sie die anatomischen Strukturen 1–3:

1: ....

2: ....

3: ....

TO-DO

Legen Sie einen Finger kaudal des Malleolus lateralis an. Die dritte dargestellte Struktur ist deutlich quer zu ihrem Verlauf zu palpieren.

NOTIZEN

Antworten auf Seite 341

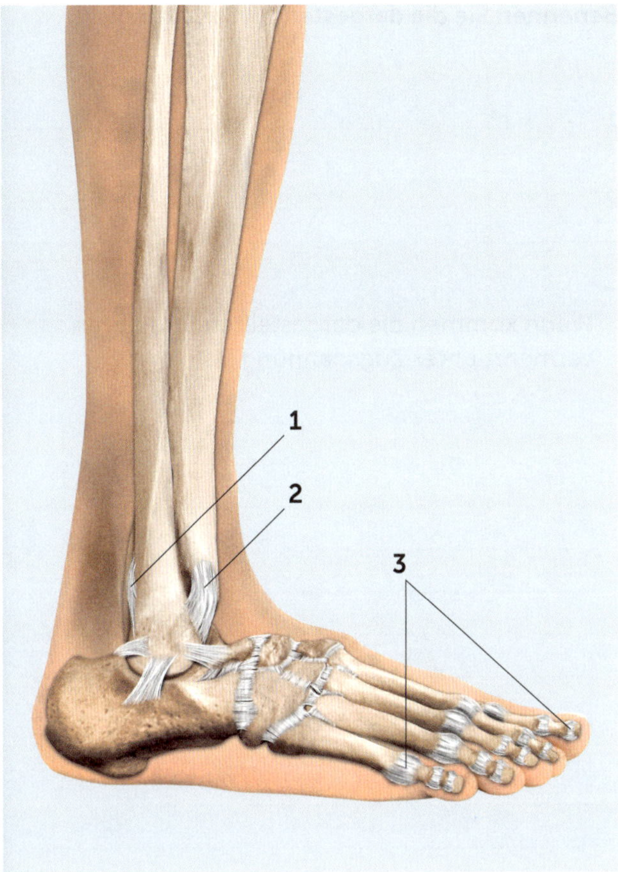

Benennen Sie die dargestellten Strukturen:

1 ....

2 ....

3 ....

KNOW-HOW

Wie kann es leicht zur Mitverletzung der ersten dargestellten Struktur kommen?

....

Beschreiben Sie die anatomischen Strukturen 1–3:

1: ....

2: ....

3: ....

TO-DO

Legen Sie einen Finger ventral oder dorsal an den Rand des Malleolus lateralis. Die erste und zweite dargestellte Struktur sind deutlich quer zu ihrem Verlauf zu palpieren.

NOTIZEN

Antworten auf Seite 341

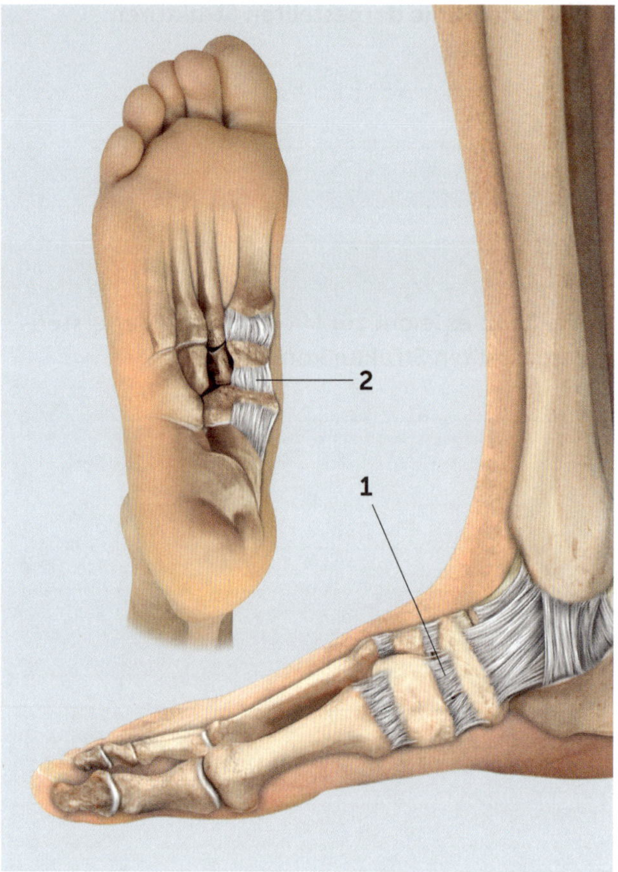

Benennen Sie die dargestellten Strukturen:

1 ....

2 ....

KNOW-HOW

Wann kommen die dargestellten Strukturen vermehrt unter Zugspannung?

....

Beschreiben Sie die anatomischen Strukturen 1 und 2:

1: ....

2: ....

TO-DO

Legen Sie einen Finger von plantar an den höchsten Punkt der medialen Fußwölbung. Die zweite dargestellte Struktur ist nach distal zu palpieren.

NOTIZEN

Antworten auf Seite 342

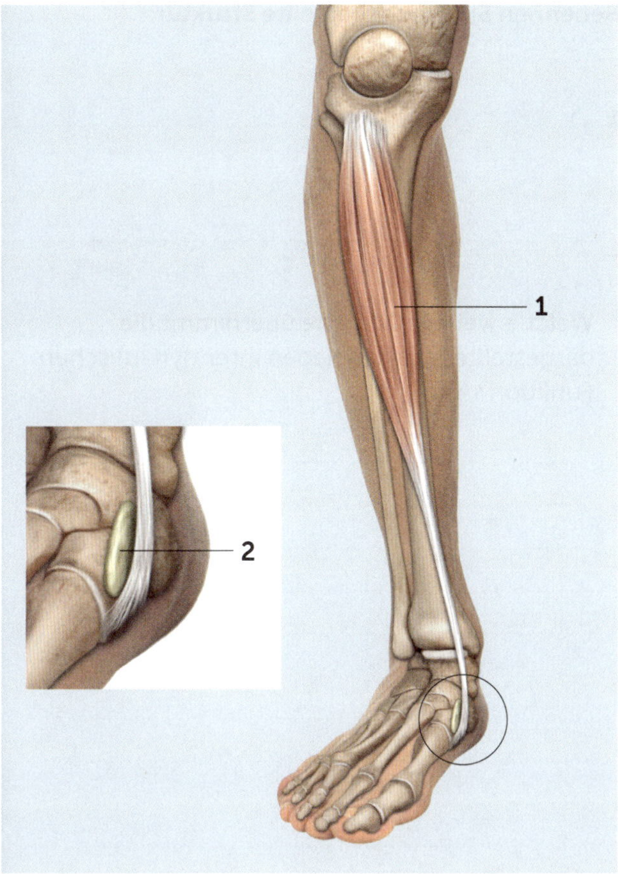

Benennen Sie die dargestellten Strukturen:

1 ....

2 ....

KNOW-HOW

Welche Problematik kann auftreten, wenn es zu einer Verletzung der ersten dargestellten Struktur und ihrer Gefäße kommt?

....

Beschreiben Sie die anatomischen Strukturen 1 und 2:

1: Musculus ....

U: ....

A: ....

I: ....

F: ....

2: ....

TO-DO

Legen Sie einen Finger lateral der vorderen Tibiakante auf den Unterschenkel und ziehen Sie den Fuß in die Dorsalextension. Die erste dargestellte Struktur ist deutlich quer zu ihrem Verlauf zu palpieren.

NOTIZEN

Antworten auf Seite 342

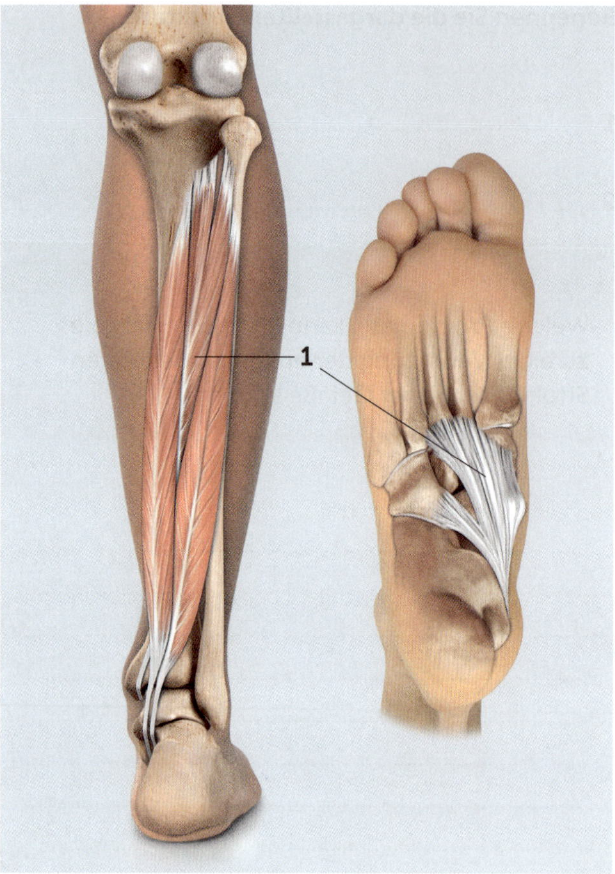

Benennen Sie die dargestellte Struktur:

1 ....

KNOW-HOW

Welche weitere Aufgabe übernimmt die dargestellte Struktur neben ihrer dynamischen Funktion?

....

....

....

....

....

....

....

....

....

....

Beschreiben Sie die anatomische Struktur:

1: Musculus ....

U: ....

....

A: ....

....

I: ....

....

F: ....

Mit dargestellt sind die „tiefen Flexoren" M. flexor digitorum longus und M. flexor hallucis longus.

TO-DO

Legen Sie einen Finger kaudal und leicht dorsal an den Malleolus medialis. Hier ist die Sehne der dargestellten Struktur deutlich quer zu ihrem Verlauf bis zu ihrem Ansatz zu palpieren.

NOTIZEN

Antworten auf Seite 342

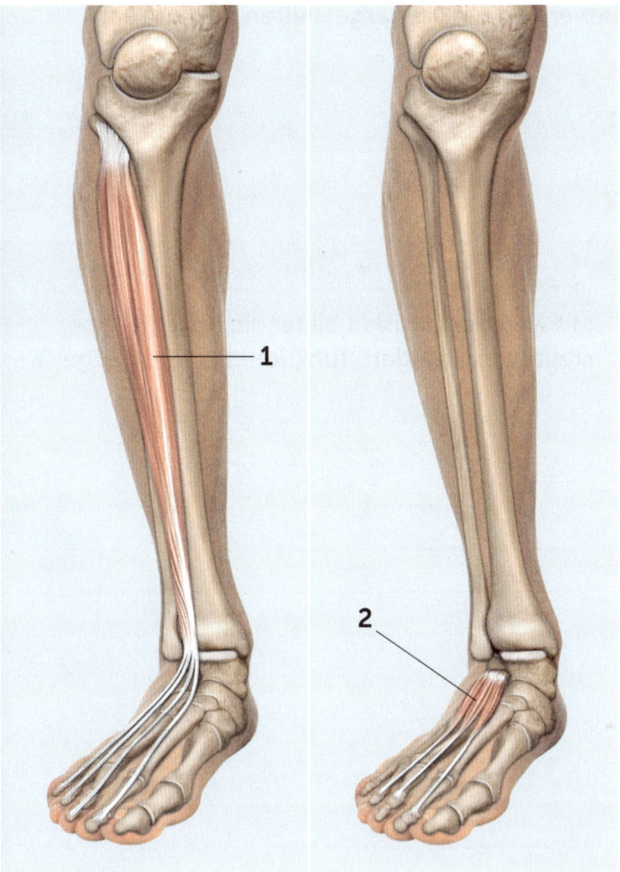

Benennen Sie die dargestellten Strukturen:

1 ....

2 ....

KNOW-HOW

Die erste dargestellte Struktur weist gelegentlich eine fünfte Sehne auf, wie wird dieser Anteil genannt?

....

Beschreiben Sie die anatomischen Strukturen 1 und 2:

1: Musculus ....
U: ....
A: ....
I: ....
F: ....
2: Musculus ....
U: ....
A: ....
I: ....
F: ....

TO-DO

Legen Sie einen Finger medial des Os cuboideum auf den proximalen Fußrücken. Die zweite dargestellte Struktur ist deutlich zu palpieren, besonders wenn der Proband die Zehen extendiert.

NOTIZEN

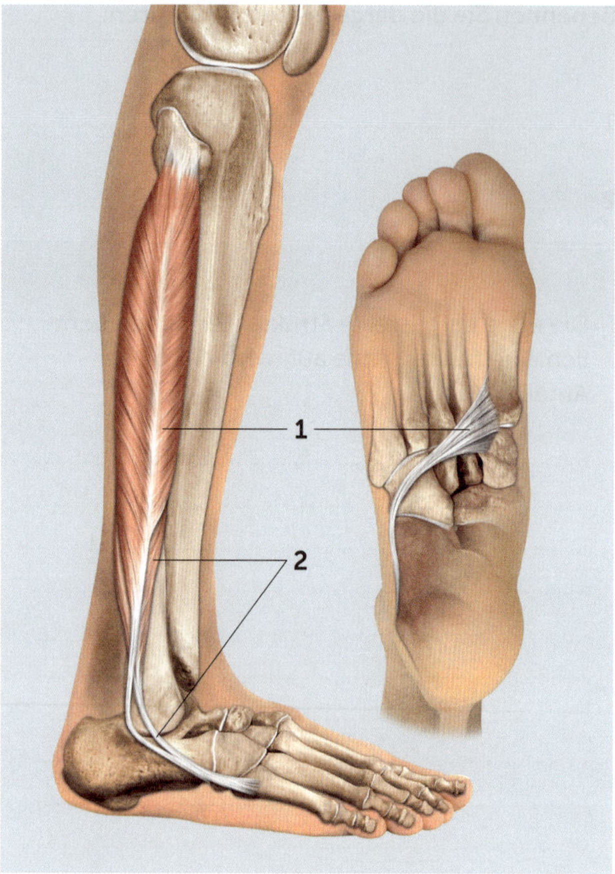

Benennen Sie die dargestellten Strukturen:

1 ....

2 ....

KNOW-HOW

Mit welchem Muskel bildet die erste dargestellte Struktur den „funktionellen Steigbügel"?

....

Beschreiben Sie die anatomischen Strukturen 1 und 2:

1: Musculus ....

U: ....

A: ....

I: ....

F: ....

2: Musculus ....

U: ....

A: ....

I: ....

F: ....

TO-DO

Legen Sie einen Finger von laterodorsal oberhalb des Malleolus lateralis an den Unterschenkel. Die distalen Anteile und die Sehnen der dargestellten Strukturen sind quer zu ihrem Verlauf zu palpieren.

NOTIZEN

Antworten auf Seite 343

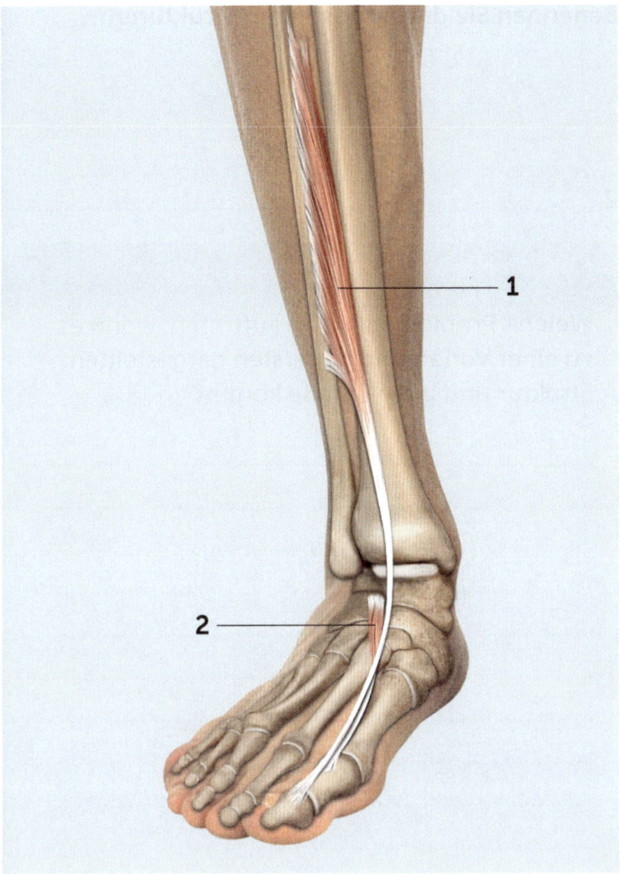

Benennen Sie die dargestellten Strukturen:

1 ....

2 ....

KNOW-HOW

Für welches Rückenmarksegment ist die erste dargestellte Struktur ein Kennmuskel?

....

Beschreiben Sie die anatomischen Strukturen 1 und 2:

1: Musculus ....
U: ....
A: ....
I: ....
F: ....

2: Musculus ....
U: ....
A: ....
I: ....
F: ....

TO-DO

Legen Sie einen Finger im Bereich der Malleolen zwischen die Sehnen des M. tibialis anterior und M. digitorum longus und ziehen Sie den Hallux in die Extension. Die Sehne der ersten dargestellten Struktur ist quer zu ihrem Verlauf zu palpieren.

NOTIZEN

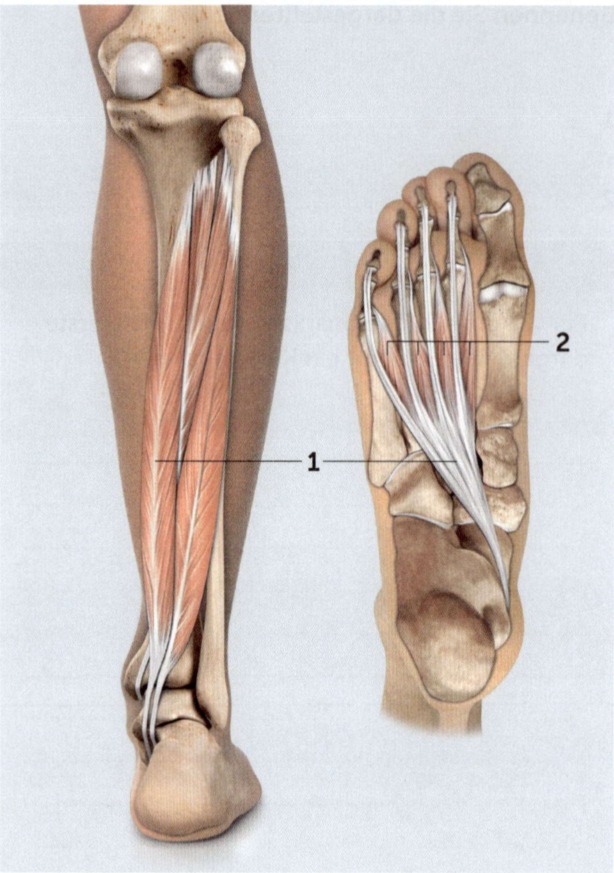

Benennen Sie die dargestellten Strukturen:

1 ....

2 ....

KNOW-HOW

Welche Problematik kann auftreten, wenn es zu einer Verletzung der ersten dargestellten Struktur und ihrer Gefäße kommt?

....

....

....

....

....

....

....

....

....

....

Beschreiben Sie die anatomischen Strukturen 1 und 2:

1: Musculus ....

U: ....

A: ....

I: ....

F: ....

2: Musculi ....

U: ....

A: ....

I: ....

F: ....

Mit dargestellt sind die „tiefen Flexoren" M. tibialis posterior und M. flexor hallucis longus.

TO-DO

Legen Sie einen Finger kaudodorsal an den Malleolus medialis an. Hier ist die Sehne der ersten dargestellten Struktur quer zu ihrem Verlauf zu palpieren.

NOTIZEN

Antworten auf Seite 344

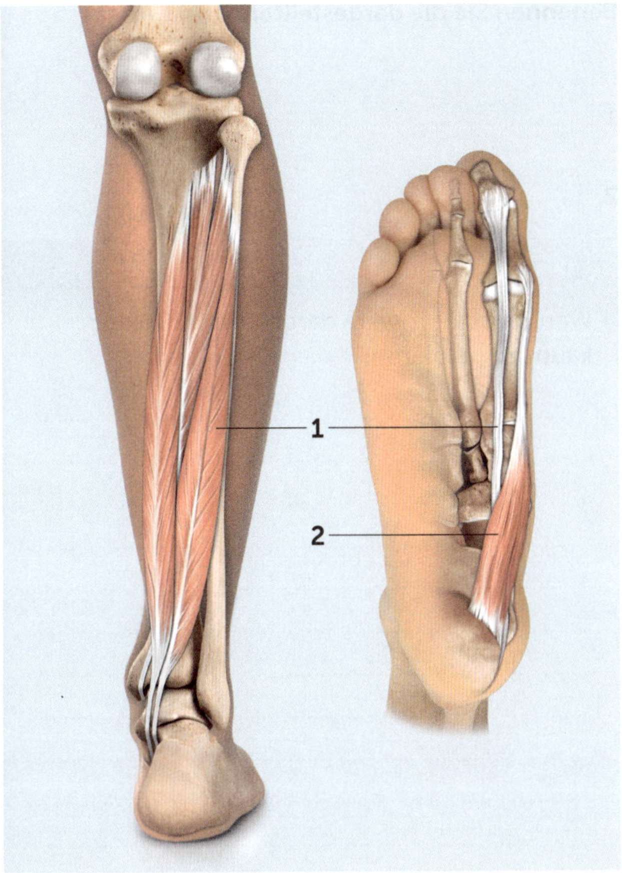

Benennen Sie die dargestellten Strukturen:

1 ....

2 ....

KNOW-HOW

Welche weitere Aufgabe übernimmt die zweite dargestellte Struktur neben ihrer dynamischen Funktion?

....

....

....

....

....

....

....

....

....

....

Beschreiben Sie die anatomischen Strukturen 1 und 2:

1: Musculus ....

U: ....

A: ....

I: ....

F: ....

2: Musculus ....

U: ....

A: ....

I: ....

F: ....

Mit dargestellt sind die „tiefen Flexoren" M. flexor digitorum longus und M.tibialis posterior.

TO-DO

Legen Sie einen Finger medioplantar an den vorderen Rand des Calcaneus an. Hier ist die zweite dargestellte Struktur zu palpieren.

NOTIZEN

Antworten auf Seite 344

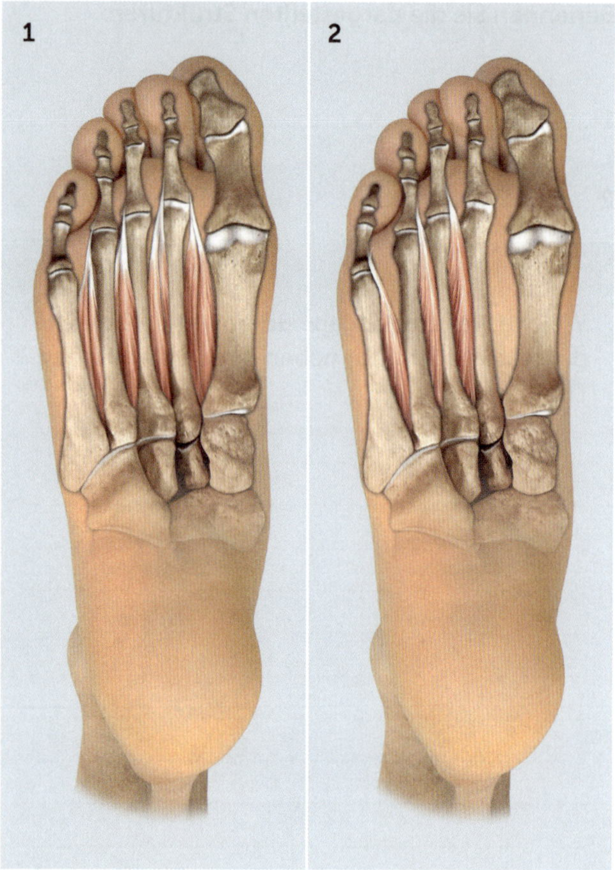

Benennen Sie die dargestellten Strukturen:

1 ....

2 ....

KNOW-HOW

Warum ist die zweite dargestellte Struktur kaum zu palpieren?

....

Beschreiben Sie die anatomischen Strukturen 1 und 2:

1: Musculi ....
U: ....
A: ....
I: ....
F: ....
2: Musculi ....
U: ....
A: ....
I: ....
F: ....

TO-DO

Legen Sie einen Finger zwischen zwei Ossa metatarsi auf den Fußrücken. Die ersten dargestellten Strukturen sind in der Tiefe zu palpieren.

NOTIZEN

Antworten auf Seite 344

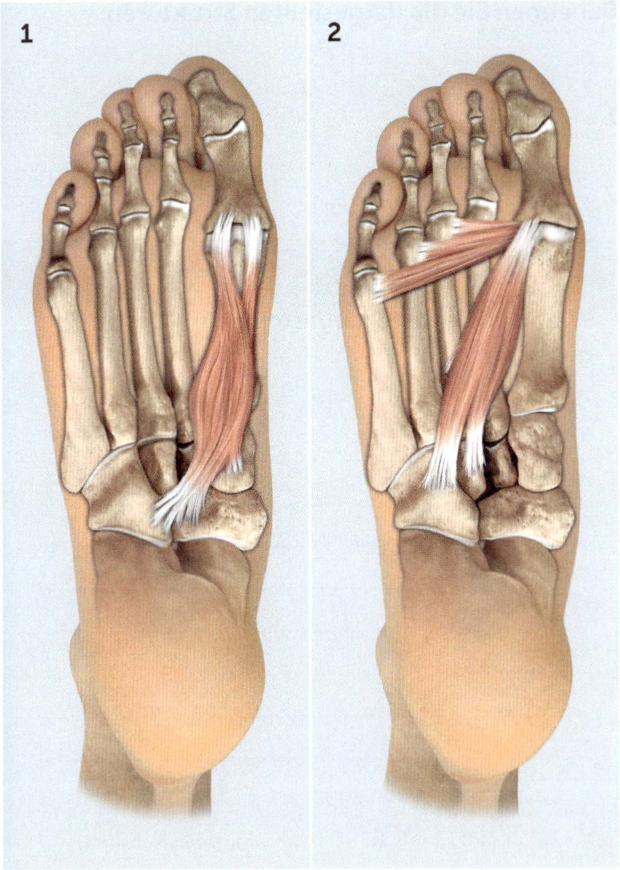

Benennen Sie die dargestellten Strukturen:

1 ....

2 ....

KNOW-HOW

Welche weitere Aufgabe übernimmt die zweite dargestellte Struktur neben ihrer dynamischen Funktion?

....

....

....

....

....

....

....

....

....

....

Beschreiben Sie die anatomischen Strukturen 1 und 2:

1: Musculus ....

U: ....

A: ....

I: ....

F: ....

2: Musculus ....

U: ....

A: ....

I: ....

F: ....

TO-DO

Legen Sie einen Finger von plantar leicht proximal der Köpfchen der Ossa metatarsi auf die Fußsohle. Die zweite dargestellte Struktur (Caput transversum) ist quer zu ihrem Verlauf zu palpieren.

NOTIZEN

Antworten auf Seite 345

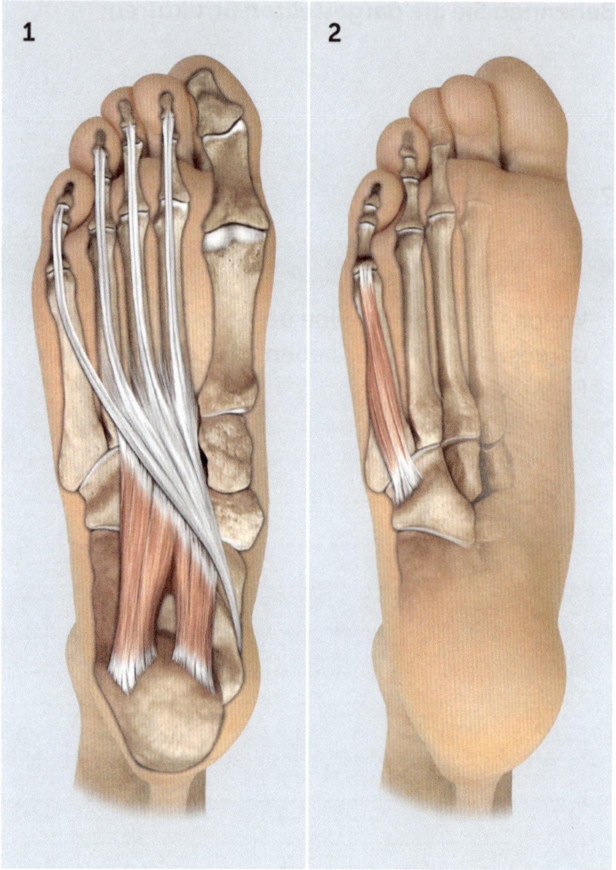

Benennen Sie die dargestellten Strukturen:

1 ....

2 ....

KNOW-HOW

Wie wird die erste dargestellte Struktur auch genannt?

....

Beschreiben Sie die anatomischen Strukturen 1 und 2:

1: Musculus ....
U: ....
A: ....
I: ....
F: ....
2: Musculus ....
U: ....
A: ....
I: ....
F: ....

TO-DO

Legen Sie einen Finger von plantar an den proximalen Anteil des Calcaneus. Hier ist der Ursprung der ersten dargestellten Strukturen besonders bei Zehenflexion in der Tiefe zu palpieren.

NOTIZEN

Antworten auf Seite 345

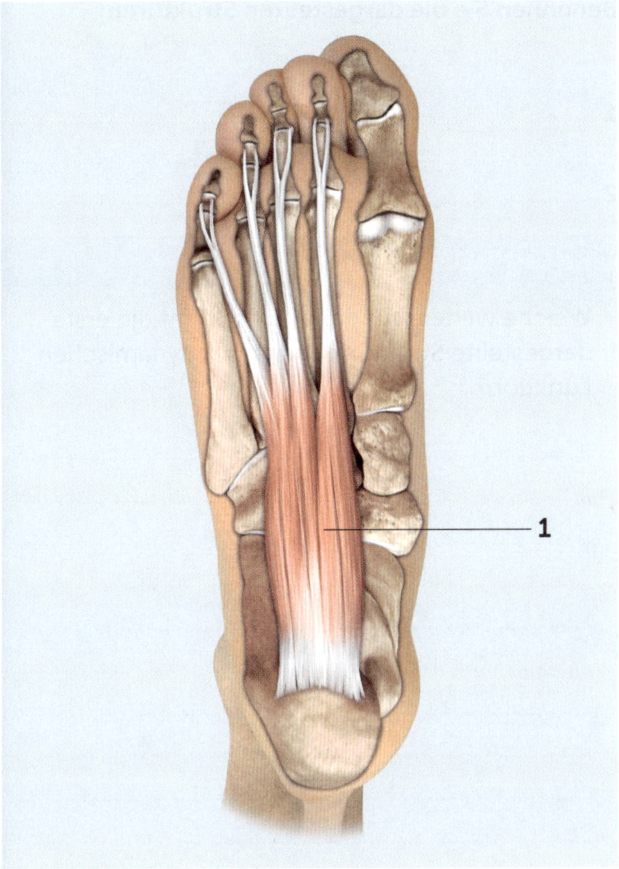

Benennen Sie die dargestellte Struktur:

1 ....

KNOW-HOW

Welche weitere Aufgabe übernimmt die dargestellte Struktur neben ihrer dynamischen Funktion?

....

....

....

....

....

....

....

....

....

....

Beschreiben Sie die anatomische Struktur:

1: Musculus ....

U: ....

....

A: ....

....

I: ....

....

F: ....

TO-DO

Legen Sie einen Finger von plantar leicht distal des Calcaneus an die Fußsohle. Hier ist der Muskelbauch der dargestellten Struktur in der Tiefe zu palpieren.

NOTIZEN

Antworten auf Seite 345

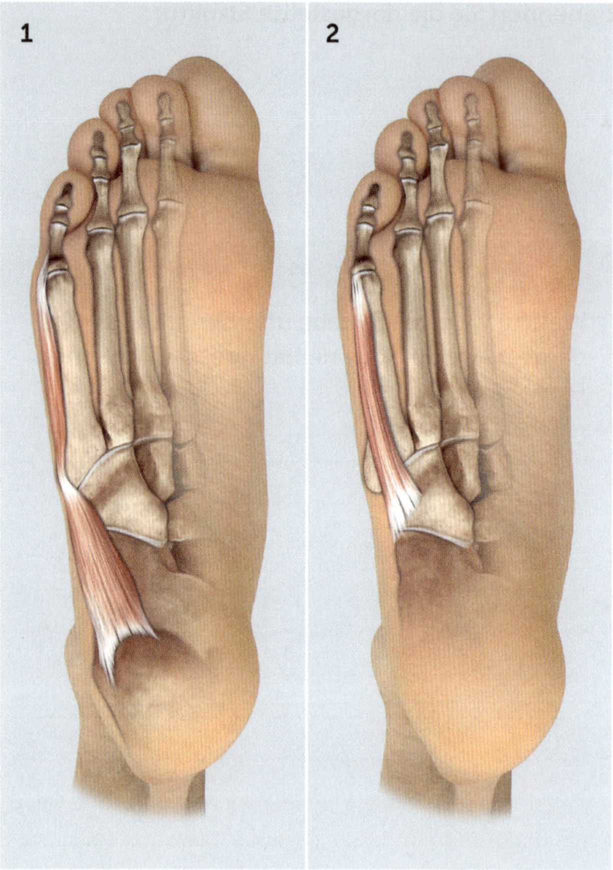

Benennen Sie die dargestellten Strukturen:

1 ....

2 ....

KNOW-HOW

Welche weitere Aufgabe übernimmt die erste dargestellte Struktur neben ihrer dynamischen Funktion?

....

....

....

....

....

....

....

....

....

....

Beschreiben Sie die anatomischen Strukturen 1 und 2:

1: Musculus ....

U: ....

A: ....

I: ....

F: ....

2: Musculus ....

U: ....

A: ....

I: ....

F: ....

TO-DO

Legen Sie einen Finger von lateroplantar an den Calcaneus. Hier ist der Ursprung der ersten dargestellten Struktur zu palpieren.

NOTIZEN

Antworten auf Seite 346

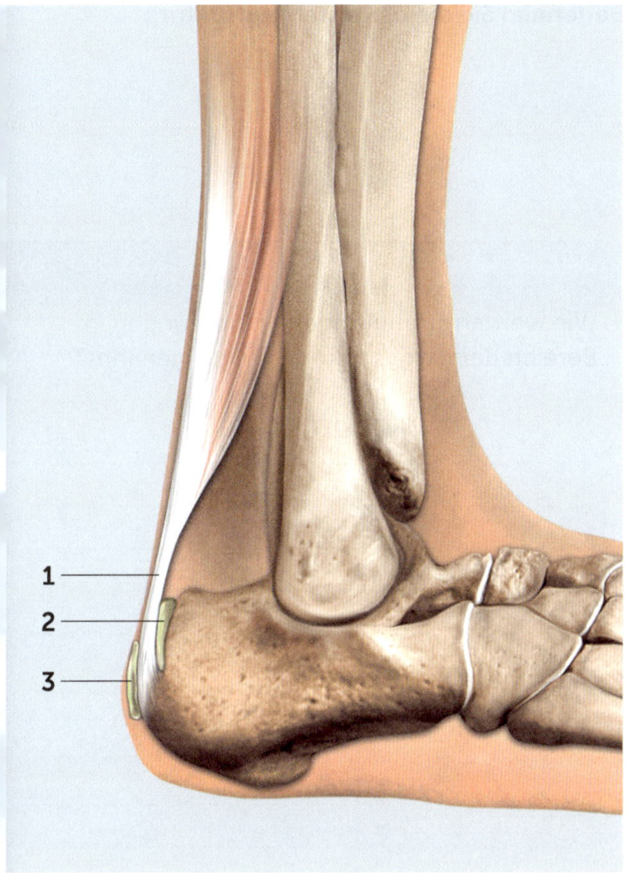

Benennen Sie die dargestellten Strukturen:

1 ....

2 ....

3 ....

KNOW-HOW

Was ist das sicherste diagnostische Zeichen einer Ruptur der ersten dargestellten Struktur?

....

Beschreiben Sie die anatomischen Strukturen 1–3:

1: ....

2: ....

3: ....

TO-DO

Umgreifen Sie von dorsal den Calcaneus und folgen Sie der ersten dargestellten Struktur nach proximal.

NOTIZEN

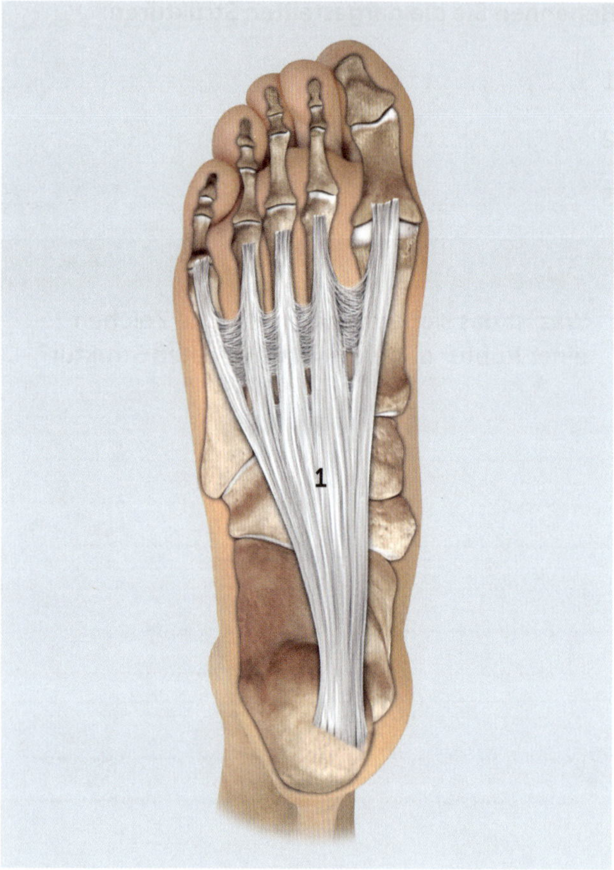

Benennen Sie die dargestellte Struktur:

1 ....

KNOW-HOW

Wie werden strangartige Veränderungen im Bereich der dargestellten Struktur genannt?

....

Beschreiben Sie die anatomische Struktur:

1: ....

TO-DO

Legen Sie einen Finger flächig auf die Fußsohle. Die dargestellte Struktur ist unter der Haut als flache und feste Struktur zu palpieren.

NOTIZEN

Antworten auf Seite 346

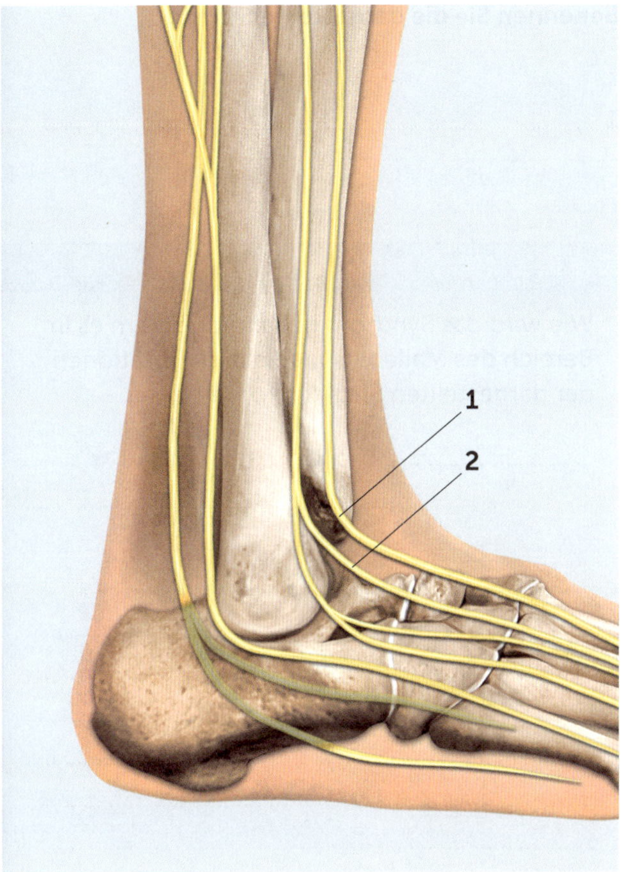

Benennen Sie die dargestellten Strukturen:

1 ....

2 ....

KNOW-HOW

Wie kann es zu Mitverletzungen der dargestellten Strukturen kommen?

....

Beschreiben Sie die anatomischen Strukturen 1 und 2:

1: ....

2: ....

TO-DO

Legen Sie einen Finger zwischen die Ossa metatarsi III und IV.
Hier ist die zweite dargestellte Struktur zu palpieren.

NOTIZEN

Antworten auf Seite 347

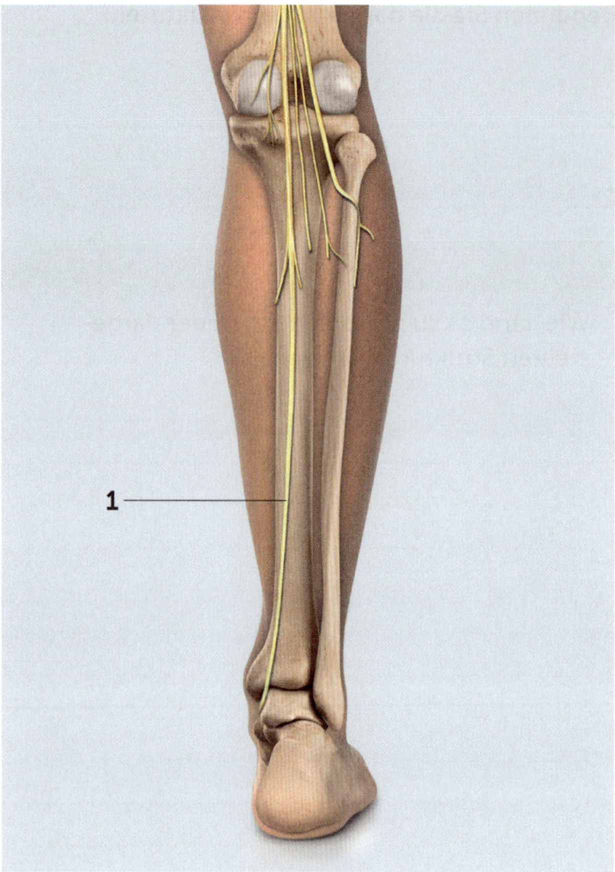

Benennen Sie die dargestellte Struktur:

1 ....

KNOW-HOW

Wie wird das Syndrom genannt, bei dem es im Bereich des Malleolus medialis zu Irritationen der dargestellten Struktur kommt?

....

Beschreiben Sie die anatomische Struktur:

1: ....

TO-DO

Legen Sie einen Finger dorsokaudal an den Malleolus medialis.
Hier ist die dargestellte Struktur zu palpieren.

NOTIZEN

Antworten auf Seite 347

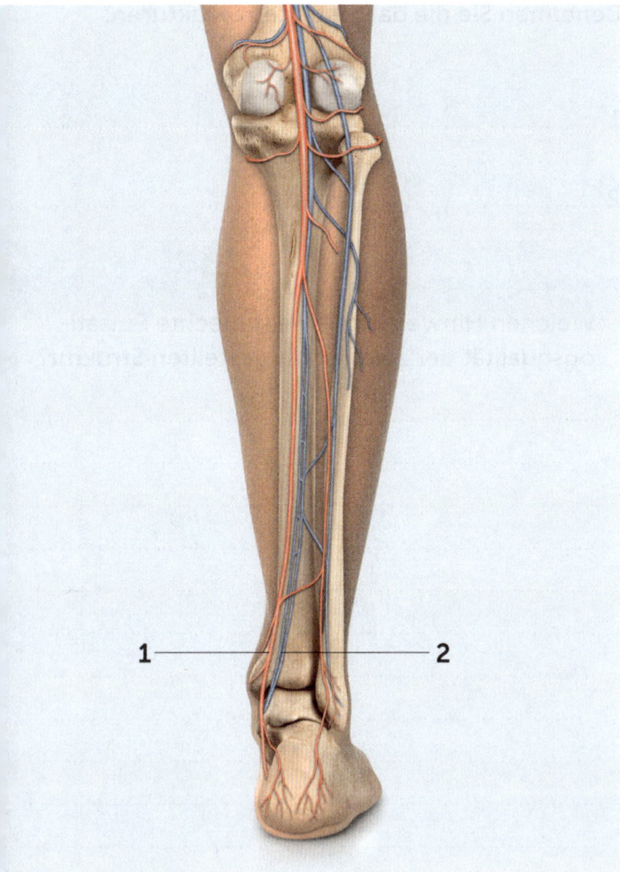

Benennen Sie die dargestellten Strukturen:

1 ....

2 ....

KNOW-HOW

Welche Gefahr droht bei einer Verletzung der ersten dargestellten Struktur?

....

Beschreiben Sie die anatomischen Strukturen 1 und 2:

1: ....

2: ....

TO-DO

Legen Sie einen Finger dorsokaudal an den Malleolus medialis.
Hier ist die Pulsation der ersten dargestellten Struktur zu palpieren.

NOTIZEN

Antworten auf Seite 347

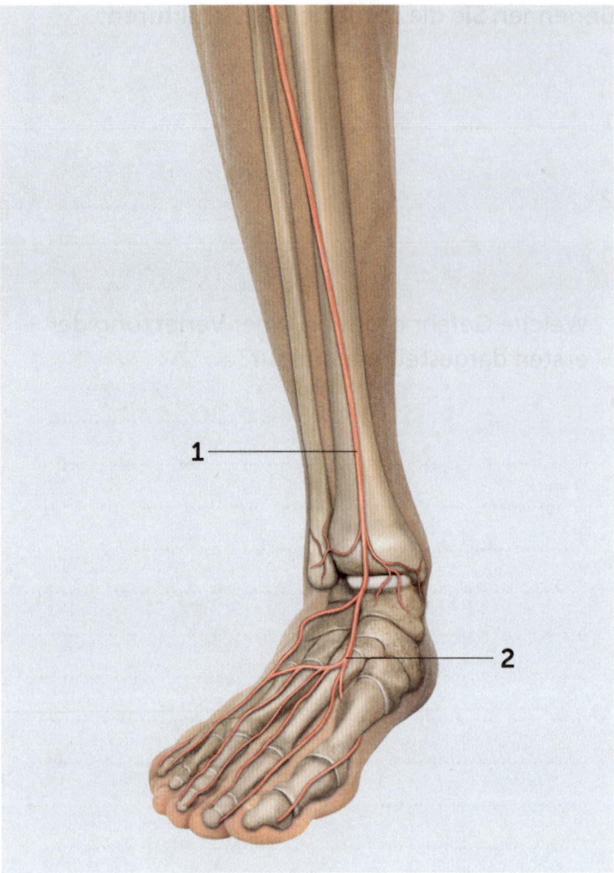

Benennen Sie die dargestellten Strukturen:

1 ....

2 ....

KNOW-HOW

Welchen Hinweis gibt eine schlechte Pulsationsqualität der zweiten dargestellten Struktur?

....

Beschreiben Sie die anatomischen Strukturen 1 und 2:

1: ....

2: ....

TO-DO

Legen Sie einen Finger von ventral zwischen den Malleolus medialis und lateralis auf das obere Sprunggelenk. Hier ist die Pulsation der ersten dargestellten Struktur zu palpieren.

NOTIZEN

Antworten auf Seite 348

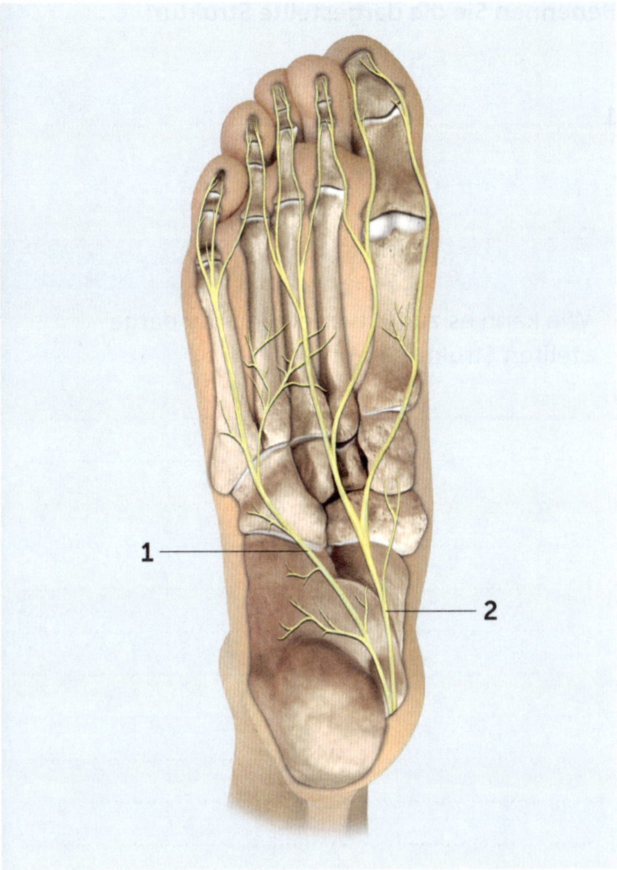

Benennen Sie die dargestellten Strukturen:

1 ....

2 ....

KNOW-HOW

Wie wird das Syndrom genannt, bei dem es zur Kompression der Endäste der dargestellten Strukturen kommt?

....

Beschreiben Sie die anatomischen Strukturen 1 und 2:

1: ....

2: ....

TO-DO

Legen Sie einen Finger von plantar zwischen die Köpfchen der Ossa metatarsi. Hier ist die dargestellte Struktur, besonders wenn sie gereizt ist, zu palpieren.

NOTIZEN

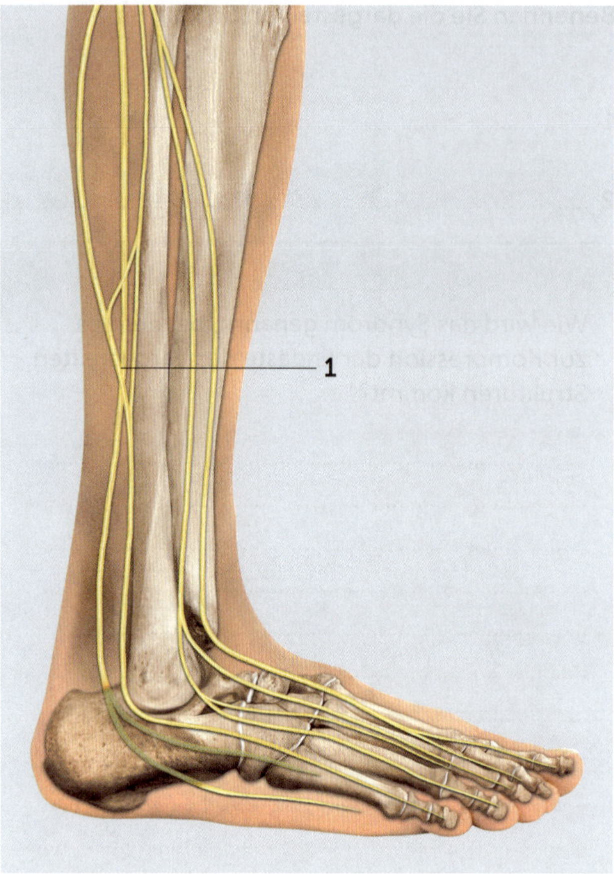

Benennen Sie die dargestellte Struktur:

1 ....

KNOW-HOW

Wie kann es zur Mitverletzung der dargestellten Struktur kommen?

....

Beschreiben Sie die anatomische Struktur:

1: ....

TO-DO

Legen Sie einen Finger von dorsal auf das mittlere Drittel der Wade zwischen die Köpfe des M. gastrocnemius. Ab hier ist die dargestellte Struktur bis zum Malleolus lateralis in ihrem Verlauf zu palpieren.

NOTIZEN

Antworten auf Seite 348

Lösungsteil

Fuß und Zehen

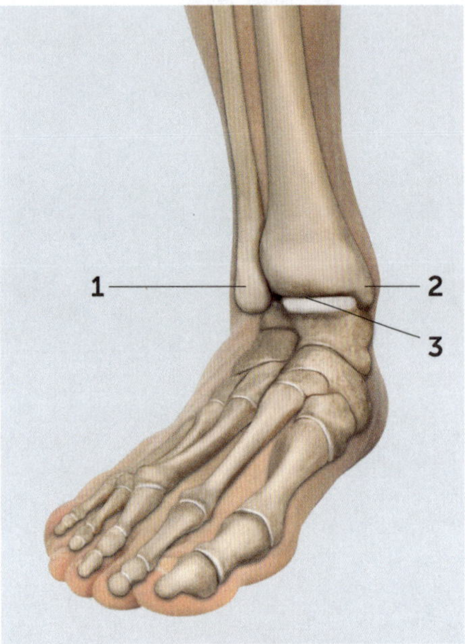

1 **Malleolus lateralis**
Der Malleolus lateralis befindet sich am distalen Ende der Fibula und ist das Ursprungsgebiet der lateralen Bänder des Sprunggelenks. Auf seiner Innenfläche befindet sich die Facies articularis malleoli lateralis, die mit dem Talus artikuliert.

2 **Malleolus medialis**
Der Malleolus medialis befindet sich am distalen Ende der Tibia. An seiner Innen- und Unterseite befinden sich die Facies articularis malleoli und die Facies articularis inferior tibiae, die mit dem Talus artikuliert. An der kaudalen Spitze des Malleolus medialis entspringen die Innenbänder des Sprunggelenks.

3 **Art. talocruralis (OSG)**
Die Art. talocruralis wird von den distalen Enden der Tibia und Fibula einerseits und der Talusrolle andererseits gebildet. Tibia und Fibula bilden die Malleolengabel. Das Gelenk wird von einer dünnen Kapsel umgeben und durch massive Bandstrukturen geschützt.

Know-how: Wie wird die Fraktur genannt, bei der es zum Ausriss der ersten dargestellten Struktur kommt?

Antwort: Weber-A-Fraktur

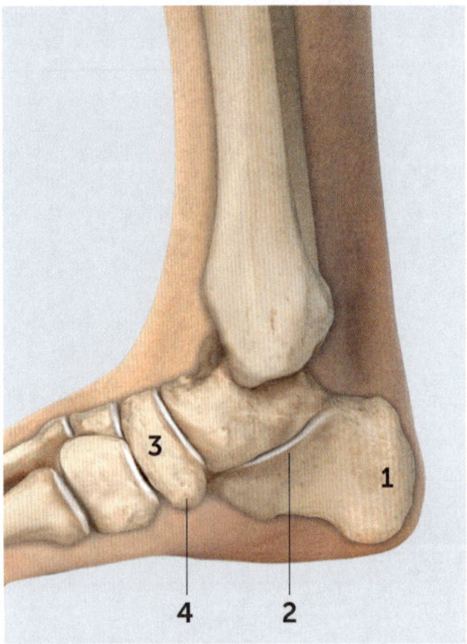

1 **Calcaneus**
Der Calcaneus ist der größte Knochen des Fußes, der eine Reihe gelenkiger Verbindungen eingeht. Dorsal am Calcaneus befindet sich das Tuber calcanei, das am Übergang zur Unterfläche die Procc. medialis und lateralis besitzt. Sie dienen als Muskelansätze der kurzen Fußmuskulatur. An der Tuberositas calcanei inseriert die Achillessehne. An der Ventralseite des Calcaneus befindet sich die Facies articularis cuboidea, an der Oberseite liegen die Gelenkflächen, die mit dem Talus das untere Sprunggelenk bilden.

2 **Sustentaculum tali**
Medial am Calcaneus ragt das Sustentaculum tali hervor. Es trägt die Facies articularis talaris media, unter ihr verläuft die Sehne des M. flexor hallucis longus.

3 **Os naviculare**
Das Os naviculare besitzt gelenkige Verbindungen zum Talus (nach proximal) und den drei Ossa cuneiformia (nach distal).

4 **Tuberositas ossis navicularis**
Medioplantar am Os naviculare befindet sich die Tuberositas ossis navicularis, die als Ansatzstelle für den M. tibialis anterior dient.

Know-how: Welcher Knochen bildet den höchsten Punkt der medialen Längswölbung des Fußes?

Antwort: Os naviculare

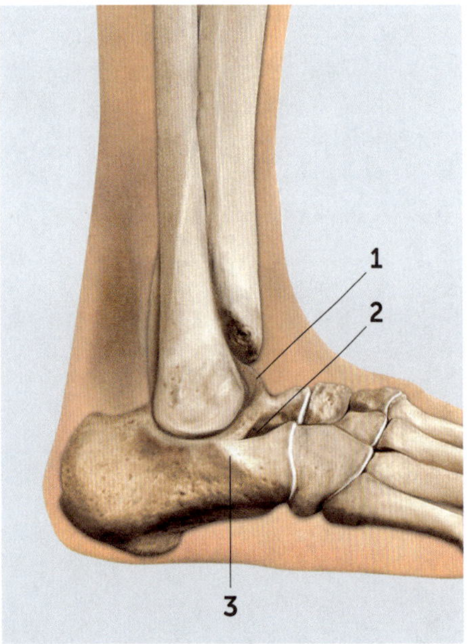

Collum tali (1) und Sinus tarsi (2)
Das Collum tali verbindet das Caput mit dem Corpus tali. Der Proc. lateralis tali befindet sich unterhalb der lateralen Gelenkfläche des Talus. Der vordere und hintere Anteil des unteren Sprunggelenks wird aufseiten des Talus vom Sulcus tarsi getrennt, aufseiten des Calcaneus durch den Sulcus calcanei. Die Sulci tarsi und calcanei bilden somit den Sinus tarsi.

3 **Trochlea peronealis**
Lateral am Calcaneus befindet sich als schwach ausgeprägter Knochenvorsprung die Trochlea peronealis. Unter ihr verläuft die Sehne des M. peroneus longus.

Know-how: Welche Sehne verläuft direkt unterhalb der dritten dargestellten Struktur?

Antwort: Die Sehne des M. peroneus longus

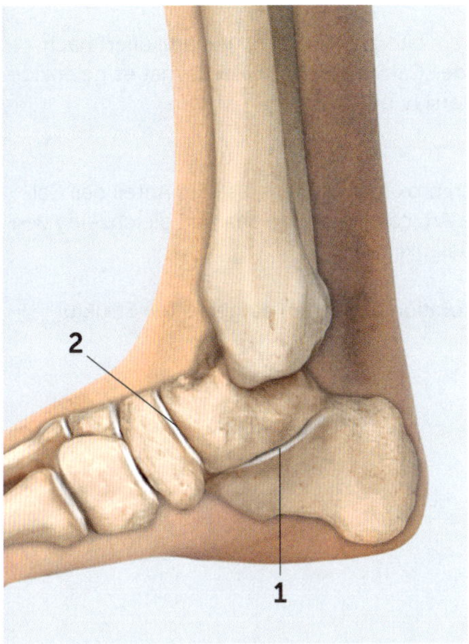

Art. subtalaris (1) und Art. talocalcaneonavicularis (2)
Das untere Sprunggelenk besteht aus zwei voneinander getrennten Gelenken, der Art. subtalaris und der Art. talocalcaneonavicularis. Die Gelenkflächen der Art. subtalaris werden vom kaudalen Anteil des Talus und kranialen Anteil des Calcaneus gebildet. Die Art. talocalcaneonavicularis besitzt mehrere Gelenkkomponenten. Die ventrale Unterseite des Talus artikuliert mit der Oberseite des Calcaneus, nach ventral mit dem Os naviculare und nach ventromedial mit dem Pfannenband.

Know-how: Wie kann es zu unklaren Schmerzen im Bereich der ersten dargestellten Struktur kommen?

Antwort: Nach OSG-Verletzungen mit Einblutungen ins USG

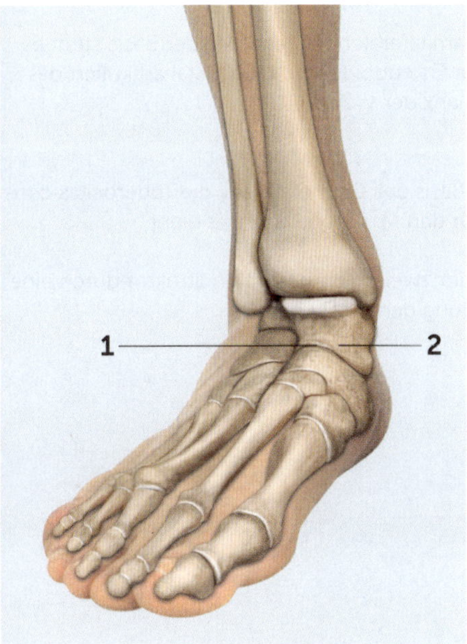

Art. talonaviculare (1) und Caput tali (2)
Die Art. talonaviculare wird vom Caput tali und dem Os naviculare gebildet, die somit den medialen Anteil der Chopartschen Linie bilden. Das Gelenk besitzt eine dünne Kapsel und wird durch Bandstrukturen verstärkt.

Know-how: Für welche Operation dient die erste dargestellte Struktur als Orientierung?

Antwort: Amputationen des Vorfußes

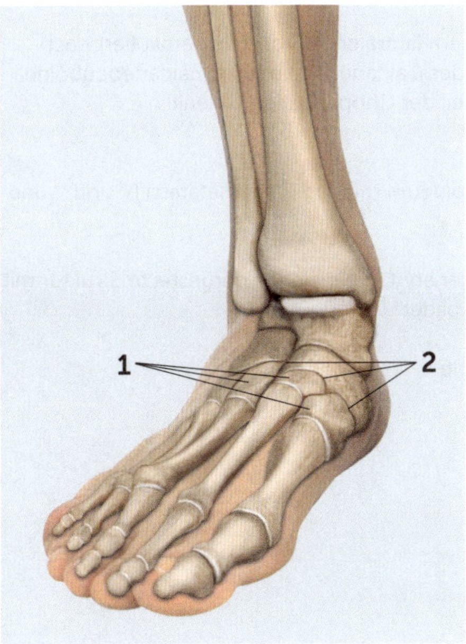

1 **Ossa cuneiformia**
Die Ossa cuneiformia mediale, intermedium und laterale haben eine keilförmige Struktur, wobei die spitze Seite nach plantar zeigt. Somit wird die Ausprägung der Fußquerwölbung gewährleistet. Die Ossa cuneiformia bilden Amphiarthrosen mit ihren Nachbarknochen und sind über starke Bandstrukturen miteinander verbunden.

2 **Art. cuneonavicularis**
Die Ossa cuneiformia mediale, intermedium und laterale bilden nach proximal die gelenkige Verbindungen mit dem Os naviculare (Artt. cuneonaviculares). Nach distal bilden sie eine gelenkige Verbindung mit den Ossa metatarsi I bis III.

Know-how: Warum sind die ersten dargestellten Strukturen keilförmig angelegt?

Antwort: Um der Fußwölbung mehr Stabilität zu verleihen

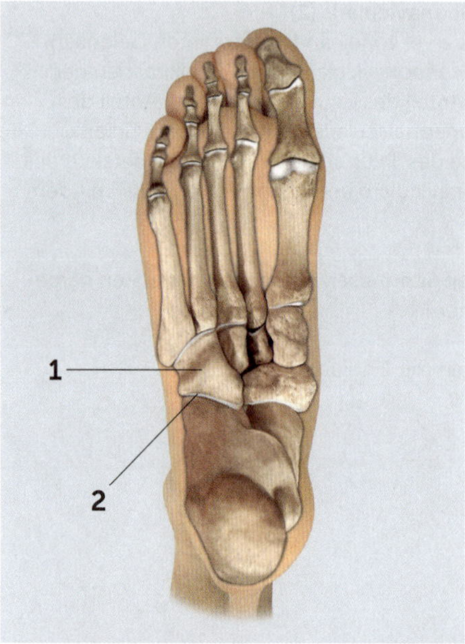

1 **Os cuboideum**
Das Os cuboideum befindet sich am lateralen Fußrand und artikuliert nach proximal mit dem distalen Anteil des Calcaneus. Nach kaudal hat es gelenkige Verbindungen zu den Ossa metatarsi IV und V.

2 **Art. calcaneocuboidea**
Das Os cuboideum artikuliert nach proximal mit dem distalen Anteil des Calcaneus, gemeinsam bilden sie die Art. calcaneocuboidea und gleichzeitig den lateralen Teil der Chopartschen Gelenklinie.

Know-how: Wie kann es zu einer Rotation der ersten dargestellten Struktur kommen?

Antwort: Supinationstrauma

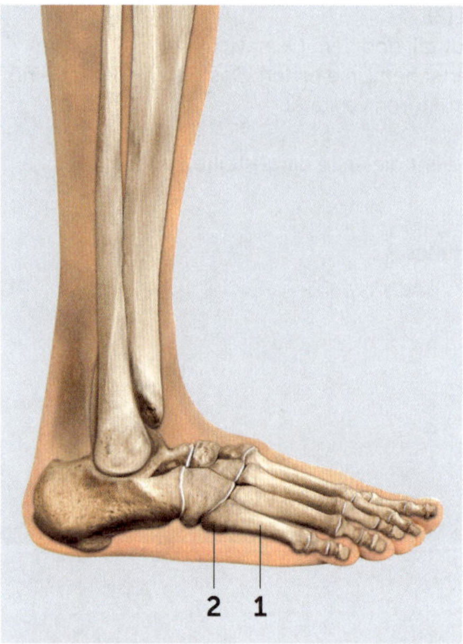

1 **Os metatarsi V**
Das Os metatarsi V befindet sich am lateralen Fußrand. Mit der Basis steht es in gelenkiger Verbindung mit dem Os cuboideum. Nach distal artikuliert das Os metatarsi V mit der Grundphalanx der V. Zehe.

2 **Tuberositas ossis metatarsi V**
Lateralseitig befindet sich an der Basis des Os metatarsi V die Tuberositas ossis metatarsi V, die als Ansatzstelle für den M. peroneus brevis dient.

Know-how: Wie wird eine Fraktur der zweiten dargestellten Struktur durch eine lang anhaltende Belastung genannt?

Antwort: Marschfraktur

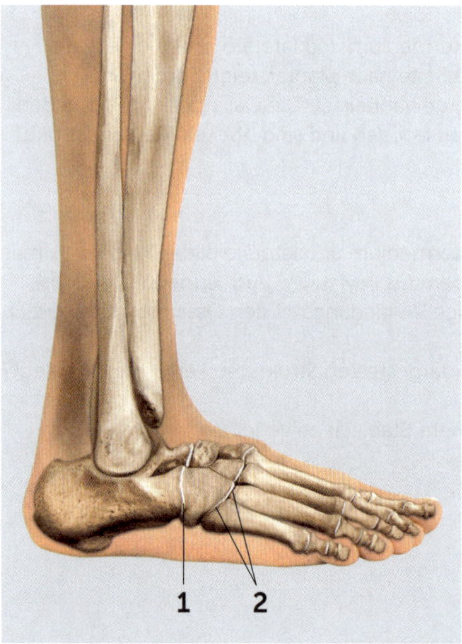

1 **Art. calcaneocuboidea**
Das Os cuboideum befindet sich am lateralen Fußrand und artikuliert nach proximal mit dem distalen Anteil des Calcaneus. Diese Art. calcaneocuboidea bildet gleichzeitig den lateralen Teil der Chopartschen Gelenklinie.

2 **Artt. tarsometarsales IV und V**
Nach distal artikuliert das Os cuboideum mit den Ossa metatarsi IV und V und bildet die Artt. tarsometatarsales.

Know-how: Wie wird die Struktur genannt, die die erste dargestellte Struktur mit der Art. talonavicularis bildet?

Antwort: Chopartsche Gelenklinie

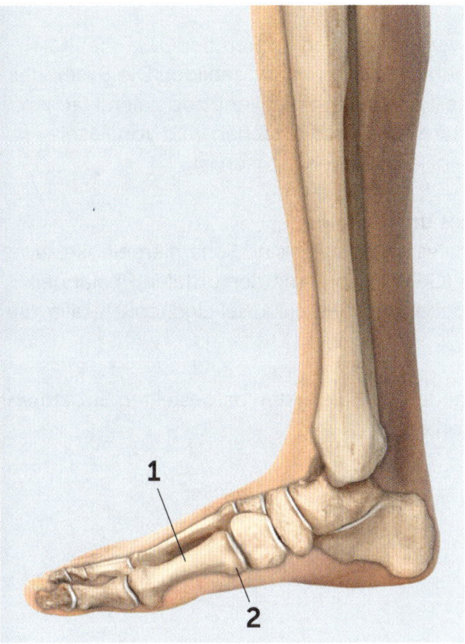

1 **Os metatarsi I**
Das Os metatarsi I ist der kürzeste und kräftigste der Metatarsalknochen. Mit der Basis steht es mit dem Os cuneiforme mediale in gelenkiger Verbindung. Nach distal artikuliert das Os metatarsi mit der Grundphalanx der I. Zehe.

2 **Tuberositas ossis metatarsi I**
Plantar an der Basis des Os metatarsi I befindet sich die Tuberositas ossis metatarsi I, die als muskuläre Ansatzstelle dient.

Know-how: Bei welcher Erkrankung weicht die erste dargestellte Struktur nach medial ab?

Antwort: Hallux valgus

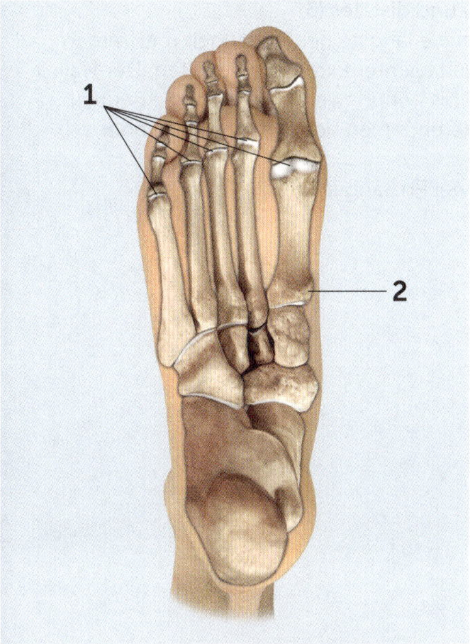

1 **Capita ossum metatarsi**
Die Köpfe der Mittelfußknochen bilden den distalen Abschluss der Ossa metatarsi. Sie artikulieren nach distal mit den Grundphalangen der Zehen. Die Ossa metatarsi II bis IV sind schlankere und längere Knochen als die Ossa metatarsi I und V. Das Caput ossis metatarsi V liegt am weitesten nach proximal.

2 **Tuberositas ossis metatarsi I**
Plantar an der Basis des Os metatarsi I befindet sich die Tuberositas ossis metatarsi I, die als muskuläre Ansatzstelle dient.

Know-how: Welche der dargestellten Strukturen haben bei einer intakten vorderen queren Fußwölbung Bodenkontakt?

Antwort: Die Köpfchen der Ossa metatarsi I und V

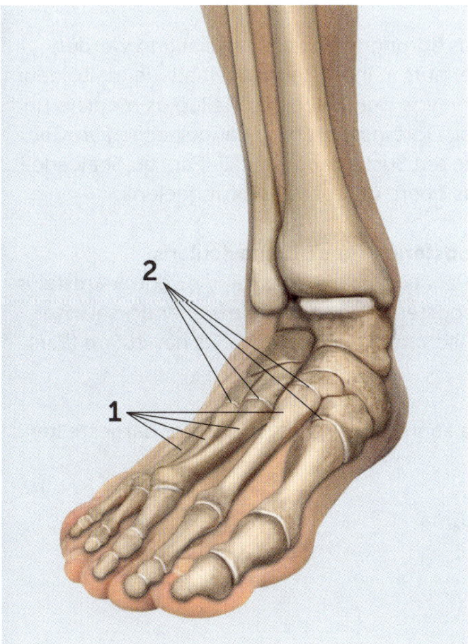

1 **Ossa metatarsi II bis IV**
Die Ossa metatarsi II bis IV sind schlankere und längere Knochen als die Ossa metatarsi I und V. Ihre Basen sind dorsal breiter als plantar, sodass die quere Fußwölbung ausgebildet werden kann.

2 **Artt. tarsometatarsales (Lisfrancsche Gelenklinie)**
Mit den Basen stehen sie mit den Ossa cuneiformia intermedium und laterale und dem Os cuboideum in gelenkiger Verbindung. Diese Gelenklinie wird zusammen mit der Gelenklinie zwischen dem Os cuneiforme mediale und dem Os metatarsi I als Lisfrancsche Gelenklinie bezeichnet.

Know-how: Wie werden Ermüdungsfrakturen der ersten dargestellten Strukturen genannt?

Antwort: Marschfraktur

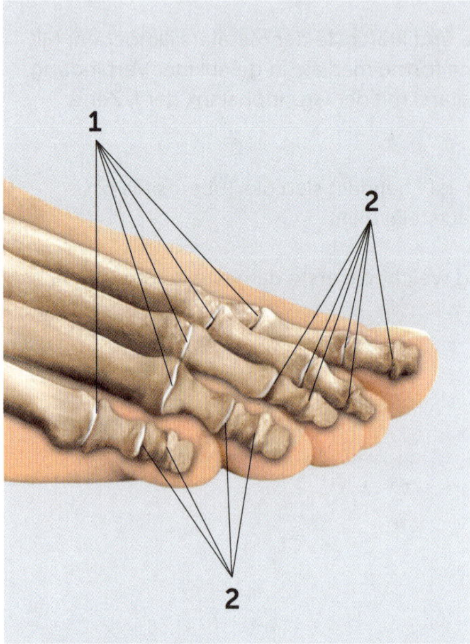

1 **Artt. metatarsophalangeales**
Die Artt. metatarsophalangeales werden von den Köpfen der Ossa metatarsi und den Basen der Grundphalangen der Zehen I bis V gebildet. Die Basen der Grundphalangen artikulieren weitestgehend mit den ventrodorsalen Flächen der Metatarsalköpfchen. Der plantare Anteil der Köpfchen wird von Faserknorpel bedeckt, der mit den Gelenkkapseln verwachsen ist.

2 **Artt. interphalangeales proximales und distales**
Die Artt. interphalangeales proximales und distales sind Scharniergelenke, wobei die proximalen Gelenkpartner (Gelenkköpfe) mit den distalen Phalangen (Basen) artikulieren. Sie besitzen neben der Gelenkkapsel Ligg. collateralia, die die Mobilität limitieren.

Know-how: In welcher Stellung befinden sich die ersten dargestellten Strukturen, wenn „Krallenzehen" vorliegen?

Antwort: In starker Extension

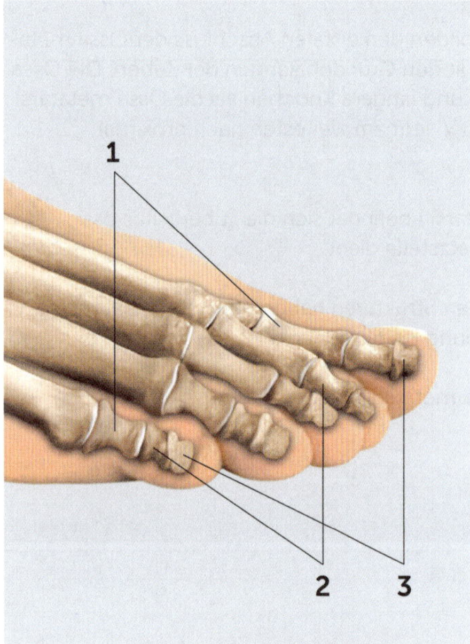

Phalanges proximales (1), mediae (2) und distales (3)
Die Phalanx proximalis ist in der Regel die längste der Phalangen und wird im Grundgelenk gegen das Os metatarsi in leichter Extension gehalten. Der Hallux besitzt im Gegensatz zu den Zehen II bis IV nur zwei Phalangen, die deutlich kräftiger sind als die übrigen. Alle anderen Zehen besitzen drei Phalangen.

Know-how: Welcher Zeh hat nur zwei Phalangen?

Antwort: Hallux

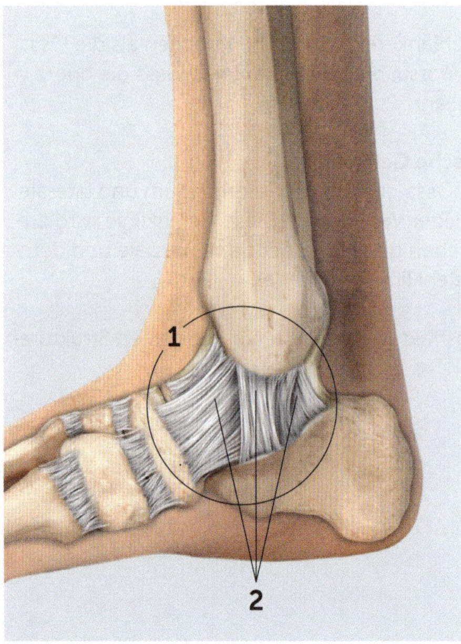

1 **Lig. deltoideum**
Kräftige Faserzüge stabilisieren das Sprunggelenk von medial und werden aufgrund ihres fächerförmigen Verlaufs in ihrer Gesamtheit als Lig. deltoideum bezeichnet. Die Fasern entspringen von der Spitze des Malleolus medialis und verlaufen fächerförmig nach distal. Dort inserieren sie hauptsächlich am Talus und am Calcaneus. Die Fasern, die am Sustentaculum tali (Pars tibiocalcanea) inserieren, überspannen somit das obere und untere Sprunggelenk.

2 **Partes tibiotalares anterior und posterior, Pars tibionavicularis**
Das Lig. deltoideum wird in eine Pars tibiotalaris anterior, die ventral am Talus ansetzt, und eine Pars tibiotalaris posterior unterteilt, die weiter dorsal inseriert. Einige Faserzüge verlaufen nach medioventral zum Os naviculare (Pars tibionaviculare).

Know-how: Durch welches Trauma kann es zu Verletzungen der dargestellten Strukturen kommen?

Antwort: Durch ein Eversionstrauma

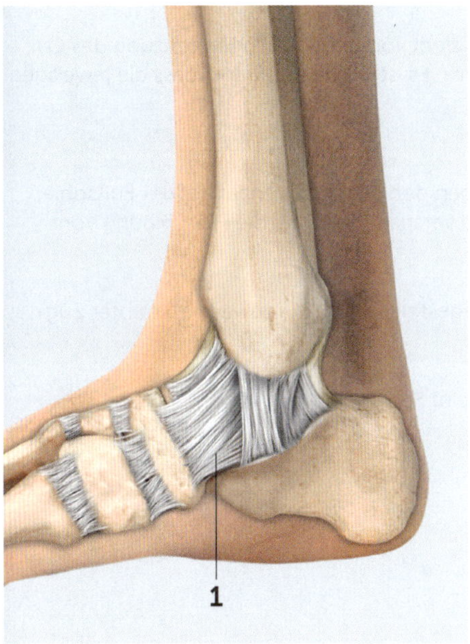

1 **Lig. calcaneonaviculare plantare**
Das Lig. calcaneonaviculare plantare verläuft medial vom Calcaneus zum Os naviculare und bildet die tiefste Schicht des Bandapparates. Das Band ist auf seiner Innenseite mit Faserknorpel überzogen und vergrößert die Pfanne für den Taluskopf. Das Ligament stabilisiert das mediale Längsgewölbe und kann bis zu 5 mm dick werden.

Know-how: Welche Fußform kann bei einer Insuffizienz der dargestellten Struktur resultieren?

Antwort: Plattfuß

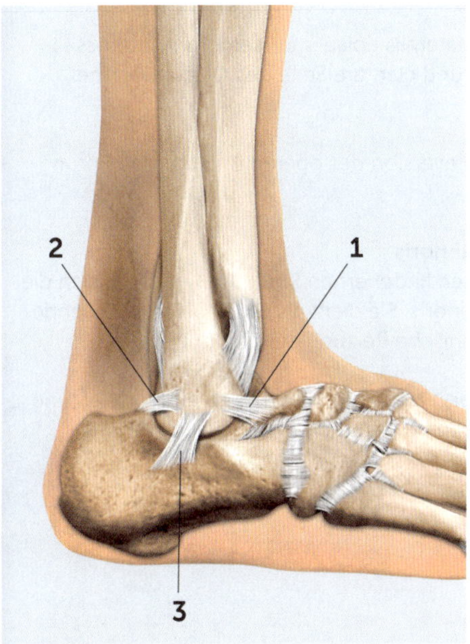

1–3: Das laterale Seitenband des Sprunggelenks gliedert sich in drei getrennte Faserstränge auf. Sie entspringen gemeinsam an der Spitze des Malleolus lateralis. Durch ihren fächerförmigen Verlauf ist gesichert, dass bei jeder Bewegung des Sprunggelenks ein Teil der Bänder gespannt ist, und somit eine Sicherung des Gelenks gewährleistet wird.

1 **Lig. talofibulare anterius**
Das Lig. talofibulare anterius zieht von der Spitze des Malleolus lateralis nach distoventral zum Talus.

2 **Lig. talofibulare posterius**
Das Lig. talofibulare posterius zieht von der Spitze des Malleolus lateralis nach distodorsal zum Talus.

3 **Lig. calcaneofibulare**
In der Mitte verläuft das Lig. calcaneofibulare nach kaudal zum Calcaneus.

Know-how: Durch welches Trauma kann es zu Verletzungen der dargestellten Strukturen kommen?

Antwort: Durch ein Inversionstrauma

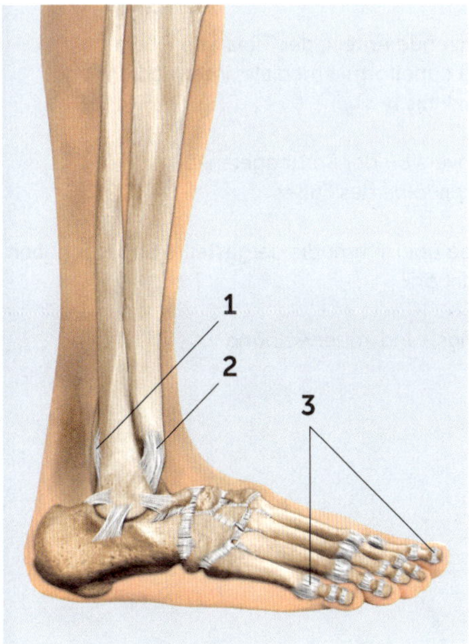

Ligg. tibiofibularia posterius (1) und anterius (2)
Die Ligg. tibiofibularia anterius und posterius verbinden Tibia und Fibula im Bereich des Malleolus lateralis. Sie entspringen dorsal bzw. ventral am distalen Malleolus lateralis und verlaufen nach kraniomedial zur Tibia. Sie haben den gleichen Verlauf wie die Membrana interossea und werden auch als hintere und vordere Syndesmose bezeichnet.

3 **Capsulae artt. metatarsophalangeales und interphalangeales**
Die Zehengelenke besitzen dünne Gelenkkapseln, die durch Kollateralbänder in ihrer Funktion unterstützt werden.

Know-how: Wie kann es leicht zur Mitverletzung der ersten dargestellten Struktur kommen?

Antwort: Durch ein Inversionstrauma

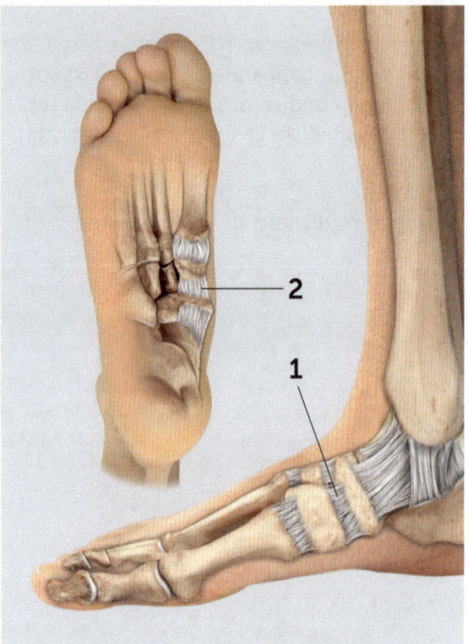

1 **Lig. cuneonaviculare dorsale**
Das Lig. cuneonaviculare dorsale zieht von der distalen Begrenzung des Os naviculare zu den Ossa cuneiformia. Es ist ein flaches Band, dass die jeweiligen Gelenkkapseln verstärkt.

2 **Lig. cuneonaviculare plantare**
Die plantaren Bandstrukturen haben den gleichen Verlauf auf der Fußsohle, verstärken die Gelenkkapseln und verspannen somit die Fußwölbung von plantar.

Know-how: Wann kommen die dargestellten Strukturen vermehrt unter Zugspannung?

Antwort: Im Zehenstand oder beim Sprung

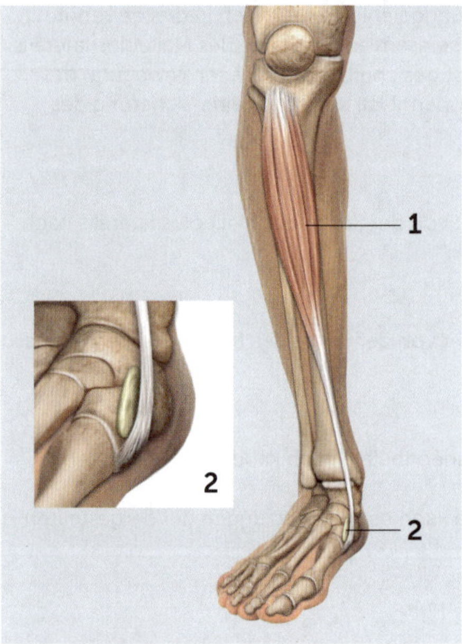

1 **M. tibialis anterior**
U: proximale zwei Drittel der Facies lateralis tibiae und Membrana interossea
A: Basis des Os metatarsi I, mediale und plantare Seite des Os cuneiforme mediale
I: N. peroneus profundus (L4–L5)
F: Dorsalextension, Supination und Inversion des oberen und unteren Sprunggelenks

2 **Bursa subtendinea m. tibialis anterioris**
Zwischen der Ansatzsehne und den knöchernen Strukturen befindet sich die Bursa subtendinea m. tibialis anterioris. Sie dient als Gleitlager für die Sehne und verhindert somit eine mechanische Reizung der Struktur.

Know-how: Welche Problematik kann auftreten, wenn es zu einer Verletzung der ersten dargestellten Struktur und seiner Gefäße kommt?

Antwort: Kompartmentsyndrom

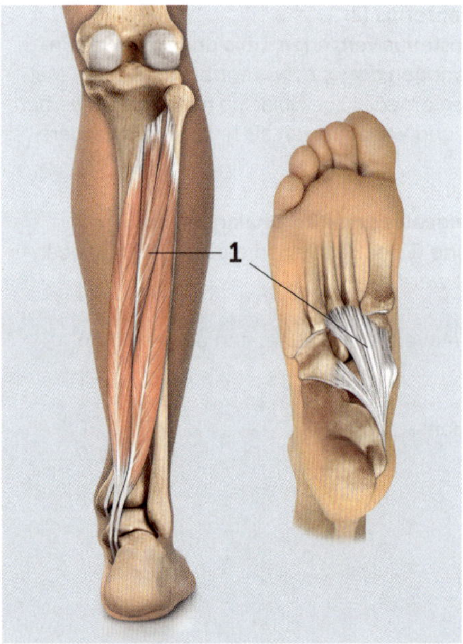

1 **M. tibialis posterior**
U: Membrana interossea und begrenzende Anteile der Tibia und Fibula
A: Tuberositas ossis navicularis, Ossa cuneiformia mediale, intermedium und laterale; Basen der Ossa metatarsi II bis IV
I: N. tibialis (L4–S1)
F:
- Plantarflexion, Supination und Inversion der Sprunggelenke
- stabilisiert die Quer- und Längsgewölbe des Fußes

Know-how: Welche weitere Aufgabe übernimmt die dargestellte Struktur neben ihrer dynamischen Funktion?

Antwort: Stabilisation der Fußlängs- und -querwölbung

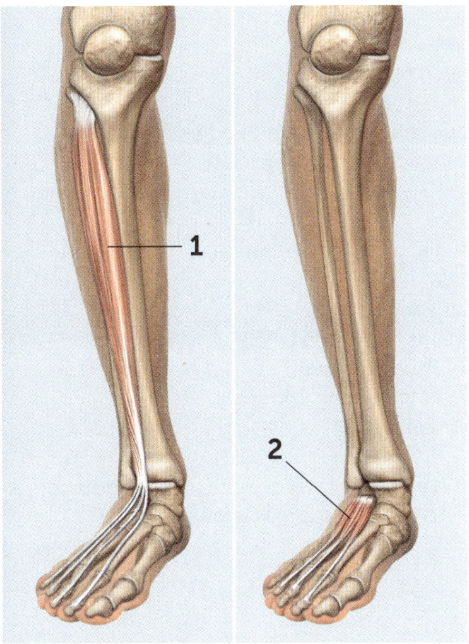

1 M. extensor digitorum longus
U: Condylus lateralis tibiae, Caput fibulae, Margo anterior fibulae und Membrana interossea
A: Dorsalaponeurosen und Basen der distalen Phalangen II bis V
I: N. peroneus profundus (L4–S1)
F: • Extension der Zehen II bis V in den Grund-, Mittel- und Endgelenken
• Dorsalextension, Pronation und Eversion des oberen und unteren Sprunggelenks

2 M. extensor digitorum brevis
U: lateraler Calcaneus und Retinaculum extensorum inferius
A: Dorsalaponeurosen und Basen der Mittelphalangen II bis IV
I: N. peroneus profundus (L5–S1)
F: Extension der Zehen II bis IV in den Grund- und Mittelgelenken

Know-how: Die erste dargestellte Struktur weist gelegentlich eine fünfte Sehne auf, wie wird dieser Anteil genannt?

Antwort: M. peroneus tertius

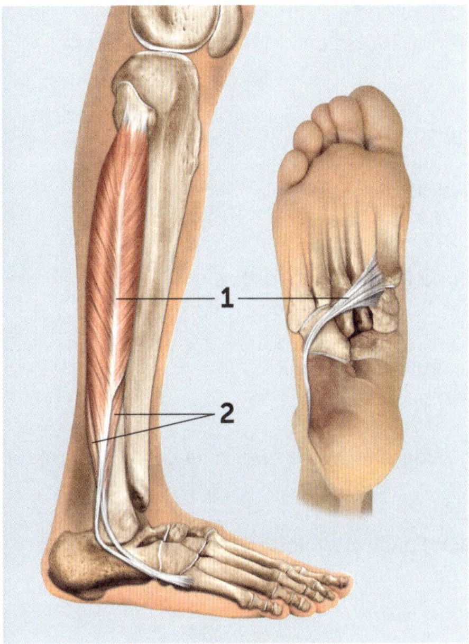

1 M. peroneus longus
U: Caput fibulae und proximale zwei Drittel der Facies lateralis fibulae
A: Basis des Os metatarsi I und Plantarseite des Os cuneiforme mediale
I: N. peroneus superficialis (L5–S1)
F: Plantarflexion, Pronation und Eversion des oberen und unteren Sprunggelenks

2 M. peroneus brevis
U: distaler Anteil der Facies lateralis fibulae und Septum intermusculare
A: Tuberositas ossis metatarsi V
I: N. peroneus superficialis (L5–S1)
F: Plantarflexion, Pronation und Eversion des oberen und unteren Sprunggelenks

Know-how: Mit welchem Muskel bildet die erste dargestellte Struktur den „funktionellen Steigbügel"?

Antwort: M. tibialis posterior

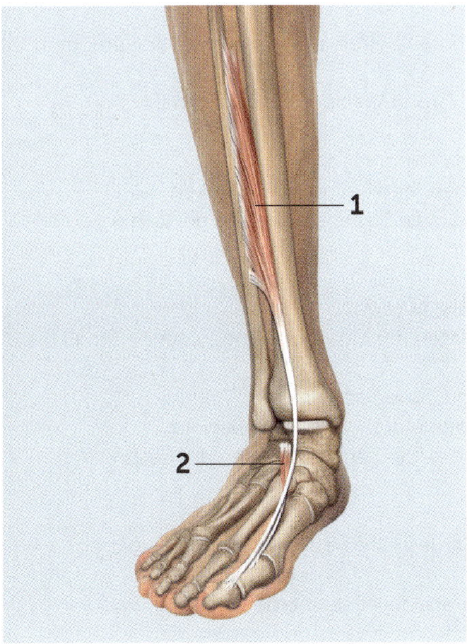

1 M. extensor hallucis longus
U: mittleres Drittel der Facies medialis fibulae und Membrana interossea
A: Dorsalaponeurose und Basis der Endphalanx des Hallux
I: N. peroneus profundus (L5–S1)
F: • Extension des Hallux im Grund- und Endgelenk
• Dorsalextension im oberen Sprunggelenk

2 M. extensor hallucis brevis
U: lateraler Calcaneus und Retinaculum extensorum inferius
A: Dorsalaponeurose und Basis der Grundphalanx des Hallux
I: N. peroneus profundus (L5–S1)
F: Extension des Hallux im Grundgelenk

Know-how: Für welches Rückenmarksegment ist die erste dargestellte Struktur ein Kennmuskel?

Antwort: L5

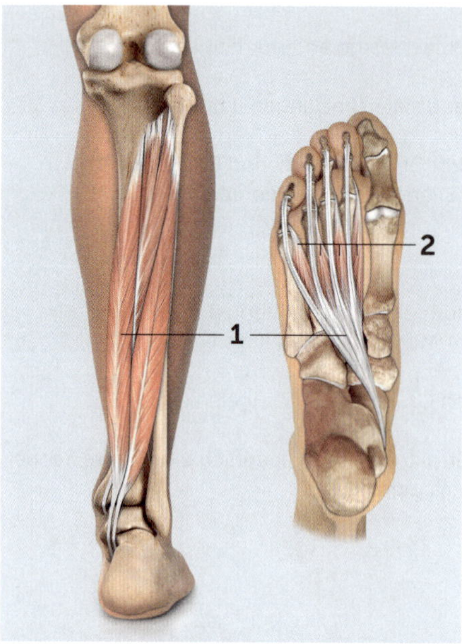

1 M. flexor digitorum longus
U: mittleres Drittel der Facies posterior tibiae
A: Basen der Endphalangen der Zehen II bis V
I: N. tibialis (L5–S2)
F: • Flexion der Zehen II bis V in den Grund-, Mittel- und Endgelenken
• Plantarflexion, Inversion und Supination der Sprunggelenke

2 Mm. lumbricales
U: mediale Ränder der Sehnen des M. flexor digitorum longus
A: Dorsalaponeurose der Zehen II bis V
I: • Mm. lumbricales I bis II: N. plantaris medialis (S1–S2)
• Mm. lumbricales III bis IV: N. plantaris lateralis (S1–S2)
F: • Flexion der Zehen II bis V in den Grundgelenken
• Extension der Zehen II bis V in den Mittel- und Endgelenken
• Adduktion der Zehen II bis V zur I. Zehe

Know-how: Welche Problematik kann auftreten, wenn es zu einer Verletzung der ersten dargestellten Struktur und ihrer Gefäße kommt?

Antwort: Kompartmentsyndrom

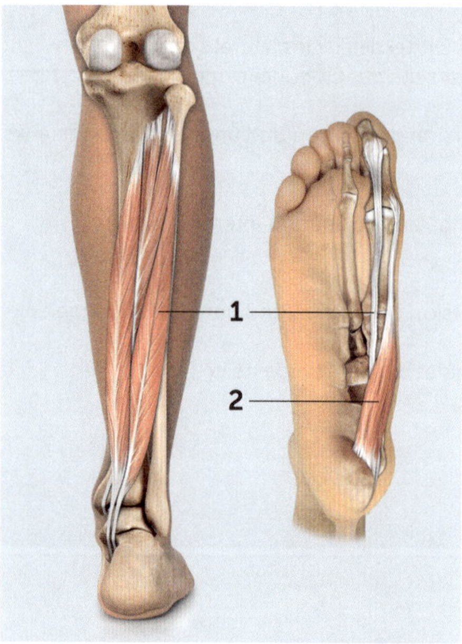

1 M. flexor hallucis longus
U: distale zwei Drittel der Facies posterior fibulae und Membrana interossea
A: Basis der Endphalanx des Hallux
I: N. tibialis (L5–S2)
F: • Flexion des Hallux im Grund- und Endgelenk
• Plantarflexion, Inversion und Supination der Sprunggelenke
• stabilisiert das mediale Längsgewölbe des Fußes

2 M. abductor hallucis
U: Proc. medialis des Tuber calcanei und Plantaraponeurose
A: über das mediale Sesambein an der Grundphalanx des Hallux
I: N. plantaris medialis (L5–S1)
F: • Flexion und Abduktion des Hallux im Grundgelenk
• stabilisiert das mediale Längsgewölbe des Fußes

Know-how: Welche weitere Aufgabe übernimmt die zweite dargestellte Struktur neben ihrer dynamischen Funktion?

Antwort: Stabilisation der medialen Fußlängswölbung

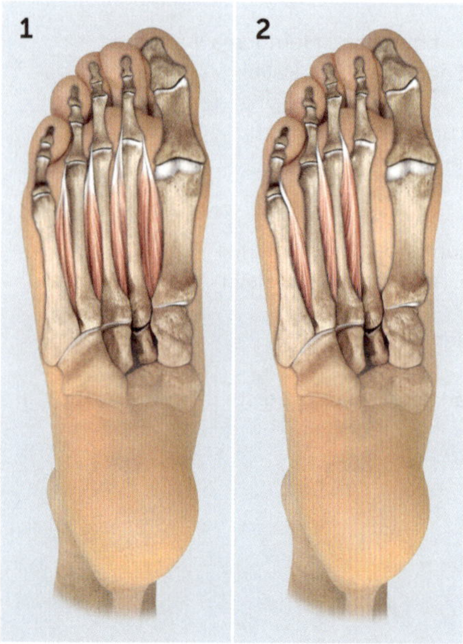

1 Mm. interossei dorsales
U: zweiköpfig von einander zugewandten Seiten aller Ossa metatarsi und dem Lig. plantare longum
A: Dorsalaponeurose und Basen der Grundphalangen der Zehen II bis IV
I: N. plantaris lateralis (S1–S2)
F: • Flexion der Zehen II bis IV in den Grundgelenken
• Extension der Zehen II bis IV in den Mittel- und Endgelenken
• Abduktion der III. und IV. Zehe von der II. Zehe (Spreizen der Zehe)

2 Mm. interossei plantares
U: medialseitig von den Ossa metatarsi III bis V
A: Dorsalaponeurose und mediale Basen der Grundphalangen der Zehen III bis V
I: N. plantaris lateralis (S1–S2)
F: • Flexion der Zehen III bis V in den Grundgelenken
• Extension der Zehen III bis V in den Mittel- und Endgelenken
• Adduktion der III., IV. und V. Zehe zur II. Zehe (Schließen der gespreizten Zehe)

Know-how: Warum ist die zweite dargestellte Struktur kaum zu palpieren?

Antwort: Sie wird von der Plantaraponeurose überdeckt.

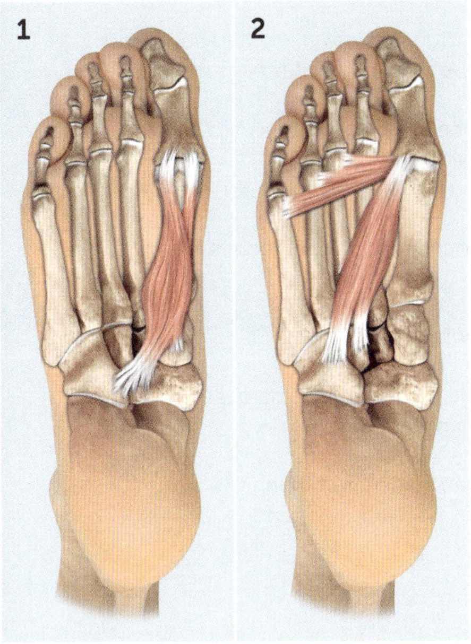

1 M. flexor hallucis brevis

U: Ossa cuneiformia mediale und intermedium, Lig. plantare longum

A:
- Caput mediale: über das mediale Sesambein an der Basis der Grundphalanx des Hallux
- Caput laterale: über das laterale Sesambein an der Basis der Grundphalanx des Hallux

I:
- Caput mediale: N. plantaris medialis (L5–S1)
- Caput laterale: N. plantaris lateralis (S1–S2)

F:
- Flexion des Hallux im Grundgelenk
- stabilisiert das mediale Längsgewölbe des Fußes

2 M. adductor hallucis

U:
- Caput obliquum: Basen der Ossa metatarsi II bis IV, Os cuboideum und Os cuneiforme laterale
- Caput transversum: Grundgelenke der Zehen III bis V, Lig. metatarsum transversum profundum

A: über das laterale Sesambein an der Basis der Grundphalanx des Hallux

I: N. plantaris lateralis (S1–S2)

F:
- Flexion und Adduktion des Hallux im Grundgelenk
- stabilisiert das Quer- und Längsgewölbe des Fußes

Know-how: Welche weitere Aufgabe übernimmt die zweite dargestellte Struktur neben ihrer dynamischen Funktion?

Antwort: Stabilisation der vorderen queren Fußwölbung

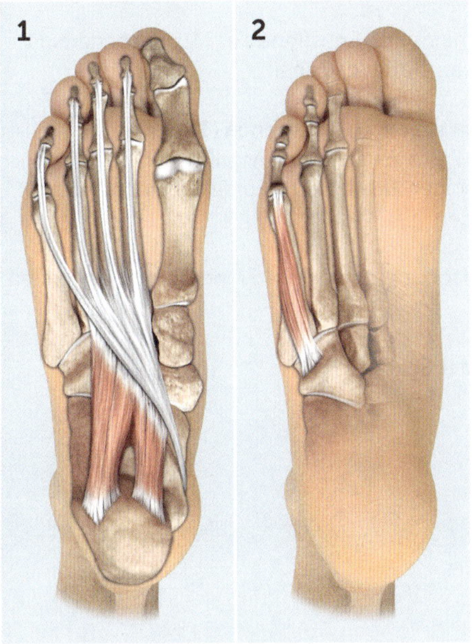

1 M. quadratus plantae

U: plantarseitig vom medialen und plantaren Rand des Tuber calcanei

A: strahlt in die Sehne des M. flexor digitorum longus ein

I: N. plantaris lateralis (S1–S2)

F: Umlenkung und Verstärkung der Zugrichtung des M. flexor digitorum longus

2 M. flexor digiti minimi brevis pedis

U: Os metatarsi V und Lig. plantare longum

A: Basis der Grundphalanx der V. Zehe

I: N. plantaris lateralis (S1–S2)

F: Flexion der V. Zehe im Grundgelenk

Know-how: Wie wird die erste dargestellte Struktur auch genannt?

Antwort: M. flexor accessorius

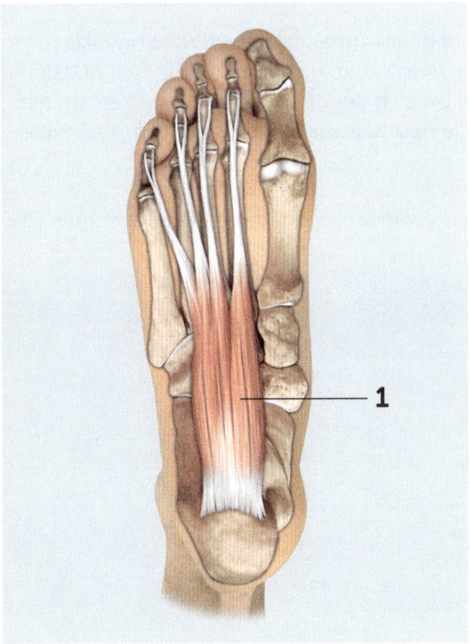

1 M. flexor digitorum brevis

U: Plantarseite des Tuber calcanei, Plantaraponeurose

A: seitlich der Mittelphalangen der Zehen II bis V

I: N. plantaris medialis (L5–S1)

F:
- Flexion der Zehen in den Grund- und Mittelgelenken
- stabilisiert die Fußlängsgewölbe

Know-how: Welche weitere Aufgabe übernimmt die dargestellte Struktur neben ihrer dynamischen Funktion?

Antwort: Stabilisation der Fußlängswölbungen

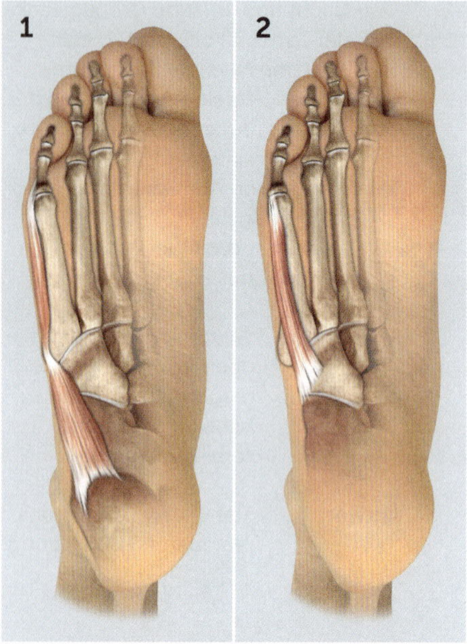

1 M. abductor digiti minimi pedis
U: Proc. lateralis und Kaudalseite des Tuber calcanei, Plantaraponeurose
A: Basis der Grundphalanx der V. Zehe und Tuberositas ossis metatarsi V
I: N. plantaris lateralis (S1–S2)
F: • Flexion und Abduktion der V. Zehe im Grundgelenk
• stabilisiert das laterale Längsgewölbe des Fußes

2 M. opponens digiti minimi
U: Lig. plantare longum und Sehnenscheide des M. peroneus longus
A: Os metatarsi V
I: N. plantaris lateralis (S1–S2)
F: zieht das Os metararsi V nach plantomedial

Know-how: Welche weitere Aufgabe übernimmt die dargestellte Struktur neben ihrer dynamischen Funktion?

Antwort: Stabilisation der lateralen Fußlängswölbung

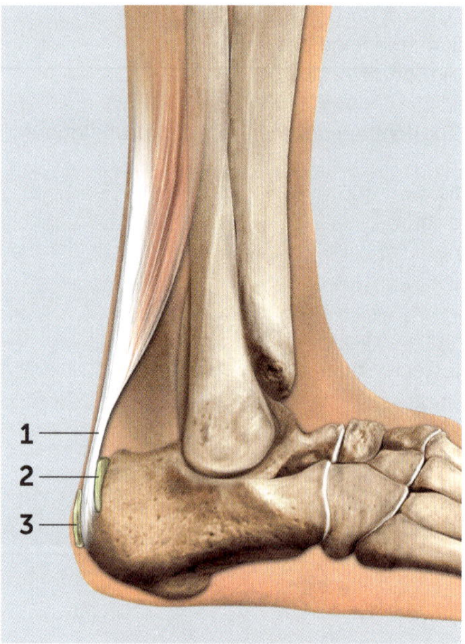

1 Tendo calcaneus
Die Achillessehne bildet die gemeinsame Endsehne des M. gastrocnemius und des M. soleus und inseriert am Tuber calcanei.

Bursa tendinis calcanea (2) und Bursa subcutanea calcanea (3)
Zwischen der proximalen Fläche des Calcaneus und der Achillessehne befindet sich die Bursa tendinis calcanea. In einigen Fällen ist die Bursa subcutanea dorsal der Achillessehneninsertion aufzufinden.

Know-how: Was ist das sicherste diagnostische Zeichen einer Ruptur der ersten dargestellten Struktur?

Antwort: Eine Delle im Bereich der Sehne

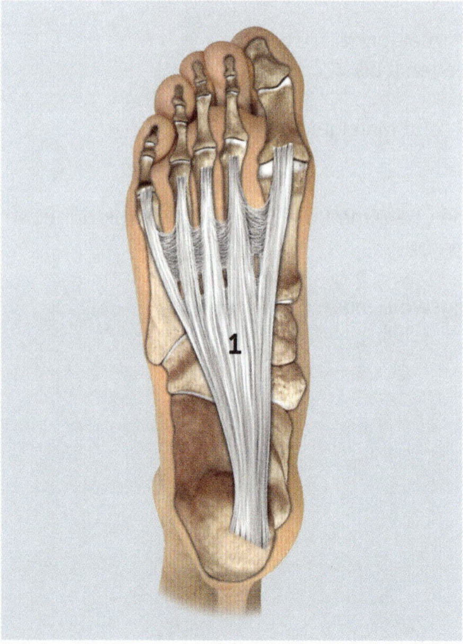

1 Aponeurosis plantaris
Die Aponeurosis plantaris entspringt am Tuber calcanei (Procc. medialis und lateralis), sie verläuft entlang der Fußsohle und gliedert sich in fünf Endzipfel auf, die in die Bandstrukturen im Bereich der Zehengrundgelenke einstrahlen. Durch ihren Verlauf verspannt die Aponeurosis plantaris das Längsgewölbe des Fußes.

Know-how: Wie werden strangartige Veränderungen im Bereich der dargestellten Struktur genannt?

Antwort: Morbus Ledderhose

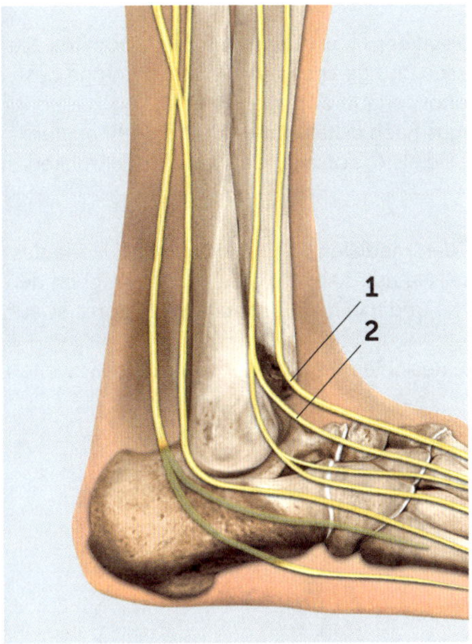

Nn. cutanei dorsales medialis (1) und intermedius (2)
Die Nn. cutanei dorsales medialis und intermedius bilden die sensiblen Endäste des N. peroneus superficialis. Sie gelangen am distalen Unterschenkel lateral des M. extensor digitorum longus an die Oberfläche, verlaufen unter den Retinacula extensorum superius und inferius hindurch und gelangen zum Fußrücken. Der N. cutaneus dorsalis medialis zieht zwischen dem 2. und 3. Strahl zum 1. Strahl hin, der N. cutaneus intermedius verläuft zwischen dem 3., 4. und 5. Os metatarsi nach distal.

Know-how: Wie kann es zu Mitverletzungen der dargestellten Strukturen kommen?

Antwort: Durch Weber- oder Maisonneuve-Frakturen des Sprunggelenks

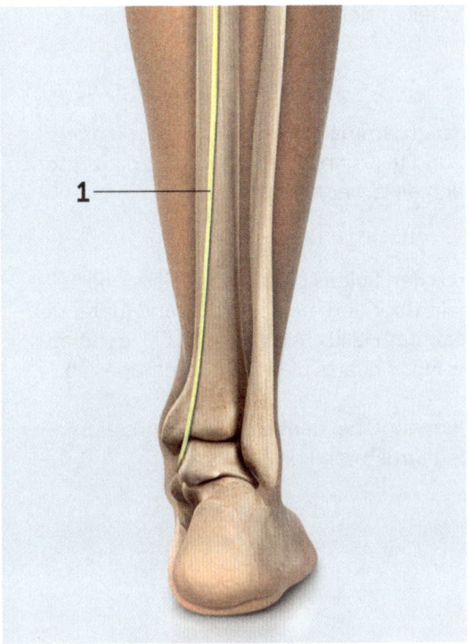

1 N. tibialis
Nach der Aufteilung des N. ischiadicus verläuft der N. tibialis durch die Fossa poplitea, unterkreuzt den Arcus tendinei m. solei und gelangt in die tiefe Flexorenloge. Der N. tibialis innerviert sowohl die tiefen als auch die oberflächlichen Flexoren. In der tiefen Flexorenloge zieht er mit den Vasa tibialia posteriora nach distal und verläuft zusammen mit den Sehnen der tiefen Flexoren um den Malleolus medialis (Tarsaltunnel) auf die Plantarseite des Fußes. Der N. tibialis teilt sich in seine Endäste, die Nn. plantares lateralis und medialis auf.

Know-how: Wie wird das Syndrom genannt, bei dem es im Bereich des Malleolus medialis zu Irritationen der dargestellten Struktur kommt?

Antwort: Tarsaltunnelsyndrom

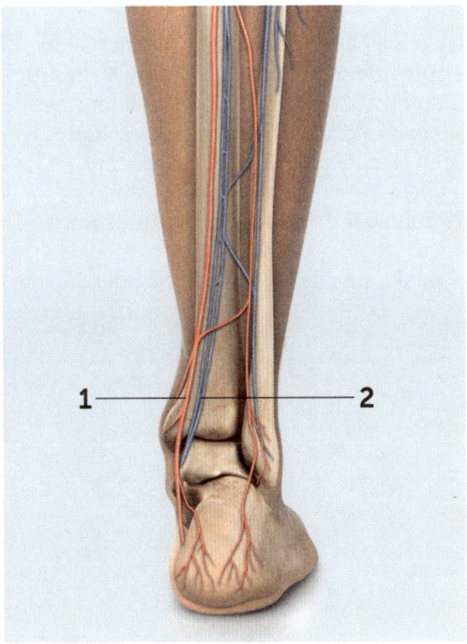

A. (1) und V. (2) tibialis posterior
Die A. und V. tibialis posterior zweigen sich kaudal des M. popliteus aus den Vasa poplitea ab. Sie verlaufen mit dem N. tibialis durch die tiefe Flexorenloge und mit den Sehnen der tiefen Flexoren um den Malleolus medialis (Tarsaltunnel) auf die Plantarseite des Fußes. Hier teilen sich die A. und V. tibialis posterior in die A. und V. plantaris medialis und lateralis auf.

Know-how: Welche Gefahr droht bei einer Verletzung der ersten dargestellten Struktur?

Antwort: Kompartmentsyndrom

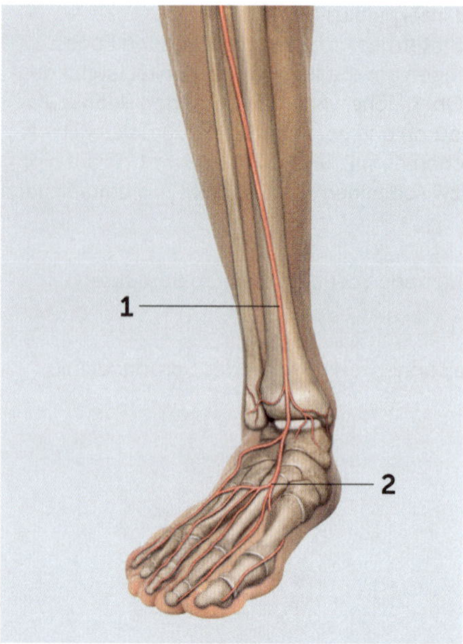

1 **A. tibialis anterior**
Die A. tibialis anterior entspringt distal des M. popliteus aus der A. poplitea. Sie durchbohrt die Membrana interossea und gelangt in die Extensorenloge des Unterschenkels. Die A. tibialis anterior verläuft zwischen dem M. tibialis anterior und dem M. extensor hallucis longus nach distal. Unterhalb des Retinaculum musculorum extensorum gelangt sie als A. dorsalis pedis auf den Fußrücken.

2 **A. dorsalis pedis**
Die A. dorsalis pedis verläuft über den medialen Fußrücken, gibt auf Höhe des Os naviculare einen Ast als A. tarsalis lateralis ab und gabelt sich zwischen den Grundgelenken der Ossa metatarsi I und II in die Aa. metatarsales dorsales auf.

Know-how: Welchen Hinweis gibt eine schlechte Pulsationsqualität der zweiten dargestellten Struktur?

Antwort: Durchblutungsstörung des Fußes

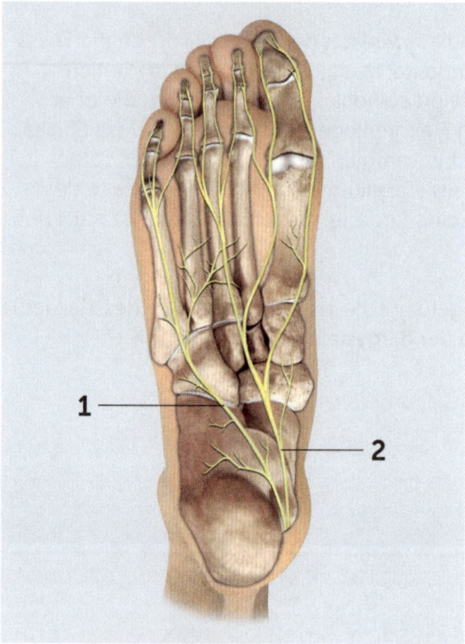

Die Nn. plantares lateralis und medialis teilen sich im Bereich des medialen Malleolus aus dem N. tibialis.

1 **N. plantaris lateralis**
Der N. plantaris lateralis unterkreuzt zusammen mit der A. und V. plantaris lateralis den M. quadratus plantae und teilt sich in seine Endäste, die zwischen den Ossa metararsi III, IV und V nach distal verlaufen.

2 **N. plantaris medialis**
Der N. plantaris medialis zieht durch den Sulcus plantaris medialis und zusammen mit der A. plantaris medialis über den medialen Fußrand (unter dem M. abductor hallucis) zur Medialseite des Hallux. Auf Höhe des M. quadratus plantae gibt er motorische Äste als Nn. digitales plantares communes ab.

Know-how: Wie wird das Syndrom genannt, bei dem es zur Kompression der Endäste der dargestellten Strukturen kommt?

Antwort: Morton-Neuralgie

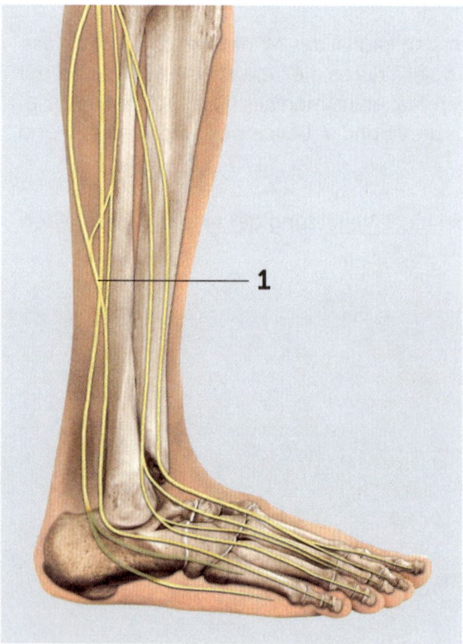

1 **N. suralis**
Der N. suralis verläuft von der Fossa poplitea kommend, zusammen mit der V. saphena parva, unter der Fascia cruris zwischen den Köpfen des M. gastrocnemius. Mittig des Unterschenkels durchstößt er die Fascia, zieht lateral der Achillessehne um den Malleolus lateralis und spaltet sich in seine Endäste, z. B. die Rr. calcanei laterales und den N. cutaneus dorsalis lateralis auf.

Know-how: Wie kann es zur Mitverletzung der dargestellten Struktur kommen?

Antwort: Durch OP-Zugang bei Operationen der Achillessehne oder Supinationstraumata

Index

XYZ

Index

M

N

O

P

R

S

T

V

Notizen

Notizen

Notizen